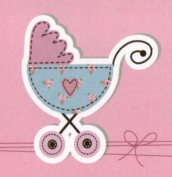

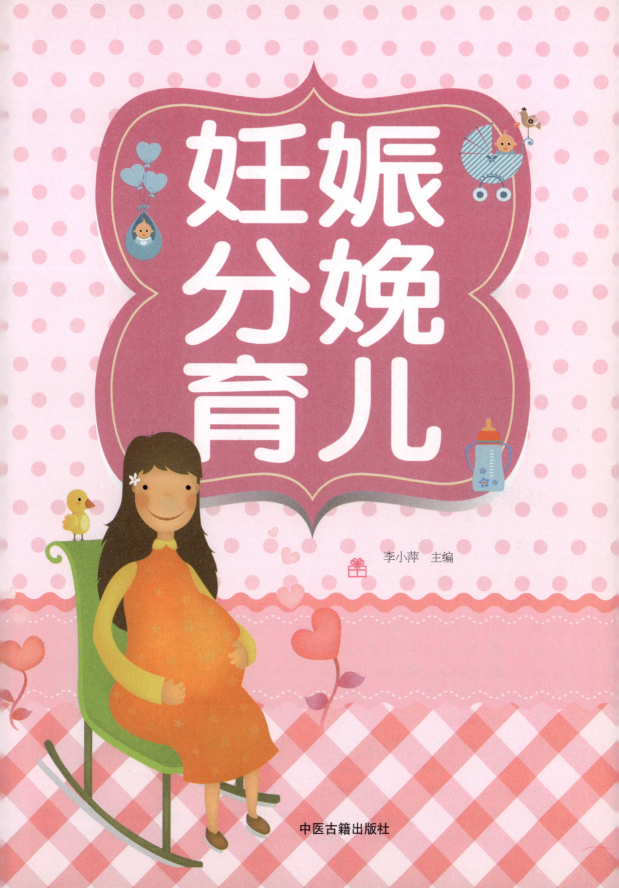

图书在版编目(CIP)数据

妊娠分娩育儿/李小萍主编．－北京：中医古籍出版社，2015.7
ISBN 978－7－5152－0875－6

Ⅰ.①妊… Ⅱ.①李… Ⅲ.①妊娠期－妇幼保健－基本知识②分娩－基本知识③婴幼儿－哺育－基本知识 Ⅳ.①R715.3②R714.3③TS976.31

中国版本图书馆 CIP 数据核字(2015)第 098501 号

# 妊娠分娩育儿

| 主　　编 | 李小萍 |
|---|---|
| 责任编辑 | 刘　婷 |
| 出版发行 | 中医古籍出版社 |
| 社　　址 | 北京东直门内南小街 16 号(100700) |
| 印　　刷 | 北京彩虹伟业印刷有限公司 |
| 开　　本 | 720mm×1020mm　1/16 |
| 印　　张 | 28 |
| 字　　数 | 408 千字 |
| 版　　次 | 2015 年 7 月第 1 版　2015 年 7 月第 1 次印刷 |
| 印　　数 | 0001～5000 册 |
| 标准书号 | ISBN 978－7－5152－0875－6 |
| 定　　价 | 68.00 元 |

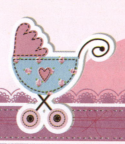

# 前言
PREFACE

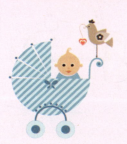

　　计划生孩子了，可什么时候才能怀上？怎样才能怀上最棒的一胎？

　　怀孕了，怎么做才能保得住？怎样才能养好胎？此外，怀孕期间准妈妈关注的问题还有很多：怎样进行科学胎教？出现皮肤瘙痒，怎么回事？出现水肿、贫血、感冒等症状怎么办，吃药还是不吃药？

　　快生了，给宝宝准备些什么？是选择自然顺产还是剖宫产呢？如何减少分娩中的疼痛，有没有好办法？宝宝出生后，吃喝拉撒睡，该如何照顾？新手妈妈难免会手足无措。

　　对于年轻父母来说，第一次做父母，没有育儿经验，心理期望值又高，因而在孕产期和育儿过程中，内心常常会不停地交织着焦虑感和紧张感。对于上一辈人传授的老经验，年轻父母们总担心过时了或者不科学，从网上或书上看来的经验有时又感觉不实用，也不可能大事小事全都跑去找专家咨询。

　　为帮助21世纪年轻父母轻松顺利地度过孕产过程，解决育儿难题，我们编写了这部《妊娠 分娩 育儿》。本书立足于现代家庭生活，根据中国人特有的体质、孕产育儿环境和传统观念，介绍国内外最先进的孕产育儿理念，囊括了国内外遗传科、产科、产前诊断、产妇和新生儿护理、育儿、早教等领域最前沿的研究成果，并针对现代父母最为关注的问题，全程全方位地做出了科学解答，打造一部真正属于中国父母的孕产经、育儿经，更实用，更好用，让每一个家庭用起来省心、放心。

　　本书以时间为线索，详细地介绍了妊娠分娩育儿过程中，新手妈妈应该知道和必须知道的知识、方法和技巧。因而，此书如同一位贴心的妇产科、儿科医生或早教专家一样，逐月指导孕妈妈如何处理孕期不同月份的各类不适或问题，按月选择正确的胎教方法和内容，科学地进行产检，教会准妈妈如何在日常生活中正确饮食和运动、休息，陪伴孕妈妈轻松愉快地度过一个完美的孕期。帮助孕妈妈了解更多科学的分娩方法，以便在产程更顺利、更轻松，最大限度地降低痛苦和伤害。指导产妇科学坐好月子，正确哺乳，确保母婴健康。并不厌其烦地介绍在每一个年龄段孩子的生理发育特点、能力培养、养育要点和注意事项。让每一个家庭在育儿过程中不再焦虑，轻松应对育儿难题，抓住孩子生长发育和智力开发的关键期，成功挖掘孩子的多元潜能，培养高情商、高智商的优秀宝宝。

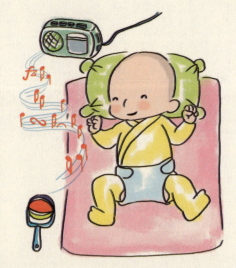

无论你处在妊娠分娩育儿过程的哪一阶段，无论你遇到什么样的问题，这本书总会带给你宽慰，为你出谋划策，用科学方法解决你的实际问题。你可以从头读起，系统地学习孕产育过程中的各种知识和方法，也可根据自身需求去了解你所需要的相关内容。如基本的优生常识、生殖常识，提高怀孕概率的方法，孕产夫妻饮食调理、孕前计划，孕期十个月中孕妇身心变化，以及胎儿发育过程、胎教、产检、饮食、安全用药、分娩、产后保健、产后心理调适、新生儿日常护理、婴幼儿常见疾病、早期教育等相关内容。

将这本书放在枕边，随时翻阅，每位准妈妈都可以随时获得科学权威的孕产育儿指导，获得实用有效的建议，多些准备，便能少些纠结，少走弯路，少些折腾，轻轻松松做个幸福妈妈。

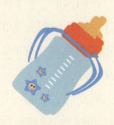

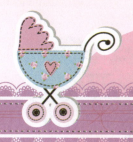

# 目录 CONTENTS

## 第一章 准备怀孕,迎接天使宝宝

### 孕育知识先知道

● 生命的秘密

1. 生命的开端——精子和卵子形成受精卵的瞬间 / 2
2. 受精卵的发育、运送和着床 / 3
3. 胎儿的形成与发育 / 4
4. 孕育生命的女性生殖器官 / 4
5. 激活生命的男性生殖器 / 7

● 宝宝将遗传父母的哪些特征

1. 宝宝的血型与父母息息相关 / 8
2. 孩子的双眼皮遗传自父亲 / 10
3. 下巴也会遗传 / 10
4. 大耳朵、小耳朵也跟遗传有关 / 10
5. 宝宝的肤色是父母肤色的"中和"色 / 10
6. 秃顶有性别遗传倾向 / 10
7. 肥胖基因有一半可能会遗传给孩子 / 11
8. 宝宝寿命受父亲遗传影响 / 11
9. 智商与遗传有关系 / 11
10. 深色的眼睛颜色更易遗传给宝宝 / 11
11. 矮鼻子有可能变成高鼻子 / 11
12. 父母的身高决定着宝宝的身高 / 12
13. 近视眼、远视眼也会遗传 / 12
14. 罗圈腿也有遗传的可能性 / 12

### 快速怀孕的方法 / 13

● 影响受孕成功率的因素

1. 适宜受孕的环境 / 13
2. 生理节律与受孕的关系 / 13
3. 规律作息利于受孕 / 14
4. 最佳生育年龄 / 14
5. 最佳怀孕季节 / 14
6. 最易怀孕的时期 / 15
7. 利于怀孕的性交体位 / 15
8. 利于怀孕的性交频率 / 16
9. 避孕药与受孕 / 16
10. 流产后的怀孕时间 / 16

● 备孕女性孕前生活细节调整

1. 适量服用维生素 / 17
2. 孕前提前补充叶酸 / 17
3. 备孕女性和准妈妈要少穿高跟鞋 / 18
4. 拒绝经期性生活 / 18
5. 少穿紧身衣服、露脐装 / 18
6. 备孕女性不宜烫发、染发 / 18
7. 孕前应做好各类预防疫苗的接种工作 / 19
8. 将体重调整到最佳状态 / 21
9. 服药期间不要怀孕 / 21

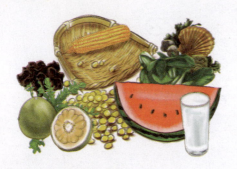

### ●男性助孕注意事项

1. 妻子备孕要多了解孕产知识 / 22
2. 让备孕女性远离宠物 / 22
3. 要穿棉质内裤 / 22
4. 妻子怀孕前男性应戒烟少酒 / 22
5. 维持精子正常的环境温度 / 23
6. 培育最强壮的精子 / 23
7. 注意周边环境的变化 / 23
8. 影响男子生育功能的药物 / 23
9. 多吃助孕食物，提高受孕率 / 24
10. 男性在妻子备孕期刮净胡子 / 24
11. 给妻子一个好心情 / 24

## 孕前检查

### ●孕前必检项目

1. 优生五项检查（即TORCH检测）/ 25
2. ABO溶血检查 / 25
3. 生殖系统检查 / 25
4. 口腔检查 / 26

### ●遗传检测

1. 遗传咨询很重要 / 26
2. 遗传检测很重要 / 26
3. 孕前必检的遗传疾病 / 27

## 不孕不育的检查和治疗

### ●男方需要接受的检查

1. 精液检查 / 28
2. 外生殖器检查 / 28
3. 血液中的激素检查 / 28
4. 输精管造影术 / 28
5. 超声成像术 / 28
6. 精子尾部低渗肿胀试验 / 28

### ●女方需要接受的检查

1. 宫颈造影检查 / 28
2. 免疫学检查 / 29
3. 输卵管通畅检查 / 29
4. 子宫内膜检查 / 29
5. 腹腔镜检查 / 29
6. 激素检查 / 29
7. 阴道超声波检查 / 29

## 孕前饮食与胎教

### ●养成良好的饮食习惯

1. 孕前营养摄取要均衡 / 30
2. 孕前少食多餐很重要 / 30
3. 孕前饮食卫生很关键 / 30
4. 孕前饮食多样化 / 30
5. 备孕夫妇必须吃主食 / 31
6. 备孕夫妇要多吃蔬菜 / 31
7. 备孕夫妇要多吃水果 / 31
8. 备孕女性要适当吃点坚果 / 32
9. 备孕夫妇吃肉类要有节制 / 32
10. 备孕女性宜多吃提升卵子活力的食物 / 32
11. 备孕夫妇要多吃抗辐射的食物 / 33
12. 男性在妻子备孕期要多吃提高精子活力的食物 / 33
13. 女性备孕时可多吃暖宫药膳 / 33

### ●优生秘诀——胎教

1. 真正的胎教要从孕前开始 / 34
2. 备孕夫妇良好的心理素质是优质胎教的基础 / 35
3. 用爱的胎教来迎接宝宝 / 35
4. 把握受孕瞬间的胎教 / 35
5. 孕前要积极参加胎教学校 / 36
6. 胎教不宜带有功利性 / 36

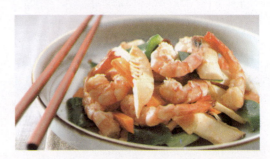

# 第二章 280天孕程完美呵护

## 孕1月，怀孕的喜悦

### ●收集孕妈妈和宝宝的第一手情报
1. 孕妈妈的身体变化 / 38
2. 胎宝宝的发育状况 / 38
3. 孕妈妈本月焦点 / 38
4. 准爸爸注意要点 / 39
5. 孕1月的管理日历 / 39

### ●细节让孕妈妈的生活更舒适
1. 怀孕初期应特别小心辐射 / 40
2. 孕妈妈准备生活用品须知 / 40
3. 孕妈妈睡前1小时洗澡有助于睡眠 / 40
4. 孕妈妈不宜大笑不止 / 40
5. 孕妈妈不宜涂抹指甲油 / 41
6. 刚怀孕时应禁止性生活 / 41
7. 家有孕妈妈别用蚊香 / 41
8. 预防孕妈妈手脚冰凉的方法 / 42
9. 孕妈妈腹部不宜太热 / 42
10. 孕妈妈要做好防晒工作 / 42
11. 孕早期孕妈妈应少用手机 / 42
12. 提倡孕妈妈写孕期日记 / 43
13. 孕早期孕妈妈最好不要开车 / 43
14. 孕妈妈乘车也要系安全带 / 43
15. 孕妈妈使用精油要谨慎 / 43
16. 孕妈妈泡脚注意事项 / 44
17. 孕期要谨慎服用中药 / 44
18. 孕早期应少用电脑 / 44

### ●准爸爸要当好孕妈妈的营养师
1. 孕1月主要补充叶酸 / 45
2. 孕妈妈补充叶酸并非多多益善 / 45
3. 补叶酸的同时别忘了补碘 / 45
4. 孕妈妈宜多喝牛奶 / 46
5. 孕妈妈吃鱼也要有选择 / 46
6. 孕妈妈吃什么水果好 / 47
7. 适合孕妈妈吃的健康零食 / 47
8. 孕妈妈可以吃牛肉吗 / 48
9. 孕期孕妈妈能吃巧克力吗 / 48
10. 怀孕后能喝茶吗 / 48
11. 素食孕妈妈如何补血 / 49
12. 孕妈妈食用酸味食物要有选择 / 49
13. 鸡蛋是孕期的营养佳品吗 / 49
14. 怎样吃鸡蛋最有营养 / 49
15. 孕妈妈不宜生吃鸡蛋 / 49
16. 孕初期忌服用过量酸性食品 / 50
17. 孕妈妈不宜吃油炸食品 / 50
18. 孕1月健康食谱 / 50

### ●孕期检查与疾病预防
1. 确认怀孕的方法 / 52
2. 推算预产期的方法 / 52
3. 如何区分怀孕和闭经 / 53
4. 宫外孕症状怎样发现 / 53
5. 怀孕初期阴道出血怎么办 / 54
6. 怀孕早期偏头痛怎么办 / 54
7. 排卵期出血是怎么回事 / 55
8. 孕早期白带异常怎么办 / 55
9. 孕妈妈孕期服减肥药会引起子女性取向异常 / 56
10. 积极预防感冒 / 56
11. 口服避孕药失败者应中止妊娠 / 56
12. 孕期不宜接种疫苗 / 57

### ●孕1月优生胎教要点
1. 做好孕期胎教计划 / 57
2. 了解胎宝宝的脑部发育过程 / 57
3. 了解胎宝宝的器官发育过程 / 58
4. 准爸爸也要参与胎教 / 58
5. 充足的营养是开展胎教的物质基础 / 58
6. 语言胎教：宝宝，你终于来了 / 59

### ●孕妈妈的阳光"孕"动
1. 孕期运动好处多多 / 59

2. 适宜孕期的运动方式 / 59
3. 孕妈妈运动注意事项 / 60
4. 孕妇瑜伽 / 60

## 孕2月，宝宝初现"人形"

### ● 收集妈妈和宝宝的第一手情报
1. 孕妈妈的身体变化 / 62
2. 胎宝宝的发育状况 / 62
3. 孕妈妈本月焦点 / 62
4. 准爸爸注意要点 / 63
5. 孕2月的管理日历 / 63

### ● 细节让孕妈妈的生活更舒适
1. 孕吐是胎儿的自卫反应 / 64
2. 戴穴位腕带可缓解孕吐 / 64
3. 第一胎不宜做人流 / 64
4. 孕妈妈每天睡眠至少要保证9小时 / 65
5. 建立有利于孕期睡眠的生物钟 / 65
6. 减少或避免吹空调以预防"空调病" / 65
7. 职场孕妈妈要掌握好主动权 / 66
8. 孕妈妈做家务须知 / 66
9. 孕后宜选用性质温和的洗发水 / 66
10. 从妊娠初期开始积极预防妊娠纹 / 67
11. 室内不宜摆放花草 / 67
12. 孕妈妈如何调控情绪 / 68

### ● 准爸爸要当好孕妈妈的营养师
1. 孕妈妈宜多食用有机农产品 / 68
2. 孕妈妈每天吃一把枣可增强抵抗力 / 68
3. 缓解孕吐的几款果汁 / 68
4. 孕妈妈不宜多吃动物肝脏 / 69
5. 不要强迫孕妈妈吃东西 / 70
6. 调整饮食缓解孕吐 / 70
7. 要让孕妈妈多吃瘦肉少吃肥肉 / 70
8. 孕妈妈宜小口喝水补充水分 / 71
9. 孕妈妈宜进食孕妇奶粉 / 71
10. 避免空腹服用孕期维生素 / 71
11. 孕2月健康食谱 / 71

### ● 孕期检查与疾病预防
1. 进行妇科检查确认怀孕 / 73
2. 进行病毒抗体测定 / 73
3. 超声波检查 / 73
4. 什么时候需要安胎 / 74
5. 有关"胎停育"的知识 / 74
6. 怀孕初期低血压怎么办 / 75
7. 小便频繁怎么办 / 75
8. 别把早孕反应错当"感冒" / 76
9. 春季首要预防呼吸道疾病 / 76

### ● 孕2月优生胎教要点
1. 阅读优秀作品将美的体验传给胎宝宝 / 77
2. 准爸爸"情绪胎教"可让胎儿更健康 / 77
3. 借助大自然进行胎教 / 77
4. 美容、穿衣也是胎教 / 78

### ● 孕妈妈的阳光"孕"动
1. 调整运动方式 / 78
2. 孕早期做一般工作和做家务的必要性 / 79
3. 孕妇瑜伽 / 79

## 孕3月，开启健康第一步

### ● 收集妈妈和宝宝的第一手情报
1. 孕妈妈的身体变化 / 81
2. 胎宝宝的发育状况 / 81
3. 孕妈妈本月焦点 / 81
4. 准爸爸注意要点 / 82
5. 孕3月的管理日历 / 82

### ● 细节让孕妈妈的生活更舒适
1. 孕妈妈如何控制体重 / 83
2. 职业孕妈妈要学会减压 / 83
3. 孕妈妈要多晒太阳 / 83
4. 临睡前应注意的问题 / 84
5. 孕妈妈不要开灯睡觉，以防光源污染 / 84
6. 孕期忌用香皂洗乳房 / 84
7. 怀孕后不要戴隐形眼镜 / 85
8. 孕妈妈不宜在厨房里久留 / 85

### ● 准爸爸要当好孕妈妈的营养师
1. 孕3月主要需要补充镁和维生素A / 86
2. 孕妈妈不宜大量补钙 / 86
3. 怎样进食蜂蜜更健康 / 87
4. 孕期吃辣椒要适量 / 87
5. 孕妈妈食用土豆要谨慎 / 88

6. 孕妈妈不宜只喝高钙奶粉 / 88
7. 紫色食物——孕妈妈健康好助手 / 88
8. 孕妈妈饮水首选白开水 / 89
9. 孕妈妈不宜吃火锅 / 89
10. 孕初期饮酒最伤胎儿 / 89
11. 多吃熟透的香蕉能改善便秘 / 90
12. 孕妈妈食糖过量宝宝易近视 / 90
13. 孕3月健康食谱 / 90

### ●孕期检查与疾病预防

1. 教你选择产检医院 / 92
2. 选择信任的医生更重要 / 93
3. 孕期产检须知 / 93
4. 第一次产前检查的项目 / 93
5. 高龄孕妈妈应该做的几项检查 / 94
6. 怀孕后需做"母血筛查"吗 / 94
7. 胎位不正怎么办 / 95
8. 胎儿窘迫怎么办 / 95
9. 患了妊娠期糖尿病怎么办 / 96
10. 科学预防孕期鼻炎 / 96

### ●孕3月优生胎教要点

1. 胎教时情商重于智商 / 96
2. 进行胎教不宜急于求成 / 97
3. 孕妈妈的情绪与胎教 / 97
4. 孕3月开始对宝宝进行语言胎教 / 97
5. 回应踢打,开展抚摸胎教 / 98

### ●孕妈妈的阳光"孕"动

1. 孕早期宜多做有氧运动 / 98
2. 孕早期不宜骑自行车 / 99
3. 孕3月孕妈妈瑜伽 / 99

## 孕4月,胎宝宝模样初长成

### ●收集妈妈和宝宝的第一手情报

1. 孕妈妈的身体变化 / 101
2. 胎宝宝的发育状况 / 101
3. 孕妈妈本月焦点 / 102
4. 准爸爸注意要点 / 102
5. 孕四月的管理日历 / 102

### ●细节让孕妈妈的生活更舒适

1. 孕妈妈选择内裤时的注意事项 / 103

2. 科学使用托腹带 / 103
3. 孕妈妈要拒用消炎牙膏 / 103
4. 孕期皮肤保养须知 / 104
5. 适度进行性生活 / 104
6. 怀孕了也可以留长发 / 104
7. 孕妈妈看电影须知 / 105
8. 孕期如何祛除色斑 / 105
9. 孕期如何去除粉刺痘痘 / 106
10. 孕妈妈泡温泉须知 / 106

### ●准爸爸要当好孕妈妈的营养师

1. 孕4月开始要注重补钙 / 106
2. 孕期补钙纯牛奶、酸奶交替饮用效果佳
3. 孕期应保证膳食纤维的摄取 / 107
4. 清洗水果的小窍门 / 107
5. 孕妈妈应多喝清汤,少喝浓汤 / 108
6. 孕期食用油选择须知 / 108
7. 孕期食用油使用小妙招 / 109
8. 孕妈妈吃葵花子要适量 / 109
9. 孕妈妈不宜喝可乐类饮料 / 109
10. 10种调料不宜过多食用 / 110
11. 孕妈妈吃甘蔗要注意 / 110
12. 孕4月健康食谱 / 111

### ●孕期检查与疾病预防

1. B超,查胎儿重大畸形 / 112
2. 孕期B超检查常识 / 112
3. 什么时候选择三维或四维B超 / 113
4. 坐骨神经痛怎么办 / 113
5. 子宫颈闭锁不全的防治 / 113
6. 静脉曲张怎么办 / 114
7. 牙龈出血时怎么办 / 114
8. 患了妊娠贫血怎么办 / 114

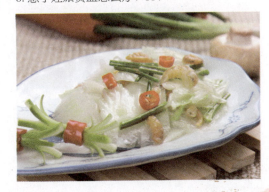

9. 警惕宫外孕破裂 / 115
10. 孕期服药应看"安全期" / 115

### ●孕4月优生胎教要点
1. 开始进行音乐胎教 / 116
2. 实施音乐胎教的注意事项 / 116
3. 开展读书胎教 / 116
4. 给胎宝宝传递安全的记忆信息 / 116
5. 给胎宝宝一个温馨和谐的家庭环境 / 117

### ●孕妈妈的阳光"孕动"
1. 孕中期孕妈妈最需运动 / 117
2. 孕中期可适当增加运动频率 / 117
3. 孕妈妈外出锻炼注意事项 / 118
4. 孕4月孕妈妈瑜伽 / 118

## 孕5月，宝宝胎动妈妈心动

### ●收集妈妈和宝宝的第一手情报
1. 孕妈妈的身体变化 / 120
2. 胎宝宝的发育状况 / 120
3. 孕妈妈本月焦点 / 121
4. 准爸爸注意要点 / 121
5. 孕5月的管理日历 / 121

### ●细节让孕妈妈的生活更舒适
1. 孕期如何挑选护肤品 / 122
2. 孕妈妈可以出游了 / 122
3. 孕妈妈可以坐飞机吗 / 122
4. 孕妈妈宜常用木梳梳头 / 123
5. 孕妈妈如何预防中暑 / 123
6. 孕中期坐行注意事项 / 123
7. 孕妈妈要注意嘴唇卫生 / 123
8. 孕中期乳房的变化及护理 / 124
9. 做好孕妈妈的脚部护理 / 124

### ●准爸爸要当好孕妈妈的营养师
1. 孕妈妈贫血要多吃富铁食物 / 125
2. 如何判断孕妈妈营养是否过剩 / 125
3. 孕妈妈不要进食两个人的饭 / 125
4. 孕妈妈不宜吃田鸡 / 126
5. 孕妈妈及产妇不宜多吃月饼 / 126
6. 孕妈妈不宜贪吃冷饮 / 126
7. 孕妈妈进食猪腰须知 / 127

8. 孕妈妈不能盲目节食 / 127
9. 孕妈妈食用人参时需谨慎 / 128
10. 孕妈妈需谨慎服用泻药 / 128
11. 孕期不宜进食罐头食品 / 128
12. 孕5月健康食谱 / 128

### ●孕期检查与疾病预防
1. 进行第二次产检 / 130
2. 羊水诊断，检测异常胎儿 / 130
3. 产前筛查，筛检三种先天缺陷 / 130
4. 如何测量宫高和腹围 / 131
5. 孕中期见红后怎么办 / 131
6. 积极预防孕期阴道炎 / 132
7. 乳头内陷怎么办 / 132
8. 什么是胎动 / 133
9. 怎样辨别异常胎动 / 133
10. 手脚麻木、浮肿怎么办 / 134

### ●孕5月优生胎教要点
1. 与胎宝宝进行踢肚游戏 / 134
2. 准爸妈与胎宝宝对话胎教 / 134
3. 孕妈妈如何做好想象胎教 / 135
4. 味觉胎教 / 135
5. 嗅觉胎教 / 135

### ●孕妈妈的阳光"孕动"
1. 孕中期宜进行慢跑运动 / 136
2. 孕5月需加强肩颈和踝关节运动 / 136
3. 孕5月需加强腹背肌运动 / 137
4. 孕5月孕妈妈瑜伽 / 137

## 孕6月，孕味十足靓妈妈

### ●收集妈妈和宝宝的第一手情报
1. 孕妈妈的身体变化 / 139
2. 胎宝宝的发育状况 / 139
3. 孕妈妈本月焦点 / 140
4. 准爸爸注意要点 / 140
5. 孕6月的管理日历 / 140

### ●细节让孕妈妈的生活更舒适
1. 孕期宜采用左侧卧姿睡觉 / 140
2. 孕妈妈脸部按摩小秘诀 / 141
3. 孕妈妈可用珍珠粉养颜固胎 / 141

4. 如何选购静脉曲张弹性袜 / 141
5. 孕妈妈不宜进行近视眼手术 / 142
6. 孕妈妈不宜使用脱毛膏 / 143
7. 孕妈妈不宜穿牛仔裤 / 143
8. 孕妈妈不宜长时间穿着防辐射服 / 143
9. 选择舒适的卧具 / 143
10. 孕妈妈洗桑拿要谨慎 / 144

● 准爸爸要当好孕妈妈的营养师

1. 孕 6 月需重点补充的营养素 / 144
2. 改善宝宝将来偏黑肤色的饮食 / 144
3. 改善宝宝粗糙肤质的饮食 / 144
4. 改善宝宝发质的饮食 / 145
5. 孕妈妈吃冰激凌要谨慎 / 145
6. 孕妈妈吃葡萄不宜过量 / 145
7. 富含维生素 C 的水果不宜与牛奶食用 / 145
8. 孕妈妈不宜多喝蜂王浆 / 145
9. 孕妈妈不宜用沸水冲调营养品 / 146
10. 孕妈妈适量进食巧克力可以降低先兆子痫的发生 / 146
11. 孕妈妈不宜长期食用高脂肪食物 / 146
12. 孕 6 月健康食谱 / 146

● 孕期检查与疾病预防

1. 进行第三次产检 / 148
2. 如何预防妊娠高血压综合征 / 149
3. 积极预防胎盘早剥 / 149
4. 如何预防晚期先兆流产 / 149
5. 如何预防胎膜早破 / 150
6. 牙龈出血时怎么办 / 150
7. 后背发麻时怎么办 / 151
8. 出现腹部干痒怎么办 / 151
9. 患上痔疮怎么办 / 151
10. 腿部抽筋时怎么办 / 152

● 孕 6 月优生胎教要点

1. 开展音乐胎教 / 152
2. 如何选择合适的胎教音乐 / 153
3. 呼唤胎教法 / 153
4. 求知胎教法 / 153
5. 色彩胎教 / 154

● 孕妈妈的阳光"孕动"

1. 开始进行凯格尔运动 / 154
2. 凯格尔运动的自我练习要诀 / 154

3. 改善各种疼痛的伸展运动 / 155
4. 孕 6 月孕妈妈瑜伽 / 155

## 孕 7 月，预防早产最重要

● 收集妈妈和宝宝的第一手情报

1. 孕妈妈的身体变化 / 157
2. 胎宝宝的发育状况 / 157
3. 孕妈妈本月焦点 / 158
4. 准爸爸注意要点 / 158
5. 孕 7 月的管理日历 / 158

● 细节让孕妈妈的生活更舒适

1. 了解什么是围生期 / 159
2. 什么时候开始休产假 / 159
3. 孕晚期可以过性生活吗 / 159
4. 孕妈妈乘车注意事项 / 159
5. 孕期怎样洗澡更健康 / 160
6. 夏日孕妈妈衣物选择 / 160
7. 孕妈妈应慎用清洁剂 / 160
8. 避免劳累预防早产 / 161
9. 应保持厨房卫生 / 161

● 准爸爸要当好孕妈妈的营养师

1. 调整孕晚期饮食结构 / 161
2. 孕 7 月孕妈妈需着重补充"脑黄金" / 162
3. 孕晚期摄入脂肪类食物须知 / 162
4. 孕妈妈水肿的饮食调理 / 162

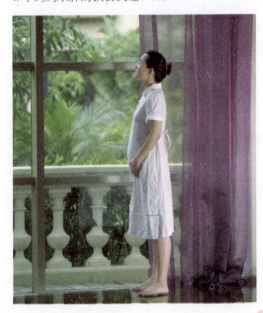

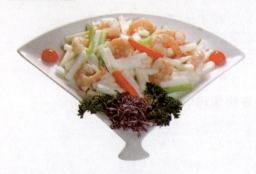

5. 不宜放入冰箱保存的食物 / 163
6. 孕晚期要谨慎食用芦荟 / 163
7. 孕妈妈不宜食用霉变食品 / 164
8. 孕晚期孕妈妈忌喝烈性酒 / 164
9. 孕妈妈不宜只吃精制米面 / 164
10. 孕7月健康食谱 / 164

● 孕期检查与疾病预防
1. 进行第四次产前检查 / 166
2. 哪些孕妈妈需要筛查妊娠期糖尿病 / 166
3. 妊娠期糖尿病的预防和治疗 / 167
4. 如何对待妊娠水肿 / 167
5. 如何改善胎位不正 / 168
6. 如何预防前置胎盘 / 168
7. 认识早产儿 / 169
8. 积极改善妊娠抑郁症 / 169

● 孕7月优生胎教要点
1. 光照胎教 / 170
2. 对话胎教 / 171
3. 性格胎教 / 171
4. 识字胎教 / 171

● 孕妈妈的阳光"孕动"
1. 孕晚期宜进行慢节奏的运动 / 172
2. 散步前后的热身运动 / 172
3. 孕7月孕妈妈瑜伽 / 173

## 孕8月，胎宝宝已有光感

● 收集妈妈和宝宝的第一手情报
1. 孕妈妈的身体变化 / 174
2. 胎宝宝的发育状况 / 174
3. 孕妈妈本月焦点 / 175
4. 准爸爸注意要点 / 175

5. 孕8月的管理日历 / 175

● 细节让孕妈妈的生活更舒适
1. 进行心理调适很有必要 / 176
2. 如何改善孕晚期睡眠障碍 / 176
3. 为母乳喂养做好准备 / 176
4. 孕妈妈长"智齿"不能拔 / 177
5. 孕妈妈不宜长期看电视 / 177
6. 孕晚期孕妈妈不宜再远行 / 178
7. 准爸爸应为孕妈妈做全身按摩 / 178

● 准爸爸要当好孕妈妈的营养师
1. 与孕妈妈安全息息相关的食品添加剂 / 179
2. 孕妈妈不可暴饮暴食 / 179
3. 孕妈妈宜适量食用粗粮 / 180
4. 孕妈妈进食不宜狼吞虎咽 / 180
5. 减少添加剂危害的办法 / 180
6. 孕晚期孕妈妈宜多吃鱼 / 181
7. 如何辨认污染鱼 / 181
8. 如何识别假劣水果 / 181
9. 生鲜食品的保存秘诀 / 181
10. 如何选购及保存冷冻食品 / 182
11. 冷冻食品的解冻 / 182
12. 孕8月健康食谱 / 182

● 孕期检查与疾病预防
1. 进行第五次产前检查 / 184
2. 如何避免小便失禁 / 184
3. 如何预防孕期肾盂肾炎 / 185
4. 关于孕期羊水的多寡问题 / 185
5. 如何预防严重便秘的发生 / 186
6. 如何缓解呼吸困难 / 186
7. 如何减轻胃灼热 / 187

● 孕8月优生胎教要点
1. 进行第五次产前检查 / 187
2. 美育胎教 / 187
3. 环境胎教 / 188

● 孕妈妈的阳光"孕动" / 188
1. 臀位纠正运动 / 188
2. 消除腰背痛的运动 / 189
3. 简单的孕妇体操 / 189
4. 孕8月孕妈妈瑜伽 / 190

## 孕9月，胎宝宝发育成熟

● 收集妈妈和宝宝的第一手情报
1. 孕妈妈的身体变化 / 191
2. 胎宝宝的发育状况 / 191
3. 孕妈妈本月焦点 / 192
4. 准爸爸注意要点 / 192
5. 孕9月的管理日历 / 192

● 细节让孕妈妈的生活更舒适
1. 准爸爸要做好孕妈妈的心理保健工作 / 192
2. 充分利用电话预约产检 / 193
3. 孕期要积极学习 / 193
4. 漏奶时怎么办 / 193
5. 到外地分娩需要做哪些准备 / 193
6. 孕妈妈私密处的清洗 / 193
7. 孕晚期很难入睡怎么办 / 194

● 准爸爸要当好孕妈妈的营养师 / 194
1. 孕妈妈吃什么可以补铁 / 194
2. 孕妈妈宜根据体质进补 / 195
3. 孕晚期应减少盐分的摄入 / 195
4. 孕晚期无须大量进补 / 195
5. 素食孕妈妈如何补血 / 195
6. 孕妈妈进补忌乱用食材 / 196
7. 如何在生鲜超市买"生鲜" / 196
8. 了解食品标签的含义 / 196
9. 孕9月健康食谱 / 196

● 孕期检查与疾病预防
1. 进行第六次产前检查 / 198
2. 胎儿发育迟缓怎么办 / 198
3. 发生尿频怎么办 / 198
4. 孕妈妈矮小不一定就难产 / 199
5. 发生不规则肚子痛怎么办 / 199
6. 做好高危妊娠的检测管理 / 199

● 孕9月优生胎教要点
1. "女红"胎教 / 200
2. 阅读胎教 / 200
3. 抚摸胎教 / 200

● 孕妈妈的阳光"孕动"
1. 增强骨盆肌肉力量的运动 / 201
2. 到户外进行一下简单运动 / 201
3. 孕9月孕妈妈瑜伽 / 201

## 孕10月，为分娩做好准备

● 收集妈妈和宝宝的第一手情报
1. 孕妈妈的身体变化 / 203
2. 胎宝宝的发育状况 / 203
3. 孕妈妈本月焦点 / 203
4. 准爸爸注意要点 / 204
5. 孕十月的管理日历 / 204

● 细节让孕妈妈的生活更舒适
1. 给宝宝和妈妈请个月嫂 / 205
2. 隔辈老人育儿的优势 / 205
3. 孕妈妈情绪的调节 / 205
4. 产妇大声喊叫不利于分娩 / 206
5. 制订生产计划书 / 206
6. 事前熟悉一下产房很必要 / 206
7. 按摩乳房促进分娩 / 206

● 准爸爸要当好孕妈妈的营养师
1. 孕晚期最需要补充的营养 / 207
2. 产前补铁注意事项 / 207
3. 孕晚期孕妈妈宜少食多餐 / 207
4. 孕妈妈宜多吃鸭肉 / 208
5. 孕妈妈宜多吃黄鳝 / 208
6. 素食孕妈妈晚期不一定要吃肉 / 208
7. 临产时应吃高能量、易消化食物 / 208
8. 孕妈妈产前应多吃助产食品 / 209
9. 孕10月健康食谱 / 209

● 孕期检查与疾病预防
1. 进行最后一次产前检查 / 210
2. 脐带脱垂怎么办 / 211
3. 过期妊娠怎么办 / 211
4. 孕41周时可到医院催产 / 211
5. 孕妈妈产前焦虑怎么办 / 211

● 孕10月优生胎教要点
1. 臆想胎教 / 213
2. 思考胎教 / 213
3. 唱歌胎教 / 213

● 孕妈妈的阳光"孕动"
1. 满37周后多做助产运动 / 214
2. 孕10月孕妈妈瑜伽 / 214

# 第三章 产前准备、产程和分娩

## 产前准备

### ● 了解不同的分娩方式
1. 自然分娩 / 216
2. 剖宫产分娩 / 216

### ● 了解不同的特殊分娩方法
1. 拉美兹分娩法 / 217
2. 水中分娩 / 221
3. Loboyer 分娩 / 223
4. 秋千分娩 / 223
5. 催眠分娩 / 224
6. 球分娩 / 226
7. 芳香分娩 / 227
8. 无痛分娩法 / 227
9. 家庭分娩法 / 229
10. 真空吸入器分娩 / 229
11. 其他分娩法 / 230

### ● 入院待产包,全面搜罗生孩子备用物品
1. 入院的相关资料 / 230
2. 准妈妈的生活用品 / 230
3. 宝宝的生活用品 / 231

### ● 分娩前的检查
1. 彩超检查 / 232
2. 阴道检查 / 232
3. 测宫高与腹围 / 232
4. 血压、心率、体重测量 / 232

## 分娩时刻

### ● 临产时身体的变化和标志
1. 产妇身体的变化 / 233
2. 胎儿的变化 / 233
3. 临产的标志 / 233

### ● 了解分娩全过程
1. 第一产程及产妇的配合 / 234
2. 第二产程及产妇的配合 / 235
3. 第三产程及产妇的配合 / 236
4. 第四产程 / 237
5. 准爸爸应该了解的产程护理知识 / 237

### ● 缓解分娩疼痛
1. 合理地利用体力 / 237
2. 缓解疼痛的正确站姿 / 237
3. 缓解疼痛的正确坐姿 / 238
4. 严重阵痛时的三阶段呼吸法 / 238
5. 有助分娩的按摩法 / 240

### ● 特殊人群的分娩情况
1. 双胞胎的生产 / 240
2. 30 岁以后产妇的生产 / 242

### ● 生产时可能会遇到的问题
1. 臀位分娩 / 242
2. 产程延长 / 243
3. 宫颈口打不开 / 244
4. 子宫收缩乏力 / 244
5. 胎盘早期剥离 / 244
6. 胎儿不沿产道下降 / 244
7. 羊水栓塞 / 245
8. 产后出血 / 245
9. 子宫破裂 / 246
10. 羊水混浊 / 246

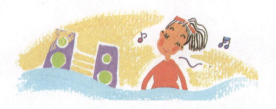

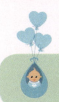

# 第四章　产后恢复期

## 产后生活护理与保健

### ● 产后24小时自我护理
1. 观察出血量 / 248
2. 定时量体温 / 248
3. 多喝水 / 249
4. 适当活动 / 249
5. 多吃蔬果 / 249
6. 注意休息 / 249
7. 关注初乳 / 249

### ● 产后检查
1. 产后检查的必要性 / 250
2. 产后检查的六个项目 / 250
3. 产后检查要带上宝宝 / 253

### ● 产妇的生活保健护理细节
1. 产后要适当下床活动 / 253
2. 产后如何精心休养 / 253
3. 避免患上产褥热 / 254
4. 分娩后请别过早瘦身 / 255
5. 产后减重须知 / 255
6. 产妇要走出不能洗头、洗澡的误区 / 256
7. 产妇哺乳期内衣的选择和洗护 / 257
8. 产后应注意刷牙 / 257
9. 及时预防产后乳房下垂 / 258
10. 产后束腹有弊无利 / 258
11. 产妇切忌一满月就恢复性生活 / 258
12. 产妇哺乳期的避孕措施 / 259
13. 产后丰胸的技巧与方法 / 259
14. 产后会阴伤口的自我呵护 / 261
15. 产后流血不止的防治措施 / 261
16. 产后掉头发的原因 / 262
17. 产后应怎样读书看报 / 263
18. 产妇怎样看电视更保健 / 263

### ● 产后疾病防治
1. 预防尿潴留 / 264
2. 产后抑郁症 / 264
3. 产后腰腿痛 / 265
4. 子宫复旧不良 / 266
5. 母乳喂养造成乳房疼痛的原因 / 266
6. 哺乳期应预防乳头皲裂 / 267
7. 防治哺乳期乳腺炎 / 267
8. 产后身体的中式调理法 / 268
9. 建议坐月子药膳 / 269
10. 产后并发症调理 / 269

## 新妈妈哺乳指导

### ● 母乳喂养的方法
1. 母乳喂养前的准备 / 270
2. 母乳喂养的姿势 / 270
3. 母乳喂养的6个小窍门 / 272
4. 掌握哺乳步骤的技巧图示 / 272
5. 勿让宝宝吃着母乳入睡 / 273
6. 判断宝宝是否吃饱的方法 / 273
7. 给双胞胎喂母乳的方法 / 274

### ● 新妈妈哺乳常见问题及注意事项
1. 宝宝为什么会拒奶 / 274
2. 宝宝拒奶怎么办 / 274
3. 妈妈感冒后是否能哺乳 / 275
4. 哺乳期胀奶怎么办 / 275
5. 哺乳期健康饮食的原则 / 276
6. 哺乳期能否摄入咖啡因 / 276

## 产妇的健康饮食

### ● 新妈妈饮食细调养
1. 剖宫产妈妈月子饮食要点 / 277
2. 新妈妈月子饮食九大禁忌 / 277

3. 摒弃坐月子的旧观念 / 280
4. 催奶饮食的选择要因人而异 / 281
5. 月子里应注意补钙 / 282
6. 催乳汤饮用注意事项 / 282
7. 产后正确的进食顺序 / 283

● 营养月子餐 / 283

# 第五章 胎儿与新生儿的生长发育与保健

## 胎儿的成长过程

● 40周胎儿成长过程速查表

1. 1~5 周 / 286
2. 6 周 / 286
3. 7 周 / 286
4. 8 周 / 286
5. 9 周 / 287
6. 10 周 / 287
7. 11~12 周 / 287
8. 13~15 周 / 287
9. 16~17 周 / 287
10. 18~19 周 / 288
11. 20~24 周 / 288
12. 25~27 周 / 288
13. 28~29 周 / 288
14. 30~31 周 / 288
15. 32~34 周 / 288
16. 35~40 周 / 289

● 认识胎盘和脐带 / 289

1. 胎盘是连接母体和胎儿的生命线 / 289
2. 随着胎盘的成熟，绒毛将母体的养分传送给胎儿 / 289
3. 胎盘通过脐带将母体的养分传送给胎儿 / 290
4. 胎盘从外部保护胎儿 / 290
5. 胎儿和母体分泌的羊水 / 291

● 1~3 个月，胎儿重要器官形成的关键时期

1. 3 周时的胎儿 / 291
2. 4 周时的胎儿 / 292
3. 5 周时的胎儿 / 292
4. 6 周时的胎儿 / 292
5. 7 周时的胎儿 / 292
6. 8 周时的胎儿 / 293
7. 9~12 周时的胎儿 / 293
8. 12 周时的胎儿 / 294

● 4~9 个月，胎儿完全发育的时期

1. 16 周时的胎儿 / 294
2. 20 周时的胎儿 / 295
3. 24 周时的胎儿 / 295
4. 28 周时的胎儿 / 295
5. 32 周时的胎儿 / 296
6. 36 周时的胎儿 / 296
7. 40 周时的胎儿 / 296

● 正常胎儿的体重

## 新生儿喂养与健康

● 新生儿哺乳时刻

1. 新生儿所需的营养素 / 298
2. 珍惜宝贵的初乳 / 298
3. 母乳喂养的好处 / 298
4. 喂奶前的准备工作 / 299
5. 喂奶的正确姿势 / 299
6. 母乳喂养的时间和次数安排 / 300
7. 判断新生儿是否吃饱 / 300
8. 新生儿打嗝与溢奶 / 300
9. 怎样保证母乳充足 / 300
10. 每次哺乳时间多长为宜 / 301
11. 促进母乳分泌的乳房管理 / 301
12. 夜间喂奶应注意的问题 / 301

13. 喂母乳能提高妈妈的成就感 / 302
14. 新生儿喂奶前不宜喂糖水 / 302
15. 喂母乳时常见问题的解决方法 / 302
16. 婴儿患病时如何进行母乳喂养 / 303
17. 特殊情况下的母乳喂养 / 304

● 细心呵护新生宝宝

1. 小心对待宝宝的囟门 / 305
2. 不宜给新生儿刮眉 / 305
3. 新生儿口腔、眼睛的护理 / 305
4. 新生儿的脐带护理 / 306
5. 新生儿的皮肤护理 / 306
6. 新生儿的生殖器护理 / 307
7. 新生儿的指甲护理 / 307
8. 抱新生儿的方法 / 307
9. 不宜久抱新生儿 / 307
10. 给新生儿洗澡 / 308
11. 新生儿不宜与母亲同睡 / 308
12. 新生儿衣物的清洗 / 308
13. 新生儿衣物忌放樟脑丸 / 309
14. 给新生儿正确穿脱衣裤 / 310
15. 正确包裹新生儿 / 310
16. 新生儿发热的处理 / 310
17. 给新生儿测体温 / 310
18. 新生儿呕吐的原因及处理 / 311
19. 正确对待新生儿哭泣 / 311
20. 早产儿的护理 / 312
21. 拍照避免强光刺眼 / 312
22. 新生儿易发生的意外事故 / 313

● 从小培养宝宝良好的行为习惯

1. 培养新生儿的睡眠习惯 / 313
2. 培养良好的卫生习惯 / 314
3. 培养良好的饮食习惯 / 314
4. 训练新生儿的排便习惯 / 314

● 锻炼体格，强健身体

1. 新生儿体格锻炼有助于生长发育 / 315
2. 如何进行体格锻炼 / 315
3. 新生儿按摩 / 315
4. 新生儿户外运动 / 316

● 能力训练，让宝宝更聪明

1. 新生儿早期教育的必要性 / 316
2. 新生儿视觉能力训练 / 316
3. 新生儿听觉能力训练 / 317
4. 新生儿触觉能力训练 / 317
5. 新生儿动作能力训练 / 317
6. 新生儿语言能力训练 / 318
7. 为新生儿选购开发智能的玩具 / 318

● 新生儿急诊室

1. 产伤 / 319
2. 肚脐炎症 / 319
3. 新生儿黄疸 / 319
4. 新生儿硬肿症 / 319
5. 新生儿败血症 / 320
6. 新生儿肺炎 / 320
7. 新生儿窒息 / 320
8. 新生儿便秘 / 320
9. 新生儿湿疹 / 320

## 新生儿给家庭带来的变化

● 新生儿的日常用品

1. 新生儿衣服的选择 / 321
2. 新生儿尿布的选择 / 321
3. 新生儿尿布的使用 / 322
4. 新生儿尿布的清洗 / 322
5. 纸质尿布的处理 / 322
6. 婴儿床和褥子 / 322
7. 婴儿的沐浴用品 / 322
8. 婴儿车和其他携带婴儿的用品 / 322
9. 婴儿用品储藏柜 / 323
10. 婴儿房的装饰 / 323

● 家有宝宝的新生活

1. 在固定的时间哺乳 / 323
2. 根据婴儿的睡眠时间调节生活节奏 / 324
3. 请周围的人帮忙做家务 / 324
4. 爸爸要积极地参与育儿的过程 / 324
5. 夫妻性生活发生变化 / 324

# 第六章 婴儿生长发育与保健

## 1～3个月婴儿，每天都有新模样

### ●1～3个月婴儿的生长发育特点
1. 1个月宝宝的发育特点 / 326
2. 2个月宝宝的发育特点 / 326
3. 3个月宝宝的发育特点 / 327

### ●1～3个月婴儿的饮食与喂养
1. 提高母乳质量的方法 / 328
2. 混合喂养的方法 / 329
3. 奶粉的选择方法 / 329
4. 喂奶粉时的卫生要求 / 330
5. 冲奶粉的注意事项 / 331
6. 喂奶粉的注意事项 / 331
7. 如何调节喂奶粉的时间 / 332
8. 如何调节喂奶粉的量 / 332
9. 注意奶嘴口的大小 / 332
10. 让婴儿打嗝的方法 / 333
11. 辅食的添加 / 333
12. 水分的补充 / 334
13. 吸奶器的选择和使用 / 334
14. 妈妈上班时婴儿的喂养方法 / 334

### ●贴心护理你的宝贝
1. 适合婴儿的居室环境 / 335
2. 给婴儿洗脸和洗手 / 335
3. 给婴儿洗头和理发 / 336
4. 坚持每天给宝宝洗澡 / 336
5. 婴儿流口水的处理方法 / 337
6. 防止婴儿睡偏头 / 337
7. 不宜让婴儿含乳头睡觉 / 337
8. 应对婴儿夜醒、夜哭的办法 / 337
9. 婴儿输液时的护理要领 / 338
10. 婴儿睡觉时不宜戴手套 / 338
11. 不宜经常触碰婴儿的脸颊 / 338
12. 认识婴儿的大便 / 339
13. 婴儿晒太阳应注意的事项 / 339
14. 婴儿玩具应经常消毒 / 339
15. 携婴儿旅行的注意事项 / 340

### ●培养宝宝良好的行为习惯
1. 培养良好的饮食习惯 / 340
2. 培养宝宝的排便习惯 / 340
3. 培养良好的睡眠习惯 / 341

### ●能力训练，让宝宝更聪明
1. 婴儿运动能力训练 / 341
2. 婴儿视觉刺激训练 / 341
3. 婴儿触觉能力训练 / 342
4. 婴儿听觉刺激训练 / 342
5. 婴儿语言刺激练习 / 342
6. 婴儿按摩操的操作方法 / 342
7. 婴儿社交发展训练 / 343
8. 婴儿的户外活动 / 343

## 4～6个月婴儿，乳牙萌出会翻身

### ●4～6个月婴儿的生长发育特点
1. 4个月宝宝的发育特点 / 344
2. 5个月宝宝的发育特点 / 345
3. 6个月宝宝的发育特点 / 346

### ●4～6个月婴儿的饮食与喂养
1. 断奶过渡时期需添加辅助食物 / 347
2. 添加辅食的时机 / 347
3. 添加辅食的原则与方法 / 348
4. 蛋黄的添加方法 / 349
5. 淀粉类食物的添加方法 / 349
6. 米粉与米汤的添加方法 / 349
7. 蔬菜与水果的添加方法 / 349
8. 鱼泥与肝泥的添加方法 / 350
9. 自制辅食时的注意事项 / 350
10. 妈妈不宜嚼食喂宝宝 / 350

### ●贴心护理你的宝贝
1. 需加强对婴儿的照顾 / 350

2. 出乳牙期的口腔护理 / 351
3. 宝宝口水多时的处理 / 351
4. 食物过敏时的症状及护理 / 352
5. 宝宝枕秃的处理 / 352
6. 出现积食时的护理 / 353
7. 防止宝宝蹬被子 / 353
8. 不宜让婴儿久坐 / 353
9. 不宜让婴儿太早学走路 / 354
10. 谨防宝宝形成"斗鸡眼"或斜视 / 354

● 培养宝宝良好的行为习惯
1. 培养有规律的睡眠习惯 / 354
2. 训练宝宝定时排便的习惯 / 355
3. 建立良好的亲子依恋关系 / 355
4. 纠正婴儿吮手指的不良习惯 / 355

● 能力训练,让宝宝更聪明
1. 婴儿爬行练习 / 356
2. 视听能力发展 / 356
3. 语言能力训练 / 357
4. 社交能力的培养 / 357
5. 手部动作训练 / 357
6. 教婴儿自己玩 / 358

● 宝宝营养食谱

## 7~9个月婴儿,爬来爬去能力强

● 7~9个月婴儿的生长发育特点
1. 7个月宝宝的发育特点 / 359
2. 8个月宝宝的发育特点 / 360
3. 9个月宝宝的发育特点 / 361

● 7~9个月婴儿的饮食与喂养
1. 断奶过渡后期的喂养 / 363
2. 给婴儿补充蛋白质 / 363
3. 给婴儿补锌和补钙 / 363
4. 婴儿挑食时的喂养 / 363
5. 婴儿营养不良的表现及治疗 / 364
6. 婴儿食欲不振的防治 / 364
7. 不宜只让婴儿喝鱼汤和肉汤 / 364

● 贴心护理你的宝贝
1. 婴儿出牙期的营养保健 / 365
2. 纠正牙齿发育期的不良习惯 / 365
3. 宝宝在家发生抽风时的护理 / 366
4. 夏季患外耳道疖肿的护理 / 366

5. 爬行阶段的注意事项 / 366
6. 给婴儿擦浴 / 367
7. 防止婴儿摔倒 / 367
8. 定期带宝宝进行健康体检 / 368

● 培养宝宝良好的行为习惯
1. 培养良好的饮食习惯 / 368
2. 训练宝宝咀嚼的习惯 / 369
3. 宝宝卫生习惯的培养 / 369
4. 培养婴儿良好的排便习惯 / 369
5. 培养宝宝与陌生人相处的习惯 / 369

● 能力训练,让宝宝更聪明
1. 开始学习迈步 / 370
2. 婴儿语言训练 / 370
3. 手的精细动作练习 / 371
4. 适合婴儿的游戏与玩具 / 371
5. 训练宝宝自己喝水的能力 / 371

● 宝宝营养食谱

## 10~12个月婴儿,开口说话乖宝宝

● 10~12个月婴儿的生长发育特点
1. 10个月宝宝的发育特点 / 373
2. 11个月宝宝的发育特点 / 374
3. 12个月宝宝的发育特点 / 375

● 10~12个月婴儿的饮食与喂养
1. 按计划喂断奶食品 / 376
2. 断奶应注意的问题 / 377
3. 根据季节给宝宝添加辅食 / 377
4. 婴儿应少吃冷饮 / 377
5. 宝宝不宜多喝饮料 / 378
6. 不宜吃过多的巧克力 / 378

● 贴心护理你的宝贝
1. 宝宝房间装修 / 378
2. 如何给宝宝喂药 / 379
3. 乳牙龋齿的预防 / 379
4. 婴儿口腔溃疡的护理 / 380
5. 宝宝开窗睡觉好处多 / 380
6. 婴儿入睡后打鼾的护理 / 380
7. 不要让宝宝形成"八字脚" / 381
8. 宝宝开口说话晚不必惊慌 / 381

● 培养宝宝良好的行为习惯
1. 纠正宝宝偏食的习惯 / 382

2. 训练宝宝独自吃饭的习惯 / 382
3. 不迁就不合理要求 / 383

● 能力训练，让宝宝更聪明
1. 宝宝个性的培养 / 383
2. 宝宝语言训练 / 384
3. 认知能力训练 / 384
4. 社交能力训练 / 384
5. 训练宝宝走路 / 385

● 宝宝营养食谱

# 第七章 谨防婴幼儿疾病

## 预防接种与健康查体

● 婴幼儿预防接种事宜
1. 什么是"预防接种"及操作方法 / 388
2. 疫苗的医学分类 / 388
3. 常见的预防接种疫苗 / 389
4. 八种常规疫苗的接种禁忌 / 391
5. 预防接种后的注意事项 / 392

● 婴幼儿健康体检 /
1. 婴幼儿常规体检三要素 / 393
2. 婴幼儿定期健康检查 / 395

## 婴幼儿常见疾病与不适

● 婴幼儿常见的10种问题与应对方法
1. 哭闹 / 397
2. 腹泻 / 398
3. 多汗 / 399
4. 眼屎多 / 400
5. 呕吐 / 400
6. 打嗝 / 402
7. 厌食 / 402
8. 红屁股 / 403
9. 耳朵渗液 / 403
10 不良习惯 / 403

● 婴幼儿常见营养性疾病
1. 营养不良 / 405
2. 肥胖症 / 406
3. 贫血 / 406
4. 幼儿锌缺乏症 / 408
5. 维生素缺乏症 / 409

● 婴幼儿呼吸道常见疾病
1. 感冒 / 410
2. 咳嗽 / 411
3. 支气管炎 / 412
4. 肺炎 / 412
5. 哮喘 / 413

● 婴幼儿消化道常见疾病
1. 口角炎 / 415
2. 地图舌 / 415
3. 肠套叠 / 416
4. 小儿疝气 / 416

● 婴幼儿泌尿系统常见疾病
1. 泌尿系感染 / 417
2. 急性肾炎 / 418

● 婴幼儿常见皮肤病
1. 痱子 / 418
2. 湿疹 / 420

● 婴幼儿常见眼睛疾病
1. 倒睫毛 / 421
2. 结膜炎 / 421
3. 睑腺炎 / 422

● 婴幼儿心理与行为障碍
1. 遗尿症 / 423
2. 孤独症 / 423
3. 多动症 / 424

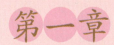

# 第一章
# 准备怀孕，迎接天使宝宝

要想顺利地受孕、优生，打好遗传基础，适合个人情况、有计划的孕前准备是必不可少的。就像播种前，先要翻整土地、施肥一样，夫妇双方应该根据家庭的经济情况和身心状态做好各方面的调整，了解影响受孕的各种因素和帮助成功受孕的技巧，在细节上提高成功率，迎接宝宝的到来。

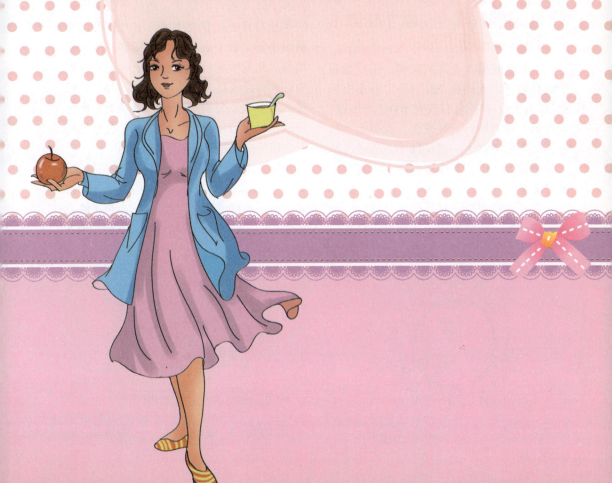

# 孕育知识先知道

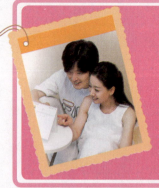

◎理想的受孕，夫妻双方必须具备健康的身心状态、甜蜜融洽的感情，以及必备的孕育知识。如果能在怀孕前对孕育知识有所了解，准爸妈就能在生活中提高警惕，避免一些可能伤害到孕力和胎宝宝健康的事件，从而实现优生。

## 生命的秘密

怀孕是一个相当复杂的生理过程，在性交过程中，大约有3亿精子进入阴道，但是可能只有一个精子穿过重重障碍，与卵子相遇，受精形成受精卵，并在子宫腔内生长发育而形成胎儿。

### ❶ 生命的开端——精子和卵子形成受精卵的瞬间

人类在胚胎六个月的时候，生殖细胞的数目最多，大约有700万个。但在出生之后，由于退行性变，仅仅有100万个幸存，女性到了青春期将继续减少。人类要繁衍必不可少的要素之一就是卵子。卵子还是人体中最大，也是女性独有的产生新生命的母细胞。

进入青春期后，卵巢会每月释放一个成熟的卵子。成熟的卵子从卵巢排出到腹腔，落在输卵管口附近，经输卵管伞部进入输卵管壶腹部，等待精子前来受精。一个卵子排出后约可存活48小时，在这48小时内等待着与精子相遇、结合。

俗话说"种瓜得瓜，种豆得豆"，生命的种子就是男性的精子。而精子则由男性的生殖器官——睾丸生成。睾丸中有许多精曲小管，管中有许多生殖细胞，称精原细胞。儿童时期这些细胞处于混沌的休眠状态，待性成熟后它们才"如梦初醒"，经过多次分裂，发育成初级精母细胞，再分裂成次级精母细胞，最后经过多次分裂后形成精子细胞，继续发育即成精子。

精子成熟后，再由射精动作排出体外。一次射精出来的精液量，在1~6毫升，其中包含的精子数量约为3.5亿，个体的大小在0.5毫米左右。在精子中，有型号为X

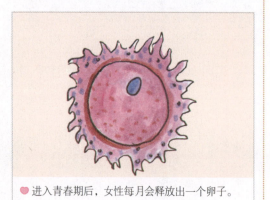

● 进入青春期后，女性每月会释放出一个卵子。

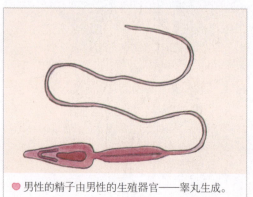

● 男性的精子由男性的生殖器官——睾丸生成。

染色体的 X 精子，以及型号为 Y 染色体的 Y 精子。虽然有 Y 精子的速度比较快的说法，但是射精后，能够生存得更长久的是 X 精子。

通过性交，精液射进阴道后，大部分积存在阴道后穹窿，宫颈口正好浸泡在这个精液池中。数分钟后，精子可以进入子宫颈管。精子通过宫颈进入子宫腔后，借子宫腔液体的帮助，继续向上游动，经过子宫角，到达输卵管峡部，与卵子相遇。此时许多精子围绕着 1 个次级卵母细胞，由精子顶部分泌出来的酶活跃起来，溶化了卵子的透明带，其中一个或两个精子成功穿过透明带，进入卵子内。

精子进入卵子细胞内后，卵子表面瞬时发生变化，防止其他精子进入。失去尾部的精子头部含有爸爸的基因，与卵子内妈妈的基因配对，便组合成为世界上独一无二的新的生命。随后，卵子迅速完成第二次成熟分裂，形成卵原核，同时与精原核融合，核膜消失，染色体融合，形成受精卵。

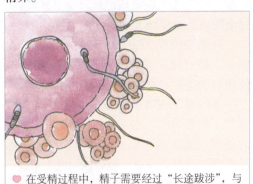

● 在受精过程中，精子需要经过"长途跋涉"，与卵子完成"生命之吻"，实现孕育的目的。

## ❷ 受精卵的发育、运送和着床

受精后第 1～7 日，受精卵发育成胚胎，缓慢移动到子宫，然后逐渐埋入并被子宫内膜覆盖，这一过程在医学上称为受精卵的植入或着床，此后受精卵受子宫内膜腺体分泌的滋养，不断地生长和发育，形成胎儿。

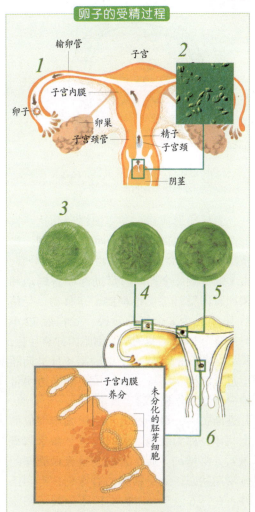

卵子的受精过程

1. 男子每次排出约 3 亿 5 千万个精子，而其中只有 100 万个精子能到达子宫，而这 100 万个精子里也只有 3000 个精子能进入到输卵管。

2. 把精子放大 1000 倍以后就能用肉眼辨认。

3. 图为从排卵结束的时刻开始再经过 12 小时的卵子。卵子与 3000 多个精子里的任意一个精子相结合，并受精。精子的细胞核进入到卵子后，将形成一个完整的新细胞——受精卵。

4. 卵子受精后再经过几个小时，受精卵第一次分裂。

5. 3～4 天后，受精卵到达子宫腔时已发育成为一个具有多个细胞的实体，形状像桑葚，所以称为桑葚胚。在子宫腔内继续细胞分裂。

6. 在受精后的 6～8 天内，桑葚胚开始侵入子宫内膜，这个过程叫作着床。桑葚胚着床后就在子宫腔里逐渐发育。

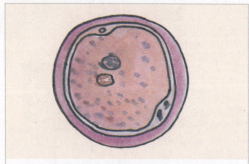
● 受精卵形成后，需要经过发育、运送和着床这一过程后，才有机会发育成长为胎儿。

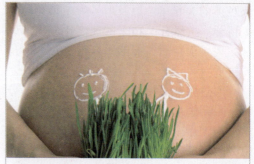
● 从形成受精卵到发育成熟，胎宝宝在妈妈的肚子里需要度过10个月的神秘旅程。

受精卵形成后，一边憧憬着到达子宫的幸福，一边像桑树的果实一样分裂。受精卵形成后30小时，发生最初的细胞分裂，由1个变成2个，同时借助输卵管蠕动和输卵管内壁纤毛的推动向子宫移动；受精后50小时为8个细胞阶段，受精后72小时分裂为16个细胞的实心细胞团称桑葚胚，随后早期胚泡形成。受精后第4日早期胚泡进入宫腔，第5～6日早期胚泡透明带消失，继续分裂发育，逐渐形成一个空腔，并逐渐扩大，最后成为由一层细胞围成的泡状体，称为胚泡。此时母体孕激素和雌激素分泌增加，使子宫内膜呈充血肥厚的分泌期状态，为受精卵的着床创造有利条件。在第6～7天时，受精卵分裂的细胞已达到200个，受精卵大小达到0.2毫米。此时，受精卵的一端紧贴在子宫内膜，当即分泌一种分解蛋白质的酶，溶解子宫内膜，形成一个直径1毫米左右的缺口。胚泡随即从缺口处埋入子宫内膜，上皮缺口迅速修复，胚泡的定居即告完成。

## ❸ 胎儿的形成与发育

人类的胎儿从受精那天起到成熟为265天左右，但如按停经日子算起正好280天。以28天为一"妊娠月"，则刚好10个月或40周。

受精卵着床后不久，因为尚不具备人类特征，只能叫胚胎或胎芽。4周初，胎芽外形似鱼；具有鳍和尾，但脑、脊髓、心脏等器官的原始脏器系统已经开始了蓬勃的生长发育。进入妊娠第5周后，胎儿具备了手的原形，同时脚、鼻孔、眼的原形也逐渐形成。第6周时尾巴逐渐缩短，分化出手指、手掌、脚心、脚背、耳朵、眼，这些都能看出来了。7周时已像一个人的形状，清楚地长出手指，鼻梁也有所隆起，此时胎儿完全具备了人类的特征。

胚胎期是人体各器官分化发育的时期，许多导致畸形的因素都非常活跃，多数人的先天畸形都发生在胚胎期，在第4～5周，心脏、血管系统最敏感也最容易受到损伤。这个阶段禁止接触X线及其他射线。

从最初肉眼无法观察到的小小卵子和精子，经过漫长旅程后相遇，在妈妈体内便开始了这种神秘的成长历程。

你的孩子现在正在肚子里干什么呢？通过了解胎儿生长发育过程，可进行大胆的猜测与无穷的想象：是否感到孩子仿佛已来到自己身边一样？也许他（她）会说："我真想早点见到妈妈呀，可是子宫里这么舒服，就再多住几天吧。"

## ❹ 孕育生命的女性生殖器官

女性生殖器官与身体其他器官不同，有着独特的生理构造和特殊功能，了解它们的位置、构造、功能，有助于保持性器官的卫生、健康，增强它的生理功能。下面对子宫、卵巢等担当怀孕和分娩重任的女性生殖器官及其作用做重点的介绍。

### （1）为胎儿提供支撑的骨盆

骨盆由骶骨、尾骨和两块髋骨组成。骶骨与髋骨和骶骨与尾骨间，均有坚强韧带支持连接，形成关节，一般不能活动。骨盆连接着脊椎和大腿，恰好可以支撑身体结构本身的重量。妊娠后骨盆在激素的影响下，其韧带会稍微松弛，各关节因而略有松动，为胎儿的通过提供足够宽敞的空间，对分娩有利。

### （2）孕育生命的子宫

子宫的形状像一个倒放的梨，为空腔器官，长7～8厘米，宽4～5厘米，厚2～3厘米，宫腔容积约5毫升，前后稍扁，位于膀胱与直肠之间，连接阴道和输卵管，是胚胎和胎儿发育的地方。子宫由宫体和宫颈组成。宫体由浆膜层、肌层和子宫内膜层组成，子宫内膜层对激素敏感，在卵巢激素的影响下发生周期性变化，子宫内膜脱落产生月经。

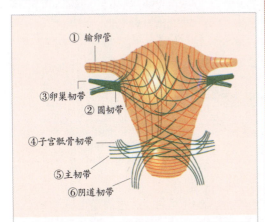

● 子宫可以说是由许多各方向运动的肌纤维形成的肌肉团。这些肌纤维像网状一样交错在一起，血管可以从它们中间穿过。当婴儿出生以后，子宫的各个肌纤维就会收缩到原来的状态，所以会把从它们之间通过的血管捆绑起来，自然止血。

### （3）提供新生命母细胞的卵巢

卵巢位于盆腔内子宫底的后外侧，呈卵圆形，左右各一，为女性生殖腺，是产生卵子和分泌雌性激素的器官。卵巢的大小和形状因年龄和产卵期不同而不同。一般的人，左右卵巢并不一致，一般左侧大于右侧。

育龄期女性除妊娠和哺乳期外，卵巢每个月发生1次周期性变化并排出卵细胞。月经周期的第14天左右为排卵日，女性一生中约排出400个卵子。卵细胞是由卵巢内卵泡分泌排出的，在数个卵泡的发育中，发育成熟的一般只有1个，因此每个月只有1个卵子成熟，只会排出1个卵子。排卵后卵子存活数小时，此段时间内，如果卵子进入输卵管，并成功与精子相遇，就会成为受精卵。

### （4）细长而弯曲的输卵管

输卵管同样位于盆腔内，一般的人有两条，左、右输卵管各位于子宫一侧，长8～15厘米。它是一对形状像喇叭的细长管子，细端与子宫体相通，粗端的喇叭口接近卵巢。输卵管的主要功能是输送卵子。输卵管由内向外分为四部，即间质部，为通过子宫肌壁的部分，管腔狭窄，长约1厘米；峡部，为紧连子宫角的较狭窄部分，长2～3厘米；壶腹部，为外侧较宽大部分，长5～8厘米；伞端或漏斗部，为输卵管末端，形似漏斗，游离端有很多细伞，开口于腹腔。

输卵管由腹膜、肌织膜及黏膜三层组成，黏膜有很多皱襞，越近伞端越厚，皱襞也越多。炎症可造成黏膜粘连，致管腔变窄或堵塞，可引起输卵管妊娠或不孕。黏膜表面为单层高柱状细胞，其中有分泌细胞及纤毛细胞，纤毛向宫腔方向摆动。肌织膜与黏膜相反，越近子宫越厚，收缩时使输卵管向宫腔方向蠕动，加上纤毛的摆动，有助于卵子或受精卵向宫腔输入。

### （5）在怀孕过程中阻止细菌入侵的阴道

阴道是由黏膜、肌层和外膜组成的肌性管道，富伸展性，连接子宫和外生殖器。它是女性的性交器官，也是排出月经血与

## 子宫的内部结构

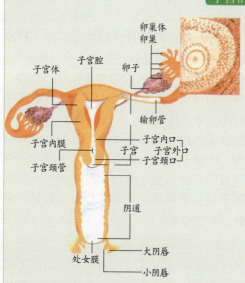

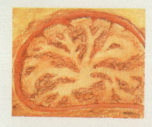

输卵管由三层组成（左图，为了让读者看起来更清楚，我们做了染色处理），即外壁，位于中间的肌肉层，还有位于最里面并沿着突触延伸的有皱纹的皱襞。

输卵管中的皱襞。当卵巢排卵时输卵管的喇叭形开口紧靠卵巢，准备随时捕捉卵巢排出的卵子。当受精卵从喇叭形开口进入输卵管后，靠输卵管内壁上纤毛的摆动，渐渐向子宫移去。

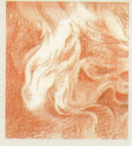

卵子的横切面，看起来像鸡蛋的形状。卵细胞被看似戒指的连接体连接在了一起。

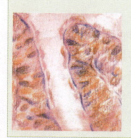

位于输卵管皱襞的纤毛（左图为输卵管内壁的放大图）能调整受精卵移动的速度，在受精卵到达子宫之前做好着床的准备。

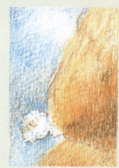

图为位于输卵管皱襞（略显皱纹）的未受精的卵子。在受精的过程中，卵细胞围着卵子。有皱纹的黏膜能分泌激素，从而使卵子的表面产生黏力。

## 女性生殖器

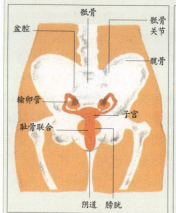

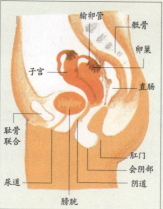

可以从图中看到有关外部生殖器的位置，可是各自的形态以及大小会因人而异。

骨盆（等同于下肢带）的骨头连接着脊椎和下肢，同时可以提供包括骨盆的附属脏器在内的空间。不仅如此，还会为婴儿的通过提供足够宽敞的空间。

骶骨附属器官（膀胱、子宫、直肠等）在前面的耻骨联合和后面的骶骨（由五个大的脊椎融合成的一个呈四角形骨形的腰椎，下方是尾骨，两侧与髋骨连接形成的骶骨的后界线）以及位于其之间的骨盆的内部。胎儿通过产道下来时会呈直角，刚开始时是朝脊椎方向，之后就会逐渐远离脊椎回转。

分娩胎儿的通道。阴道的上端连接着子宫，它的下端就是阴道口，阴道前面和膀胱、尿道为邻，后面则与直肠、会阴相连。阴道呈扁平的管状，外窄内宽，顶端有子宫颈凸出。环绕子宫颈周围的部分，称"阴道穹窿"，分为前后左右四个部分，其中后穹窿较深。

阴道黏膜有很多皱褶，黏膜下肌肉层及疏松结缔组织，伸展性很大。阴道黏膜无分泌腺，细胞含有糖原，经阴道杆菌分解后产生乳酸，使阴道保持一定的酸度（pH4.5），能防止致病菌在阴道内繁殖。在怀孕前间，阴道内酸的浓度会增加，由此能有效地抑制原体和杂菌的繁殖。

## ❺ 激活生命的男性生殖器

男性生殖系统是男性生殖繁衍后代的器官，从青春期时开始发育，发育成熟后即具有了生殖的功能。下面对提供精子的男性生殖器官及其作用做重点的介绍。

### （1）阴囊

阴囊位于阴茎根部下方，是容纳和保护睾丸及附睾的多层结构囊袋，有色素沉着，薄而柔软。其皮肤为平滑肌和结缔组织构成的肉膜，肉膜在正中线上形成阴囊中隔，并将阴囊分为左右两室，每个室内有睾丸、附睾和输精管。阴囊上有很多皱褶，能收缩和扩张，使阴囊的温度低于体温，有利于精子的生产与发育。

### （2）阴茎

阴茎分为阴茎头、阴茎体和阴茎根三部分，阴茎头与阴茎体之间有一圈沟状构造，称为环形冠状沟。阴茎头为阴茎前端的膨大部分，尖端生有尿道外口，头后稍细的部分叫阴茎颈。中部为阴茎体，呈圆柱形，以韧带悬于耻骨联合的前下方，为可动部。后端为阴茎根，藏于阴囊和会阴部皮肤的深层，固定于耻骨下支和坐骨支，为固定部。

### （3）睾丸

睾丸位于阴囊内，左右各一，表面光滑，为微扁的椭圆体，分上下端、内外侧面、前后缘。前缘游离；后缘有血管、神经和淋巴管出入，并和附睾和输精管下段相接。睾丸随着性成熟迅速生长，青春期前睾丸很小，单侧容积只有1~2毫升，12~16岁期间迅速增大，17岁左右达到成人水平，单侧容积可增加到15~25毫升，老年时则随着性功能的衰退而萎缩变小。

睾丸具有产生精子和分泌雄性激素（睾酮）的双重功能。在儿童时期，由于下丘脑垂体中促性腺细胞处于高度抑制状态，睾丸也处于相对静止状态，分泌的睾酮量很少，没有成熟的生殖细胞。青春期开始后，睾酮的分泌量开始增多，内部组织结构进一步分化，开始不规律地产生少量精子，精子由睾丸进入附睾停留21天，从附睾液中获得营养，进一步发育成熟。与此同时，精囊和前列腺都在迅速生长发育，并开始分泌精囊液和前列腺液，两者与成熟的精子形成精液，精满而溢出，出现遗精。首次遗精及其随后的一段时间，精液有时没有精子，即使有，数量也不及成人，直到18岁后达到成人水平。

### （4）附睾

附睾紧贴睾丸的上端和后缘，分为头、体、尾三部。头部由输出小管组成，小管末端连接一条附睾管。附睾管长4~5米，盘曲构成体部和尾部。附睾管除贮存精子外还能分泌附睾液，其管壁上皮分泌的某些激素、酶和特异的营养物质，帮助精子的生长成熟。

### （5）输精管、射精管、精索

输精管的主要作用是输送精子。它是一条细长的管道，左右各一条，每条全长约40厘米。输精管行程较长，一端与附睾管相连，另一端与精囊腺管汇合后形成射精管，开口于后尿道。输精管也储存一部

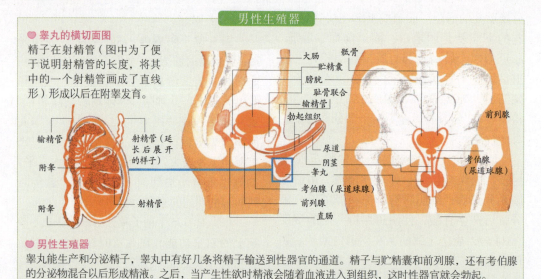

● 睾丸的横切面图
精子在射精管（图中为了便于说明射精管的长度，将其中的一个射精管画成了直线形）形成以后在附睾发育。

● 男性生殖器
睾丸能生产和分泌精子，睾丸中有好几条将精子输送到性器官的通道。精子与贮精囊和前列腺，还有考伯腺的分泌物混合以后形成精液。之后，当产生性欲时精液会随着血液进入到组织，这时性器官就会勃起。

分成熟的精子。

射精管是输精管与精囊腺的排泄管在前列腺上会合后的管道，长约2厘米。它从前列腺底穿入前列腺，末端开口于尿道前列腺部。

精索是从腹股沟管深环至睾丸上端的一对柔软的圆索状结构，主要由三层被膜包裹输精管精索部、腹股沟部、睾丸动脉、蔓静脉丛、输精管血管、淋巴管、神经丛及腹膜鞘突残余等构成。

### （6）附属腺

附属腺由精囊腺、前列腺和尿道球腺构成。

精囊腺又称精囊，为长椭圆形的囊状器官，左右各一，位于膀胱底与直肠之间，在输精管末端的外侧。精囊分泌的弱碱性液体是精液的一部分。

前列腺是男性特有的性腺器官，呈栗子形，位于膀胱底和尿生殖膈之间，分底、体、尖三部分。底朝上，与膀胱相贴；尖朝下，抵泌尿生殖膈；前面贴耻骨联合，后面依直肠。体后有一纵生浅沟，称为前列腺沟；内部有尿道穿过。前列腺是人体非常少有的，具有内、外双重分泌功能的性分泌腺。作为外分泌腺，前列腺每天分泌约2毫升前列腺液，是构成精液的主要成分，约占精液的20%；作为内分泌腺，前列腺分泌的激素称为"前列腺素"，对内分泌、生殖、消化、血液呼吸、心血管、泌尿和神经系统均有作用。

尿道球腺是一对豌豆大小、黄褐色的球形器官，左右各一。它是三个附性腺中最小的腺体，藏在尿生殖膈内，开口于尿道海绵体部的起始部。尿道球腺分泌一种蛋清样碱性液体，也是精液的组成成分之一，尿道球腺相当于女性的前庭大腺。

## 宝宝将遗传父母的哪些特征

我们常常听到"这小孩长得真像她父母"之类的话，其实这就是遗传因素在起作用。一个人在生理上和心理上的特性主要受环境和遗传的影响，因此为了孩子的生长健康，我们必须了解点遗传知识。

### ❶ 宝宝的血型与父母息息相关

按孟德尔遗传学的法则，每一个血型

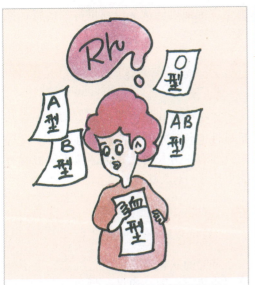

● 根据父母的血型可以判断出宝宝可能的血型。

孩子的血型由父母遗传而来，当父母血型不同时，可能会出现两种情况：若胎儿血型与母亲相同，则无事；若母子血型不同，则可能刺激母体产生对抗胎儿血液细胞的抗体，经胎盘进入胎儿体内，溶解胎儿红细胞，引发新生儿溶血症。在我国以 ABO 血型不合者占多数，Rh 血型不合者较少，其他如 MN、Kell 血型系统等少见。

### （1）关于 ABO 溶血

常见的 ABO 血型不合，第一种情况为：母亲 O 型，胎儿 A 或 B 型；第二种情况为：母亲 A 或 B 型，胎儿 B、AB 型或 A、AB 型，其中前一种情况多见，且第一胎就可发生，后一种情况则较少见。对于 Rh 血型系统来说，当母亲为 Rh 阴性，胎儿为 Rh 阳性时，会发生溶血。

不过并非所有血型不同的夫妇所生的小孩都会溶血，只是"有可能"，因此血型不同的夫妇也不用过分担心，无须草木皆兵。而且 ABO 型溶血一般病情较轻，产后应仔细观察宝宝黄疸出现的时间及强度，及早诊断和处理。

### （2）解决方法

新生儿溶血早诊断、早治疗是关键。越早诊断治疗，治愈率越高，后遗症也较少。未及时诊断治疗者，则可能发生严重并发症，引起智力低下、听觉障碍、抽搐等神经系统后遗症。

如果母体有流产史或上一代有因血型不合的流产史或生过早期黄疸严重的水肿新生儿，准妈妈可到医院检查血中有无相应血型抗体或抗体水平是否显著升高，便可大致知道胎儿是否安全。

对发病率相对较高的 O 型血的准妈妈，可定期测定抗体，及早诊治 ABO 溶血。检查时间为：第一次孕 16 周开始查抗体，第二次孕 28~30 周，以后 2~4 周复查一次。

B 超检查也可帮助发现胎儿溶血：当发现胎儿皮肤水肿、肝脾肿大、胎盘增大时，

都有两个而且也只有两个等位基因，每个等位基因，各来自父母一方。通常所见的 ABO 血型的遗传是以 A、B、O 三种遗传因子的组合而决定的。A、B、O、AB 四种血型从遗传基因看，A 型分 AA 和 AO 两种基因；B 型分 BB 和 BO 两种，O 型和 AB 型各为一种，即 OO 和 AB。所以当父母均为 A 型血时，按照血型遗传规律，宝宝则可能出现 AA、AO、OO 几种基因组合，表现为 A 型血或 O 型血。

因此，按遗传规律，根据父母的血型即可判断出小宝宝可能出现的血型。父母血型与宝宝血型的遗传关系如下：

| 父母血型 | 宝宝可能的血型 | 不可能的血型 |
| --- | --- | --- |
| A+A | A、O | B、AB |
| A+B | A、B、O、AB | 都可能 |
| A+O | A、O | B、AB |
| A+AB | A、B、AB | O |
| B+B | B、O | A、AB |
| B+AB | A、B、AB | O |
| B+O | B、O | A、AB |
| AB+O | A、B | O、AB |
| AB+AB | A、B、AB | O |
| O+O | O | A、B、AB |

应留意是否发生了溶血。

另外，通过观察新生宝宝的身体状况，如宝宝出现重度黄疸、肝脾肿大、贫血、嗜睡、厌食等症状时，应及时确认是否患有溶血症。

### ❷ 孩子的双眼皮遗传自父亲

双眼皮属于"绝对"性遗传，如果父母双方都是双眼皮，那么，孩子大部分都是双眼皮。但也有部分孩子是内双，也就是说双眼皮不明显。如果只是父亲是双眼皮，那孩子大多数也会是双眼皮，即使有些宝宝出生时是单眼皮，长大后也会有跟父亲一样的双眼皮。

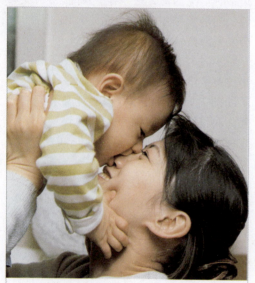

● 双眼皮属于绝对性遗传，妈妈和爸爸都是单眼皮，宝宝才会是单眼皮。

### ❸ 下巴也会遗传

下巴在医学上称为下颚，也属于显性遗传，有半数以上的遗传概率，孩子通常情况下都长着酷似父母的下巴。如果父母中任何一方是大下巴，孩子基本上不可能长个小下巴。同理，如果父母中任何一方是小下巴，孩子常毫无例外地长着小下巴，简直像复制的一样。

此外，大眼睛、长睫毛、高鼻梁、大耳垂，都是宝宝最可能从父母那里得到的特征性遗传。

### ❹ 大耳朵、小耳朵也跟遗传有关

耳朵的形状也是遗传的，不过大耳朵是显性遗传，小耳朵则为隐性遗传。父母中只要有一方长着大耳朵，孩子就极有可能也长着一对大耳朵。

### ❺ 宝宝的肤色是父母肤色的"中和"色

宝宝的肤色不是由爸爸决定，也不是由妈妈决定，而是遵循父母"中和"色的自然法则。如，一对夫妻两人的肤色都较白，就绝不会生出皮肤较黑的子女；如果一方白、一方黑，那么"平均"后就会生出一个不黑不白的"中性"肤色孩子，当然也有可能发生更偏向于一方的情况。

### ❻ 秃顶有性别遗传倾向

秃头具有传男不传女的性别遗传倾向，它在男性身上为显性遗传，在女性身上为隐性遗传。如果爸爸是秃顶，外祖父也是

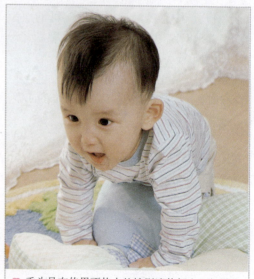

● 秃头具有传男不传女的性别遗传倾向，如果爸爸是不秃顶的，宝宝的头发通常也很浓密。

秃顶,那遗传给男孩的概率大概是100%;如果爸爸不是秃顶,外祖父是秃顶,那男孩也有25%的可能性是秃顶;如果爸爸不是秃顶,外祖父也不秃顶,那孩子秃顶的可能性几乎为零。

## ❼ 肥胖基因有一半可能会遗传给孩子

孩子胖与不胖有50%是由遗传因素决定的,如果父母双方都肥胖,那孩子就有一半的可能会成为大胖子;如果父母中只有一方肥胖,孩子肥胖的概率为40%。不过,肥胖的另一半原因却是由人为因素决定的,因此,即使父母都肥胖,也可以通过合理饮食、充分运动等方法让孩子保持健康的体型。

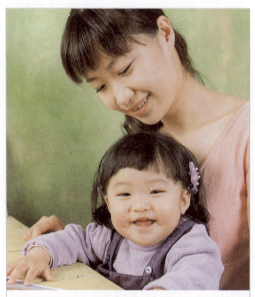

● 孩子胖与不胖有50%是由遗传因素决定的。

## ❽ 宝宝寿命受父亲遗传影响

医学专家研究发现,人的寿命长短是由父亲的基因决定的。越来越多的研究结果证实,DNA端粒的长度与人的寿命密切相关,端粒越长,寿命就越长。研究人员还对来自49个不同家庭的132个健康人的基因的端粒长度进行了分析、统计。结果显示,父亲基因端粒越长,子女的寿命则越长。

## ❾ 智商与遗传有关系

孩子的智商高低也与遗传有一定关系。一般而言,父母智商高的,宝宝的智商也较高;父母智商一般,宝宝的智商也平常;父母智商有缺陷,也可能导致宝宝的智商发育不良。但是后天的教育、学习和营养等因素在儿童的智商发展中也起着相当大的作用,只有先天和后天相结合,才能让宝宝的智力得到最大限度的开发。

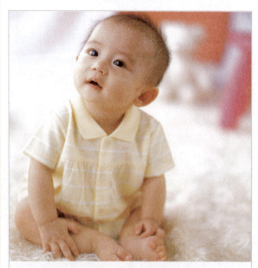

● 宝宝的智力高低也与遗传有一定关系,一般而言,爸妈智力高的,宝宝的智力也较高。

## ❿ 深色的眼睛颜色更易遗传给宝宝

眼球颜色的遗传遵循"黑色等深颜色相对浅颜色是显性遗传"的原则,也就是说,深色的眼睛颜色更易遗传给宝宝。比如,父母中任何一方是黑眼睛,另一方是蓝眼睛,宝宝的眼睛颜色更大可能是黑色。

如果你想让宝宝有蓝眼睛的话,即使你选择了长有蓝眼睛的爱人,可因为你长着黑眼睛,你生的宝宝是蓝眼睛的概率还是会很小。

## ⓫ 矮鼻子有可能变成高鼻子

鼻子的高矮同样受父母遗传基因的影

响,不过鼻子遗传基因的影响会一直持续到成人阶段。如果父母鼻子长得笔直、高挺,即使宝宝小时候是塌鼻子,长大后鼻子也可能变得高直、挺拔。

## ⑫ 父母的身高决定着宝宝的身高

俗话说"爹矮矮一个,娘矮矮一窝",这说明了父母的身高对子女影响非常大。通常情况下,如果父母双方都是矮个子,其子女一般也是矮个子;如果父母双方都是高个子,其子女一般都是高个子;如果父母一方高,一方矮,其子女往往也多为高个子。

但是,孩子的身高虽然受父母遗传基因的影响,但是其概率并不是百分百的。通常来说,决定孩子身高的因素35%来自爸爸,35%来自妈妈,其余30%则取决于环境条件,如营养、体育锻炼、疾病防治、有规律的生活、心理健康等。因此,即使父母个子都不高,也不要灰心,宝宝还是有可能长成高个子的。

## ⑬ 近视眼、远视眼也会遗传

宝宝是否近视也与遗传有一定的关系,尤其是当爸妈均高度近视时,宝宝近视的概率就会更大,即使不是一出生就近视,也会成为近视基因的携带者,一旦受到环境的影响,就可能发展为近视。不过,根据相关的资料显示:因为遗传因素而成为近视的人仅占近视总人数的5%,可见后天环境和习惯的影响更加不容忽视。此外,远视也与遗传有一定关系。

## ⑭ 罗圈腿也有遗传的可能性

罗圈腿也就是"O形腿",它是否会遗传取决于导致罗圈腿或X形腿的疾病是否为遗传性疾病。一些X形腿和O形腿为后天性疾病所致,如外伤、维生素缺乏及小儿麻痹等,在病人的细胞核内本无遗传畸形的致病基因存在,疾病本身也不会在体内产生一个遗传X形腿和O形腿的致病基因,这种X形腿和O形腿不能遗传,所以不是所有X形腿和O形腿都会把畸形遗传给后代。

如果父母患有引起X形腿和O形腿的遗传疾病,这类疾病就会把畸形传给下一代,使宝宝患上遗传性罗圈腿。这种遗传疾病可分为两大类,一类是先天性代谢异常性疾病,另一类是遗传性骨发育异常,常见的有软骨发育不全、干骺端软骨发育不良、干骺续连症、多发性内生软骨瘤等。后一类疾病较少出现。

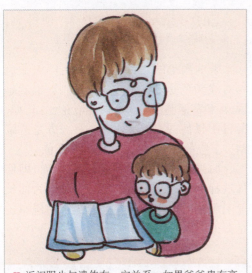

● 近视眼也与遗传有一定关系,如果爸爸患有高度近视,宝宝近视的概率就会更大。

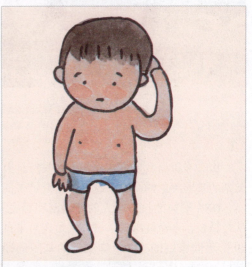

● 如果父母患有引起X形腿和O形腿的遗传疾病,宝宝通常也会患上遗传性罗圈腿。

# 快速怀孕的方法

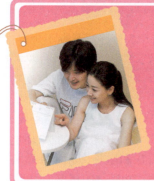

◎受孕是一个特殊的生理过程，对于健康男女，一般不主张太刻意去采取什么手段来干扰这个自然的过程。但是，了解相关的基本常识却有助于大大提高受孕的成功率。

## 影响受孕成功率的因素

影响受孕的因素有很多，受孕环境、人的生理节律、年龄、季节、性交体位等等因素都可能会对受孕造成影响，了解一下这些因素，不仅能提高受孕的成功率，还能为优生优育提供参考，孕育一个健康的宝宝。

### ❶ 适宜受孕的环境

受孕需要一个良好的环境。中国古代胎教学便非常重视受孕时外界环境因素的影响，指出太阳黑子爆发、雷电交加、日食月食、大寒大暑、大雾等环境不宜受孕，因为这些会影响人体的生殖细胞，引起畸变，生出不健康的宝宝。

理想的受孕环境应空气清新，温度适宜，能够让人精神振奋，同时还能保持充沛的精力。卧室应避免外界的干扰，床上用品应该是干净的，最好是刚洗晒过。如果再放些轻松的乐曲作为背景音乐，就更能让人产生良好的心理暗示，使夫妻双方以最佳的状态播下爱的种子。

### ❷ 生理节律与受孕的关系

科学研究表明，人从出生到生命终止，身体内一直存在着体力、情绪及智力三方面的周期性变化，这种周期性的变化即为人体的生理节律。在高潮期时，人表现得体力充沛、幽默风趣、机智灵活、思维敏捷，如果在夫妻双方都处于身体情况的高潮期时怀孕，就能孕育出特别健康聪明的宝宝。反之，如果夫妻双方都处于低潮期或低潮与高潮期临界时，就易生出体弱、智力有问题的孩子。而如果夫妻一方处于高潮，另一方处于低潮，就易生出健康和智力情况一般的孩子。所以，以下几条是我们需要做的。

#### （1）找出夫妻双方的生理高潮时间

据观察，制约人体体力的生理节律周期为23天，制约人体情绪的生理节律周期为28天，制约人体智力的生理节律周期为33天。每一种生理节律都有高潮期、临界日及低潮期，临界日是指每个周期最中间的那一天，也就是低潮与高潮的

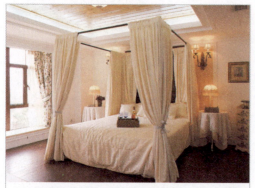

● 气温舒适、温馨浪漫的卧室环境，可帮助夫妻放松心情，愉悦性爱，增加怀孕的成功率。

临界时间。三个生理周期的临界日分别为11.5天、14天及16.5天，临界日的前半期为高潮期，后半期为低潮期。如果夫妻能在3个节律的高潮期里受孕是最好不过的了。

### （2）通过万年历计算人体生理节律周期

用万年历计算人体生理节律周期，是用从出生那天起到受孕那天的总天数，加上闰年所增加的天数，然后分别除以23、28、33这三个数字，通过所得余数大小便可得知身体分别处于三个节律周期的哪一阶段。余数等于临界日的天数为临界日，余数小于临界日为高潮期，余数大于临界日为低潮期。

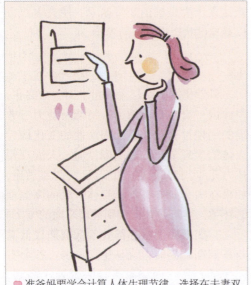

● 准爸妈要学会计算人体生理节律，选择在夫妻双方都处于高潮期时怀孕。

### ❸ 规律作息利于受孕

能够提高受孕概率的细节，其中很重要的一项就是要调整作息时间，养成健康的生活方式。研究证实，夫妻双方身体舒适且心情愉快时同房，能促使内分泌系统分泌出大量有益于健康的酶、激素及乙酰胆碱等，让夫妻双方的体力、智能处于最良好状态，这时性功能最强，非常容易进入性高潮，形成优良的受精卵，并成功受孕。

反之，如果备孕夫妻作息长期不规律，就极易使身体疲劳，破坏体内激素分泌的平衡，从而造成身体营养不良，或免疫功能减弱的状况，降低精子和卵子的质量，影响受精卵的形成。即使受精卵成功形成，不良的身体状况还可能干扰子宫的内环境而不利于受精卵着床和生长，导致胚胎萎缩、流产，从而降低成功受孕的概率。因此，备孕夫妻在孕前就应该调整好作息，养成良好的生活习惯。

### ❹ 最佳生育年龄

女性在25～30岁生育是最佳年龄段。这一时期女性的全身发育完全成熟，卵子质量高。此时孕育宝宝，分娩危险小，胎儿生长发育好，早产儿、畸形儿和痴呆儿的发生率最低。

而男性在27～35岁期间完成生育是最理想的。因为，男性的精子质量在30岁时达到高峰，然后能持续5年的高质量。在35岁以后，男性体内的雄性激素开始衰减，平均每过一年其睾丸激素的分量就下降1%，精子的基因突变率相应增高，精子的数量和质量都得不到保证，对胎儿的健康也会产生不利影响。

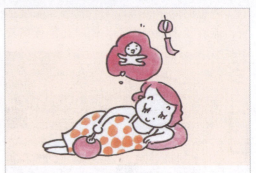

● 女性在25～30岁生育是最佳年龄段，这一时期女性的全身发育完全成熟，卵子质量高。

### ❺ 最佳怀孕季节

怀孕的最好季节是夏末秋初，这是人

类生活与自然最适应的季节。此时气候温和适宜，风疹病毒感染和呼吸道传染病较少流行。孕妈妈的饮食起居易于安排，也让胎儿在最初阶段有一个安定的发育环境，对于保证优生最有利。

因为怀孕早期是胎儿大脑皮质形成的阶段，而炎夏温度过高，孕妈妈妊娠反应重，食欲不佳，蛋白质摄取量少，机体消耗量大；严冬温度过低，新鲜蔬菜少，孕妈妈常居于室内，活动量过少并缺少新鲜空气供给，容易受冷感冒。这些不利的气候，都会影响胎儿的发育和智能。

具体来说，怀孕的最佳月份在7～9月。如果这段时间怀孕，三个月后正是秋末冬初，水果蔬菜较丰富，可不断调换品种，变换口味，改善饮食，保证营养、维生素等的供应；早孕反应在怀孕3个月后逐渐消失，此时新鲜粮食、瓜果更多，营养更充足。

到次年的4～6月分娩，正好是春末夏初，气候温和，能让产妇顺利度过产褥期，也便于哺乳和给新生儿洗澡。到6月份后，天气变暖，可以把孩子抱出室外，经常晒太阳，防止软骨病、佝偻病等缺钙性疾病。当婴儿6个月后，需要添加辅食时，又能避开肠道传染病的高峰期。

不过，怀孕时间除考虑到季节因素外，还应考虑到夫妇双方的身体条件、精神状态等因素。

## ❻ 最易怀孕的时期

正常生育年龄的女性卵巢每月只排出一个卵子，卵子排出后可存活1～2天，精子在女性生殖道里可存活2～3天，受精能力大多是在排卵后的24小时之内，这样超过2～3天精子就会失去与卵子结合的能力。所以在排卵前2～3天和排卵后1～2天性交，最容易使女性受孕，医学上称为"易孕阶段"，也叫危险期。

因此，女性要坚持进行基础体温测量，推测出排卵日期，然后抓住这个时机，就很容易成功受孕。

## ❼ 利于怀孕的性交体位

性生活体位有男上位、女下位、侧位、坐位、蹲位、后进位、胸膝位、站位等常用的8种。有些性交体位可增加性感，有些体位可增加生育机会，有些体位有利于优生，有些体位有利于卫生保健和预防疾病。故根据不同的情况与不同的需要，选择合适的体位，是符合人体心理需要与保健需要的。

从性交体位而言，一般采用男上女下体位容易怀孕。因为女方在下平躺仰卧，双腿分开，双膝微弯，有利于阴部松弛、阴门开放，这样有利于精液进入阴道深部——阴道穹窿部，使整个子宫颈外口都能接触精液。当宫颈外口浸泡在"精液池"中时，精子就会主动进入宫颈口，为精子迅速进入宫腔到达输卵管与卵子结合创造了最佳条件。

相对而言，女上男下位、侧位、背俯位、坐位、站位等性交体位并不利于受孕。如女上位，这种体位可增加夫妇双方的快感，但这种体位，性高潮以后精液大部分向下外流，这对生育是不利的。有些虽然采取男上位，但女方子宫后位、阴道过短或阴道后穹窿处很浅，也会导致精液藏不住而往往自阴道口流出，这也不利于受孕。对

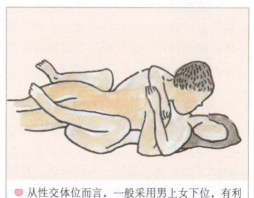

● 从性交体位而言，一般采用男上女下位，有利于精液进入阴道深部，更易使女性怀孕。

于这种情况，可以用枕头或其他物品适当垫高臀部，形成一个"人工槽"，这样能防止精液外流，有利于精液在阴道内贮存，为精子的活动提供良好条件。

对于其他的体位姿势，必须采取针对性措施，才能提高受孕的概率。

如采用胸膝位，女方先俯身跪于床上，胸贴床垫，两手置于头部前方，双腿稍屈曲，两大腿分开，男方也跪于床垫上然后性交。这种体位可使精液较好地停留于女方阴道里，不易流出。

如采用屈曲位，女方仰卧，臀部稍抬高，两腿屈起，性交后继续仰卧20～30分钟，使精液不致立即外溢，如此可增加受孕机会。此种方法适用于子宫后位、阴道过短或阴道后穹隆较浅的不孕患者。

在采用屈曲位进行性交时，女性是仰躺在床上，双腿向腰部屈曲，而男性用膝和肘或掌支撑身体，在这种状态下，女性的阴道和地面是相垂直的，阴道口也开得较大，男性做活塞运动也不同于正常位的沿女性体轴水平运动，而是垂直运动。女性若从外侧抱住弯曲的双膝，屈曲度会变得更大。女性还可把双腿放在男性的肩上，或者双足在男性的脊背上搭扣。屈曲位的缺点是远离阴蒂和阴道入口，优点是阴茎插入很深，另外因阴道趋于垂直，精液滞留在阴道内不易流出，也利于受孕。

不管采用何种体位，为了避免性交后精液外溢，都应养成良好习惯，最好于性交前排解小便。如果性交后立即排尿，也会使得精液溢出，降低怀孕的概率。

## ❽ 利于怀孕的性交频率

从性交频率而言，一般3～5天性交一次受孕概率较大。人的性交频率是随着年龄增长而逐渐下降的。古代医学家总结了男子性交频率的规律，如《医心方》中认为：20岁者2日1次，30岁者3日1次，40岁者4日1次，50岁者5日1次，年过60者不宜多泄精。这与现代性医学研究结果是基本一致的。

当然，每个人体质有强弱，情绪有高低，工作有松紧，生活水平不尽相同，所以也会因人而异。从怀孕的角度分析，过频地性交不利于精子的成熟，而过度地节欲，如十天半月1次，会因为精子老化或错过女性排卵期，也不利于受孕。

## ❾ 避孕药与受孕

平时服用避孕药的女性如果想怀孕，最好在停药6个月后再受孕，让体内残留的避孕药完全排出体外，而在此期间，可以采用非药物方法避孕（如使用避孕套）。

口服避孕药为激素类避孕药，其作用比天然激素强很多倍。如果停药时间过短，可能会造成胚胎发生某些缺陷。而且，口服避孕药是经肠道进入体内，在肝脏内代谢储存，它的吸收代谢时间较长。停药的6个月内，尽管体内药物浓度已不能产生避孕作用，但对胎儿仍有不良影响。所以如果停了避孕药就怀孕，将会对小宝宝产生危害。

## ❿ 流产后的怀孕时间

如果你刚刚经历了流产。那么，至少要等半年再怀孕，最好是一年后再怀孕。如果第一次流产是因为受精卵异常所致，则需要间隔的时间更长。

因为各种人工流产都要进行吸宫或刮宫，以便将宫腔内的胚胎组织清除干净。在手术过程中，子宫内膜会受到不同程度的损伤，术后需要有一个恢复的过程，如过早地再次怀孕，这时子宫内膜难以维持受精卵着床和发育，因而容易引起流产。另外，流产后的女性身体比较虚弱，需要一段时间才能恢复正常，如果怀孕过早，往往会因体力不足、营养欠佳而使胎儿发育不良。

## 备孕女性孕前生活细节调整

女性怀孕是一件说容易也容易，说难也难的事情。不过，女性的怀孕能力肯定受生活习惯的影响。要想增加受孕机会，确保遗传给宝宝的是两人的最优基因，就需要备孕女性对生活做出积极的调整。

### ❶ 适量服用维生素

维生素是维持人体正常功能不可缺少的营养素，与机体代谢有密切关系，并对机体有重要的调节作用。人体对维生素的需要量虽然微乎其微，但作用却很大。当体内维生素供给不足时，能引起身体新陈代谢的障碍，从而造成皮肤功能的障碍。

维生素与优生有密切关系。想要怀孕的女性应该在饮食方面注意合理营养和膳食平衡，以保证各种营养素包括维生素的足够供应。据英国列斯大学研究发现，每天服用维生素的女性，怀孕的机会较没有服用的高40%。这是由于维生素能为卵子提供养分，促进卵子受精；而且维生素C和维生素E均有抗氧化的作用，能有效清除体内的毒素，催生胶原蛋白，加速健康组织的生长。

不过，医生提醒，过量服用维生素也可引发不良和毒害反应，所以服用维生素制剂应做到适当、合理、平衡，为将来胎儿的正常健康发育打下营养基础。

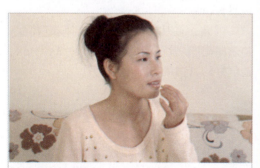
● 每天服用维生素的女性，怀孕的概率较没有服用的高40%。

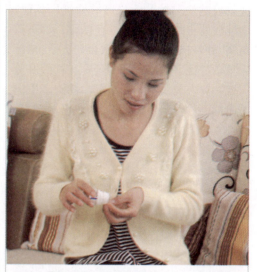
● 补充叶酸必须从怀孕前3个月开始，以使女性体内的叶酸维持在一定的水平。

### ❷ 孕前提前补充叶酸

叶酸是一种水溶性维生素，在绿叶蔬菜、水果及动物肝脏中储存丰富。叶酸参与人体新陈代谢的全过程，是合成人体重要物质DNA的必需维生素，能促进骨髓中幼细胞的成熟。人体如缺乏叶酸，可引起巨红细胞性贫血以及白细胞减少症。

叶酸对准妈妈尤其重要。如在怀孕头3个月内缺乏叶酸，可导致胎儿神经管发育缺陷，从而增加裂脑儿、无脑儿的发生率；其次，准妈妈多补充叶酸，可防止早产、新生儿体重过轻以及兔唇等先天性畸形等情况的发生。不过，女性服用叶酸应在医生指导下进行。一般认为，无叶酸缺乏症的准妈妈每日摄取不宜过多，服用准妈妈专用的叶酸制剂即可，不需服用治疗贫血所用的大含量（每片含叶酸5毫克）叶酸片。

此外，补充叶酸必须从怀孕前3个月开始，以使女性体内的叶酸维持在一定的水平，保证胚胎早期叶酸营养正常。据研究，女性在服用叶酸后，要经过4周的时间，体内叶酸缺乏的状态才能得以纠正,这样才可确保在怀孕早期胎儿神经系统发育的需要。

自然摄取叶酸,首选猕猴桃。其他富含叶酸的食物主要还有绿色蔬菜,如莴苣、菠菜、西红柿、花菜;新鲜水果如橘子、草莓、香蕉、柠檬、石榴、葡萄等;动物的肝脏、肾脏、禽肉及蛋类,如猪肝、鸡肉、牛肉、羊肉等;豆类、坚果类食品,如黄豆、豆制品、核桃、栗子、松子等;谷物类如大麦、米糠、小麦胚芽、糙米等。

### ❸ 备孕女性和准妈妈要少穿高跟鞋

孕前长时间穿高跟鞋会使身体倾斜,身体与地面形成的角度减小,骨盆就会随之倾斜。时间一长,不但会让骨盆腔位移,还容易引起子宫位前倾,增加不孕发生的概率。

孕早期3个月,准妈妈的身体处于敏感期,最容易引起流产,如果常穿高跟鞋,那么扭伤、摔倒的概率会增大,间接危害准妈妈与胎儿的健康。

孕后期,随着肚子的增大和体重的增加,女性身体的重心前移,站立或行走时腰背部肌肉和双脚的负担加重,如果穿高跟鞋,就会使身体重心不稳,加重身体和脚的负担;另外,由于孕后期女性双脚常有不同程度的水肿,而高跟鞋的鞋底和鞋帮较硬,所以对准妈妈的下肢静脉回流也会产生一定的影响。因此,无论是孕前还是孕后女性都应少穿高跟鞋。

### ❹ 拒绝经期性生活

经期性生活的危害相当大,对男女双方的身体都会造成伤害。首先,经期性生活时男性阴茎插入会使女性生殖器充血,导致月经量增多,经期延长;其次,经期生殖道黏膜处于损伤状态,经期性生活时男性生殖器就很可能把细菌带入阴道内,感染子宫内膜,甚至累及输卵管和盆腔器官,危害女性身体健康;再次,性冲动时子宫会强烈收缩,就会将子宫内膜碎片挤入盆腔,引起子宫内膜异位症,从而导致女性不孕;此外,经期性生活很容易使精子及其抗原进入女性血液,极易使血液产生抵抗精子的抗体,一旦产生抗体,就会让射入体内的精子凝集,失去活动力,损伤孕力。

### ❺ 少穿紧身衣服、露脐装

经常穿紧身衣物和露脐装,对女性和男性的身体健康和生殖器官都有严重影响。女性常穿紧身衣服时,会对子宫、输卵管等生殖器官产生极大的压力,从而使得子宫内膜细胞离开子宫进入卵巢,形成子宫内膜异位症。

因此,在日常生活中,选择衣服除了追求时尚感之外,也要兼顾健康,选择宽松、透气好的衣物最佳。

### ❻ 备孕女性不宜烫发、染发

据国外医学专家调查,染发剂中含有对人体有害的化学物质,容易被人体吸收,极有可能导致皮肤癌和乳腺癌,同时会导致胎儿畸形,影响未来宝宝的生长发育。

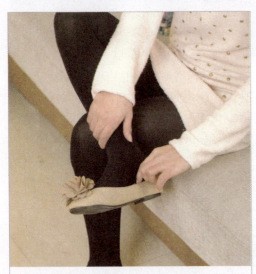
● 无论是孕前还是孕后女性都应少穿高跟鞋,多穿平底鞋。

因此，准备怀孕的夫妻应慎重对待染发，以免对母体和胎儿造成不良的影响。而化学烫发剂同样极易使女性产生过敏反应，影响体内胎儿的正常生长发育，并且会使头发变得更加脆弱，加剧头发脱落。

实验证明，长期使用染发剂可引起人体皮肤过敏反应，使皮肤出现发痒、红斑、红肿等症状。这主要是因为常见的染发剂中含铅，铅与过氧化脂质结合后，会加剧体内细胞黑色素沉着，影响美观；其次，铅还可以经过皮肤和黏膜吸收，形成蓄积，然后通过胎盘和乳汁传递，造成胎儿患母源性铅中毒，使孩子神经系统对铅敏感，损伤胎儿脑组织，影响孩子的身体和智力发育。

因此，准备怀孕的女性应避免烫发、染发，同时注意避免职业性铅接触，以免影响母婴健康，导致低体重出生儿、胎儿发育迟缓、智力低下等现象。

### ❼ 孕前应做好各类预防疫苗的接种工作

为预防某些传染疾病，备孕女性孕前可注射疫苗。不过孕前要接种哪几种疫苗和最佳接种时机等问题都需要准爸妈们细致地去了解。

#### （1）风疹疫苗

感染风疹病毒是引发先天性心脏病的主要因素之一，接种风疹疫苗主要就是为了预防胎儿先天性心脏病。

医学研究表明，准妈妈如果在怀孕1个月内感染风疹，胎儿先天性心脏病发生率会达到60%以上；若在怀孕2个月内感染风疹，发生率为33%；若在3月内也会达到6%。风疹病毒不仅可导致胎儿先天性心脏缺损，还会引起先天性眼病、痴呆、血小板减少性紫癜、肝脾肿大等疾病。最可怕的是，有三分之二的风疹是隐性感染，会使胎儿受到严重的损害。因此，备孕女性应在怀孕前3个月接种风疹疫苗，此时

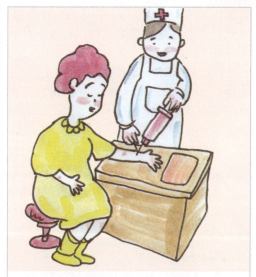

● 为了预防孕期感染到一些疾病，孕前备孕女性应做好各类预防疫苗的接种工作。

体内已产生抗体，便可放心怀孕。

①注射时间：至少在孕前3个月。

②免疫效果：有效率达98%，可达到终身免疫。

③特别提醒：如果怀孕前未接种疫苗，怀孕早期怀疑可能感染风疹病毒，应尽快到医院做免疫性抗体 IgM 测定。一旦确定患有急性风疹，专家建议考虑终止怀孕。

#### （2）乙肝疫苗

乙肝疫苗是用于预防乙型肝炎（乙肝）的特殊药物，疫苗接种后，可刺激免疫系统产生保护性抗体，使人体具有预防乙肝病毒的免疫力，能在乙肝病毒产生时及时有效地清除，阻止感染，并不会伤害肝脏。

母婴传播是乙肝的重要传播途径之一。因为乙肝病毒是垂直传播的，会通过胎盘屏障直接感染胎儿，使85%～90%的胎儿一出生就成为乙肝病毒携带者，且其中的25%患者会在成年后转化成肝硬化或肝癌。同时，乙肝病毒还会导致胎儿发育畸形。所以，为预防感染乙肝病毒，并使胎儿免遭乙肝病毒侵害，育龄女性，尤其是准备怀孕的女性一定要接种乙肝疫苗。

①注射时间：建议在准备怀孕前9个月，

按照0、1、6的程序注射。即从第一针算起，在此后1个月时注射第二针，在6个月时注射第三针。

② **免疫效果**：免疫率可达95%以上，有效期5～9年。如果有必要，每次注射疫苗并成功形成抗体后5～6年时，可加强注射1次。

③ **特别提醒**：一部分人在注射完三针后还是不能产生抗体，或产生很少的抗体，这时就应进行加强注射。如果出现这种情况，就应将接种乙肝疫苗的时间提前到孕前11个月。

### （3）甲肝疫苗

甲型肝炎（甲肝）病毒多通过水源、饮食传播。怀孕后，因为内分泌的改变和对营养需求的增加，准妈妈的肝脏负担加重，身体抵抗病毒的能力减弱，很容易受到感染。因此，经常出差或常在外就餐的女性，更应该在孕前注射甲肝疫苗，预防甲肝病毒。

① **注射时间**：至少在孕前3个月。

② **免疫效果**：甲肝疫苗接种8周后，就可产生很高的抗体，获得良好的免疫力。接种疫苗后3年可进行加强免疫。

③ **特别提醒**：目前甲肝疫苗主要有甲肝灭活疫苗和减毒活疫苗两大类。其中，甲肝灭活疫苗稳定性更强，安全性更高，是世界卫生组织推荐使用的疫苗之一，建议使用此种疫苗更佳。

### （4）流感疫苗

流感疫苗用于预防流行性感冒。正常人患感冒后可能影响不大，但由于准妈妈抵抗力差，一旦患上流感就可能引发一些严重的并发症。一种并发症是继发细菌感染，如咽喉炎、中耳炎、鼻窦炎、支气管炎、病毒性肺炎等；另一种并发症则是使身体原有的慢性病进一步加重，包括心脏病、肾脏疾病和糖尿病等，还可能导致相应器官功能的衰竭。接种流感疫苗，可减少感染流感的机会，或减轻流感症状，有效预防和控制流感。

① **注射时间**：建议在孕前3个月接种，如果已经怀孕，就应咨询医生后，再考虑是否接种。

② **免疫效果**：流感疫苗属短效疫苗，抗病时间只能维持1年左右，且只能预防几种流感病毒。

③ **特别提醒**：流感疫苗毕竟是病原或降低活性的病毒，虽然有效，但也并不是打得越多越好，因此准备怀孕的女性一定要养成锻炼身体的习惯，不断增强身体的抵抗力。

### （5）水痘疫苗

水痘是由水痘带状疱疹病毒初次感染引起的急性传染病，表现为发热、红色斑丘疹、疱疹、痂疹。准妈妈如果在早期感染水痘，会导致胎儿患上先天性水痘或新生儿水痘；若是在孕晚期感染水痘，则可能导致准妈妈患上严重的肺炎，甚至致命。然而对于水痘带状疱疹病毒，现代医学还没有特效药物治疗，主要以预防感染为主，因此，专家建议育龄女性一定要在怀孕前接种水痘疫苗，并在怀孕前后避免接触水痘患者。

① **注射时间**：至少在受孕前3～6个月接种疫苗。

② **免疫效果**：可达10年以上。

---

**疫苗接种注意事项**

①并非所有的预防接种都是安全的，诸如麻疹、腮腺炎等病毒性减毒活疫苗，口服脊髓灰质炎疫苗以及百日咳疫苗，准妈妈都应禁用。

②凡有流产史的准妈妈，为安全起见，均不宜接受任何防疫接种。

③由于每个人的身体状况有所不同，为确保安全，准妈妈在接种疫苗前，最好先向医生说明自己准备怀孕的情况，以及过往病史、目前的健康情况和过敏史等，在医生的指导下实施接种。

④准备怀孕前，准妈妈应问清楚医生，接种的疫苗多久后方可计划怀孕，尽量避免疫苗对胎儿造成影响。

③**特别提醒**：水痘疫苗分为水痘减毒疫苗和灭活疫苗两种，两种疫苗可同时接种，但应接种于不同部位，且不能在注射器中混合。同时接种水痘减毒疫苗和麻疹疫苗时，接种时间应至少间隔1个月。

## ❽ 将体重调整到最佳状态

很多人可能还不知道，太胖或过瘦都会对女性的生育能力和怀孕的结果产生影响。目前国际上常用的衡量人体胖瘦程度以及是否健康的一个标准为BMI指数，计算公式为：体重（千克数）÷身高（米数）的平方。例如，身高为1.65米，体重为66千克的女性，BMI指数 $=66\div1.65^2=24$ 。一般认为，女性适中的BMI指数为19～24，理想指数为22，而高于29即可称为肥胖。

当身体稍稍过胖，BMI指数为25～29时，育龄女性在合理时间内怀上孩子的机会会降低1/3。而当身体过于肥胖，BMI指数大于等于27时，这些女性会比体重正常的女性因为排卵期问题而造成不育症的可能性高出3倍。体重过轻则不仅会极大降低女性的生育能力，而且还会增大流产率。因此，要想怀上孩子，还应注意体重的调整，最好是孕育时保持正常的体重，以确保母体和胎儿的健康。

### （1）体重偏重怎么办

孕前体重指数偏高（BMI指数大于25）的准妈妈尤其要注意孕前体重的控制，应限制自己孕前体重的增加。孕前体重增加过多，会增加准妈妈患高血压和怀上巨大儿的可能性。

但是，准妈妈采用节食的方式来控制体重也是不可取的。研究表明，对于偏重或者在孕前体重增加太多的准妈妈来说，低热量的饮食并不能降低发生高血压或先兆流产的概率。而且，节食对于胎儿的发育也不利，正确的做法是咨询医生，坚持正常、营养均衡的饮食，不吃蛋糕、糖果等高热量且没有营养的食品，以确保准妈妈和胎儿的营养需求，又不至于使体重增加得太多。

### （2）体重偏轻怎么办

最好的做法是，体重偏轻的女性（BMI指数低于19）在将体重调整到正常体重前不要怀孕。这既是因为体重过轻会影响生育能力，再就是因为体重偏轻时怀上孩子，孩子也可能会出现体重低、个头小的情况，从而引发其他问题。如果体重不够，但是已经怀孕了，一定要咨询医生，制订一个孕前饮食方案，以确保准妈妈和胎宝宝的营养需求，保证胎儿的健康发育。

## ❾ 服药期间不要怀孕

有些长期身体虚弱或患有长期疾病的女性，需要长时间服用某些药物。激素、抗生素、止吐药、抗癌药、治疗精神疾病的药物及镇静安眠药等都会对生殖细胞造成不同程度的影响，甚至引发不孕。而初级卵母细胞发育成成熟卵子需要142天，在此期间卵子最易受到药物的影响。

因此，长期服药的女性不要急于怀孕。一般在停药20天后受孕才不会影响下一代。

当然，有些药物影响的时间可能更长，最好在准备怀孕之前咨询医生，请医生帮忙判定停用药物的时间。

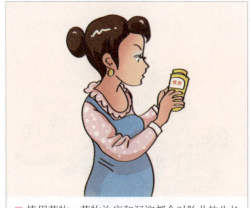

● 慎用药物：药物治疗和沉淀都会对胎儿的生长发育带来影响，因此，孕妇在服用任何药物前都要征询医生意见。

# 男性助孕注意事项

男性的生活习惯对女性怀孕的影响同样重要，因为他的精子活力直接影响着怀孕的成功率和胎宝宝的健康。因此，即将孕育后代的男性，在孕前的这段时间内也应做好调整，以迎接宝宝的到来。

## ❶ 妻子备孕要多了解孕产知识

妻子怀孕是一件大事，这将在很大程度上改变两个人的生活。在这段特殊的日子里，作为丈夫有义务和责任帮助妻子安度孕产期。因此，备孕男性一定多学习孕产知识，对胎宝贝的成长和准妈妈的反应有所了解，这样才能排除准妈妈的很多不必要的恐惧，减少很多不必要的烦恼，也就为她减轻很多心理压力。如果条件允许，备孕男性最好能跟准妈妈一起接受产前培训，包括准妈妈体操、产前知识和分娩呼吸法，这会有利于帮助妻子顺利分娩。

## ❷ 让备孕女性远离宠物

现在很多家庭都喜欢饲养宠物，宠物与主人形成非常亲密的关系。但对准备怀孕的家庭来说，最好不要饲养宠物，因为宠物的身上多携带有弓形虫病，如果备孕女性经常与宠物接触，很可能会感染上这种病，并通过胎盘传染给胎宝宝，造成胎儿畸形或死胎。

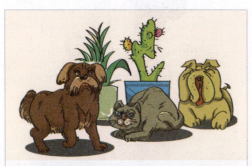

● 家里的宠物可能携带危害胎儿健康的病原体，如弓形虫，可致流产或胎儿多种畸形，因此孕前一定要慎养宠物，有宠物的可将宠物寄养或送人。

如果备孕女性舍不得将宠物送走，丈夫就应接受照顾宠物的责任，让备孕女性远离弓形虫病，而且要让备孕女性在怀孕之前检测弓形虫，如果没有近期感染证据，方可怀孕。要让备孕女性远离弓形虫感染，丈夫应及时做好猫的粪便清洁工作，避免备孕女性与猫的粪便接触。此外，还应带宠物去医院也做一下体检，并检测一下弓形虫病抗体，如呈阳性，你依旧可以把它留在家里，并每月至少带宠物去医院检查一次，以确保百分百的安全。

## ❸ 要穿棉质内裤

睾丸是产生和储存精液的大本营，棉质材料的内裤舒适性和透气性俱佳，更符合男性睾丸的自然生理环境，从而更好地保证男性正常的生精功能、性功能等。

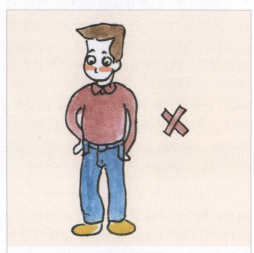

● 紧绷的牛仔裤容易导致精子缺水、缺氧而"憋死"，想要顺利让备孕女性怀上宝宝，备孕男性应少穿牛仔裤。

## ❹ 妻子怀孕前男性应戒烟少酒

对男性而言，吸烟不仅会影响受孕的成功率，而且会严重影响受精卵和胚胎的质量。此外，长期大量吸烟的男性更容易发生性功能障碍，从而间接地降低了生育

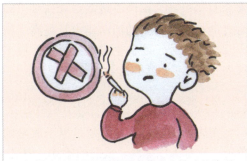

● 长期大量吸烟的男性更容易发生性功能障碍，要想顺利怀上宝宝，准爸爸首先要戒烟。

能力。戒烟对准备做爸爸的人来说是一道命令，至少要提早三个月至半年开始。

酗酒会造成机体酒精中毒，影响生殖系统，使精子数量减少、活力降低，还会令畸形精子、死精子的比率升高，从而影响受孕和胚胎发育。因此，准备做爸爸的人还是少碰酒为好。

## ❺ 维持精子正常的环境温度

精子喜欢阴凉的环境，阴囊的温度低于体表温度1～2℃才有利于它活动。穿质地较厚、紧绷的牛仔裤和用防水闪光面料做成的不透气裤子形成的"高温"，导致精子缺水、缺氧而"憋死"。而穿正装的男性在沙发上坐三五个钟头或洗桑拿几个小时，也会因高温"烫"坏精子。

## ❻ 培育最强壮的精子

要培育最强壮的精子，丈夫应保持健壮的身体，还要保持精神愉快，并适当减少性生活，使精囊中贮存更多的高质量精子。

适当的运动不仅可以保持体力、维护健康，还是有效的减压方式。压力大的男性更可以考虑每天运动30～45分钟，但锻炼强度要适中，不建议进行剧烈的运动，如马拉松和长距离的骑车。

将体重控制在标准范围内也可以提高精子的质量。研究表明，男性身体过度肥胖，会导致腹股沟处的温度升高，损害精子的成长，从而导致不育。

此外，男性还应该养成好的生活卫生习惯，每天对包皮、阴囊进行清洗。因为这些隐私部位更容易藏污纳垢。

## ❼ 注意周边环境的变化

医学研究发现，高温、辐射、噪声，以及铅、汞、镉、砷等环境问题极易影响人体正常代谢和生殖功能，导致不孕不育症。而且，有些环境问题造成的危害可能是长期的，直接的后果可能会导致流产，而有些疾病则有一定的潜伏期，往往等到孩子大一些的时候，才能发现他们患有某些先天性疾病。因此，在备孕和怀孕期间，男性要关注家居和工作等经常出入的环境的变化，注意饮水健康，使备孕女性远离化学药剂，以免影响受孕的机会和质量，危害胎儿健康。

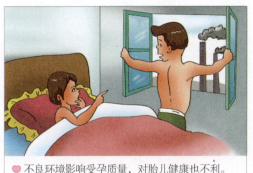

● 不良环境影响受孕质量，对胎儿健康也不利。

## ❽ 影响男子生育功能的药物

**激素类药物**：丙酸睾酮、雌激素以及孕激素等激素类药物。

**直接抑制生精子的药物**：氯化酰胺类，硝基吡咯、硝基呋喃类药物，抗癌用的烷化物类、环磷酰胺，以及新近研究从棉籽中提取的棉酚等。

**影响精子成熟的药物**：吗啡、氯丙嗪、红霉素、利福平、解热镇痛药、环丙沙星、酮康唑等。

**影响射精的药物**：如治疗高血压的呱乙啶、硫利达嗪等药物，此外还有安宁、氯丙咪嗪等。

**某类外用药物**：许多外用药物，如表面活性剂、有机金属化合物（如醋酸苯汞）以及弱酸等。

## ❾ 多吃助孕食物，提高受孕率

蔬菜瓜果中的营养物质是男性生殖、生理活动必需的，如果男性身体中长期缺乏蔬果中的各类维生素，就可能有碍于性腺的正常发育和精子的生成，从而使精子数量减少或影响精子的正常活动能力，严重的有可能导致不育。

研究表明：如果男性体内维生素A严重不足，容易使精子受损，还会削弱精子的活动能力；即使受孕，也容易导致胎儿畸形或死胎。而一旦缺乏B族维生素（包括泛酸），则会影响男性的睾丸健康，降低男性的生殖能力。

当叶酸在男性体内呈现不足时，会降低男性精液浓度，减弱精子的活动能力，使受孕困难。

蛋白质是生成精子的重要原料，充足而优质的蛋白质可以提高精子的数量和质量。富含优质蛋白质的食物包括三文鱼、牡蛎、深海鱼虾等，这些海产品不仅污染程度低，其中的DHA、EHA等营养元素还能促进大脑发育和增强体质。此外，各种瘦肉、动物肝脏、乳类、蛋类也是优质的蛋白质食品。

人体内的矿物质和微量元素对男性的生育力也有重要影响。如锌、锰、硒等元素参与了男性睾酮的合成和运载活动，同时有助于提升精子的活动能力及提高受精成功率，因此，准备生宝宝的男性，应多摄入一些含矿物质和微量元素的食物。

## ❿ 男性在妻子备孕期刮净胡子

在人们的心目中，胡须是男子成熟的象征。它给人以老练、成熟的感觉。但是，准备做父亲的男性不宜蓄胡须。

从保证受精卵的质量来看，留胡须不足取。因为浓密的胡子能吸附及收容许多灰尘和空气中的污染物，特别是胡子在口鼻的周围，使污染物特别容易进入呼吸道和消化道，对受精前精子的内环境不利。如果蓄胡须与妻子接吻可将各种病原微生物直接经口腔传染给妻子，不仅不利于"优身受精、佳境养胎"，而且潜伏着致畸危险。因此，为了胎儿的正常发育及健康，丈夫应在备孕前半年开始勤刮胡须。

## ⓫ 给妻子一个好心情

作为家庭主要成员的丈夫，对妻子一定要体贴、温柔、关心，给她一个好心情。特别是经过几个月的试孕后，妻子如果还没有怀孕，这时她的心理压力、负面情绪都会增加。此时，丈夫要更加关心和体贴妻子，并及时给予开导，从心理上给她减压。

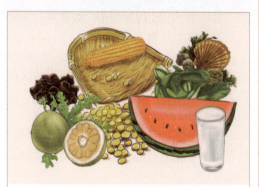

● 孕前饮食一定要均衡，偏食、挑食、不良饮食都不利于身体健康。同时还要注意补钙，多喝牛奶，多食用谷物、豆类，以及水果和蔬菜。父母健康是宝宝健康的基础，因此，孕前3个月准爸爸准妈妈就要开始有计划地加强营养。

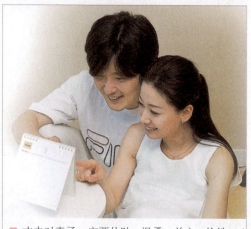

● 丈夫对妻子一定要体贴、温柔、关心，给她一个好心情。

# 孕前检查

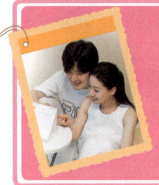

◎孕育一个健康的宝宝是每对备孕夫妇的心愿。夫妻双方在准备生育之前到医院进行身体检查，可以确保生育出健康的婴儿，从而实现优生。

## 孕前必检项目

为生个优秀健康的宝宝，怀孕前的准备工作相当重要，孕前准备充分可以为以后的优生优育创造条件。建议备孕夫妇在准备怀孕前先做一个全面的检查，以确保是在双方身体最健康的情形下孕育下一代，也可以事先知道是否要做特殊的产前胎儿诊断。

如果备孕夫妇有固定进行体检的习惯，也可省去常规检查这一项；若是平时没有定期进行体检的习惯，那么建议孕前还是接受一下常规检查比较好。孕前检查的最佳时间一般在孕前3~6个月。

以下几项为女性孕前要重点检查的项目，其中前两项建议夫妻双方都做，以确保胎儿的健康。

### ① 优生五项检查（即TORCH检测）

TORCH检查包括弓形虫、风疹病毒、巨细胞病毒、单纯疱疹病毒H型及$B_{19}$微小病毒感染的检测。这些病毒在妊娠最初3个月内胎儿感染率较高，容易引起胎儿畸形、流产，妊娠晚期则会引起胎儿器官功能的改变，有的在分娩过程中还可引起胎儿出生后的感染。因此，孕前检查排除这些病毒及原虫的感染，发现感染后进行有效的治疗是非常必要的。

### ② ABO溶血检查

新生儿溶血症是因为胎儿与母体的血型不合导致的，它的主要症状是黄疸，此外还可能有贫血和肝脾肿大等表现，严重者会出现胆红素脑病，影响宝宝的智力，更严重的可能引发新生儿心力衰竭。常见的有ABO血型系统不合和Rh血型系统不合。

ABO溶血检查包括血型和抗A、抗B抗体滴度的检测。若女性有不明原因的流产史或其血型为O型，而丈夫血型为A型、B型时，应检测此项，以避免宝宝发生溶血症。

### ③ 生殖系统检查

该检查可通过普通的白带常规筛查和阴道分泌物检查来检测是否患有滴虫、霉菌、支原体及衣原体感染、阴道炎症等妇科疾病，以及淋病、梅毒等性传播性疾病，

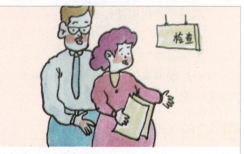

● 备孕夫妇在准备怀孕前先做一个全面的检查，以确保夫妻双方身体健康。

若有则应彻底治疗后再计划怀孕，否则容易引起流产、早产等危险。

### ❹ 口腔检查

准妈妈的口腔健康直接关系着胎宝宝的口腔健康，孕前应检查牙体、牙周、牙列、口腔黏膜等处，确保没有患上口腔问题。有问题就应在怀孕前治疗好，以免用药对胎儿产生影响；若没有问题，也应注意日常口腔清洁，预防出现口腔问题。

> **正确的刷牙方法**
>
> 每日早、晚刷牙。掌握正确的刷牙方法，分上、下、左、右区进行刷牙，上牙从上向下刷，下牙从下向上刷，牙齿内外都要刷到，各区牙齿应反复刷洗10~20次。

## 遗传检测

遗传检测，对夫妇双方都很重要。因为与遗传相关的家族病史的问诊，仅代表在过去的生活环境和生活方式下，家族成员的健康状貌，是一个参考因素，而随着环境污染的加重和自身生活习惯的改变，很可能导致人类生物学表现的偏差，所以即使双方或一方没有家族遗传病史，也十分有必要做这个检测。

### ❶ 遗传咨询很重要

如果发现自己有以下任何一种情况，那么，在怀孕前一定要到医院去做遗传咨询，确认是否需要进行遗传检测，以免遗传因素给宝宝带来不良影响。

· 夫妇年龄超过35岁。
· 家族中有遗传病史。
· 有精神障碍或异常发育家族史。
· 你和你的配偶是非三代以上的血缘关系。
· 以前生产过患遗传病的孩子。
· 以前生产过有先天缺陷的孩子，或反复流产、多次胎死宫内。
· 有致畸因素接触史（药物、病毒、射线、烟、酒等）。

### ❷ 遗传检测很重要

孕前遗传检测既便于诊断男女不孕不育症，还可以用于筛选遗传性疾病携带者，

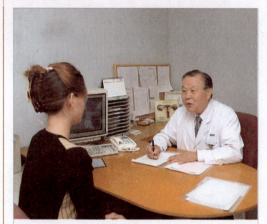

● 孕期进行遗传检测，有助于规避遗传疾病的发生，保证生出一个健康的宝宝。

例如囊性纤维化病、镰状红细胞贫血症和地中海贫血症等可以由家族遗传的病症。如果发现双方都是某种疾病的携带者，就可选择是自己生孩子，还是通过收养等方式要孩子。

在做完体外授精或其他辅助生殖术后，可以再做进一步的遗传检测，这种类型的检测叫作胚胎植入前遗传检测（简称PGD），用于检查植入前的胚胎，以排除胎儿患严重遗传性疾病的可能性。

此外还有一种遗传检测就是产前检查，它主要在怀孕早期通过羊膜穿刺术或者绒毛膜穿刺术检查胎儿，以排除唐氏综合征和其他严重的遗传性疾病，避免生出缺陷儿。

## ❸ 孕前必检的遗传疾病

每一对准父母都希望能够孕育一个健康、聪明的小宝宝，因此对于一些遗传疾病也不能够大意，那么孕前必检的遗传疾病都有哪些呢？

### （1）先天性多囊肾

多囊肾是一种先天性遗传疾病，多在胎儿时期就存在，随肾脏成长而增大，在此过程中，增大囊肿长期压迫周围肾组织，导致肾脏缺血缺氧，最终导致肾脏损伤，逐渐发展为肾功能不全。

### （2）血友病

血友病是一组遗传性出血性疾病，它是由于血液中某些凝血因子的缺乏而导致的严重凝血功能障碍。

血友病通常是通过父母一方的遗传基因传递给下一代。比方说，男性血友病人会将血友病基因传给他所有的女儿，但不会传给他的儿子。他的女儿带有血友病基因后，当其生儿育女时，她有二分之一的机会把血友病基因传递给孩子，如果她把该基因传递给儿子，那儿子就肯定会患血友病，如果该基因传递给了女儿，那么女儿依然会是血友病基因携带者。专家认为，如果家族中有容易出现瘀血或经常出血等现象者，建议最好查一查血友病基因，以免一时疏忽将该病传给下一代。

### （3）唇裂

唇裂又称兔唇，并不是所有的兔唇都是由遗传病所引起的。遗传性唇腭裂的患者都发现在其直系亲属或旁系亲属中也有类似的畸形发生。父母双方的年龄越大，他们的孩子患先天性兔唇的风险就越高。40岁母亲与30岁母亲相比，新生儿患兔唇的风险要高

> **家族中有近亲结婚的应注意**
>
> 近亲婚配的夫妻有可能从他们共同祖先那里获得同一基因，并将之传递给子女。如果这一基因按常染色体隐性遗传方式，其子女就可能因为是突变纯合子而发病。因此，近亲婚配增加了某些常染色体隐性遗传疾病的发生风险。
>
> 所以，家族中有近亲结婚的，孕前应做好遗传咨询。要确定是否存在遗传疾病、会带来遗传不良影响，要通过询问父母双方家族中是否有遗传病史，分析是否会对第三代产生影响；如果没有家族遗传病史，可通过染色体检查等分析是否会有隐性遗传基因对生育造成影响。

20%。另外，辐射等环境的影响也会导致新生儿兔唇，孕妈妈要多多注意。

### （4）脑积水

胎儿脑积水属于多基因遗传病，主要有遗传因素和环境因素（病毒感染、药物作用）的影响，胎儿脑积水应早期诊断，早期处理，否则多会导致难产。

### （5）尿道下裂

尿道下裂是男性泌尿生殖系最常见的先天畸形，发病率为1/300。有人认为此病有隐性遗传，若夫妻生有一个患尿道下裂的孩子，则其他将出生的孩子可有10%的概率发生尿道下裂。

### （6）癫痫

癫痫根据病因可分为原发性、继发性两种。原发性癫痫原因不明，多在患者5岁左右或青春期发病；继发性癫痫是由脑内外各种疾病所引起。癫痫有一定遗传性，不同癫痫类型可有不同的遗传方式。原发性癫痫病人亲属中的癫痫患病率是普通人群中癫痫发病率的4～7.2倍，继发性癫痫是2～3.6倍。

# 不孕不育的检查和治疗

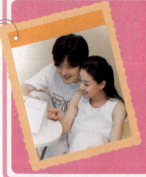

◎第一次去接受不孕检查的时候，最好是夫妻两个人一起去，因为很多情况下不孕的原因会意外地出自男方身上。女性在接受初诊的时候，最好提前半个月先每天测量基础体温，制成一个基础体温表带去，这样易于制订检查的日程表。

## ● 男方需要接受的检查

男性不育症患者做不育检查是很重要的，这样可以充分排查可能引起不育的因素，并且能确定不育症是否为某些潜在的重大健康问题的征兆。

### ❶ 精液检查

精液检查是确定精子有无异常的方法。精液异常占男性不孕因素的80%～90%。通过精液检查可以知道精子数、运动性、畸形率、精液量等。如果每毫升精子中活泼的精子占50%以上，其中畸形率占50%以下的时候就是正常，如果达不到这个标准就会被诊断为精子形成障碍。

### ❷ 外生殖器检查

这是精子存在异常时接受的检查，具体要检查外生殖器的大小、睾丸有没有下到阴囊内、睾丸的大小和形状，附睾的弹性和有无浮肿、精索静脉曲张现象，以及尿道口或者尿道有没有孔等。

### ❸ 血液中的激素检查

该检查应与睾丸组织的检查一起进行，需要检测血液内的激素含量。

### ❹ 输精管造影术

该检查主要是检查输精管畅通状态，一般在患有无精子症时实施。先在尿道口导入细管或在阴囊切个小口后取出输精管，然后倒入造影剂后拍摄X光。

### ❺ 超声成像术

这项检查用于检查前列腺、精囊和射精管是否受损或堵塞。

### ❻ 精子尾部低渗肿胀试验

正常精子被放入一种特殊的糖或盐溶液中时其尾部将会膨胀，而功能不正常的精子没有这种特性。利用这种特性，它被用于检查精子健康度、活力等质量指标，分析精子能否成功进入卵子的概率。

## ● 女方需要接受的检查

针对不孕不育症进行检查，可以帮助医生确认不孕不育的主要原因所在，再采取相应的治疗措施。

### ❶ 宫颈造影检查

可以检查宫颈内部的畅通状态及有无

子宫内部的粘连、畸形或发育不全的现象，以及输卵管周围的粘连情况。此外，在某种程度上也可以诊断出子宫肌瘤。

### ❷ 免疫学检查

调查性交过后精子在宫颈内的活动性。精子活动性差或者精子数量低时，宫颈黏液的分泌量不足就会导致精子无法到达子宫。这样，就会被诊断为精子的数量、运动性不足和女性宫颈黏液与精子不协调的免疫性不孕。

### ❸ 输卵管通畅检查

在子宫内倒入一定压力的二氧化碳以后，将输卵管内的气压变化用图形表示，然后以此来观察输卵管的输出功能和畅通状态。

### ❹ 子宫内膜检查

该检查主要了解子宫内膜的功能状态。子宫内膜由于受到雌激素和孕激素的影响，会经历周期性的变化。如果孕激素的量不足，子宫内膜就不能充分发育，这样一来就会影响到受精卵的着床。到卵巢周期后半期，用显微镜观察在患者子宫内膜采取的活组织样本的变化。

### ❺ 腹腔镜检查

这是了解输卵管有无异常的最可靠的方法。怀疑有输卵管阻塞、卵巢周围粘连、子宫内膜炎、子宫肌瘤时使用。长期不孕或者高龄时，最好接受此检查。

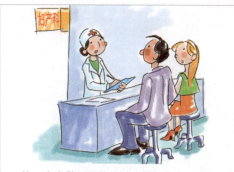

● 第一次去做不孕检查时，最好夫妻二人都去，因为并不确定到底是谁的原因。

### ❻ 激素检查

通过测量血液或者尿液中含有的催乳素、促性腺激素、雌激素、黄体素来测定排卵状态和排卵日的一项检查。

### ❼ 阴道超声波检查

此项检查主要用于确定能否排卵。超声波的原理是声波遇到充满液体的物体就弹回，所以如果卵泡成熟增大，然后排出卵子后破裂，声像图便可以检测到。但仅仅检测到了排空的卵泡，并不能说明它释放过卵子或者一开始有卵子在里面。如果该检测结果呈阳性，黄体生成激素高峰结果也呈阳性，而且基础温度也上升的话，就可以说明正在排卵。阴道超声还可以提供子宫内膜厚度方面的信息，这也是影响着床的一个重要因素。如果医生怀疑黄体有缺陷，则关于子宫内膜厚度的信息会很重要。医生也可以通过此检查估计子宫和卵巢的位置与大小，还可检测到任何胚囊或者妊娠状况。

# 孕前饮食与胎教

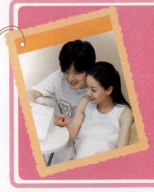

◎营养均衡的饮食是人类的生存之本,也是健康之源。而胎教则能促进胎儿智力发育,是智慧之源。要想生个健康聪明的宝宝,就需要在饮食和胎教上特别注意。因此,备孕夫妇一定要提高对饮食和胎教的认知,科学地选择食物和胎教方式,为胎儿的生长打下良好的基础。

## ❤ 养成良好的饮食习惯

孕前的备孕夫妇对于饮食要求比较高,因为孕前的饮食不仅关系到妊娠期的自身健康问题,还关系到宝宝的正常发育问题。所以孕前的饮食问题,备孕夫妇一定要掌握一定的处理技巧。下面我们给备孕夫妇介绍一下关于孕前饮食的几个技巧。

### ❶ 孕前营养摄取要均衡

备孕夫妇孕前的饮食如何做到营养摄取均衡呢?营养摄取均衡的关键在于食物要多样化。因为不同食物所含的营养素不同,例如奶类可提供蛋白质、钙质;蔬菜类含有丰富的维生素、矿物质及纤维质;五谷根茎类则是重要的热量来源等,如果偏废或独爱哪一类食物,都会使营养失衡,所以均衡摄取各类食物非常重要。

### ❷ 孕前少食多餐很重要

对于备孕夫妇,我们的建议是少食多餐。因为腹胀是大多数孕妈妈常见的困扰,从怀孕初期到后期都可能发生,因此,备孕夫妇不妨从孕前就开始掌握少量多餐的进食原则,每天分4~6餐进食,每餐维持五到六分饱,避免一次吃进大量食物,不仅可以减轻腹部饱胀的不适感,也有助于孕前体重的控制。

### ❸ 孕前饮食卫生很关键

日常生活中的饮食卫生很重要。而对于孕前的备孕夫妇来说,饮食卫生更是重点。为了避免病从口入,影响自身及胎儿的健康,备孕夫妇对于饮食卫生必须格外注意,尽量食用已处理过或彻底煮熟的食物,确认食物或食材的保存期限,烹调食物或用餐前要先洗手,确实做好食物的保鲜工作等,都是一般常见的基本原则。

### ❹ 孕前饮食多样化

对于体质稍弱,体形瘦小的备孕女性,

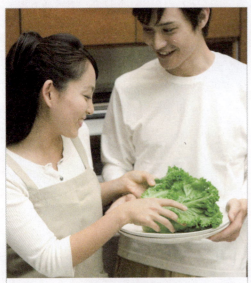

● 孕前的饮食关系到宝宝的正常发育,准爸妈要特别注意。

我们建议备孕女性坚持食物烹饪多样化来增强食欲。怀孕前期由于激素的变化，许多孕妈妈会出现饮食习惯改变的情况，而有些孕妈妈则在孕前就有偏食问题。值得提醒的是，饮食更换的前提在于营养均衡，然而六大类食物所提供的营养素不同，因此，同一类的食物才能自由替换，不同类型的食物无法任意取代。

对于备孕夫妇的饮食问题，我们还要提醒准爸妈的是，除了掌握一定的技巧外还要注意饮食的安全性。另外备孕夫妇们一定要注意自己对一些食物是否过敏，对于过敏食物一定要避免食用。

## ❺ 备孕夫妇必须吃主食

主食是指餐桌上的主要食物，多含有碳水化合物，是身体所需能量的主要来源。但是，现在很多人为了减肥，刻意不吃或者少吃主食，甚至有些备孕夫妇为了控制体重的增长，都省掉了主食。据"2007中国准爸妈膳食营养调查"数据显示，备孕夫妇平时的谷物摄入量仅为推荐量的50%，主食摄入量远远不够。研究表明，主食含有人体所必需的膳食纤维、维生素、植物蛋白，还有碳水化合物，是身体健康的重要保障。如果不能合理地利用主食，由此带来的隐患和危险将比任何疾病都要可怕。

## ❻ 备孕夫妇要多吃蔬菜

蔬菜，是指可以烹饪为菜肴，除粮食以外的其他植物（多为草本植物），它为人体提供所必需的多种维生素、矿物质、食物纤维和其他微量元素，在人体生理活动中起着重要作用。据国际粮农组织的统计数据显示，人体必需的维生素C的90%、维生素A的60%来自蔬菜。此外，蔬菜中的营养素还能增进食欲，帮助消化，维持肠道正常功能，并能预防慢性、退行性疾病，是人体不可或缺的食物。

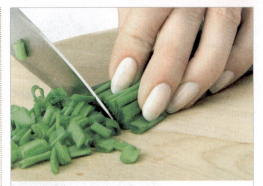

● 正常成人每日宜摄入500克蔬菜，其中三分之二为叶菜，三分之一为瓜果和根茎类。

专家建议，正常成人每日宜摄入500克蔬菜，其中三分之二为叶菜，三分之一为瓜果和根茎类。怀孕早期，孕妇妊娠反应剧烈，常出现食欲不振、便秘等症状，这时多吃些蔬菜和水果可以舒缓这些不适。孕前有些备孕夫妇往往会多吃肉食，蔬菜却很少吃，这种饮食习惯一定要及时纠正，多吃蔬菜，储备备孕夫妇身体和宝宝生长发育所必需的矿物质和维生素等营养物质。产后，很多妈妈会采取母乳喂养的方式哺养新生儿，这时尤其要多吃蔬菜水果，及时补充蔬菜中的营养。

## ❼ 备孕夫妇要多吃水果

水果是指部分可食用的植物果实和种子的统称，通常多汁液且有甜味，含有丰富的营养，能促进消化。水果是人们日常生活中不可缺少的食物，它含有的丰富营养素和益于健康的生物活性物质可以使身体保持健康。因此，为了下一代的健康，备孕夫妇要多吃水果。

但是，不同的水果有不同的特性，不同的人也有不同的体质，一味地凭自己的嗜好，偏食、乱食水果，反而可能危害身体健康，甚至造成生命危险。

那么，怎么样吃水果才能既保证充分吸收其营养成分，又不对身体造成不良影响呢？

中医认为：上午十点左右，阳气上升，

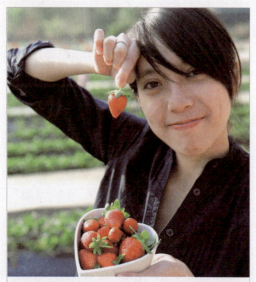

水果含有的丰富营养素和益于健康的生物活性物质可以使身体保持健康。

是脾胃一天当中最旺盛的时候,脾胃虚弱者宜选择在此时吃水果,以便身体更好地吸收。餐后1小时吃点水果有助于消食,可选择菠萝、猕猴桃、橘子、山楂等有机酸含量多的水果。而晚餐后则建议少吃水果,这时吃得太多既不利于消化,又容易造成水果中过多的糖转化为脂肪堆积在体内。

## ⑧ 备孕女性要适当吃点坚果

坚果是指成熟时,果外有硬壳,里面包着种子,且水分少的果实,如板栗、榛子、核桃等。坚果又分为两种:一种是属于开裂的,叫作裂果,里面含有好多个种子,如荚果、棉花等。另一种是不开裂的,叫闭果,里面大多只有一个种子,如栗子、向日葵等。

现代科学研究,坚果类食品富含多种维生素、矿物质、蛋白质和不饱和脂肪酸等物质,都是人体必需的营养素。常食坚果有预防心血管疾病、促进细胞再生等功效。但由于坚果类食物含有大量的脂肪和蛋白质,不少备孕女性担心食用后长胖,使孕期出现妊娠综合征和糖尿病的机会增多,而不敢食用坚果。但事实上,对于怀孕的妈妈和胎宝宝,这两种营养物质都是不可或缺的。对于胎宝宝来说,身体生长发育所需的营养成分就是蛋白质,大脑发育所需的营养成分就是脂类,且大多数为不饱和脂肪酸。在胎宝宝大脑发育的过程中,如果没有适量的脂肪酸供给,脑细胞的分裂将会被推迟。因此,中医建议,孕前备孕夫妇就应多吃花生、核桃、杏仁、松子、榛子等坚果类食物,以保证孕后胎儿脑神经系统的正常发育。但需注意的是不要过量食入,以减少孕期患妊娠综合征和糖尿病的概率。

## ⑨ 备孕夫妇吃肉类要有节制

肉类是指肉食动物制成的食品,包括用作食品的任何动物的可食部分。肉类食用价值很高,主要包括禽肉类的鸡肉、鸭肉、鹅肉等,畜肉类的牛肉、猪肉、羊肉等及其内脏和相关制品。这些肉类不仅为人体提供必需的蛋白质、脂肪、矿物质以及各种维生素,而且味道鲜美,易于消化吸收。

但是研究发现,经常过量吃肉会降低机体免疫力,引起痛风、骨发育不良等疾病,因此,肉类一定要适量食用。专家建议备孕夫妇吃肉时应遵循一条重要原则:吃畜肉不如吃禽肉,吃禽肉不如吃鱼肉。

此外,由于猪肉含脂肪量最高,吃猪肉时最好与豆类食物搭配。因为豆制品中含有大量卵磷脂,可以乳化血浆,使胆固醇与脂肪颗粒变小,悬浮于血浆中,不向血管壁沉积,可防止硬化斑块形成。

## ⑩ 备孕女性宜多吃提升卵子活力的食物

食物中的微量元素锌对提高卵子活力很有帮助,所以,备孕女性宜多多进食含锌较多的食物。

植物性食物中含锌量比较高的有:豆类、花生、小米、萝卜、大白菜等;动物性食物中,牡蛎含锌最为丰富,牛肉、鸡肝、蛋类、猪肉等含锌也较多。此外，芝麻、花生仁、核桃等含锌量也较高。

## ⑪ 备孕夫妇要多吃抗辐射的食物

计算机、电磁炉、微波炉给生活带来了无数便利，但因此而产生的辐射也让人们备受困扰。尤其是对准备怀孕的男女而言，辐射不仅影响生殖系统的健康，更会影响到腹中胎儿的正常发育，带来无法弥补的伤害。

因此，备孕夫妇要多食用黑芝麻、麦芽和黄芪等富含微量元素硒的食物，以增强身体抗辐射的能力。此外，西红柿、西瓜、红葡萄柚等红色水果，以及鱼肝油、动物肝脏、鸡肉、蛋黄和西蓝花、胡萝卜、菠菜等富含维生素A的食物，同样具有抗辐射功能，备孕夫妇可以多吃，以保证自身生殖器官和精子、卵子的健康。

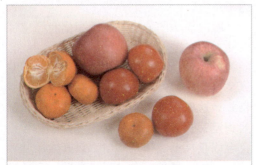

● 西红柿、西瓜、红葡萄柚等富含西红柿红素的红色水果，具有非常好的抗辐射的功能，备孕夫妇可以多吃，以保证自身生殖器官和胎宝宝的健康。

## ⑫ 男性在妻子备孕期要多吃提高精子活力的食物

精子量是决定男性生育能力的关键。据相关部门统计，因精子太少而造成不育的病人占相当大的比例，也有很多夫妻关系因此难以维系。男性由于精子量少而引起不育的原因较为复杂，但除已查明属性功能障碍的原因外，均可在日常生活中通过饮食进行调养。

精子形成的必要成分是精氨酸。在虾子、鳝鱼、泥鳅、鱿鱼、带鱼、鳗鱼、墨鱼、章鱼、海参、蜗牛等食物中精氨酸含量较高。其次是山药、银杏、冻豆腐、豆腐皮。精子量少的男性可多吃此类富含精氨酸的食物，有利于增加精子量，从而促进生殖功能的增加。

另外，体内缺乏微量元素锌不仅可使性欲降低，精子减少，而且使前列腺中的酶活性发生异常改变，影响精液的液化和精子的正常运动，使精子的功能异常、泳动和穿透卵子的能力下降，从而造成不孕。所以，男性可先做体检，通过血液中微量元素锌的检测结果判断身体中是否缺锌。若不孕是因缺锌所致，男性应多吃含锌量高的食物。据营养分析结果，贝壳类海产品、瘦肉、动物内脏都含有丰富的锌，干果、谷类胚芽和麦麸也富含锌，而一般植物性食物含锌量比较低。

## ⑬ 女性备孕时可多吃暖宫药膳

暖宫药膳有调经养血、温暖子宫等功效，可以起到抗炎修复、科学调理子宫环境、保护身体健康、增强生育能力的作用，特别适用于人流后的子宫损伤、患有妇科炎症、宫寒不孕等疾病的女性的辅助治疗。

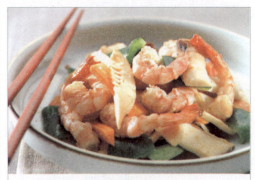

● 虾、鳝鱼等食物精氨酸含量较高，有利于增加男性的精子量，从而促进生殖功能。

### （1）温补鹌鹑汤

**材料**：鹌鹑2只，菟丝子15克，艾叶30克，川芎15克。

**做法**：将菟丝子、艾叶和川芎洗净后一起放入锅中,加清水煎汁;去渣取汁,将鹌鹑与药汁一同放入盅中,隔水炖熟即可。

**功效**:可温肾固冲,适用于妇女宫寒,体质虚损者。

### (2) 艾叶生姜蛋

**材料**:艾叶10克,生姜片15克,鸡蛋一个,水1碗。

**做法**:将洗净的艾叶与生姜片加水煎汁,去渣取汁,打入鸡蛋,煮熟即可。

**功效**:每日1次,治疗宫寒。经期冒雨、受寒或贪食生冷后宜食用此方,以免引起寒凝胞宫,经血运行不畅而导致的宫寒。

### (3) 红糖生姜汤

**材料**:红糖250克,生姜末150克,水适量。

**做法**:将红糖与姜末拌匀放入盅中,隔水蒸30分钟后即成。

**功效**:将成品分成7份,从月经结束后的第2天开始用开水冲服,宜早上空腹服用,连服7天。服药期间禁止同房,此方有助于蓄积体内热能,温煦阳气,治疗宫寒。

## 优生秘诀——胎教

胎教,源于我国古代。古人认为,胎儿在母体中能够感受孕妇情绪,受到言行的感化,所以孕妇必须谨守礼仪,给胎儿以良好的影响。在我国古代的典籍中,如西汉刘向的《列女传》、贾谊的《新书·胎教》等,都有关于胎教的论述。

实践证明,人类在幼儿时期,即大脑发育最佳时期,所受的教育是至关重要的,而胎教则是在胎儿神经系统形成过程中,所采取的培育手段,也是婴儿早期教育的开端。苏联著名科学家巴甫洛夫就曾说过:"婴儿出生后再进行教育,就已经迟了……"

胎教成功的秘诀,在于相信自己宝宝的能力和对宝宝倾注的爱心和耐心。其实,胎教的各种内容都是围绕一个目的,即输入良性信息,以确保宝宝生存的内外环境良好。这就要求备孕女性心态要好,情绪要稳定,营养要均衡。在此基础上,再给宝宝以良性感觉信息刺激,以开发胎儿大脑的潜能。另外,夫妻感情和睦,定期进行保健,有病早治也是相当重要的。

### ❶ 真正的胎教要从孕前开始

精子和卵子结合成为受精卵,才能形成一个新的生命。而精子的发育成熟需要两个多月,为保证精子的正常发育和成熟,在受孕前3个月就得做好准备,为胎儿创造良好的发育基础。因此,胎教不单要在生命形成后进行,在生命形成以前就应该进行,一般主张从受孕前2~3个月就应开始。

备孕夫妇应进行婚前检查,了解生理功能;婚后在计划怀孕前选择理想的受孕

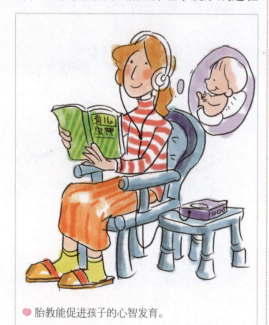

● 胎教能促进孩子的心智发育。

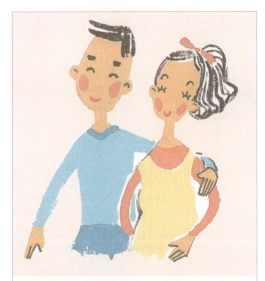

● 孕前进行检查，有助于确保备孕夫妇是在健康的状态下受孕。

季节和时间，保持良好的心情，避免不良因素的影响；考虑职业、工作环境对受孕和胚胎发育的影响等。孕前营养、孕前身体准备，孕前心理准备以及最佳生育时机的把握，都构成了孕前胎教的内容。

## ❷ 备孕夫妇良好的心理素质是优质胎教的基础

养育宝宝是夫妻双方共同的责任和义务，怀孕前的心理准备，是对夫妻双方而言的，彼此之间的关心与体谅从孕前就应该开始。精卵结合，不仅输入了父母的遗传信息，也输入了父母的心理素质信息。美好的愿望，幸福的憧憬，一片爱子之心，这无疑为精卵的结合创造了一个良好的环境，为胎教打下好的基础。

不少女性会对怀孕产生过度的紧张感，分娩的痛苦、怀孕期间的种种不便和艰辛、各种可能发生的疾病等问题都会给她们带来心理压力。而怀孕后体形的变化，产后体形是否能恢复正常等也都会引起女性的心理变化。有的甚至可能导致女性患上孕前抑郁症或产后抑郁症。因此，必须在心理上对怀孕本身和孕前的变化都做好充分的准备。

## ❸ 用爱的胎教来迎接宝宝

人们常常说，孩子是爱情的结晶。因此，胎教首先源于爱。父母实施胎教时必须充满爱心。母亲只有用充满爱的心灵去孕育胎儿，才能时刻关注胎儿的成长，并积极付诸行动，与胎儿进行积极的交流和沟通。

在这样一个充满爱心的孕育过程中，母亲方能深切感受到胎儿的点滴变化，体验到从未有过的母爱，让情感逐步得到升华，并能缓解和转移烦躁与不安情绪，从而产生出一种对胎儿健康成长极为重要的母子亲情。正是这种感情，给意识萌芽中的胎儿传递了一种爱的信息，为日后形成热爱生活、积极向上的优良性格打下基础。

实践证明，盼望养育子女的夫妻所生的孩子要比厌恶子女的夫妻所生的孩子强壮得多。在怀孕前母亲怀有厌弃心理，所生的孩子很多性格孤僻，不愿与人合作，社会适应能力较差，往往成为问题儿童。所以，准爸妈一定要怀着欣喜期盼的心理来迎接新生命的降临，同时得到亲人的支持与关爱和家庭的温暖，这也是孕前胎教的一项重要内容。

## ❹ 把握受孕瞬间的胎教

但凡父母，都希望孩子能继承父母的优点，生一个强壮、聪慧、俊美的宝宝，而受孕瞬间正是关键的时刻。

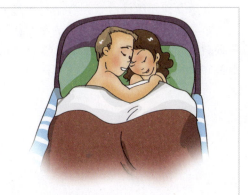

● 在同房过程中，夫妻双方保持良好的意念，有助于提高受精卵的质量。

祖国医学认为，男女交合时必须心情良好，才能为孕育优生打下良好的基础。《景岳全书》指出，男女交合应在"时和气爽，及情思清宁，精神闲裕"下进行。这样"得子非唯少疾，且聪慧贤明"。

因此，在你选择好的最佳受孕日里，下班后应早些回家，夫妻双方共同操持家务，在和谐愉快的气氛中共进晚餐。饭后最好夫妻单独待在一起，放上一些轻音乐，一边听音乐一边进行感情交流：可以体会对方的情感和需求，可以表达自己的感受，也可以共同回忆恋爱中的趣事，憧憬未来的家庭和孩子，当夫妻双方在情感、思维和行为等方面都达到高度协调时再同房。

在同房的过程中，夫妻双方都应有良好的意念，要把自己的美好愿望转化为具体的形象。带着美好的愿望和充分的激情进入"角色"，最大限度地发挥各自的潜能。可调动一些手段以增强双方的性感及性欲高潮。女性达到性高潮时，血液中的氨基酸和糖原能够渗入阴道，使阴道中精子获得能量加速运行，从而使最强壮、最优秀的精子达到与卵子结合的目的。

这样，用夫妻的爱培育出的孩子将集中双亲在身体、相貌、智慧等方面的优点，并且"青出于蓝而胜于蓝"，健康、聪明、优秀。

## ❺ 孕前要积极参加胎教学校

备孕女性在孕前多学一些胎教实践方法，是非常必要的，因此，备孕女性在怀孕前就可以参加"胎儿大学"，学习孕前保健知识和胎教知识，学做一个称职的准

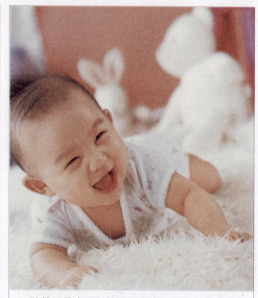

● 胎教只是为了促使胎儿素质优良化，父母不应该带着功利的目的进行胎教。

妈妈。

## ❻ 胎教不宜带有功利性

由于社会发展较快，人与人之间的竞争比较激烈，以致连没出生的胎儿都面临着竞争之势，由此可见胎教之必要。

而胎教是一种比较特殊的教育，胎儿在宫内的学习与出生后孩子在学校所受的教育是不一样的。胎教只是为了促进胎儿的身心发育，提高胎儿的个体功能，对胎儿的心灵起到塑造、健全、完善和完美的作用。实行胎教的目的并不是说提前把孩子培育成天才，而是为了激发胎儿的内部潜力、智力、个性情感能力等。也就是说，胎教只是为了促使胎儿素质优良化，所以不应该带着功利的目的进行胎教。

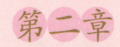

## 第二章
## 280天孕程完美呵护

聪明的孕妈妈都知道，从怀孕的那天起，你的身体、心理、生活包括你的家庭都将发生重大变化，在生活、饮食、检查、胎教、运动等方面你都将会遇到一些问题，所以需要你了解相关的知识，以便让自己顺利度过一段快乐舒心的孕期生活。

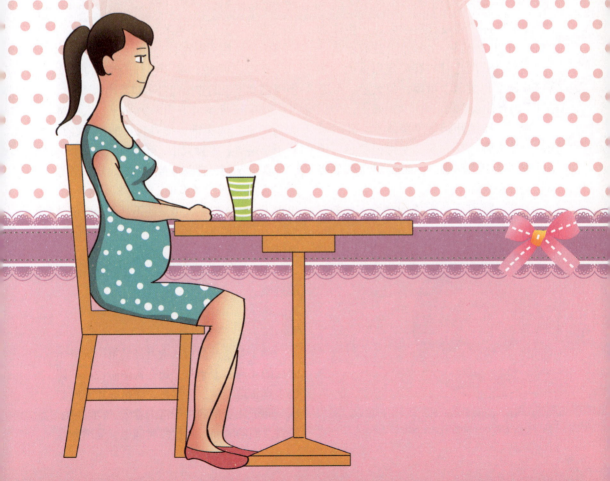

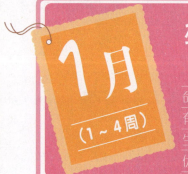

# 孕1月，怀孕的喜悦
（1~4周）

◎孕一月，孕妈妈看起来没有什么变化，但是小小的生命已经在你的体内开始孕育，要知道，生命自孕育之初就具有感知能力，母体的健康、情绪、饮食等都关系着胎宝宝的生长发育，所以准爸妈要多多注意，努力给胎宝宝提供一个优良的母体环境和周边环境，让宝宝得以健康成长。

## ♥ 收集孕妈妈和宝宝的第一手情报

孕一月，收获了怀孕的喜悦，准爸妈开始憧憬并等待宝宝的诞生。此时，首先要了解孕妈妈、胎宝宝的各项变化，以便全家一起为这个喜悦保驾护航。

### ❶ 孕妈妈的身体变化

**体重**：怀孕还没有对孕妈妈产生体重上的影响，与孕前相比，基本上没有变化。

**子宫**：子宫此时约有鸡蛋那么大，子宫壁开始变得柔软、增厚，但大小、形态还看不出有什么变化。

**乳房**：卵巢开始分泌黄体素，乳房稍变硬，乳头颜色变深并且变得很敏感，稍微触碰就会引起痛感。这种情况有的孕妈妈也会感觉不到。

**体温**：排卵后基础体温稍高，持续3周以上。

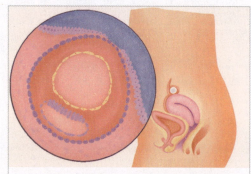

● 孕1月，大部分孕妈妈还没有出现妊娠症状，胎宝宝刚由受精卵形成为小小胚芽。

**妊娠反应**：由于体内激素分泌失衡，比较敏感的孕妈妈开始出现恶心、呕吐症状。少部分出现类似感冒的症状，如身体疲乏无力、发热、畏寒等。

### ❷ 胎宝宝的发育状况

**身长**：0~0.2毫米。

**体重**：约1微克。

**五官**：眼睛、鼻子、耳朵尚未形成，但嘴巴和下巴的雏形已经可以看出来了。

**四肢**：身体可分为两大部分，大的部分为胎宝宝的头部，拖着长长的尾巴，像一个小蝌蚪。手脚太小，还看不清楚。

**器官**：脑、脊髓等神经系统，血液等循环器官的原型已经出现；从第3周末开始，出现了心脏的原基，虽然还不具有心脏的外形，但已在胎儿身体内轻轻地跳动；胎盘、脐带也开始发育。

**胎动**：此时的胎宝宝暂时还没有胎动的迹象。

### ❸ 孕妈妈本月焦点

孕1月是从最后1次月经的第一天开始之后的4周。上半月，还在备孕阶段，孕妈妈未真正地受孕，后半月，受精卵才开始着床。卵子从受精到在子宫内着床，形成胚胎，约需2周的时间。在这段时间里，受精卵在

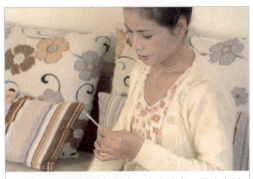

● 孕一月，需要孕妈妈自己多多注意，养成定时测量基础体温的习惯，及时确认妊娠状态。

成功着床后开始以惊人的速度进行细胞分裂，逐步分化出脑、神经、眼、鼻、皮肤等的内胚叶。

大部分孕妈妈此时都没有自觉症状，子宫、乳房大小形态变化不大，和没怀孕时差不多。因此，不记录基础体温的人基本发现不了自己已经怀孕，所以希望已婚育龄妇女注意观察自己的身体状况，一旦发现有怀孕的征兆，就不要随便吃药，不要轻易接受X线检查，更不要参加剧烈的体育活动，以免好不容易得到的宝宝不小心流产了。

### ❹ 准爸爸注意要点

当妻子开始怀孕的时候，你通常已经是意义上的准爸爸了。虽然宝宝是在妻子的子宫里一点点长大，但是准爸爸也不能轻闲了。

在整个孕期，妻子需要准爸爸分享喜悦与担心，生活、精神上需要你的支持和理解。作为准爸爸，孕1月你要注意以下的事项。

**准爸爸注意事项一**：准爸爸要陪妻子到医院确认是否怀孕，并在医生的指导下准备叶酸等孕妈妈早期所需的维生素，并督促妻子每天按时按量服用。

**准爸爸注意事项二**：准爸爸要戒烟、戒酒、戒药物，因为烟、酒、药物都会对胎宝宝的成长造成不良影响。

**准爸爸注意事项三**：准爸爸要准备关于孕期指南及育儿方面的书籍，对孕期可能出现的问题进行了解和准备。

**准爸爸注意事项四**：准爸爸要和妻子一起制订一个孕期日程表，把每月该做的事情罗列清楚，尤其是关于产检等健康事项，避免遗漏。

**准爸爸注意事项五**：在孕早期的3个月里，准爸爸要节制自己的性欲，停止性生活。

**准爸爸注意事项六**：准爸爸可多跟一些为人父的朋友交流，吸取经验。

### ❺ 孕1月的管理日历

#### 妊娠一月计划

| 时间<br>名称 | 第一周 | 第二周 | 第三周 | 第四周 | 妊娠一月备忘录 |
|---|---|---|---|---|---|
| 体重/kg | | | | | |
| 腹围/cm | | | | | |
| 体温/℃ | | | | | |
| 其他 | | | | | |

## 细节让孕妈妈的生活更舒适

孕1月，胎宝宝刚刚在孕妈妈的肚子里安家落户，需要孕妈妈细心地呵护，为胎宝宝打下坚实的成长基础。

### ❶ 怀孕初期应特别小心辐射

科学家发现，未分化的、比较原始的或快速成长的细胞，对于辐射最为敏感。怀孕0～4周，胎宝宝还处于细胞分裂期，只有4～8个细胞在进行分裂，如果受到的辐射较小，可能会伤害1～2个细胞，但是细胞会重新修复，继续进行分裂；如果辐射的量太大，全部细胞就会因此死亡，胎宝宝也就有流产的危险了。

因此，孕期尤其是在怀孕初期，准妈妈要特别注意，别让自己身体大量地接受辐射。具体办法是，可以通过穿防辐射服等方法降低身体所接受的辐射量，更要远离微波炉、电热毯等辐射大的电器。

### ❷ 孕妈妈准备生活用品须知

妇女怀孕之后，身体将发生很多变化，许多以往的日常用品将会不再适用，所以必须在孕前或孕初期提前准备好各项生活用品，以免出现使用不方便的情况，避免后期准备用品的劳累和忙乱。一般来说，内衣、外套、鞋子最好重新准备。

在为孕妈妈挑选内衣时，应选择吸湿性能好、有伸缩性的纯棉制品，而且比以往的内衣要宽大些。内衣最好勤洗勤换，而且要多准备几件。孕妈妈要经常检查身体和进行乳房保养，所以制作或购买内衣时应注意选择容易脱穿的款式。另外，孕妈妈应该制作几个用带子系的平脚内裤，孕期穿三角内裤有时会出现过紧现象，以免孕妈妈因肚子过大难以穿着。内裤和衬裤也都不要用松紧带，以免勒肚子，压迫胎儿，最好使用带子，以便根据腹围的大小进行调节。

选择外衣时，则应选择那些宽大的，穿在身上不感到紧，并能使鼓起的肚子不太明显的服装。颜色以单调朴素为好，这样可以给人精神振奋和愉快的感觉。大红、大绿或花哨的图案会增加孕妈妈的臃肿感，使肚子显得更大，而条状花纹则能使孕妈妈相对地"苗条"一些。外衣可穿用家中老人宽大的衣服。夏天最好穿一条孕妈妈裙，既宽松又凉爽。

此外，怀孕之后，因孕妈妈的身体重心发生了变化，所以最好选择较轻便的平底布鞋。鞋底上也最好有防滑波纹，给孕妈妈以稳定、安全的感觉。而且鞋子要稍微宽松点，这样孕妈妈脚稍显浮肿时也能穿着走路。

### ❸ 孕妈妈睡前1小时洗澡有助于睡眠

不少人习惯睡前洗澡，可以促进血液循环，放松身心，好处不少。但专家提醒，孕妈妈晚上洗澡最好早一点，特别是喜欢泡澡的人，睡前洗澡不能太晚。

有研究发现，临睡前任何使人体温度升高的活动，都可能影响你正常入睡。因为只有当你的体温降到特定温度时，你才会安然入睡。洗澡后还应立马将身体擦干，以加速身体"冷却"，使身体将在洗澡中所获得的多余热量释放出来，而且释放得越多，你进入睡眠的程度就越深。专家建议，孕妈妈最好在睡前一两个小时洗澡，或者在饭后一个半小时进行也可以。而且，水温要控制在37～39℃，这样对身体的刺激较小，能起到放松身心的作用。

### ❹ 孕妈妈不宜大笑不止

据了解，大笑引起的情绪波动，会使人的呼吸和血液出现剧烈的反应，对于有

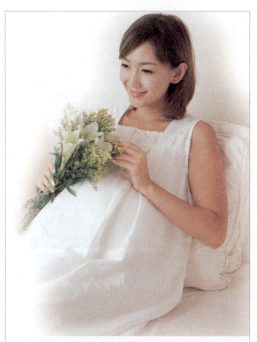

● 孕后孕妈妈要克制自己的情绪，保持心态平和，不宜大笑，以免对胎宝宝造成影响。

高血压和脑血管病的患者来说，大笑可能会有危害，易诱发脑溢血等突发疾病。

即使是健康人，也要注意有些情况下不宜大笑。在进食或饮水时，大笑容易使食物进入气管，造成剧烈的咳嗽或窒息，特别是儿童。另外，在吃得很饱后大笑，还容易诱发阑尾炎或其他疾病。

孕妈妈的情绪波动对胎宝宝有着直接影响。大笑时，孕妈妈的腹腔内压会增大，血压会升高，易发生腹痛的症状，严重的会导致流产或早产。所以孕妈妈一定要克制自己的情绪，保持心态平和，多看一些轻松愉快的节目调节情绪，但无论是看喜剧还是悲剧，都要有个度，不宜太沉迷。

## ❺ 孕妈妈不宜涂抹指甲油

指甲油的主要成分为硝化纤维、丙酮、乙酯、丁酯、苯二甲酸、色素等化学物质，它不仅通过指甲缝等直接伤害皮肤，其特殊气味还会刺激嗅觉神经，对孕妈妈的身体健康造成危害，严重的还会引起流产或

胎儿畸形。因此，孕妈妈应避免使用指甲油，避免指甲油内的有害物质引起流产或胎儿畸形。对于准备怀孕的女性朋友，应提前一段时间做好怀孕准备，放弃这一不良习惯。爱美的孕妈妈，可以通过定期修剪指甲、轻揉指甲等方式做好指甲的基本养护，就可以让指甲保持健康、自然的状态。

## ❻ 刚怀孕时应禁止性生活

妊娠头3个月里，胚胎正处于发育阶段，胎盘和母体子宫壁的连接还不紧密，如果进行性生活，很可能由于动作不当或精神过度兴奋使子宫受到震动，这时很容易使胎盘脱落，造成流产。

而且，孕早期过性生活还容易引起孕妈妈阴道炎症，不利于胎儿的健康发育。另外，孕早期过性生活还可能使孕妈妈腹部压力过大，增加流产的危险。这段时期，准爸妈应节制性生活，最好采取边缘性接触，通过搂抱、抚摸、亲吻的方式达到性的满足。

## ❼ 家有孕妈妈别用蚊香

日常生活中常用的蚊香的主要成分是菊酯类，是国家允许使用的一种低毒高效杀虫剂，在合理的比例之内，一般不会对人体造成伤害。但是，市场上销售的一些劣质蚊香，除了含有除虫菊酯外，还含有六六六粉、雄黄粉等，这些物质对人体具有毒性，并会在人体内蓄积，对胎儿发育会造成一定的影响。

专家建议，怀孕后孕妈妈最好采用蚊帐或纱窗等传统的防蚊方法，或通过在卧室内摆放茉莉花、薄荷或玫瑰等植物来驱蚊，但对花粉、气味过敏的孕妈妈应慎用。静水和阻塞的水槽是蚊子繁殖的地方，因此及时清除室内室外积水，可有效防止蚊虫滋生。另外，低温时蚊子活动会减少，一般情况下，空调温度设定在25℃时，可减少蚊子叮咬。对于确有必要点燃蚊香的，

应尽量选择在白天，灭蚊后注意通风，以减少对人们健康的影响。

## ❽ 预防孕妈妈手脚冰凉的方法

正常的情形下，怀孕期间母体的血流量应该会增加，相对地，体温也会比平时高。但是也有一些孕妈妈会出现手脚冰冷的情况，这多是由于血液量不足，血液循环状况较差，营养摄取不均衡等引起的。当孕妈妈出现这种情况时，如果置之不理，可能会影响到胎儿的发育，造成胎儿器官成熟度不足，容易对其日后的健康产生不良的影响。所以，虽然孕妈妈出现此现象并不多见，可是一旦发生这种情形，绝对不可以忽视，应该尽早改善。

若孕妈妈出现手脚冰冷的情况，应该更重视手脚的保暖工作，比如穿着较厚的棉袜或戴手套。孕妈妈平常在家，不妨将米酒加入水中煮开，然后用米酒水或热水泡脚，让手脚比较暖和些。准备米酒水时，可加上姜或葱一起煮。煮开之后，先将手脚放在米酒水上，利用热气来达到保暖效果，等温度降到42℃左右，再将手脚放到米酒水中浸泡，一方面能保暖，一方面也可促进四肢末梢的血液循环。

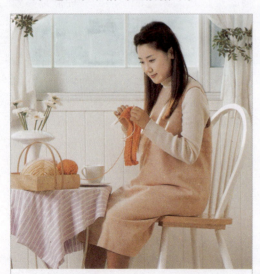

● 为预防出现手脚冰凉的情况，平时孕妈妈应做好防寒保暖的工作。

## ❾ 孕妈妈腹部不宜太热

专家指出，孕妈妈尤其是怀孕3个月以内的孕妈妈，腹部不能过热，最好是保持常温。因为科学研究和临床实践已经证实，胎儿在前3个月对高温极为敏感，高温甚至有可能造成胎儿发育畸形或者流产。因此，处于孕期的女性应该特别注意，不能用过热的水洗澡，不能在肚子上焐热水袋。

当然，高温并不见得对所有的胎儿都会有不良影响，但造成不良影响的确实占有一定的比例。所以，孕妈妈在日常生活中不要过分求暖，让身体保持舒适的状态即可。

## ❿ 孕妈妈要做好防晒工作

对于孕妈妈来说，相比未怀孕前更应做好防晒工作。因为孕妈妈的皮肤防护力比较脆弱，不仅容易晒黑，而且还会加重脸上的蝴蝶斑。为防止皮肤被紫外线灼晒，产生黑色素，简单的防晒工作要开始了。

现在市场上出售的防晒霜大多都添加了化学成分，不能完全保证其安全性，因此不主张使用。专家推荐孕妈妈进行"绿色防晒"，如出门打遮阳伞，戴宽边帽子，或者用橄榄油直接涂抹在脸上。

## ⓫ 孕早期孕妈妈应少用手机

手机的辐射主要是手机的天线发射模块带来的，人的大脑、眼睛、生殖系统受手机辐射影响最大。对孕妈妈来说，怀孕的头3个月手机的辐射对其影响最大。因这段时间是胚胎形成期，如果受到辐射，有可能导致流产，胎儿正在发育的器官还可能产生畸形。而在胎儿中枢神经系统的发育期，若受到辐射，则可能导致婴儿智力低下。有研究证明，手机严重的电磁波辐射对胎儿有致畸作用，手机还能引起内分泌紊乱，影响产妇泌乳。

因此，为了胎宝宝的健康发育，避免他/她受到任何伤害，在孕早期孕妈妈应减少使用手机的时间。

### ⑫ 提倡孕妈妈写孕期日记

孕妈妈坚持写孕期日记，不仅可以记录自己孕期的变化情况，还有助于将孕期有关保健方面的重要事项记录存档，为医生提供有价值的医疗参考。更重要的是，坚持写下记录孕妈妈孕期心路历程的日记，还会加深妈妈与宝宝的感情，也是将来留给宝宝的一份珍贵礼物。

写日记时，你可以把自己在孕期感觉到的事情、发现的新变化等，根据自己的特点和兴趣进行记录，文字要简洁，内容要有侧重。

孕妈妈日记的主要内容应该包括：末次月经日的时间，这样就可以推测怀孕了多久；怀孕反应开始的日期和症状，如每日反应的时间、反应的程度、消失的时间、治疗与否等情况；胎动，正常的胎动是胎儿健康的标志，记下第一次胎动时间、每日胎动次数；孕妈妈患病的情况，记录下所患疾病名称、症状、起止时间、用药情况等；接触放射性物质情况，孕期禁止接触放射性物质，如若不可避免或意外接触了，应记下接触时间、次数、部位等；孕期检查，准确记录下怀孕后各次检查的时间、项目、结论；性生活情况，孕期可以同房，但应该节制，同时注意有先兆流产、早产及严重并发症者应禁止性生活。

### ⑬ 孕早期孕妈妈最好不要开车

孕妈妈开车时容易出现紧张、焦虑情绪，而情绪上的变化会对腹中宝宝非常不利。如果是长时间开车，胎宝宝则会长期处于一种震动状态，对胎宝宝的休息不利。其中，怀孕前3个月胎宝宝最易受到孕妈妈开车带来的影响而发生流产。

另外，孕妈妈开车、乘车时，若一直坐在座位上不能活动，会使骨盆和子宫受到压迫，导致血液流通不畅，可能会出现胎死腹中的现象。而且这时的孕妈妈还容易出现犯困、晕吐等早孕不适症状，注意力很难集中，反应也会变得缓慢，开车可能会增加出事的概率。为了你和胎儿的健康，所以请孕妈妈孕期尽可能少开车或避免长时间开车。如果一定要开车，至少在怀孕前3个月和后3个月要尽量避免。

### ⑭ 孕妈妈乘车也要系安全带

孕妈妈和平常人一样，即便是大腹便便时乘车也要系安全带。很多孕妈妈担心因安全带的束缚会使子宫受压，压迫到胎儿。其实这种顾虑是多余的，反而系好安全带，可以在车辆急刹车时使孕妈妈受撞击的力量减小。

孕妈妈正确的系安全带的方法是，把安全带的下部从大腿和腹部之间穿过，使它紧贴身体。再调整坐姿，使安全带的上部穿过你肩部，置于乳房之间，使其不会从肩部滑落，也不会卡脖子。

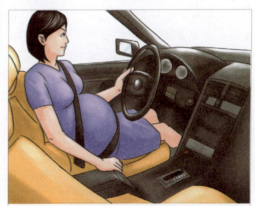

● 孕妈妈开车系安全带时要正确系安全带，不要压在隆起的腹部上，以免影响胎儿。

### ⑮ 孕妈妈使用精油要谨慎

观察市面上售卖的精油标签可以发现，大部分的精油上都有"孕妈妈禁用"的标志。这是因为纯度过高的精油具有一定的微毒性，对于一般人并无严重的伤害，但是对于代谢系统与吸收系统敏感的孕妈妈与胎儿，就有伤害的危险了。有些精油还具有"调经活血"的功能，可以缓和女性月经不适，并让经期更顺利，但是如果孕妈妈使用，就有引发流产的危险。精油当中只有很少数的几种对孕妈妈才是所谓的"安全精油"，所以孕期使用精油一定要谨慎。

在孕前4个月内，孕妈妈最好只使用不含精油成分的橄榄油、小麦胚芽油、酪梨油、杏仁油等植物油来按摩身体，尤其是肚子，以减少妊娠纹的发生。其中，洋甘菊、玫瑰、罗勒、肉桂、丁香、薄荷、雪松、没药、丝柏、薰衣草、鼠尾草、迷迭香、牛膝草、茉莉、杜松、樟树、檀香、马郁兰、百里香、艾草、山金车、白桦、冬青等精油都是刺激性较大的精油，孕妈妈千万不要使用。

## ⑯ 孕妈妈泡脚注意事项

冬季孕妈妈适当用热水泡脚能起到促进血液循环、温暖全身的作用，对消除疲劳、帮助入睡也有益处。但如果泡脚时间过长，就可能导致孕妈妈血液循环过快，心脏和脑部负担过重，还可能出现出汗、心慌，甚至眩晕、虚脱等症状，危害孕妈妈的健康。因此，孕妈妈泡脚时要注意，泡脚的水温不能过高，宜控制在35～39℃为宜，千万不要超过40℃。每次泡脚时间应控制在20分钟以内。

另外，孕妈妈泡脚时不要随便按压脚底，因为刺激足部某些穴位，有可能导致流产。泡脚水中也莫乱添活血祛瘀类中药，否则可能导致流产。此外，孕妈妈患有严重的脚气时，最好不要用热水泡脚，以免水疱破裂，使伤口感染，对母子不利。

## ⑰ 孕期要谨慎服用中药

现在许多孕妈妈都已经意识到孕期服用西药会对胎儿带来不利的影响，因此在孕期对于西药的使用很谨慎。对服用中草药，很多孕妈妈却认为很安全，事实上却并非如此。近几年的优生遗传研究证实，部分中草药对孕妈妈及胎儿也会有不良影响。尤其是怀孕的最初3个月内，除慎用西药外，中草药亦要慎用，以免影响胎儿的发育。

中草药中的红花、枳实、蒲黄、麝香、当归等，具有兴奋子宫的作用，易导致宫内胎儿缺血缺氧，致使胎儿发育不良和畸形，甚至引起流产、早产和死胎。而大黄、芒硝、大戟、商陆、巴豆、芫花、牵牛子、甘遂等中草药，则可通过刺激肠道，反射性引起子宫强烈收缩，导致流产、早产。

有些中草药本身就具有一定的毒性，如斑蝥、生南星、附子、乌头、一枝蒿、川椒、蜈蚣、甘遂、芫花、朱砂、雄黄、大戟、商陆、巴豆等，它们所含的各种生物碱及化学成分十分复杂，有的可直接或间接影响胎儿的生长发育。所以对含上述中草药的中成药须警惕，对注明有孕妈妈禁用、慎用的中成药，应避免服用。

## ⑱ 孕早期应少用电脑

电脑已经超越其他家用电器成为与现代人朝夕相对时间最长的电器，不少职场孕妈妈们更是坚持到生产前才停止工作。在这期间，孕妈妈接触最多的就是电脑，而电脑辐射也是让不少孕妈妈最头疼的问题。1988年美国专家曾调查1583名孕妈妈的妊娠情况，结果发现，在孕期前3个月胎儿器官形成期，孕妈妈从事电脑操作每周超过20小时，发生自然流产的概率比未从事电脑操作的孕妈妈明显要高。

其实，对孕妈妈而言，只要控制好怀孕前3个月使用电脑的时间，对孕妈妈和胎宝宝造成的影响就可以有效减弱。实在需要使用电脑时，孕妈妈也应穿防辐射服，用笔记本代替台式电脑等方法来减少电脑辐射对胎儿的影响。

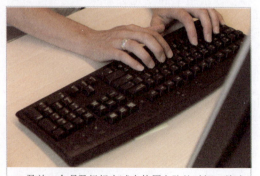

● 孕前3个月孕妈妈应减少使用电脑的时间，以减少对孕妈妈和胎宝宝造成的影响。

## 准爸爸要当好孕妈妈的营养师

怀孕之后,孕妈妈对营养的需求比未孕时大大增加,除了自身需要的营养外,还要源源不断地供给腹内胎儿生长发育所需的一切营养。准爸爸要担当起营养师的重任,确保孕妈妈补充足够的营养。以下为准爸爸一一介绍孕妈妈营养注意事项。

### ❶ 孕1月主要补充叶酸

怀孕第1个月的主要营养物质就是叶酸。叶酸是人体细胞生长和分裂所必需的物质之一,它可以防止贫血、早产,更重要的是可以防止胎儿畸形。因为孕早期正是胎儿神经器官发育的关键时刻,所以所有女性怀孕后都应该补充叶酸。

孕妈妈除了口服叶酸片来保证每日所需的叶酸外,最健康的方法就是食补。常见的富含叶酸的食物有面包、面条、白米和面粉等谷类食物,以及牛肝、牛肉、羊肉、鸡肉、蛋黄等动物食品,莴苣、菠菜、龙须菜、花椰菜、油菜、小白菜等绿色蔬菜,橘子、草莓、樱桃、香蕉、柠檬、猕猴桃等新鲜水果,以及黄豆、豆制品、腰果、栗子、杏仁、松子等豆类和坚果类食品。

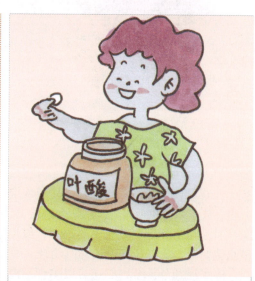

● 服用叶酸也不是多多益善的,过量服用叶酸,会干扰孕妈妈的锌代谢,会影响胎儿发育。

### ❷ 孕妈妈补充叶酸并非多多益善

医学研究表明,孕1月正是胚胎中枢神经生长发育的关键时期,也最易受到致畸因素的影响。而叶酸作为人体细胞生长和分裂必需的营养物质,可以说是孕1月重点需要补充的营养素。

不过,孕妈妈在补充叶酸时也不是多多益善的。长期过量服用叶酸,会干扰孕妈妈的锌代谢,锌元素不足,同样会影响胎儿发育。所以服用叶酸一定要在医生或保健人员的指导下使用,切忌滥用。

世界卫生组织推荐,计划怀孕的女性,从孕前1个月起,应每日服用0.4毫克叶酸增补剂,直至哺乳期结束(孩子出生后六个月)。即使是孕妈妈处于叶酸严重缺乏的情况下,其每日服用量也不宜超过1毫克。尤其在孕期,切不可滥用。

### ❸ 补叶酸的同时别忘了补碘

几乎每个孕妈妈都知道需要补叶酸,但是却很少有人知道碘元素的重要性。妇产科专家提醒孕妈妈:"补叶酸的同时,别忘了补碘。"

碘是人体必需的、自身不能合成的微量元素,也是人体甲状腺素的主要成分,甲状腺素是对机体代谢活动和生长发育极为重要的激素。由于母子对碘的双重需求,充足的碘对于孕妈妈和胎儿来说更为重要,它可促进胎儿体内的细胞,尤其是脑细胞的生长。人对碘的生理需求量为每日100~200微克,不应低于50微克,否则会导致碘缺乏性疾病。

因此,孕妈妈在购买盐时,一定要选择碘盐。不过需要注意的是,碘盐要随吃

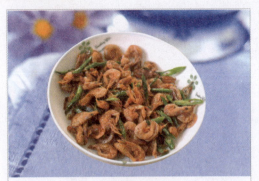

● 孕妈妈在补叶酸的同时,也应该补碘,多食用海虾、海带等含碘丰富的食物。

随买,尽量买小包装;贮存时间不宜过长,贮存时应装入有盖的棕色玻璃瓶或瓷缸内,放于阴凉、干燥、远离炉火的地方,避免日照;最好等菜做熟了再放盐,或炖煮出锅时放盐,以免高温破坏其功效。

除了碘盐外,孕妈妈还可以多食用海带、海蜇、海虾、牡蛎、黄花鱼、海藻、虾皮、紫菜等含碘丰富的食物,以补充碘元素。

## ④ 孕妈妈宜多喝牛奶

在整个孕期中,钙质的补充非常重要,因为孕妈妈通过脐带向胎儿传输钙质,胎宝宝的骨骼才能正常发育。如果母体钙摄入不足,胎儿需要的钙就会从母体的骨骼及牙齿中夺取,以满足生长的需要,这样易使母体血钙降低,发生小腿抽筋或手足抽搐。所以孕期孕妈妈一定要注意钙质的补充。

营养专家认为,孕妈妈补钙的最好方法是喝牛奶。牛奶中的钙最容易被孕妈妈吸收,而且磷、钾、镁等多种矿物质和氨基酸的比例也十分合理。每100克牛奶中含有约120毫克钙。孕妈妈每天喝200～400克牛奶,就能保证钙等矿物质的摄入。此外,牛奶中含有的磷,对促进幼儿大脑发育有着重要的作用;牛奶中的维生素$B_2$,有助于提高胎儿的视力发育;牛奶中的钙,能够增强胎儿骨骼和牙齿强度,促进胎儿的智力发育;牛奶中的乳糖,能够促进孕妈

妈对钙和铁的吸收,加快其肠胃蠕动,避免便秘;牛奶中的铜、铁和维生素A,能让孕妈妈皮肤变得更光滑,有弹性;牛奶中的锌能加速孕妈妈伤口的愈合;牛奶中的镁可以帮孕妈妈缓解神经系统和心脏的疲劳;牛奶中有高消化性的蛋白酶,能够帮助孕妈妈全面吸收钙、铁、磷等矿物质。可见,进食牛奶对于胎儿的生长发育绝对有利无害,所以建议孕早期孕妈妈要食用牛奶,需注意的是胃肠功能弱、肾病患者也不能大量喝牛奶。

不过,孕妈妈在利用牛奶补充营养时,一定要注意进食牛奶的方法。首先,不要空腹喝牛奶,这样会造成养分转化为热能,白白消耗掉。其次,不要喝煮沸过久的牛奶,这样会使部分牛奶沉淀为焦糖,可引发癌症。再次,最好不要在刚煮开的牛奶中放糖,以防影响消化吸收。此外,最好选择超高温灭菌和无菌包装技术生产的牛奶。

## ⑤ 孕妈妈吃鱼也要有选择

一般认为,孕妈妈吃鱼对自身和胎儿应该是有益的。但近年来美国曾公布4种鱼类(鲨鱼、马头鱼、剑鱼及马加鱼)汞含量过高,孕妈妈、计划怀孕的女士、喂奶母亲和小孩不宜食用。后来又补充公布某些海产品汞含量超标,在黑名单中加入7种海产品,以保障妇女幼童免受水银中毒之害。该7种海产品分别为金枪鱼、墨西哥湾牡蛎、海鲈、比目白鳕鱼、马林鱼、梭子鱼及白口鱼。当局还建议孕妈妈减少食用罐头装的金枪鱼、鬼头刀、鳕鱼及狭鳕,因为这类罐头鱼的汞含量也很高,食用的分量应以每月一次为限。美国当局指出,孕妈妈可安全食用的海产品,包括人工饲养的鳟鱼及鲶鱼、虾、左口、太平洋三文鱼、黄鱼、中大西洋蓝蟹及黑丝蟹鱼。

研究证明,胎儿在母体中吸收过量的汞,会影响脑部神经发育,将来孩子的学习能力会有缺陷,还会留下智力发育迟缓

等后遗症。所以，为了孩子的将来，请孕妈妈谨慎选择安全健康的鱼进食。

## 6 孕妈妈吃什么水果好

大家都知道，孕妈妈吃水果好，但是吃什么水果，吃多少好，就很少有人知道了。下面我们给孕妈妈们介绍一些有益孕妈妈健康的水果。

**苹果：** 苹果含有多种维生素、矿物质、苹果酸、鞣酸和细纤维等，有助于胎宝宝发育的同时，也可以防止孕妈妈过度肥胖。而且，苹果富含锌，专家研究发现，如果产妇在妊娠期间体内锌元素充足，分娩的时候会较为顺利。

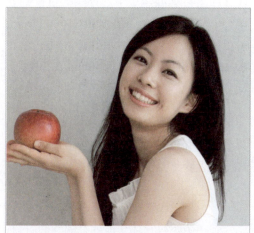

● 孕妈妈常吃苹果、柑橘、秋梨、樱桃、西柚等水果，有助于孕妈妈补充各种营养素和矿物质。

**樱桃：** 樱桃所含的铁质非常丰富，几乎是苹果、橘子等水果的20倍，居水果之首，是孕妈妈的理想水果。但是，樱桃是温性水果，吃多了容易上火，因此上火、溃疡、妊娠期糖尿病患者最好不要食用。一般孕妈妈吃樱桃的话，建议每天控制在12颗左右。

**西柚：** 在优生优育知识普及的今天，很多准爸妈都知道叶酸对胎宝宝的作用，西柚里就含有较多的天然叶酸。此外，西柚含有的维生素、微量元素和可溶性纤维素都是孕妈妈在整个孕期必不可少的营养素。所以，妇产科医师一直把西柚作为孕妈妈的首选水果。

**秋梨：** 秋梨作为我国最古老的水果之一，具有防治外感风寒、肺部感染及肝炎的功效，也可以治疗妊娠水肿及妊娠高血压。

**柑橘：** 柑橘的汁富含柠檬酸、氨基酸、碳水化合物、脂肪、多种维生素、微量元素和矿物质，很受孕妈妈的欢迎。柑橘也属温性水果，补阳益气，过量食入反而对身体无益，故建议孕妈妈们每天吃柑橘不要超过3个，总重量控制在250克以内。

**柠檬：** 柠檬含锌、碘、铁等多种矿物质，对胎宝宝的发育有着重要的作用。而且柠檬富含维生素C，能增强孕妈妈的免疫力，可预防感冒，还能让出生以后的宝宝皮肤更加细腻。柠檬味酸，鲜吃容易刺激肠胃，建议调成饮料或泡水喝。

**香蕉：** 香蕉是钾的极好来源，钾有降压、保护心脏与血管内皮的作用。此外，香蕉还是一种令人愉快的水果，能促使大脑产生5-羟色胺，从而改善情绪。营养学家推荐，孕妈妈最好每天能吃一根香蕉。

**火龙果：** 火龙果中含有的植物性白蛋白有解毒的功效，孕妈妈吃火龙果可以中和体内的重金属毒素。火龙果还含有丰富的膳食植物纤维素，能有效地调节胃肠功能，预防孕期便秘，而且火龙果中并不含有蔗糖和焦糖，孕妈妈也不用担心糖摄入量高的问题。此外，火龙果还有降血压的功效，对患有高血压及妊高征的孕妈妈都很有好处。建议孕妈妈1~2周吃一个火龙果。

## 7 适合孕妈妈吃的健康零食

妊娠早期大部分孕妈妈都会出现妊娠反应，比较嘴馋，喜欢不停地吃各种各样的零食。虽然市场上很多常见的零食都是不健康的食品，但也有一些是健康的，是可以供孕妈妈食用的。下面我们给孕妈妈们介绍几种健康的零食，可供孕妈妈妊娠期解馋。

**葡萄干**：葡萄干能补气血，利水消肿，其含铁量非常高，还可以预防孕期贫血和浮肿，孕妈妈可适当食用。但有些孕妈妈，尤其是患有妊娠期糖尿病的孕妈妈千万不能吃葡萄干，以免影响血糖、血脂和血压的测量值。

**核桃**：核桃也是一种健康可供孕妈妈食用的零食。核桃含有丰富的维生素E、亚麻酸以及磷脂等，对促进胎儿的大脑发育很重要。不过，核桃中的脂肪含量非常高，吃得过多必然会因热量摄入过多造成身体发胖，因此孕妈妈也不宜多吃核桃。

**板栗**：板栗含有丰富的蛋白质、脂肪、碳水化合物、钙、磷、铁、锌、多种维生素等营养成分，有健脾养胃、补肾强筋的功效。孕妈妈常吃板栗，可以健身壮骨，强壮骨盆，并能消除孕期的疲劳。

**海苔**：海苔浓缩了紫菜当中的各种B族维生素，特别是核黄素和烟酸的含量十分丰富，有助于维持人体内的酸碱平衡，而且热量很低，纤维含量很高，对孕妈妈来说是不错的零食。

## ❽ 孕妈妈可以吃牛肉吗

牛肉的营养价值非常高，有补中益气、滋养脾胃、强健筋骨之功效，那么它是否有益于孕妈妈呢？依据牛肉的营养成分，我们也可以判断出孕妈妈吃牛肉好。因为，孕妈妈对铁和锌的需求是一般人的1.5倍。如果缺锌就可能造成孕妈妈免疫力下降，容易生病，对胎儿的神经发育容易产生不利影响。而每100克的牛腱含铁量为3毫克，含锌量为8.5毫克，营养价值比一般天然食品高。且牛肉中的锌比植物中的锌更容易吸收，人体对牛肉中的锌的吸收率为21%～26%，而对全麦面包中的锌吸收率只有14%。

因此，孕妈妈是可以吃牛肉的，但是必须得注意吃牛肉的分量要适当。据有关的专家指出，孕妈妈一个星期吃3～4次瘦牛肉，每次60～100克，不仅可以预防缺铁性贫血，而且能够增强孕妈妈们的免疫力。

## ❾ 孕期孕妈妈能吃巧克力吗

很多女性都认为，孕期不能吃巧克力。巧克力所含糖分很高，可能诱发妊娠期糖尿病。而且巧克力中还含有类似咖啡和茶的刺激成分，会影响宝宝神经系统发育。

但是芬兰最新的研究发现，在妊娠期间爱吃巧克力的孕妈妈所生的宝宝在出生6个月后更喜欢微笑或表现出开心的样子。该项研究还显示，那些容易紧张的孕妈妈，如果在妊娠期间能经常食用巧克力，其所生的孩子会不怕生人。芬兰科学家认为，之所以喜欢吃巧克力的孕妈妈所生孩子容易呈现出比较健康向上的情绪，可能和巧克力中所含的某种化学成分有关。孕妈妈在食用巧克力后会把这种化学物质传给正在母体内发育的胎儿，从而使其在出生后，特别是在6个月后，表现出积极的生活情绪。

因此，孕妈妈也能吃巧克力。只是，过犹不及，食用过多的巧克力还是会影响到孕妈妈和胎宝宝的身心健康的。所以孕妈妈应适量食用巧克力。

## ❿ 怀孕后能喝茶吗

有些孕妈妈在怀孕前就有喝茶的习惯，那么，怀孕后继续喝茶是否会影响胎儿的发育呢？传统认为，喝茶会影响胎儿发育，导致胎儿畸形，影响孩子的智力。不过，妇产专家告诉我们，孕妈妈适当喝茶是有益的。茶叶中所含的多种成分对人体有好处，如茶多酚、芳香油、矿物质、蛋白质、维生素等营养成分。孕妈妈如果能每天喝3～5克茶，特别是淡绿茶，能够加强心肾功能，促进血液循环，帮助消化，预防妊娠水肿。另外，绿茶中含锌比较丰富，可促进胎儿生长发育。

只是，孕妈妈喝茶时一定不能过量、过浓。大部分浓茶的茶汤中含有鞣酸，会影响胎儿对铁、钙等元素的吸收，造成孕妈妈妊娠贫血和胎儿先天性缺铁性贫血。此外，孕妈妈在孕期最好不要喝红茶。因为红茶中含有2%～5%的咖啡因，会产生兴奋作用而使孕妈妈失眠，还会刺激胎儿增加胎动，甚至危害胎儿的生长发育。

## ⑪ 素食孕妈妈如何补血

研究发现，孕早期补血可增加婴儿出生时的体重。通常，孕妈妈主要通过食用鸡蛋中的蛋黄、牛肉、动物肝脏、猪血及鸡鸭血等含铁量较高的食物来补血。那么对素食孕妈妈来说，如何在避免食用荤菜的同时又保证铁的补充呢？

专家建议，素食孕妈妈宜增加豆类、全谷类、坚果类等含铁量较高的素食的摄取量，以避免贫血。其次，还要多食用血红色食物，如红枣、红豆、枸杞子等。此外，还要增加富含维生素C的蔬果，以避免贫血。

如果通过饮食不能够解决贫血症状，那么就应该在医生的指导下服用相应的药品，必要时要给予铁剂治疗，服用葡萄糖酸亚铁、硫酸亚铁、人造补血药等。同时服用维生素C或稀盐酸合剂，以促进吸收。

## ⑫ 孕妈妈食用酸味食物要有选择

怀孕后胎盘会分泌出一种叫作绒毛膜促性腺激素（HCG）的物质，这种物质有抑制胃酸分泌的作用，能使胃酸显著减少，消化酶活性降低，并会影响胃肠的消化吸收功能，使孕妈妈产生恶心、呕吐、食欲下降、肢软乏力等症状。由于酸味能刺激胃液的分泌，提高消化酶的活性，促进胃肠蠕动，增加食欲，有利于食物的消化吸收，因此多数孕妈妈喜欢吃酸味的食物，以抑制HCG分泌所带来的消化能力减弱。

不过，孕妈妈在食用酸味的食物时也要有选择。不要吃腌制的酸菜或醋制品，因为腌菜中的致癌物质亚硝酸盐含量较高，过多食用对母体、胎儿健康无益。新鲜的西红柿、樱桃、石榴、葡萄、青苹果等蔬果，既能改善孕妈妈胃肠道不适症状，又能起到增强食欲，补充营养的作用。

## ⑬ 鸡蛋是孕期的营养佳品吗

鸡蛋是妈妈孕期当中不可缺少的营养补品，它含有的卵黄素、卵磷脂、胆碱、铁、磷等，对神经系统和身体发育有利，能益智健脑，改善记忆力，促进肝细胞再生。

那么，孕妈妈每天吃多少颗鸡蛋最合适呢？专家指出，对于孕妈妈来说，每天吃两个鸡蛋最佳。

鸡蛋中所含的铁是非血色素铁，单独吃鸡蛋补铁，铁的生物利用率较低，只有3%，贫血的人可与一些富含维生素C和铁的蔬菜、肉类搭配着吃，就能很好地提高鸡蛋中铁的吸收率。鸡蛋中的磷含量也很丰富，但钙相对不足，所以，将奶类与鸡蛋共同食用可达到营养互补的目的。

## ⑭ 怎样吃鸡蛋最有营养

鸡蛋吃法多种多样，那怎样吃鸡蛋才最有营养呢？就营养的吸收和消化来讲，煮蛋为100%，炒蛋为97%，嫩炸为98%，老炸为81.1%，开水、牛奶冲蛋为92.5%，生吃为30%～50%。因此，煮鸡蛋是最有营养的吃法。

不过，吃鸡蛋还要讲究食用方法，要注意细嚼慢咽，否则会影响吸收和消化。而且孕妈妈最好吃整个鸡蛋，虽然蛋白中的蛋白质含量较多，而其他营养成分则是蛋黄中含得更多。做菜的话，鸡蛋羹、蛋花汤都很适合孕妈妈和婴幼儿食用，因为这两种做法能使蛋白质松解，很容易被身体消化吸收。

## ⑮ 孕妈妈不宜生吃鸡蛋

有的孕妈妈喜欢喝生鸡蛋，认为营养价值高，其实，这是不正确的。生鸡蛋里含有抗生物素蛋白和抗生物蛋白，阻碍人体肠胃中的蛋白酶与蛋白质接触，影响蛋白质的吸收，会导致孕妈妈食欲不振、全身无力、肌肉疼痛等。另外，生鸡蛋内含有"抗胰蛋白酶"，会破坏人体的消化功能。至于那些经过孵化但还没有孵出小鸡的"毛鸡蛋"，就更不卫生了，极易引起细菌感染。

### 16 孕初期忌服用过量酸性食品

我国历来有服用酸性食物来缓解孕期呕吐的做法，甚至有用酸性药物止呕的做法，然而最新的研究发现这些方法是不可取的。

虽然从营养学角度出发，孕妈妈吃些酸味食物能刺激孕妈妈食欲，满足母体与胎儿对营养的需要，帮助胎儿骨骼的生长发育。但是，物极必反，孕妈妈如食用大量的酸性食品或药物，会使体内碱度下降，容易引起疲乏、无力，不仅容易使母体患某些疾病，更重要的是可因此而影响胎儿正常、健康地生长发育。

研究发现，孕初期孕妈妈过多地食用肉类、乳酪、甜点等酸性食物和药物，其体液会形成一种"酸化"，促使血中儿茶酚胺水平增高，从而引起孕妈妈烦躁不安、爱发脾气、易伤感等消极情绪，进一步使母体内的激素和其他有毒物质分泌增加，影响胚胎细胞的正常发育生长，并易引发遗传物质突变，导致胎儿腭裂、唇裂等其他器官的发育畸形。

与此同时，研究人员分别测定了不同时期胎儿组织和母体血液的酸碱度，认为在妊娠的最初半个月左右，多食酸性食物或含酸性的药物（如维生素C、阿司匹林）等对胎儿危害性最大。妊娠后期，胎儿受影响的危害性相应小一些。

因此，在妊娠初期尤其是孕1月，孕妈妈不宜过量服用酸性药物、食用酸性食物和饮用酸性饮料。

### 17 孕妈妈不宜吃油炸食品

油炸食品在人们的日常饮食中占有很

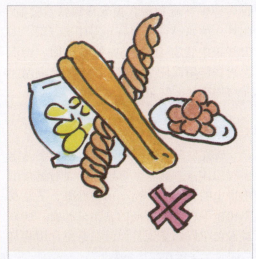

● 油炸食品经高温处理后，会破坏其中的维生素和其他多种营养素，不适合孕妈妈食用。

大的比重，由于其色香味美，香脆可口，颇受人喜爱。但是，孕妈妈对油炸食品却不宜过多食用。

食品专家研究发现，食有油经反复加热、煮沸、炸制成食品后，会产生有致癌作用的物质。且油炸食品经高温处理后，其中的维生素和其他多种营养素还会受到很大程度的破坏，营养价值明显下降，加之脂肪含量较多，食入后很难消化吸收。

女性在怀孕早期，一般都有早孕反应，若食用油炸食品，不但影响食欲，而且会使反应加重。怀孕中期以后，孕妈妈增大的子宫压迫肠道，使肠蠕动减弱，若食用油炸食品，更容易导致便秘。怀孕以后，由于体内激素水平的变化，孕妈妈消化功能较前下降，油炸食品更不应多吃。一旦食入后孕妈妈胃部有饱胀感，会导致下顿饮食量减少，患便秘者更不应食用。

### 18 孕1月健康食谱

孕1月，是胚胎形成和脑细胞发育的重要时期。为了保证孕妈妈的身体健康和胎儿生长发育的需要，要增加孕妈妈营养的供给，这样才能促进胎儿脑细胞的形成和智力发育。

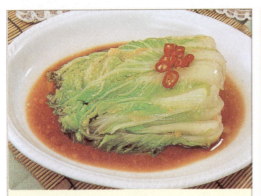

## 陈醋娃娃菜

**原材料** 娃娃菜400克，陈醋50克。
**调味料** 白糖15克，味精2克，香油适量。
**做　法** ①将娃娃菜洗净，改刀，入水中焯熟。②用白糖、味精、香油、陈醋调成味汁。③将味汁倒在娃娃菜上进行腌渍，撒上红椒即可。

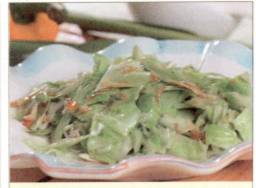

## 包菜炒虾米

**原材料** 包菜450克，虾米50克。
**调味料** 蚝油15克，盐3克，鸡精1克。
**做　法** ①将包菜洗净，切片；虾米洗净。②炒锅注油烧热，放入包菜和虾米同炒至熟。③加入盐、鸡精和蚝油调味，起锅装盘。

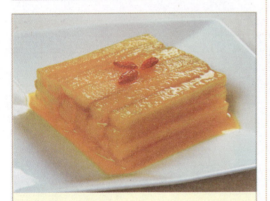

## 橙汁山药

**原材料** 山药500克，橙汁100克，枸杞8克。
**调味料** 糖30克，淀粉25克。
**做　法** ①山药洗净，去皮，切条，入沸水中煮熟，捞出，沥干水分；枸杞稍泡备用。②橙汁加热，加糖，最后用水淀粉勾芡成汁。③将加工后的橙汁淋在山药上，腌渍入味，放上枸杞即可。

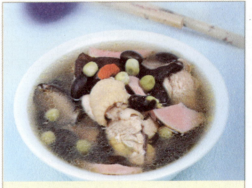

## 什锦炖鸡汤

**原材料** 鸡300克，火腿100克，水发香菇50克，黑豆30克，青豆20克。
**调味料** 盐适量，味精2克，香油3克，葱5克。
**做　法** ①将老鸡洗净斩块汆水，火腿切片，香菇去根洗净改刀，黑豆、青豆分别洗净。②净锅上火，倒入花生油，将葱炝香，倒入水，调入精盐、味精，加入老鸡、火腿、香菇、黑豆、青豆煲至熟，淋入香油即可。

## 孕期检查与疾病预防

孕1月，胎宝宝只是小小的胚芽，孕妈妈的身体状况跟孕前相比也没有发生明显的变化。所以这个月的首要目的就是确认怀孕和排除宫外孕，同时做好疾病预防的工作。

可能是怀孕了。这时可以先通过早孕试纸进行初步检测，为了慎重起见，最好再到医院进行详细检查，确认怀孕，排除宫外孕等情况。

### ❶ 确认怀孕的方法

怀孕了，肚子里的小东西会刺激孕妈妈的身体，孕妈妈的身体往往会出现各种预示症状。如：停经，它是怀孕的最先症状；胸部变敏感，你可能发现自己的胸部变大了，还可能出现刺痛感，乳晕的颜色也会加深变暗；疲乏无力，嗜睡；尿频，甚至一小时一次；味觉或嗅觉更加灵敏；口味变化，反感某些食物或特别偏好某种食物；恶心呕吐。这都是刚怀孕几天就可出现的反应。

备孕过程中，如果出现以上症状，就

### ❷ 推算预产期的方法

由于每一位孕妈妈都难以准确地判断受孕的时间，所以，医学上规定，以末次月经的第一天起计算预产期，其整个孕期共为280天，10个妊娠月。常用的计算预产期的方法有以下三种：

**以受精日计算**：若知道受精日，从这天开始经过38周（266天）即为预产期。使用基础体温者知道排卵日，则可计算出受精日。这比从最后一次月经开始日计算预产期的方法更精确。

| 月\日 | | 1 | 2 | 3 | 4 | 5 | 6 | 7 | 8 | 9 | 10 | 11 | 12 | 13 | 14 | 15 | 16 | 17 | 18 | 19 | 20 | 21 | 22 | 23 | 24 | 25 | 26 | 27 | 28 | 29 | 30 | 31 |
|---|---|---|---|---|---|---|---|---|---|---|---|---|---|---|---|---|---|---|---|---|---|---|---|---|---|---|---|---|---|---|---|---|
| | | | | | | | | | | | | | | 末次月经的第一天 | | | | | | | | | | | | | | | | | |
| 1 | 10月 | 8 | 9 | 10 | 11 | 12 | 13 | 14 | 15 | 16 | 17 | 18 | 19 | 20 | 21 | 22 | 23 | 24 | 25 | 26 | 27 | 28 | 29 | 30 | 31 | 11月 1 | 2 | 3 | 4 | 5 | 6 | 7 |
| 2 | 11月 8 | 9 | 10 | 11 | 12 | 13 | 14 | 15 | 16 | 17 | 18 | 19 | 20 | 21 | 22 | 23 | 24 | 25 | 26 | 27 | 28 | 29 | 30 | 31 | 12月 1 | 2 | 3 | 4 | 5 | 6 | 7 | |
| 3 | 12月 6 | 7 | 8 | 9 | 10 | 11 | 12 | 13 | 14 | 15 | 16 | 17 | 18 | 19 | 20 | 21 | 22 | 23 | 24 | 25 | 26 | 27 | 28 | 29 | 1月 30 | 31 | 1 | 2 | 3 | 4 | 5 | |
| 4 | 1月 6 | 7 | 8 | 9 | 10 | 11 | 12 | 13 | 14 | 15 | 16 | 17 | 18 | 19 | 20 | 21 | 22 | 23 | 24 | 25 | 26 | 27 | 28 | 29 | 2月 30 | 31 | 1 | 2 | 3 | 4 | 5 | |
| 5 | 2月 5 | 6 | 7 | 8 | 9 | 10 | 11 | 12 | 13 | 14 | 15 | 16 | 17 | 18 | 19 | 20 | 21 | 22 | 23 | 24 | 25 | 26 | 27 | 28 | 3月 1 | 2 | 3 | 4 | 5 | 6 | 7 | |
| 6 | 3月 8 | 9 | 10 | 11 | 12 | 13 | 14 | 15 | 16 | 17 | 18 | 19 | 20 | 21 | 22 | 23 | 24 | 25 | 26 | 27 | 28 | 29 | 30 | 31 | 4月 1 | 2 | 3 | 4 | 5 | 6 | 7 | |
| 7 | 4月 7 | 8 | 9 | 10 | 11 | 12 | 13 | 14 | 15 | 16 | 17 | 18 | 19 | 20 | 21 | 22 | 23 | 24 | 25 | 26 | 27 | 28 | 29 | 30 | 5月 1 | 2 | 3 | 4 | 5 | 6 | 7 | |
| 8 | 5月 8 | 9 | 10 | 11 | 12 | 13 | 14 | 15 | 16 | 17 | 18 | 19 | 20 | 21 | 22 | 23 | 24 | 25 | 26 | 27 | 28 | 29 | 30 | 31 | 6月 1 | 2 | 3 | 4 | 5 | 6 | 7 | |
| 9 | 6月 8 | 9 | 10 | 11 | 12 | 13 | 14 | 15 | 16 | 17 | 18 | 19 | 20 | 21 | 22 | 23 | 24 | 25 | 26 | 27 | 28 | 29 | 30 | 31 | 7月 1 | 2 | 3 | 4 | 5 | 6 | 7 | |
| 10 | 7月 8 | 9 | 10 | 11 | 12 | 13 | 14 | 15 | 16 | 17 | 18 | 19 | 20 | 21 | 22 | 23 | 24 | 25 | 26 | 27 | 28 | 29 | 30 | 31 | 8月 1 | 2 | 3 | 4 | 5 | 6 | 7 | |
| 11 | 8月 8 | 9 | 10 | 11 | 12 | 13 | 14 | 15 | 16 | 17 | 18 | 19 | 20 | 21 | 22 | 23 | 24 | 25 | 26 | 27 | 28 | 29 | 30 | 31 | 9月 1 | 2 | 3 | 4 | 5 | 6 | 7 | |
| 12 | 9月 7 | 8 | 9 | 10 | 11 | 12 | 13 | 14 | 15 | 16 | 17 | 18 | 19 | 20 | 21 | 22 | 23 | 24 | 25 | 26 | 27 | 28 | 29 | 30 | 10月 1 | 2 | 3 | 4 | 5 | 6 | 7 | |

**超声波（B超）检测法**：对于不能确定最后一次月经开始日的人而言，这是较准确的方法。由于此方法可计算出胎囊大小与胎儿头至臀部的长度，以及胎头两侧顶骨间径数值，据此值即可推算出怀孕周数与预产期。

**用公式计算预产期**：这种方法也是最为常用的预产期计算法。具体的公式为：末次月经时间加9（或减3）为月，加7为日。举例：末次月经是2009年1月20日，预产期为：（月）1+9=10，（日）20+7=27，预产期为10月27日。如果你确切知道你的末次月经时间，可以通过预产期速查表快速查出你的预产期。

## ❸ 如何区分怀孕和闭经

已经两个月没来月经了，是不是怀孕了？不少女性一旦出现这样的情况往往第一时间头脑里会出现这样的疑问，因为多数女性都知道，怀孕后会出现一些常见的怀孕初期症状，月经停止是最明显的信号。但是很多时候会判断错误，因为也不排除闭经的可能。要知道，女性多有月经不调和其他妇科病症，如月经延迟，月经量少，常有小腹胀痛，继而停经。那么，已婚女性该如何区分怀孕和闭经呢？

如果你的月经素来正常且有规律，突然出现停经不再来潮，就要考虑是否怀孕了。孕早期除了有停经的怀孕初期症状外，还伴有恶心呕吐、厌食、懒动、嗜睡或喜食酸辣食品等早孕反应。

女性闭经前多有月经周期不调症状或兼有其他病症，可根据闭经或是怀孕的不同体征，以及怀孕初期症状和早孕反应判断，是正常妊娠还是病态反应，及时知道，早做准备，及时就医。

## ❹ 宫外孕症状怎样发现

正常情况下，受精卵会由输卵管迁移到子宫腔，然后安家落户，慢慢发育成胎儿。但是，由于种种原因，受精卵在迁移的过程中出了岔子，没有到达子宫，而是在别的地方停留下来，这就成了宫外孕，医学术语又叫"异位妊娠"。90%以上的宫外孕发生在输卵管。

到生育年龄的妇女，若出现宫外孕，会出现以下常见症状：月经过期，有时伴有厌食、恶心等早孕反应，提示已怀孕，但突然出现下腹痛，且持续或反复发作，可伴有恶心、呕吐、肛门下坠等不适，严重时患者

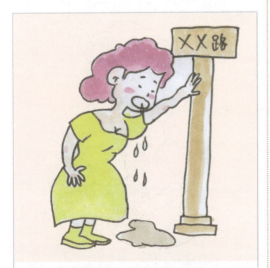

● 怀孕后，除了停经外，孕妈妈还常伴有恶心、呕吐、懒动、嗜睡或喜食酸辣食品等早孕反应。

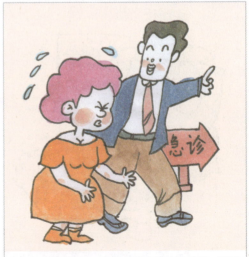

● 如果是宫外孕，孕妈妈常会表现出停经、腹痛等症状，孕早期出现这些症状时应及时就医。

面色苍白，出冷汗，四肢发冷，甚至晕厥、休克。部分患者有不规则阴道出血，一般少于月经量（注意千万不要将此误认为月经）。因此，宫外孕典型症状可归纳为以下三种，即：停经、腹痛、阴道出血。

宫外孕是比流产更严重的疾病，随着胎儿长大，输卵管会破裂而引起大流血，不仅胎儿不保，更重要的是威胁着母体的生命。

## ❺ 怀孕初期阴道出血怎么办

女性在怀孕初期会出现一些早孕症状，这是多数女性都了解的，然而阴道出血也是早期怀孕常见的问题，却让许多孕妈妈们感到困惑，因为怀孕最明显的信号就是月经停止，他们通常会很担心阴道出血是否会引起流产或生下不正常的胎儿。

其实，女性在怀孕前半期发生阴道出血后，大约有一半的病人都能成功地继续怀孕，另外约30%的病人会发生自然流产，10%的病人是子宫外孕，而极少数病人可能是葡萄胎、子宫颈病灶等问题。研究表明：早期怀孕出现阴道出血后，如果继续怀孕成功而生产，其婴儿有先天性异常的比例并未因此而有增加的现象。

如果孕早期在出现怀孕初期症状的同时伴有阴道出血的现象，必须及时就医，在诊断确定后，则必须根据诊断做适当的处理。如果是子宫外孕或葡萄胎，则必须予以手术或药物治疗。如果是正常子宫内怀孕，则必须适当卧床休息。至于是否需要补充黄体素，目前仍未有定论，一般认为如果在怀孕前的月经周期有黄体期缺陷或有习惯性流产病史者，最好予以补充黄体素。

## ❻ 怀孕早期偏头痛怎么办

偏头痛，是大多数感冒者会出现的症状。孕妈妈偏头痛多数发生在怀孕的早期，多数女性在孕中期后偏头痛症状就会逐渐缓解、消失。

孕妈妈早期偏头痛主要是因为受怀孕初期症状困扰和身体内激素不稳定所致。如果孕妈妈缺乏睡眠、鼻窦阻塞、过敏、眼睛疲劳、有压力、情绪抑郁、饥饿、脱水等也容易发生孕早期偏头痛。不过，有些为先兆性偏头痛，就是头痛之前先出现其他症状，如有针刺感、虚弱无力等，偏头痛也可能伴有其他症状，如恶心、呕吐或对光和噪声敏感。

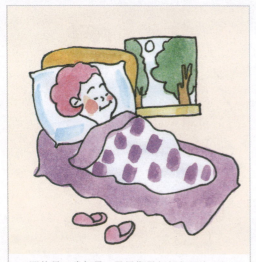

● 即使是正常怀孕，孕早期孕妈妈如果出现阴道出血的症状，也必须适当卧床休息。

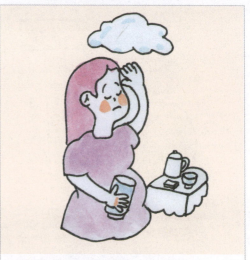

● 孕妈妈早期偏头痛是受怀孕初期症状困扰和身体内激素不稳定所致，可通过饮食的调整改善。

当孕妈妈出现偏头痛时，首先要注意饮食的调整。因为约有16%的偏头痛患者是对某些食物较为敏感而引发的，如乳酪、红酒、巧克力、腌或熏的肉类等。其次，要学会放松心情，善于利用音乐、冥想、运动等方式，舒缓压力，保持心情愉快。再次，要充分休息，努力缓解怀孕初期症状，以防由此引发偏头痛。此外，还要远离嘈杂的环境，过强的光线、噪声、有异味的环境均会刺激和加重头痛症状，患者平时应远离光线强烈，声音嘈杂的地方。

## 7 排卵期出血是怎么回事

女性怀孕后，最初的症状就是停经，所以怀孕初期是不会来月经的。但是有少数女性在怀孕后头3个月内，每月的原月经周期仍有少量阴道流血，临床诊断为孕卵着床后所发生的孕卵植入性出血。西医叫排卵期出血，中医称之为"经间期出血"。

这个疾病并不单单发生在孕早期，怀孕前也可能出现。它是由于雌激素水平短暂下降，使子宫内膜失去激素的支持而出现部分脱落，引起的有规律的阴道出血。这种出血量不多，有些人仅是少量的咖啡色分泌物，一般持续半天或2～3天，最多不会超过7天，可伴有轻微的排卵痛和腰酸。这种出血一般是出现在低体温向高体温转变期间。如果症状轻的可以不治疗，但如果症状明显，有可能影响生育就应该治疗了。

另外，怀孕初期月经周期出现出血现象，这可能是一种病理现象。尤其是当伴随着腹痛的时候，这很有可能就是先兆流产或者宫外孕的症状，孕妈妈最好还是去医院检查一下，如果是病理性的原因，就要及时治疗。

## 8 孕早期白带异常怎么办

白带是一种生殖系统分泌物，正常的白带是无色透明的或是白色糊状液体，一般无气味或略带腥味，由阴道黏膜渗出物、宫颈腺体、子宫内膜及输卵管的分泌物混合而成。怀孕初期，由于体内雌激素随着妊娠月份增大而逐渐增多，而雌激素能促进子宫颈及子宫内膜腺体分泌黏液，白带也会随之增多。

女性在怀孕后，会出现不同程度的白带异常，这对孕妈妈和胎宝宝会不会造成影响呢？其实，出现白带增多现象，是怀孕初期的正常情况，如果没有伴随外阴瘙

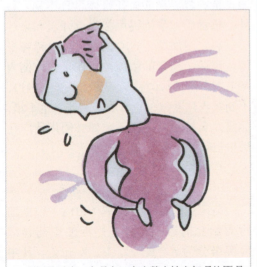

● 在怀孕后头3个月内，有少数女性在每月的原月经周期仍有少量阴道流血，西医叫排卵期出血。

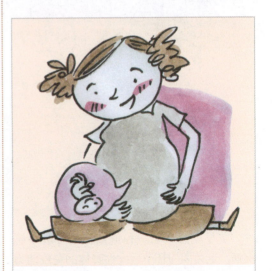

● 孕初期出现白带增多是孕后的正常表现，如果没有伴随外阴瘙痒，孕妈妈就不需要担心。

痒，白带也没有臭味，是不需要担心的。但是在白带增多的同时，如果伴随外阴瘙痒、疼痛或者是白带呈黄色，有臭味等症状时，就需要及时就医，以免影响胎儿的后期发育。

## ❾ 孕妈妈孕期服减肥药会引起子女性取向异常

根据英国和美国科学研究发现，孕妈妈在怀孕时服用治疗甲状腺功能衰退的甲状腺素和减肥药丸会影响其后代的性取向问题，会使他们更容易成为同性恋者。

这份研究结果显示，孕妈妈在怀孕前3个月内服用甲状腺素和减肥药丸对其女性后代的影响最大。研究结果证实，女性胎儿的性别取向更容易受到各种处方药物的影响，特别是在母亲怀孕的前3个月。研究人员表示，此类药物是通过对胎儿大脑的影响，影响其性别取向的。

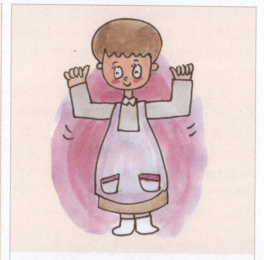
● 孕早期感冒病毒对胎宝宝伤害较大，孕妈妈要积极预防感冒。

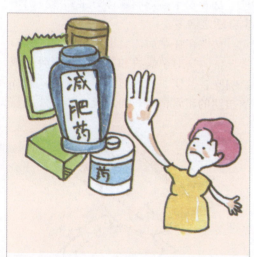
● 孕妈妈在怀孕前3个月内服用甲状腺素和减肥药丸，会对女性胎儿的性别取向造成影响。

## ❿ 积极预防感冒

孕早期感冒是一种最常见的呼吸系统疾病。这是因为怀孕后女性身体的免疫能力会有所降低，当季节变换或气温反差较大，尤其是冬季室内、室外温差较大时，孕妈妈就极易患感冒。且怀孕后孕妈妈的鼻、咽、气管等呼吸道黏膜充血、水肿，也使抵抗力下降，容易被呼吸道病毒感染而引起感冒。而胎宝宝正在孕妈妈的肚子里生长发育，孕妈妈一旦患上感冒，很容易对胎宝宝造成伤害，甚至危及胎宝宝的生命。

因此，孕妈妈首先要做好防寒保暖和清洁卫生的工作，积极预防孕早期感冒。如果患了感冒，也应尽量避免服用任何药物，而要多多休息和补充营养，依靠自己的抵抗力战胜疾病，让身体早日康复。另外，感冒后，孕妈妈可多喝点开水和果汁类饮料，增加维生素C的摄入，以稀释身体内细菌、病毒的浓度。或在茶杯内倒入60℃左右的热水，将口、鼻部置入茶杯内口，不断吸入热蒸汽，一日数次，效果也不错，休息几天感冒就会好了。如必须用药应在医生指导下酌情服用。

## ⓫ 口服避孕药失败者应中止妊娠

美国药品食品管理局（FDA）根据药物对胎儿的影响，将妊娠期使用药物危险等级分为A、B、C、D、X五类。其中A、B类药物安全性高，孕期可以使用；C、D类药物孕期应慎用或禁用。口服避孕药属于 FDA 分类的 X 类，有使胎儿致畸的作用，故口服避孕药失败者应中止妊娠。

此外，口服避孕药吸收代谢时间较长，其进入体内后会在肝脏内储存，停药后体内残留的避孕药需经 6 个月左右才能完全排出体外。停药 6 个月内，体内残留的避孕药对胎儿可能产生不良影响。

所以，如果打算要孩子，应该在停用避孕药 6 个月后妊娠为宜，此时卵巢的内分泌功能和子宫内膜周期性变化都恢复了自然生理过程，残留的避孕药也完全排出体外，这样才有利于孕卵顺利着床和胎儿的生长发育。

### 12 孕期不宜接种疫苗

从优生优育的原则上来说，任何药物（营养类药物除外）在整个妊娠期间都是不宜使用的，没有确切的资料表明，哪一种药物对胎儿来说是绝对安全的。胎儿期是细胞分化、组织器官发育迅速的时期，很容易受到药物等外界因素的影响，尤其是妊娠的前 3 个月内，宝宝的重要器官都是在这个时期形成的，药物致畸的可能性就更大。

即使是维生素、叶酸等营养类药物，仍应在医生的指导下使用，因为过量服用有可能出现中毒现象。例如，妊娠期大量服用维生素 D，可致胎儿的高钙血症和智力低下；而大剂量补充维生素 A，则可在妊娠早期造成胎儿畸形流产。此外，为避免患上传染病而接种疫苗，对孕妈妈来说也是不适宜的，在整个孕期孕妈妈都不能接种疫苗。

## 孕 1 月优生胎教要点

孕 1 月胎儿处于卵裂期、胚层期和肢节期，生长速度很快，到月末，从一开始肉眼无法看到的受精卵已经长成为 1 厘米长左右的胚胎。这时如果我们注意给予宝宝适当的胎教刺激，将有助于胎宝宝的大脑发育。

### 1 做好孕期胎教计划

所谓胎教，是指孕妈妈在怀孕期间的心理、生理状态对胎儿将来的身心、智力发展上产生的影响。我们认为母亲和胎儿是"一心同体"的，母亲的生活如果没有规律，胎儿当然也不会好。如果孕妈妈在准备做胎教之前，能详细地了解孕期每个阶段的特点，并随之做好胎教计划，对提升胎教功效有十分重要的意义。

而且，虽然胎儿还在妈妈的肚子里，但是他也是具备人格和天才潜力的人，科学合理地对胎儿进行胎教，必能促进孩子的智力和人格的发展，从而培养出一个优质的宝宝。

### 2 了解胎宝宝的脑部发育过程

大脑是神经中枢所在地，人的智商高低与否与大脑的发育程度密切相关。而人的脑部物质的形成时期正是胎儿时期，约 1000 亿个脑神经细胞，会在受精之后的 280 天里慢慢地形成。胎儿的大脑每时每刻都在发生着变化。根据胎儿大脑的发育情况，从胎儿期开始进行系统科学的胎教是不可或缺的。以下以月份增长为顺序，来解读腹中胎儿大脑的变化。

怀孕 1 个月时，是受精卵旺盛重复分裂的时期，脑的原形大体形成。

怀孕 2~3 个月时，脑的各部分，如大脑、延髓等器官逐渐分明，脑的分化也开始进行。

怀孕 4~5 个月时，脑部迅速发育，脑部形成，但脑的表面尚未产生皱褶。

怀孕 6~7 个月时，脑细胞分化逐渐形成，表面开始产生皱褶，接近成人的脑部构造。

怀孕8~9个月时，胎儿的脑部发育完成。皱褶基本成形，脑细胞几乎与成人相同。

怀孕10个月，也就是胎儿出生时，脑的重量约400克，脑的神经细胞约有1000亿个。此后，神经细胞数量不会再增加。为了传达信息，开始髓鞘化，神经胶质细胞开始增加，脑部逐渐发达。

### ❸ 了解胎宝宝的器官发育过程

健康的器官是健康身体的必备条件。胎宝宝的身体在子宫里会发育成什么样子？怎样进行胎教更有益胎儿器官的发育？下面为大家一一介绍。

怀孕1~2个月，胎宝宝听觉开始形成，接着小手、小脚以及面部器官开始出现雏形。但是，此时胎宝宝的感官功能还未形成，所有器官还只是初显雏形。

怀孕3~4个月，胎宝宝的皮肤开始有感觉，随着神经元的增多，用手触碰孕妈妈的腹部，胎宝宝会蠕动起来。孕11~12周胎儿味觉发育完成，可感觉到甜、酸等多种滋味。这个月，是胎宝宝触觉、味觉的形成期。

怀孕5~6个月，胎宝宝的听觉越来越发达，听到不喜欢的声音会皱眉。18~20周开始，孕妈妈会感觉到胎动，胎宝宝也会对孕妈妈的触摸做出收缩反应。

怀孕7~8个月，胎宝宝脑部的发育非常快，能认知节奏和旋律，有时还会用胎动对声音做出回应。同时还能感觉光线的明暗，对外界的刺激也越来越敏感。

怀孕9~10个月，胎宝宝几乎能对任何光线产生反应，眼睛也能灵活地眨动。随着宫内空间的相对缩小，胎动开始没那么频繁，不过此时他的器官已经发育完善。

### ❹ 准爸爸也要参与胎教

在传统观念中，总以为胎教是孕妈妈一个人的事，但是在此我们要提醒大家一

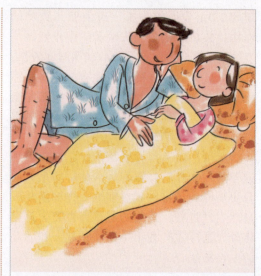

● 准爸爸也要积极参与到胎教中来，跟孩子说说话。

件很重要的事，那就是让准爸爸也参与到胎教中。因为根据一项研究报告指出，胎儿对男生低频率的声音比对女生高频率的声音要敏感。怀孕时期准爸妈温柔的说话声，可以刺激胎儿的听觉发育，也可以增进胎儿的舒适和安定感，使胎儿有"被爱"的感觉。

而且，准爸爸参与胎教能让孕妈妈感觉受到重视与疼爱，胎儿也能感受到愉快的心情，日后成为一个快乐的孩子，因此准爸爸在胎教中所扮演的角色非常重要。准爸爸摸着孕妈妈的肚子和宝宝打招呼，说故事并唱歌给他听，教他简单的知识及常识等，这样对胎儿脑部的发育会有很大的帮助，胎儿也能感受到爸爸的关怀与用心。

### ❺ 充足的营养是开展胎教的物质基础

一个新生命从受精卵开始，每一个阶段都有其独特的健康与智力价值，而营养又是胎儿整体价值及质量的基础和保障。可以说，科学的营养胎教甚至影响到宝宝一生的健康状况，因为它可以培养宝宝健康的饮食习惯，让宝宝从小就拥有强健

体魄。

营养胎教主要包括两方面的内容。一方面是根据孕期的特点与胎儿发育的进程，合理安排蛋白质、脂肪、碳水化合物、矿物质、维生素、水等六大营养素，以保证母胎双方对营养的需求。另一方面，胎儿出生后的生活与饮食习惯往往带有浓浓的、母亲的影子。

由此可见，营养胎教不等于以往单纯的营养补给，局限于母胎双方吃好、长好就行了，而是涉及食物的选择与组合、进食模式与习惯的更新等方方面面，展示出整个家庭累积的饮食科学与文明的程度，将优生的概念从胎儿期延伸到孩子出生以后。

### ❻ 语言胎教：宝宝，你终于来了

怀孕成功了！开始试着对肚子里小小的胎宝宝说几句开场白吧：我最亲爱的小宝贝，你现在好吗？等待了这么久，你终于来和爸爸妈妈见面了！你知道吗，爸爸妈妈正在为你的悄然而至激动不已，我们的三口之家正式成立了。现在的你是不是只有小苹果籽那么大呢，你一定要乖乖地茁壮成长，爸爸妈妈会给你所需要的一切，就这么静静地守护、陪伴着你，我们三个将一同度过很多年、很多年的美好时光，爸妈要见证你成长中的每一个瞬间。从现在起，让我们一起开始这快乐的"捉迷藏"活动。

## 孕妈妈的阳光"孕"动

安全、适度的运动对怀孕期的准妈妈十分有益。孕妈妈坚持有规律的锻炼，能使肌肉变得柔韧和强壮，帮助其更好地应付怀孕带来的种种疼痛和不适，还有助于孕妈妈安全自然地生产。

### ❶ 孕期运动好处多多

生命在于运动，孕妈妈一人负担两条生命，因此运动的意义格外重要。

**益处一**：适当的、合理的运动能促进消化、吸收功能，有利于孕妈妈吸收充足的营养，满足肚子里的宝宝的营养需求，从而保证宝宝的健康发育。

**益处二**：怀孕期间进行适当的运动，可以促进血液循环，提高血液中氧的含量，对消除孕期身体的疲劳和不适，保持孕期心情舒畅和精神平和稳定很重要。

**益处三**：孕期运动能刺激宝宝的身体发育，对宝宝的大脑、感觉器官、平衡器官以及呼吸系统的发育十分有利。

**益处四**：适当运动可以促进孕妈妈及宝宝的新陈代谢，不但有利于增强孕妈妈的抵抗力，还可以使宝宝的免疫力有所增强。

**益处五**：运动时不仅可以让孕妈妈肌肉和骨盆关节等得到锻炼，同时孕期运动还能让孕妈妈得到顺利分娩所需的充足体力，所以运动可以为顺利分娩创造条件。另外，运动对孕妈妈分娩后迅速恢复身材也非常有帮助。

### ❷ 适宜孕期的运动方式

孕1月，胚胎在子宫内扎根不牢，此时锻炼要防止流产，孕妈妈宜选择运动特点慢的运动方式。下面介绍的几种锻炼方式对孕妈妈来说通常是安全的，但孕妈妈适合做何种运动及运动量的大小，要根据个人的身体状况而定，不能一概而论。所以在决定进行某种运动方式前，最好先向医护人员咨询一下，然后再开始锻炼。

**散步**：对孕妈妈来说，散步是最好的增强心血管功能的运动。散步可以让你保持健康，同时，不会扭伤膝盖和脚踝。你几乎可以在任何地方散步，除了一双合脚的鞋外，你不需要借助任何器械，而且在整个怀孕期间，散步都是很安全的。

**游泳**：医疗保健人员和健身专家一致认为，游泳是孕期最好、最安全的锻炼方式。游泳可以锻炼大肌肉群（臂部和腿部肌肉），对心血管也很有好处，而且可以让身形日益庞大的孕妈妈在水中感到自己的身体不那么笨重。

**低强度的有氧操**：参加有氧操课程的一个好处是：你可以在固定的时间保证有规律的锻炼。如果你参加专门为孕妈妈开设的课程，你还可以充分享受与其他孕妈妈一起交流情感的美好时光。

**跳舞**：跳舞能促进身体的血液循环。你可以在自己家里舒适的客厅中跟着自己最喜欢的音乐起舞，也可以参加舞蹈班，但是，要避免跳跃或旋转等剧烈动作。

**瑜伽**：瑜伽可以保持你的肌肉张力，使身体更加灵活，而且你的关节承受的压力也很小。但是你可能需要在练瑜伽的同时，每周再安排几次散步或游泳，以加强对心脏的锻炼。

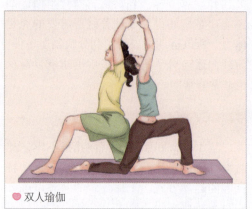
● 双人瑜伽

**伸展运动**：伸展运动可以使你的身体保持灵活放松，预防肌肉拉伤。你可以把伸展运动和增强心血管功能的运动结合起来，使自己的身体得到全面的锻炼。

**重量训练**：如果重量训练是你常规锻炼的一部分，那么怀孕后没必要停止，但多数孕妈妈应该减轻训练的负重量，你可以通过增加重复次数来保证足够的运动量。只要采取了必要的保护措施和合理的技巧（慢速、有控制的动作），重量训练是加强、锻炼肌肉的好方法。但这种训练方法最好征得你的保健医生的同意，并在专业教练的指导下进行。

## ❸ 孕妈妈运动注意事项

孕妈妈进行运动前，一定先认真了解孕期运动安全指南及孕期锻炼的注意事项，然后再行动，以免伤害到自己和胎宝宝。

室内运动场所应保持空气流通，不要在非常炎热和潮湿的环境中运动。

进行运动时应选择硬板床或者是地板。

运动前应先排空膀胱，应避免在饭前或饭后1小时内做运动。

运动方法及步骤应正确，同时注意运动时的安全。

运动宜缓慢，慢慢开始，缓和地进行，最后缓慢而平静地结束。

运动次数应由少渐多，动作则是由简而繁。

应注意自身的呼吸、心跳和血流的稳定，避免极度牵拉的、跳跃的、具有过高冲击力、过于急促的运动。

确保运动前、运动中和运动后喝大量的水。

如果感到不舒服、气短和劳累，要休息一下，感觉好转后再继续运动。

在怀孕后期因为胎儿变得越来越大，应谨防重心不稳而摔跤。

孕早期不要做背部的锻炼。这样做会使给胎儿供血的血管承受过大的压力，影响对胎儿的供血。

如果孕妈妈本身有心脏病、气喘病史，或者有破水早产、子宫颈闭锁不全、阴道出血、妊娠高血压以及前置胎盘等症状或现象，则应立刻停止运动。

## ❹ 孕妇瑜伽

孕1月，胚胎刚刚形成，易受外界影响。孕妈妈此时进行瑜伽运动，只适合进行一些运动量较轻的简单运动。

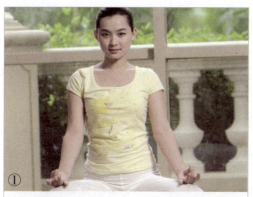

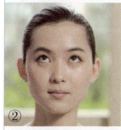 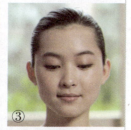

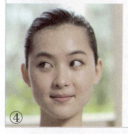 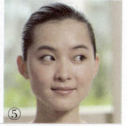

### （1）眼部运动

①挺直腰背，双腿自然盘起，双手放到膝盖上，掌心向上，示指和拇指相触，睁大双眼正视前方。

②将眼珠转向眼眶的顶部。

③再将眼珠转向眼眶的底部。上下滚动重复8～10次后，闭上双眼稍作休息。

④睁大双眼正视前方，将眼珠转向眼眶的右部。

⑤再将眼珠转向眼眶的左部。左右滚动重复8～10次后，闭上双眼稍作休息。

**功效**：此练习有助于舒缓眼球的紧张，保持正常视力。一般情况下，你觉得视力不如从前了，很可能会考虑是不是眼角膜积水或其他病变，但在孕期出现这种情况属于正常现象。

### （2）颈部运动

①挺直腰背，双腿自然盘起，双手放到膝盖上，掌心向上，示指和拇指相触。

②呼气，头向后，下巴尽量上抬。吸气，头回正中。

③呼气3～5次，低头放松后颈部。吸气，头回正中。上下重复此式。

④呼气，颈部自然向左转动，吸气，头回正中。

⑤呼气，颈部自然向右转动，吸气，头回正中。左右重复此式3～5次后，恢复到起始姿势，稍作休息。

**功效**：此练习可消除颈部和肩膀上部的紧张感，减轻颈部疾病，缓解由于怀孕期身体变化而引起的肩颈酸痛现象。

**安全提示**：孕妇进行此练习时，应注意安全，双肩不必向上抬起，以保持呼吸顺畅。

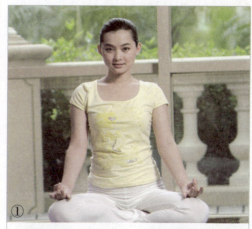

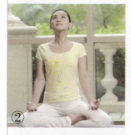 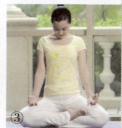

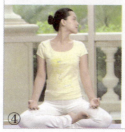 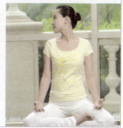

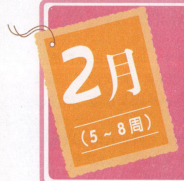

# 孕2月，宝宝初现"人形"

**2月（5~8周）**

◎孕2月，胎儿正在迅速地成长，孕妈妈的妊娠反应开始明显起来。在这一月里，准爸妈要在思想感情上确立母儿同安的观念，应该详细了解胎宝宝养护、孕妈妈保健、胎教等方面的知识，以便很好地在精神与饮食营养上养护孕妈妈和胎宝宝。

## ♥ 收集妈妈和宝宝的第一手情报

孕2月，孕妈妈开始出现早孕反应，准爸爸的责任重大，要细心呵护孕妈妈。

### ❶ 孕妈妈的身体变化

**子宫此时约鹅蛋那么大**

**体重**：孕妈妈体重没有明显增长，有些孕妈妈因为早孕反应体重反而有所下降。

**子宫**：子宫壁开始增厚，变得柔软，但大小、形态还看不出有什么变化。

**乳房**：在雌激素和孕激素的共同刺激下，孕妈妈的乳房逐渐长大，乳头和乳晕部颜色加深，乳头周围有深褐色结节等现象。另外，乳房有时会有刺痛或者抽动的感觉。

**体温**：基础体温仍然稍高，没有下降。

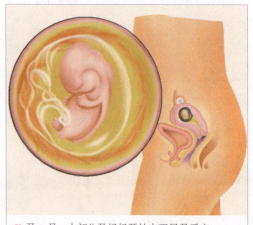

● 孕2月，大部分孕妈妈开始出现早孕反应。

**妊娠反应**：大部分孕妈妈会头晕、乏力、嗜睡、流涎、恶心、呕吐、喜欢酸性食物、厌油腻。早孕反应由轻到重，一般持续两个月左右。

### ❷ 胎宝宝的发育状况

这时胎宝宝的生长发育已由分化前期（受精到形成胚卵）进入分化期（器官形成期），这个月是胚胎器官高度分化和形成期。

**身长**：1~3厘米。

**体重**：1~4克。

**四肢**：骨骼处于软体状态。5周时手、脚和尾巴处于萌芽状态。7周时，头、身体、手脚开始能分辨，尾巴逐渐缩短。8周末，用肉眼也可分辨出头、身体和手足。

**器官**：眼睛、嘴巴、耳朵开始出现轮廓。鼻部膨起，外耳开始有小皱纹，人脸的模样基本形成。脑、脊髓、心脏、胃肠、肝脏初具规模，内外生殖器的原型基本能辨认，但从外表上还分辨不出性别。

**胎盘**：子宫内膜绒毛大量增加，逐渐形成胎盘。

**脐带**：脐带开始形成，孕妈妈与胎儿的联系进一步得到加强。

### ❸ 孕妈妈本月焦点

进入孕2月，受激素的影响，大部分

的孕妈妈已经知道自己怀孕了,身体有了一种异样的充实感。多数孕妈妈会出现上述所说的头晕、乏力等早孕反应。有些还会出现尿频、乳房增大、乳房胀痛、腰腹部酸胀等不适,有人还会感觉身体发热。

如上所述,这一时期,胎宝宝已进入胚胎器官高度分化和形成的时期。因为胚胎刚刚植入子宫内膜,与妈妈的连接还不是很稳定,一旦受到外界干扰,就有发生流产的可能,所以孕2月胎宝宝重在打实基础。因此,孕妈妈要避免进行激烈的运动和过性生活,更要避开辐射、X线、化学药品等容易导致胎儿流产或畸形的因素。

## ❹ 准爸爸注意要点

妻子怀孕,准爸爸是最操心的,可是准爸爸该怎么做呢?下面为你讲述怀孕2月准爸爸注意事项。

**准爸爸注意事项一**:准爸爸要主动承担一些家务,减轻妻子的体力劳动消耗,保证她有充分的休息和睡眠时间。

**准爸爸注意事项二**:准爸爸要温柔地体贴妻子,安抚她不安的情绪。

**准爸爸注意事项三**:准爸爸要把房间布置得干净温馨,可以添置妻子喜欢的物品和张贴宝宝海报。

**准爸爸注意事项四**:对有妊娠反应的孕妈妈,准爸爸要更加悉心关照,在妻子妊娠反应时多给予协助,为她准备可以接受的食物。

**准爸爸注意事项五**:准爸爸要给妻子添置防辐射衣、电脑防辐射屏等用品,叮嘱妻子远离家中的辐射源,比如微波炉、电脑、电热毯等。

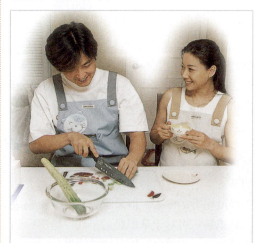

● 孕2月孕妈妈孕吐频繁,准爸爸要更加悉心照顾,为她准备可以接受的食物。

## ❺ 孕2月的管理日历

### 妊娠二月计划

| 时间<br>名称 | 第一周 | 第二周 | 第三周 | 第四周 | 妊娠二月备忘录 |
|---|---|---|---|---|---|
| 体重/kg | | | | | |
| 腹围/cm | | | | | |
| 体温/℃ | | | | | |
| 其他 | | | | | |

# 细节让孕妈妈的生活更舒适

进入孕2月，这时正是胚胎发育最关键的时刻，胚胎对致畸因素特别敏感，容易流产。因此孕妈妈在生活上要慎之再慎，绝不可滥用化学药品，或接触对胎儿有不良影响的事物。

## ❶ 孕吐是胎儿的自卫反应

怀孕后，在激素的影响下，女性体内的胎盘会分泌大量人绒毛膜促性腺激素，这会大大降低消化酶的活性，使孕妈妈出现晨吐等症状，不过，这种症状持续一段时间后会自然消失。

孕吐是人类保护腹中胎儿的一种本能。俗话说，人吃五谷杂粮生百病，即是说，人们日常生活所吃的各种食物，都含有对人体有轻微损害的毒素，但通常不会对健康构成致命威胁。可对于孕妈妈就不同，她腹中弱小的生命不能容忍母体对这些毒素的无动于衷。因为这些毒素一旦进入胚胎，就会影响胎儿的正常生长发育，为了让孕妈妈提高警惕，胎儿就分泌大量激素，增强孕妈妈孕期嗅觉功能和呕吐中枢的敏感性，以便最大限度地将毒素拒之门外，确保自己的生长发育。

因此，早孕反应实际上是胎儿在向妈妈传递自己存在的信息，提醒妈妈要保护好自己。孕早期妊娠反应越严重，呕吐越厉害的孕妈妈，流产的可能性就越小。

## ❷ 戴穴位腕带可缓解孕吐

大约有四分之三的孕妈妈都会在怀孕的某个阶段出现孕吐症状，而孕2月是最容易发生孕吐的阶段。完全避免孕吐症状的出现是很困难的，如果你不能通过饮食调理等方式来控制恶心和呕吐的严重程度，可以尝试一下戴穴位腕带来控制这种反应。

穴位腕带是一种柔软的棉质腕带，它最初是为预防人们晕船而设计的，但也能防止孕吐。孕妈妈佩戴时，应先将腕带在手腕上系紧，腕带上的塑料"扣"正好轻轻地压在手腕内侧的内关穴（即在手掌面，向肩部方向的腕部绕手的横纹两寸处）上，这样会对大脑里的呕吐中枢起到抑制作用。你也可以向医生咨询佩戴新型的电子腕带，这种腕带看起来像手表，是利用微弱的电流刺激相应的穴位，促使内啡肽释放，以达到控制孕妈妈呕吐的目的，相对更安全。

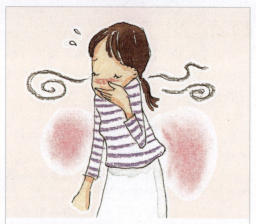

● 孕2月孕妈妈孕吐严重者，可通过穴位腕带促使内啡肽释放，减轻妊娠恶心等症状。

## ❸ 第一胎不宜做人流

许多新婚夫妻不想过早要孩子，但由于缺乏避孕知识，结果怀孕了，就想进行流产。人流是避孕失败后的补救措施，对绝大多数女性的健康不会产生太大的影响，但也可能使一小部分女性出现并发症，如盆腔炎、月经病、宫腔粘连、输卵管堵塞等妇科病，从而影响女性的生育能力。这是因为未生育过的女性宫颈口较紧，颈管较长，容易造成手术时的损伤和粘连，引发人工流产并发症。当然，这些病症经过治疗大多是可以痊愈的，但也有少数人会久治不愈。因此，从科学角度和生育的安全性考虑，婚后第一胎不宜做人工流产。

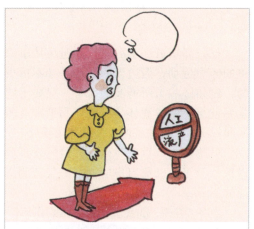

● 未生育过的女性宫颈口较紧，容易造成手术时的损伤和粘连，不宜进行人工流产。

如果已经采取流产手术，就一定要注意个人卫生，保持阴部清洁，经常洗换内裤。半个月内不可洗盆浴。流产后1个月内要严禁性生活，以防感染。而且流产后不可急于再次怀孕，因为流产后子宫内膜需要4～5个月的时间才能完全恢复正常，在此期间若再次怀孕，会对胎儿生长和以后生产不利。

## ❹ 孕妈妈每天睡眠至少要保证9小时

据美国妇产科医学家研究发现，孕期睡眠不足对孕妈妈影响很大。怀孕后每天睡眠不足6个小时，或有严重睡眠障碍（指超过15%在床上的时间都是醒着的）的女性，将来进行剖宫产的概率是一般孕妈妈的4.5倍。而且孕妈妈睡眠不足，还可能引发体内胰岛素过高，增加孕期中罹患妊娠期糖尿病的机会，也容易患上妊娠毒血症等症状，甚至使血压升高造成产程延长，引起难产。

妇产科医生认为，孕妈妈每天睡9个小时才是正常的，因为怀孕后母体和胎儿都有更多的睡眠需求。几乎所有的孕妈妈在孕期各个阶段都会遇到睡眠瓶颈，睡姿不良、睡眠中断、失眠等各式各样的困扰都可能发生。研究人员建议，孕妈妈睡前应放松心情，给自己减压，帮助自己尽快入睡。一旦睡眠出现问题，应及时向妇产科医师咨询。同时，

还应通过改善卧室环境，更换床上用品等措施，消除睡眠困扰，保证安眠。

## ❺ 建立有利于孕期睡眠的生物钟

前文说了，孕妈妈每天至少要保证9小时的睡眠时间方有益母体和胎儿健康。这是因为孕妈妈怀孕后受激素分泌的影响，再加上身上又怀着宝宝，必然增加体力的消耗，因此一定比怀孕前更容易疲劳，所需的睡眠需求必定更高。

为了保证良好的睡眠质量，专家建议孕妈妈首先要养成良好的有规律的睡眠习惯，建立起有利于孕期睡眠的生物钟，即晚上在同一时间睡眠，早晨在同一时间起床。一般来说，孕妈妈最好每天晚上10点前就寝，以睡足8～9个小时。尤其是晚上11点到次日凌晨4点这段时间内，一定要保证最佳的睡眠质量。

除了尽量保持晚上的充足睡眠外，还可以在白天找机会小睡一下。而小睡的时间不用太长，25分钟就足够。也就是说，白天累的时候，让自己适度小憩，也是补充体力的好方法，但须以25分钟为限，超过反而会使孕妈妈感觉更累。

## ❻ 减少或避免吹空调以预防"空调病"

夏日天气炎热，大部分的办公场所和住宅内都会安装空调。空调虽然会给孕妈妈带来凉爽的环境，但也很容易让孕妈妈患上"空调病"。"空调病"的症状常表现为鼻塞、头昏、打喷嚏、耳鸣、乏力、记忆力减退等。因此，孕妈妈应减少或避免长时间待在空调房里，以预防"空调病"。

如果是办公室有空调，孕妈妈可以申请更换工作环境，到没有空调的房间工作，使用风扇降温、通风。

不过，即使是使用风扇降温，孕妈妈也要避免离电扇太近，不能直吹。如果你只能待在空调房中，那就需要与同事协商，每

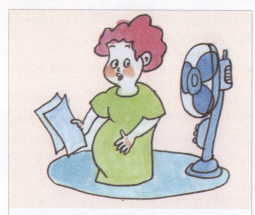

● 为避免空调长时间直吹对孕妈妈与胎宝宝的伤害，孕妈妈宜使用风扇降温、通风。

隔2～3小时就通一次风，每次半小时左右。而且孕妈妈千万不可坐在空调下，因为空调长时间直吹对孕妈妈与胎宝宝的伤害非常大。如果是在家中，孕妈妈更可以随心所欲进行调整，远离"空调病"了。

## ❼ 职场孕妈妈要掌握好主动权

现在很多孕妈妈都是职业女性，怀孕生产也就成为众多孕妈妈的难题。尤其是在就业和复职的问题上，很多孕妈妈都遇到了不公平的待遇。

为了保护好孕妈妈应享有的权利，我们总结了以下经验，希望孕妈妈能合理地处理好怀孕与工作、老板、同事的关系，以保证自己获得最大的利益。

**告知**：怀孕后，你的老板或上司更多考虑的是你的工作任务怎么办。因此，你要适时地把怀孕这个消息告诉他，让他有很长时间来消化和解决工作的分配和调整问题。

**了解**：打算要孩子的女员工应该主动向单位的人事部门了解自己的产假期限，工资是否会有变动，还有相关报销制度和福利等，做到心中有数。

**关系**：和同事形成好的人际关系会使你的孕期更加顺利。这样，那些复印、抱重物之类的事就会有人热情地代劳，你去产检的时候会有人帮你接电话，爱抽烟的同事也会尽量避开你。

## ❽ 孕妈妈做家务须知

我们都知道怀孕后女性要避免从事繁重的体力劳动，但适当的活动是必不可少的，比如做些力所能及的家务，只要不感觉累就行。但毕竟怀孕后身体和平常有所不同，所以在做家务时要注意几个要点：

早孕反应严重的孕妈妈，最好就不要做饭炒菜了，以免厨房的油烟等气味刺激而加重不适。

在冬、春季，洗衣服、洗碗不要用冷水，以免受寒。

不要登高和弯腰取物，不要搬抬重物。

洗衣服、擦地板等会令腹部受压，最好不要做太长时间，因为腹部过度受压，会压迫子宫，有可能损害胎儿或引起早产。

避免久站，做家务一段时间后休息一会儿，不可太劳累。

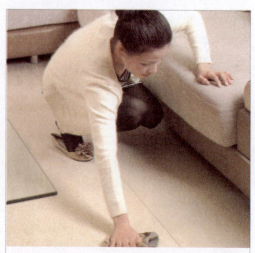

● 因为洗衣服、擦地板等家务活动会令腹部受压，所以孕妈妈应尽量避免做太长时间。

## ❾ 孕后宜选用性质温和的洗发水

怀孕了，孕妈妈身体的各部分都会发生变化，头发也不例外。怀孕后孕妈妈体内的雌激素量增加，会刺激头皮油脂分泌，延长头发的生长期，这样就使油性发质的孕妈妈头发会比平时更油一些；而干性发质的孕妈妈头发也不会像平常那样干涩，

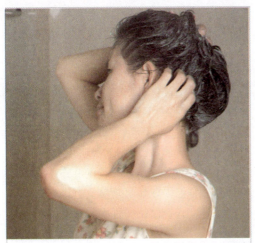

● 孕后孕妈妈的皮肤通常会变得十分敏感，孕妈妈宜挑选性质比较温和的洗发水。

而且也会显得格外浓密亮泽。

因为怀孕后孕妈妈的皮肤通常会变得十分敏感，为了避免刺激头皮影响到胎儿，孕妈妈要挑选适合自己发质且性质比较温和的洗发水。如果发质没有因为激素的改变而发生太大的改变，那么没怀孕前用什么品牌的洗发水孕后最好继续延用，以免突然换用其他品牌头皮可能不适应，造成过敏现象。

此外，作为职场孕妈妈，经常要出席正式场合，即使是怀孕期也需要打造完美的形象。为了胎宝宝的健康，孕期不适合烫染头发，但孕妈妈可以学习一些造型小技巧，让发型和心情一样美。

## ❿ 从妊娠初期开始积极预防妊娠纹

怀孕后，甜蜜的孕期让女性充分体会到将为人母的激动心情，但随着孕程的发展和激素的影响，大部分的孕妈妈都会出现妊娠纹（即受孕期内分泌的改变，皮内弹力减弱、脆性增加，导致乳房、腹部及大腿上部皮肤伸展变薄，弹力纤维断裂，透出皮下血管的颜色而形成妊娠纹）。

虽然孕初期还不会出现妊娠纹这一现象，但孕妈妈也应提前做好预防工作，以免孕后期随着腹部的膨大，使皮肤的弹力纤维与胶原纤维因外力牵拉而受到不同程度的损伤或断裂，出现妊娠纹。

妊娠纹易防难治，越早预防越好。从怀孕初期开始，孕妈妈就应该选择一些适合自身体质的乳液、橄榄油或按摩霜产品，在身体较易出现妊娠纹的部位，如腹部、臀部、大腿内侧等部位勤加按摩，以促进血流的顺畅，增加皮肤和肌肉的弹性，积极预防妊娠纹。

按摩的方法是每日取适量橄榄油或其他润肤产品均匀涂抹于上述部位，轻轻按摩几分钟至吸收。按摩的时间最好选在洗完澡后，这是全身血液循环的最佳时机，而且早晚各按摩一次效果更佳，每次按摩时间在 10 ~ 15 分钟。

此外，即使有部分妊娠纹已经形成，只要勤于按摩也可以使细纹不再增加，妊娠纹范围不再扩大。

## ⓫ 室内不宜摆放花草

许多家庭都会在客厅或者卧室摆放一些花草，因为那样会显得室内温馨、浪漫，而且有的花草还吸收空气内的二氧化碳，释放氧气，起到调节室内空气环境的作用。

可是，尽管室内摆放花草会有如此多的好处，如果家有孕妈妈，还是应该把它们挪出去，使它们远离孕妈妈。因为有些花草，尤其是那些色彩鲜艳、气味芬芳的花草，可能会引起孕妈妈及胎儿的异常反应，让她们感觉不舒服。特别是有过敏体质的孕妈妈，更不宜待在有花草的房间里，以防诱发皮肤过敏、哮喘等过敏性疾病。比如接触了万年青、洋绣球、仙人掌、报春花这些花，或者把汁液弄到皮肤上，就容易引发急性皮肤过敏，出现疼痛、皮肤黏膜水肿等症；而茉莉花、水仙花、木兰花、丁香花，香气浓郁，则会使孕妈妈嗅觉变得不灵敏，导致食欲下降，甚至头晕头痛、恶心呕吐。

所以，孕妈妈的卧室里最好不要摆放花草。

### 12 孕妈妈如何调控情绪

怀孕后，受孕酮和雌激素等调节生殖期雌性激素的影响，孕妈妈的情绪也可能变得多变。

孕期情绪波动最容易发生在孕期的最初12周。如果你怀孕早期心情不好，那么不必担忧，你并不孤单，很多孕妈妈都跟你一样。等你理清了思路，并适应了激素水平的变化后，情绪波动的情况就会逐渐减少了。

孕期母亲的心情可以影响胎儿的健康和性格，严重的情绪变化还会导致胎儿流产。因此，为了宝宝的健康和快乐，孕妈妈也应学会控制和平抚自己的情绪。从怀孕开始，孕妈妈就应多看一些有关怀孕与分娩方面的书，了解身体的变化情况，减轻焦虑与担心，怀孕后自然就能很好地调控情绪。

如果你正处在情绪波动的状态中，则应及时提醒自己采取转移烦恼、宣泄积郁、积极社交等方式，保持一种平和恬静的心态。

## ♥ 准爸爸要当好孕妈妈的营养师

孕2月是胎儿器官形成的关键时期，倘若营养供给不足，很容易发生流产、死胎和胎儿畸形等情况。因此，准爸爸要做好孕妈妈的饮食调养工作，以便很好地在饮食营养上保护胎儿。

### ❶ 孕妈妈宜多食用有机农产品

孕妈妈怀孕后，如果经济允许并且买得到，应该多购买有机农产品。这是因为现代化的农产品大多在种植的过程中会使用化学肥料、杀虫剂，这样的产品大多含化学污染的残留物，对孕妈妈和胎宝宝有一定影响。而有机农产品则多不用这些农药和化学肥料，产品就更为卫生安全，且往往更具有丰富的食物纤维和营养素，也比传统种植的农产品更安全。

此外，在购买猪肉、鸡肉等肉类菜时，也最好能挑选有机饲养的家畜、家禽，这样的产品不仅不太可能含有激素和抗生素等化学物质，更不太会携带如沙门氏菌这样的细菌，可以让孕妈妈吃得更放心。

### ❷ 孕妈妈每天吃一把枣可增强抵抗力

红枣属于补血的药物和食物，对于孕妈妈大有益处。因为红枣含有丰富的维生素C，可增强母体的抵抗力，还可促进孕妈妈对铁质的吸收。红枣中还含有十分丰富的叶酸，而叶酸参与血细胞的生成，可促进胎儿神经系统的发育；此外，红枣中维生素P的含量在百果中名列前茅，患孕期高血压、抵抗力低时吃枣对孕妈妈均有益。因此，专家建议让孕妈妈每天饭后吃上一把枣（5～10颗），这样既能补充营养又不至于损伤到肠胃。

不过，红枣营养价值虽高，但也不能让孕妈妈们吃得太多。这是因为枣皮中富含不易消化的粗纤维，过量食用会损伤孕妈妈的消化功能，造成胀气、便秘等症状。如果本身已有腹胀现象的孕妈妈就更不能多吃了。湿热重、舌苔黄的孕妈妈也不宜多吃，因为红枣味甜，多吃容易生痰生湿，水湿积于体内，由妊娠引起的水肿的情况就会更严重。

### ❸ 缓解孕吐的几款果汁

孕吐发生在怀孕期间，尤其是孕期前三个月时，让妈妈们饱受折磨。下面为你搜集了一些美味又有效的治孕吐的果汁饮料，希望能帮助准妈妈们战胜孕吐。

#### （1）苹果柠檬汁

**材料**：苹果、柠檬。比例：10∶1。

**功效**：柠檬有健脾消食之效，有益于孕妈安胎助孕，故柠檬有"宜母子"之称。苹果甜酸爽口，可增进食欲，促进消化，可以缓解孕吐，补充碱性物质及钾和维生素，同时可以有效地防止孕期水肿。苹果富含纤维素、有机酸，易促进肠胃蠕动，防治便秘。

### （2）火龙果雪梨汁

**材料**：火龙果、雪梨。比例：1∶12。

**功效**：火龙果对咳嗽、气喘有独特疗效，火龙果有促进肠蠕动、消肠、通便三功效，含有丰富的维生素C和膳食纤维；雪梨除烦解渴、清肺润燥，它的营养价值与苹果差不多。据分析，其果肉里的含糖量达到9.3%，含酸量只有0.16%。

### （3）柚子香橙蜜汁

**材料**：柚子、香橙、蜂蜜或冰糖水。比例：1∶20∶1。

**功效**：柚子中含有丰富的新陈皮，能止咳、解痰、抗病菌，还有除肠胃中恶气、治疗孕妈食欲不振的功效；橙子中含有丰富的果胶、蛋白质、钙、磷、铁及维生素$B_1$、维生素C等多种营养成分，尤其是维生素C的含量最高。橙子有生津止渴、而消食开胃的功效，适合孕早期孕妈妈食用，而柚子含有能降糖的类胰岛素，能有效预防孕期高血糖。

### （4）西红柿木瓜蜜汁

**材料**：西红柿、木瓜、蜂蜜或冰糖水。比例：5∶8∶1。

**功效**：西红柿富含维生素C、胡萝卜素、蛋白质、微量元素等，酸甜可口，有美容健身之效。吃西红柿可以使皮肤色素沉着减退或者消失，还可用于治疗蝴蝶斑等皮肤疾患；木瓜能理脾和胃，治疗消化不良、吐泻等疾病。

此款果汁富含大量的维生素A原，在人体内转化为维生素A，可有效地防止孕期钙的流失。同时含有的酶类，可以促进

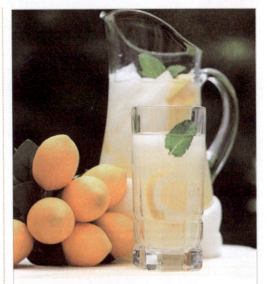

● 孕吐发生在孕期前三个月，果汁富含维生素，能够治孕吐，还能补充营养。

孕妈妊娠期的代谢平衡。

### （5）菠萝芹菜蜜汁

**材料**：菠萝、芹菜、蜂蜜或冰糖水。比例：5∶1∶1。

**功效**：芹菜营养丰富，具有健脾养胃、润肺止咳之效；菠萝香味宜人，味甜鲜美。

此款果汁富含丰盛的维生素及铁、钙、蛋白质和粗纤维，可帮助消化、健脾解渴、消肿去湿。这款果汁中的芹菜含有挥发性芳香油，因而具有特殊的香味，能增进孕妈妈的食欲。

### （6）大杂烩果汁

**材料**：苹果、香梨、香橙、猕猴桃。比例：3∶2∶2∶6。

**功效**：猕猴桃果实鲜美，风味独特，酸甜适口，营养丰富，有滋补强身、清热利水、生津润燥之功效。

此款果汁含有良好的可溶性膳食纤维，它可有效减低胆固醇，保护心脏健康，快速清除并预防体内堆积的有害代谢物。

## ❹ 孕妈妈不宜多吃动物肝脏

过去，人们都提倡孕妈妈的饮食中必

须包含动物肝脏，因肝脏含有丰富的维生素A和微量元素，是孕妈妈食谱中必不可少的食品。但是最新研究发现，孕妈妈过多食用动物肝脏也会导致副作用，如导致孕妈妈体内维生素A达到危及胎儿的水平，甚至有致畸作用。

近年来政府有关部门也不断告诫孕妈妈，要在食谱中减少或去除肝脏和肝制品，以免导致孕妈妈体内维生素A摄入过多，超过孕妈妈的需要量。

因此，孕妈妈最好减少食用动物肝脏，以偶尔吃一次为宜，每次控制在30～50克。

### ❺ 不要强迫孕妈妈吃东西

前文说过，孕吐是孕妈妈保护腹中胎儿的一种本能反应。如果孕妈妈觉得某种食品很难吃，就不应强迫孕妈妈吃这种东西，而应根据孕吐的症状，对孕妈妈的日常饮食做出相应调整，以适应腹中胎儿生长发育的需要。

鉴于孕期的饮食特点，营养学家主张孕妈妈的饮食应以"喜纳适口"为原则，尽量满足其对饮食的嗜好，尽量避免可能会让她觉得恶心的食物或气味。

如果孕妈妈觉得好像吃什么都会觉得恶心，不要着急，可以吃那些能提起你胃口的东西，哪怕这些食物不能让你达到营养均衡也没关系。不管什么东西，多少吃进去一点，总比吃一大顿但全都吐出去了要强很多。

### ❻ 调整饮食缓解孕吐

孕妈妈孕吐吃不下东西时，首先应该在饮食上进行调整，以满足孕妈妈和胎宝宝的营养需求。首先，可让孕妈妈多吃些富含蛋白质的清淡食物，帮助抑制恶心症状。其次，孕妈妈应随时吃点零食，一刻都不要让自己的胃空着，因为空腹是最容易引起恶心的。如，在床头放点饼干等简单的小零食，如果半夜醒来感到恶心，你也可以吃点饼干来缓解一下。除此之外，

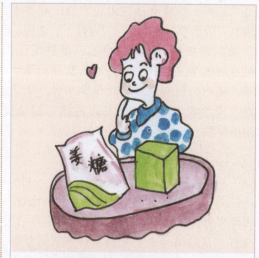

● 姜能够有效缓解孕吐症状，孕吐严重时孕妈妈可喝点姜糖水，或吃点姜糖都有效。

姜能够有效缓解孕吐症状。可把生姜切碎，用热水冲泡，给孕妈妈做一杯姜茶，这样可以让孕妈妈的胃感到舒服一些。另外姜糖也有同样的功效。

此外，还要避免吃含高脂肪的食物，因为它们需要更长的时间才能消化。油腻、辛辣、有酸味和油炸的食物也要少吃，因为这些食物会刺激孕妈妈已经变得脆弱的消化系统，加重孕吐症状。

### ❼ 要让孕妈妈多吃瘦肉少吃肥肉

要让孕妈妈多吃瘦肉少吃肥肉。这是因为现在市场上售卖的肉大多是用饲料等饲养而成的家畜、家禽的肉，而饲料中往往含有一些对孕妈妈和胎儿有害的化学物质，而牲畜、家禽摄取的这些化学物质最容易集中在动物脂肪中。所以在让孕妈妈食用肉类菜时，应该去掉脂肪和皮，以减少其对化学物质的摄入。

而且，肥肉为含高能量和高脂肪的食物，摄入过多往往引起肥胖。怀孕后，孕妈妈由于活动量减少，如果一下摄取过多的热量，很容易造成体重在短时间内陡增。孕妈妈过胖是很容易引起妊娠毒血症的，因此孕妈妈应少吃高热量、低营养的肥肉。

## ⑧ 孕妈妈宜小口喝水补充水分

相对于怀孕前，孕后母体新陈代谢速度加快，水分流失也相应更多，喝水进行"内补"就非常重要。但有些人属于"渴喝"一组，也就是等到口渴才想到去喝水，其实这并不健康。当人体内水分失去平衡，细胞已经脱水，中枢神经才会发出要求补水的信号——也就是"渴"，所以等到口渴才去喝水无异于土地龟裂才去灌溉，是不利于身体健康的。

其次，尽管喝水对预防脱水非常重要，但喝水时不宜大口"牛"饮，喝水时多次小口喝是最养人的。这是因为如果孕妈妈经常一口气猛喝水，把胃胀满，你的胃里就盛不下其他防吐食物了。如果你孕吐得很频繁，可以尝试含有葡萄糖、盐、钾的运动饮料，这能够帮助你补充流失的电解质。

此外，除了充足补水外，还应当注意补充水分的方法。专家建议，果汁等饮料并不能代替水，因其含有较多糖分，过量饮用还会对皮肤不利。此外，早晨喝一杯温水，可以迅速补充一晚上丢失的体液。

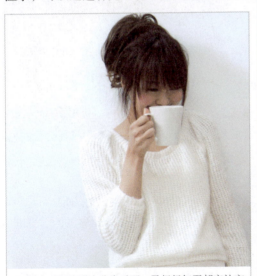

● 喝水对预防脱水非常重要，孕妈妈每天都应补充足够的水分，且喝水时宜多次小口喝。

## ⑨ 孕妈妈宜进食孕妇奶粉

孕妇奶粉是专为孕妈妈设计的配方奶粉，其中含有各种孕妈妈和胎宝宝需要的营养。即使孕妈妈膳食结构比较合理、均衡，但有些营养素只从膳食中摄取，还是不能满足身体的需要，如钙、铁、锌、维生素D、叶酸等。而孕妇奶粉中几乎含有孕妈妈需要的所有营养素。所以孕妈妈应该吃孕妇奶粉，以满足其对各种营养素的需求。

从营养成分来讲，孕妇奶粉优于鲜奶。目前市售的鲜奶大多只是强化了维生素A和维生素D或一些钙质等营养素，而孕妇奶粉几乎强化了孕妈妈所需的各种维生素和矿物质。比如，其中所含的丰富的钙质是牛奶的3.5倍，可以为孕妈妈和胎儿提供充足的钙质，防止发生缺钙性疾病。

准爸爸应按照说明，每天最好让孕妈妈吃两次孕妇奶粉，早晚各一次。但由于每个人的饮食习惯不同，膳食结构也不同，所以对于营养素的摄入量也不完全相同。最好在营养专家或医生的指导下做一些恰当的增减，以免某些营养素过量，甚至引起中毒。

## ⑩ 避免空腹服用孕期维生素

孕妈妈可以试着在吃东西时服用维生素，也可以在晚上入睡前服用，但要尽量避免早晨起床后空腹服用孕期维生素。这是因为空腹吃维生素有的时候对胃肠有刺激，尤其怀孕早期还有早孕反应，所以通常建议睡前吃。

此外，由于维生素的分子小、人体吸收快，如果在空腹时吃，人体中的血液浓度升高很快，维生素便很容易经过肾脏从小便中排出，起不到让孕妈妈和胎宝宝补充营养的功效。所以，选择餐后服用维生素，不仅不会影响其吸收率，还可以避免营养素从体内流失。

## ⑪ 孕2月健康食谱

孕2月，大部分孕妈妈会出现孕吐的现象，吃不下东西，为了让母体与胎儿都能得到均衡的营养，准爸爸可多准备一些酸爽开胃的菜，增强孕妈妈的食欲。

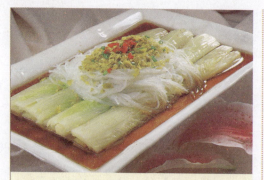

## 粉丝酸菜蒸娃娃菜

**原材料** 娃娃菜400克,粉丝200克,酸菜80克。

**调味料** 红椒20克,葱15克,盐3克,生抽5克,蚝油5克,红油20克。

**做　法** ①娃娃菜洗净,切成四瓣,装盘;粉丝泡发,洗净,置于娃娃菜上;酸菜洗净切末,置于粉丝上;红椒、葱洗净切末,撒在酸菜上。②盐、生抽、蚝油、红油调成味汁,淋在娃娃菜上。③将盘子置于蒸锅中,蒸8分钟即可。

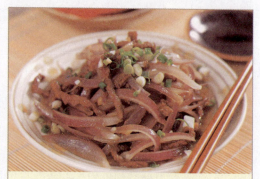

## 洋葱牛肉丝

**原材料** 洋葱150克,牛肉150克。

**调味料** 姜丝3克,蒜片5克,料酒8克,盐、味精各适量。

**做　法** ①牛肉洗净去筋切丝,洋葱洗净切丝。②将牛肉丝用料酒、盐腌渍。③锅上火,加油烧热,放入牛肉丝快火煸炒,再放入蒜片、姜丝,待牛肉炒出香味后加入剩余调料,放入洋葱丝略炒即可。

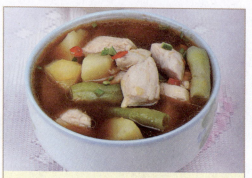

## 土豆芸豆煲鸡块

**原材料** 鸡腿肉250克,土豆75克,绿芸豆50克。

**调味料** 精盐5克,酱油少许。

**做　法** ①将鸡腿肉洗净斩块氽水,土豆去皮洗净切块,绿芸豆择洗净切段备用。②净锅上火倒入水,下入鸡块、土豆、绿芸豆,调入酱油、精盐,煲至成熟即可。

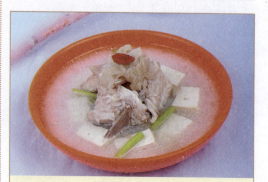

## 酸菜豆腐鱼块煲

**原材料** 草鱼350克,酸菜75克,豆腐50克。

**调味料** 色拉油12克,盐5克,姜片2克,清汤适量。

**做　法** ①将草鱼洗净斩块,酸菜洗净切丝,豆腐稍洗切块备用。②锅上火倒入色拉油,将姜片爆香,下入草鱼块煎炒,倒入清汤,下入酸菜、豆腐,调入盐,煲至熟即可。

## 孕期检查与疾病预防

孕2月是最容易引起流产的时期，孕妈妈要特别注意加强妊娠2个月时的保健，做好孕期检查和疾病预防的工作。

### ❶ 进行妇科检查确认怀孕

虽然妊娠试纸在一定程度上能够帮助你判断是否怀孕，但即使是阳性结果，也应该去医院请医生做一下检查，明确是否怀孕。因为受精卵若是在子宫以外的部位（最常见的是输卵管）着床，就会形成宫外孕。由于管壁较薄，在怀孕后6~8周受精卵长到一定大时，容易穿透比子宫内膜薄得多的输卵管壁，使之发生破裂，造成孕妈妈急性腹腔内大出血。宫外孕不仅发病非常急，而且病情十分严重，如果不及时处理就会马上危及母体生命。

进行这项检查时，如果医生触摸观察到子宫出现增大、变得柔软，宫颈着色发蓝，阴道黏膜充血且着色加深，这就能充分证明你已经成功怀孕，且没有宫外孕等疾病的发生。

### ❷ 进行病毒抗体测定

早期胚胎对外界因素最敏感，胎儿头颅、面部、四肢、内脏于孕早期就会形成，这个时期若受到环境、药物及病毒感染，胎体任何一个部位都可能不发育或向异常方向发育。比如唇的吻合是在受精卵的发育的第36天，在此之前如受到刺激，就有可能发生唇腭裂。其次孕早期，由于胎盘尚未完全形成，其屏障功能发育不够完善，所以侵入母体的病毒容易进入胎体。目前知道有三种病毒即风疹病毒、巨细胞病毒和单纯疱疹病毒肯定对胎儿有致畸作用。如怀疑已被病毒感染，孕妈妈则应到医院去做病毒抗体测定；如发现胎儿畸形，则应及时引产，终止妊娠。

### ❸ 超声波检查

超声波检查常见的有B超检查，与X线不同，到目前为止还没有足够的证据可以证明超声波有致畸作用。但因为人类对超声波对人体的影响还没有长时间的数据的积累，因此，专家建议一般的产前超声波检查应该采用最小化原则，不要因为某些非医学诊断需要的原因进行多次的超声

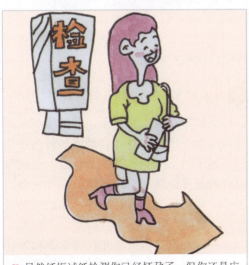

● 虽然妊娠试纸检测你已经怀孕了，但你还是应该去医院做一下检查，确定是否怀孕。

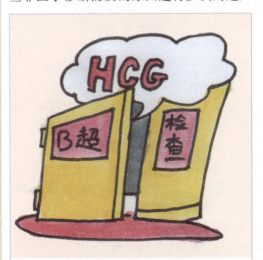

● 进行B超检查，可以发现子宫腔里显示出胎囊影像，确定怀孕，并排除宫外孕等疾病。

波检查。

但这并不意味着做B超检查越少越好，除了两次必要的检查外，还要根据孕妈妈的身体情况，根据医生的医嘱进行必要的检查。例如，当孕妈妈出现流产症状时，医生很可能需要通过B超确认胎儿的情况，这时切不可一味地担心B超会对胎儿造成影响，而坚持不做。曾有一位孕妈妈在怀孕过程中发生阴道流血现象，医生希望通过超声波检查确定宝宝是否存活，但孕妈妈不肯，而是继续保胎，结果发生了胎死腹中的悲剧。

经过对自然流产的检查统计分析发现，2～3月妊娠期的女性容易出现胚胎停止发育继而导致自然流产甚至出现部分性葡萄胎的现象。因此，孕2月是有必要进行超声波检查的，明确受精卵是否在子宫腔里着床。孕妈妈不要因为比别人多做了一次或多次超声波检查就非常担心，其实此时的心理紧张和情绪不佳对胎儿造成的影响要远远大于超声波本身对于胎儿影响。

这时进行超声波检查，可以发现子宫腔里显示出胎囊影像，最早在妊娠5周时就可见到妊娠环。如果其中见到有节律的胎心搏动和胎动，可以确定是早期妊娠。

## ❹ 什么时候需要安胎

孕妈妈在怀孕早期如果发现有阴道少量出血，时有时无，血色鲜红或者淡红，伴有轻微的下腹痛、腰酸下坠感等现象时须警惕先兆流产。引起先兆流产的原因很多，如孕妈妈情绪过于紧张或者激动，或孕妈妈患有慢性消耗性疾病或者急性传染病，或孕妈妈曾过分暴露在放射线下，接触过化学毒物等外界不良因素均会损害胚胎，致使胚胎发育异常。

其中，胚胎发育异常是早期流产的常见原因。据统计，在妊娠12周内的自然流产中，50%～70%是胚胎发育异常造成的。这种流产所"流出"的病态胚胎很难成活，

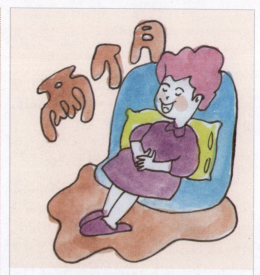

● 在确认没有任何孕期疾病，B超检查胎儿发育情况良好的情况下，方可考虑安胎治疗。

即使少数能够发育成为成熟胎儿至正常分娩，也将是畸形儿、低能儿或者有其他遗传病的病宝宝。此时的流产，固然对孕妈妈身体有损害，但在某种意义上是去劣存优的优生规则在起作用，不可一味要求保胎安胎。

因此，只有在确认没有明显的诱因，仅仅是由于孕妈妈过度疲劳、体力劳动过重、腹部受外伤或做手术等引起的先兆流产，在适当卧床休息后，经专科医生检查子宫大小和停经月份一致，超声波检查胎儿发育情况良好，胎心搏动正常，方可考虑综合性地安胎治疗。

## ❺ 有关"胎停育"的知识

受精卵就像一颗种子，要经历一系列复杂而奇妙的过程，才会最终成长为一个健康的宝贝。如果在最初的阶段，受精卵没有发好芽，那么它很可能就会停止继续生长，我们把这种发生在孕早期的胚胎发育异常现象称为"胎停育"。

妊娠8周以前的胎儿在医学上称为胚胎。胚胎停止发育是指妊娠早期胚胎因某种原因停止发育，是自然流产的一种形式。

B超检查表现为妊娠囊内胎芽或胎儿形态不整，无胎心搏动，或表现为空囊。

胚胎停止发育的症状往往是不明显的，有些孕妈妈完全无症状，仅仅是在做B超时才会发现胚胎异常的表现。有部分孕妈妈可能早孕反应会消失，有流产的征象如阴道流血、腹痛等。很多初为人母的孕妈妈没有这方面的经验，就容易忽略掉。有的孕妈妈在怀孕6个月后，发现腹部没有明显变化，早孕的特征消失才急急忙忙来到医院检查，耽误了时间也为救治带来了很大风险。

B超检查是诊断胚胎停止发育的主要方法，因为它能明确告诉你胚胎是否存活，有利于临床及时发现胚胎停止发育现象，以便采取相应的治疗措施。孕妈妈抽血检查HCG（人绒毛膜促性腺激素）水平也可以评估胚胎发育情况，如果在抽血检查时发现与妊娠有关的激素低，或者不逐渐增高，就可能是胚胎停止发育的征兆。

## ❻ 怀孕初期低血压怎么办

多数准妈妈在怀孕6周后会出现一些怀孕初期症状，由于每个孕妈妈的身体状况不同，所以出现的怀孕初期症状和程度都不相同。很多年轻女性，身体比较瘦弱，体质比较差，血压徘徊在低血压的临界值，怀孕后，由于早期的怀孕初期症状和身体的不适，会造成低血压进一步加重。

妊娠期发生低血压主要有两个原因，一则是由于子宫增大压迫大的血管，如主动脉和腔静脉而造成。这可以通过不平卧睡觉来减轻或避免。第二个原因叫作体位性低血压。当你从坐位、跪位或蹲位快速站起时，重力使血液离开你的脑部，这就导致了血压的下降。由坐位起来时慢些起身可以避免体位性低血压。

一般低血压，即由早期的怀孕初期症状引起的，孕妈妈没有症状则对胎儿影响不大，可通过饮食和生活习惯调整来改善

这一疾病。如增加饮食营养，多食温补脾肾的食物；适当多吃食盐，也可提升血压，改善头晕、困倦无力等症状；多饮水，较多的水分进入血液后可增加血容量，从而可改善低血压状况。同时要少吃冬瓜、西瓜、芹菜、山楂、苦瓜、绿豆、大蒜、海带、洋葱、葵花子等具降压效应的食品。

但如果孕妈妈因为血压低出现休克则可造成胎儿缺血缺氧的宫内窘迫综合征，这种情况下就应积极查找病因，抢救胎儿。

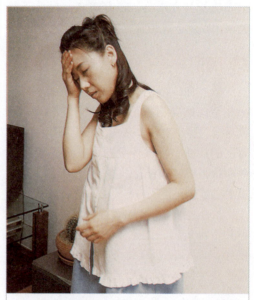

● 一般低血压是由早期的怀孕初期症状引起的，可通过饮食和生活习惯调整来改善。

## ❼ 小便频繁怎么办

从怀孕第二个月开始，一部分孕妈妈可能会出现尿频尿急的现象，这是由于子宫逐渐增大，挤压到膀胱，使得膀胱的容量变小所造成的。出现这一症状时，孕妈妈不要过于担心，也不须特别治疗。因为孕12周后，子宫逐渐胀大上升至腹腔，对膀胱的压迫减少，尿频的症状自然就会消失。

不过，虽然说孕妈妈早期出现尿频现象很正常，但也不能因此忽略了一些病理征兆。怀孕后，由于输尿管和膀胱的移位，使尿液积聚在尿路里，让细菌易于繁殖，

容易发生尿路感染。如果孕妈妈小便时出现疼痛感，或尿急得难以忍受时，可以查一下尿常规，看看是不是患了泌尿系统感染等疾病，千万不要随便吃药。

妊娠4~12周是胎儿致畸的敏感时期，应该在医生的指导下慎重用药，但又不是绝对禁用。检查确认发生了炎症时，可以先通过大量饮水，多次排尿，冲洗膀胱和尿道，减少细菌在泌尿系统的滞留，再适当配合消炎药，可以尽快减轻症状。平时也要适量补充水分，若有尿意，尽量不要憋尿，以免造成膀胱感染，而加重尿频。

## ❽ 别把早孕反应错当"感冒"

孕2月，由于怀孕带来的激素变化，一些孕妈妈会出现怕冷、疲乏、嗜睡、食欲不振、恶心呕吐、头晕、低热等疑似"感冒"的症状。首次怀孕的人往往会错把这些症状当成"感冒"，但一检查，大部分都属于早孕的正常反应。

虽然早孕症状与感冒症状有相似处，但并不难辨别。首先，怀孕后第一症状是停经，而感冒通常都不会影响月经的来潮。其次，早孕症状与感冒还可以通过测定体温来区别。怀孕后身体温度会有所升高，一般基础体温保持在36.1~36.4℃，排卵期体温会升高0.5℃。只有当体温达到37.5℃以上时，才说明可能是感冒引起发热了。而感冒除了发热症状外，还会出现流鼻涕、关节疼痛等病毒感染的症状。而早孕一般不会出现这样的症状。

孕早期低热、倦怠、嗜睡是正常反应，如果已经误吃感冒药孕妈妈也不要过于担心，不要想着放弃宝宝。因为和感冒药相比，感冒病毒本身对宝宝的影响更大，误吃感冒药反而无须太担心。

## ❾ 春季首要预防呼吸道疾病

孕初期，孕妈妈和胎儿最易受到病毒的不良影响。而春季是各种病菌容易传播的时机，最易引发呼吸道疾病，孕妈妈应注意适当防护。

首先，孕妈妈要注意室内的通风状况。室内空气不流通时，其污染程度比室外严重数十倍，极易引发呼吸道疾病。还要及时打扫房间卫生，清理卫生死角，不给病菌以滋生之地。此外，孕妈妈最好每周更换一次卧具。

其次，要加强锻炼。女性在怀孕前要加强体能锻炼，孕后也应坚持进行适当的锻炼，保持乐观的情绪，避免过度劳累，提高自身抗病能力。

再次，要加强自我保护意识。如果孕妈妈计划在冬末春初怀孕，建议提前注射流感疫苗，注射疫苗2~3个月后再受孕。

此外，养成良好的卫生习惯，也是预防春季传染病的关键。呼吸道传染病患者的鼻涕、痰液等呼吸道分泌物中含有大量的病原体，可以通过手接触分泌物传染给健康人。因此，要多注意手的卫生。一定要养成饭前便后、打喷嚏、咳嗽以及外出归来后按规定程序洗手的好习惯，在外不能即时洗手时，可以用消毒湿纸巾进行双手消毒。

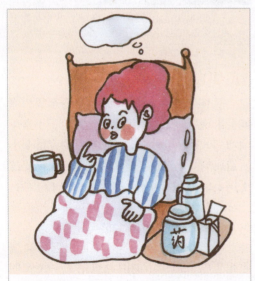

● 孕早期低热、倦怠、嗜睡是正常反应，孕妈妈不要过于担心，无须急于服药治疗。

# 孕2月优生胎教要点

孕2月是胚胎腭部发育的关键时期，导致胚胎发育异常和新生儿腭裂或唇裂的原因之一就是孕妈妈长期情绪过度不安或焦虑。因此，孕2月胎教的要点在于让孕妈妈保持豁达和轻松的心情，以保证胎宝宝健康快乐地发育。

## ❶ 阅读优秀作品将美的体验传给胎宝宝

我们生活的这个世界到处充满了各种各样的美，人们通过各种功能器官来享受着这一切。美，能陶冶性格，净化环境，开阔眼界，具有奇妙的魅力。怀孕初期，胎儿初步的意识萌动已经建立。根据胎儿意识的存在，通过母亲对美的感受而将美的意识传递给胎儿，也是一种有效的胎教方法。

生活中，孕妈妈可以通过看、听、体会生活中一切的美，将自己对美的感受通过神经传导输送给胎儿。如，孕妈妈要多阅读一些优秀的作品和欣赏优美的图画。孕妈妈可选择那些立意高、风格雅、个性鲜明的作品阅读，尤其可以多选择一些中外名著阅读。孕妈妈在阅读这些文学作品时一定要边看、边想、边体会，强化自己对美的感受，这样胎儿才能受益。有条件的话，孕妈妈还可以看一些著名的美术作品，比如中国的山水画、西方的油画，在欣赏美术作品时，调动自己的理解力和鉴赏力，把生活中美的体验传导给胎儿。

## ❷ 准爸爸"情绪胎教"可让胎儿更健康

专家指出，从某种意义上说，能否诞生聪明健康的小宝宝在很大程度上取决于父亲。特别是在情绪胎教中，准爸爸所起的作用非常大。而情绪胎教，是通过对孕妈妈的情绪进行调节，使之忘掉烦恼和忧虑，创造清新的氛围及和谐的心境，再通过妈妈的神经传递作用，促使胎儿的大脑得到良好的发育的一种胎教形式。

如果孕妈妈在妊娠期情绪低落，显得高度不安，孩子出生后会出现智力低下、性情乖戾、容易激动等状况。因此，在胎教过程中，丈夫应倍加关爱妻子，让妻子多体会家庭的温暖，避免妻子产生愤怒、恐惧、忧伤、焦虑等不良情绪，使其保持心情愉快，精力充沛。此外，丈夫应积极支持妻子为胎教而做的种种努力，主动参与胎教过程，陪同妻子一起和胎儿"玩耍"，给胎儿讲故事，描述每天的工作和收获，让胎儿熟悉父亲低沉而有力的声音，从而产生信赖感。

## ❸ 借助大自然进行胎教

在我们生存的这片土地上，不管是神奇辽阔的草原，还是挺拔峻峭的高山、幽静神秘的峡谷、惊涛拍岸的河海，无不开阔着我们的胸襟，启迪着我们的思考，给我们带来美的享受和精神的升华。孕妈妈通过欣赏美丽的景色从而产生出美好的情怀，将提炼过的感受再传递给胎儿，就使得胎儿也能受到大自然的陶冶。

同时，母亲经常走进环境优美、空气质量较好的大自然中呼吸新鲜空气，也有

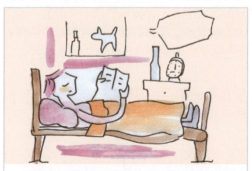

● 生活中，孕妈妈可以通过看、听、体会生活中一切的美，将自己对美的感受通过神经传导输送给胎儿。

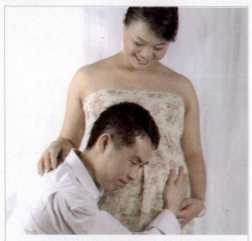

● 准爸爸应主动参与胎教过程，多多关心孕妈妈，为胎儿成长培养快乐的氛围。

利于胎儿的大脑发育。曾有人在动物身上做过这样的实验，把怀孕的老鼠和兔子分别放在空气不畅的箱子里，结果，这两种受试动物所生的幼崽出现无脑畸形的比例非常高，这说明大脑发育需要充足的氧气，而大自然则是最好的供氧场所。

此外，大自然的色彩和风貌对促进胎儿大脑细胞和神经的发育也是十分重要的。孕妈妈可在工作之余，欣赏一些具有美的感召力的绘画、书法、雕塑以及戏剧、舞蹈、影视文艺等作品，接受美的艺术熏陶，并尽可能地多到风景优美的公园及郊外领略大自然的美，把内心的感受描述给腹内的胎儿，如：深蓝色的白云、翩翩起舞的蝴蝶、歌声悦耳的小鸟，以及沁人肺腑的花香等等。宝宝都可以通过与妈妈的"心灵感应"体会这种美的感受。

这种教育使胎儿事先拥有了朦胧美的意识，孩子出生后一般也较其他婴儿聪慧、活泼，孩子与母亲的关系也会因此而倍感亲密。因此怀孕期间通过大自然的影响对胎宝宝施加美的教育是一件非常有益的事情。

### ❹ 美容、穿衣也是胎教

胎教是贯穿于整个孕期始终的行为，所以，孕妈妈生活本身也就是一种胎教。比如，美容、穿衣也是胎教。美丽是每一位女性所追求的，娇好的容颜会给你带来许多欢乐。在怀孕期间，孕妈妈要将自己打扮得很漂亮，而且事实上，怀孕了，就更应精心打扮。这一方面是自娱的一种方式，对自己容颜、服装的关心会使你忘掉妊娠中不快的反应。另一方面，化妆会使你显得气色很好，自己看了，心里会舒服，别人看了，对你称许几句，你也一定会很高兴的。可见，化妆会使你保持自信，显得乐观、心情舒畅，这些良好的情绪自然会对胎儿的生长发育产生正面的影响，这也是孕妈妈在向胎儿传递美的信息。因此，美容、打扮无论对自己还是对胎儿都是很有意义的。只是在化妆的时候一定要注意，不要浓妆艳抹，那样对孕妈妈和胎儿都是不利的。

另外，在美与不美这个问题上，孕妈妈本人的气质很关键。首先孕妈妈要有良好的道德修养和高雅的情趣，见识广博，举止文雅，具有内在的美。其次是颜色明快、合适得体的孕妈妈装束，一头干净利索的头发，再加上面部恰到好处的淡妆，便会使孕妈妈显得精神焕发。仪容美的关键在于整洁，孕妈妈只要注意卫生，保持规整清洁，形象一定会大为改观的。况且，怀孕虽然使以前的体态美消失了，但你同时展现的又是另一种美。

## 孕妈妈的阳光"孕"动

孕2月是流产最易发生的时期，无论是在进行简单的家务活动，还是进行孕妈妈瑜伽等练习，孕妈妈都宜小心缓慢地进行。

### ❶ 调整运动方式

为了让腹中胎儿安全成长，不少孕妈妈会整个孕期不上班，或经常请假休息，家务活也不干，其实这种做法是不科学的，对孕妈妈和胎儿均无益处。而孕吐的出现，就是提示孕妈妈要对不合理的运动方式进行调整。

在妊娠早期，孕妈妈可参加一些消耗能量低的活动，如室外散步、慢跑、跳交谊舞、听音乐、做孕妈妈保健操等等，这些运动均有减轻早孕反应的作用。

妊娠期间孕妈妈在参加运动时，还应注意选择好运动的地点和时间。如条件许可，尽可能到花草茂盛、绿树成荫的地方，因为空气清新、氧含量高、尘土和噪声少的环境对母子的身心健康大有裨益。

一般情况下，下午4~7点之间空气污染相对严重，孕妈妈要注意避开这段时间锻炼和外出。

## ❷ 孕早期做一般工作和做家务的必要性

整日卧床休息，由于活动量减少，使孕妈妈的胃肠蠕动减弱，消化功能降低，从而出现食欲减退，营养不良或便秘等现象。此外，孕妈妈因整日无事可做，会特别关注自身，因此无形中会感觉到多处不适，会加重妊娠反应，并易出现精神不振、乏力、头痛、情绪急躁等不良现象。此外，通过临床观察得知，妊娠期活动较少的产妇因分娩无力易出现难产。

总之，即使在孕早期孕妈妈也不宜长期卧床休息。身体健康的孕妈妈可尝试一些轻缓的健身活动，身体状态不是特别好的孕妈妈也应坚持一般日常工作及家务劳动。不过，孕早期所有的孕妈妈都不宜进行负荷过大的劳动或剧烈运动，工作或劳动后以不感到过度疲劳、紧张为宜。晚期妊娠时可适当减少工作量，接近分娩时可提前两周休息。但如身体素质较好，无妊娠期并发症者，也可坚持工作到临近分娩，这样对胎儿发育和分娩均更为有利。

当然，孕妈妈在生理上有其特殊性，因此在进行家务活动时，一点要注意保持身体平衡，动作不要过猛，避免摔跤。活动中应量力而行，搬重物等活动就应交给准爸爸来做，以免过度疲劳。如果在进行家务中，突然发生腹痛等异常症状，应迅速就诊。

## ❸ 孕妇瑜伽

### （1）肩颈运动

①挺直腰背，双腿自然散盘，双手放到膝盖上，掌心向上，示指和拇指相触。

②吸气，抬起右手，与身体成45°角；呼气，头向左偏，左耳靠近左肩；再吸气，头回正中。重复此式3~5次后，呼气，放下手臂，头回正中，稍作休息。

③吸气，抬起左手，与身体成45°角；呼气，头向右偏，右耳靠近右肩；吸气，头回正中。重复此式3~5次后，呼气，放下手臂，头回正中，稍作休息。

**功效**：此练习可消除颈部和肩膀上部的紧张感，减轻颈部疾病。

**安全提示**：孕妇进行此练习时，应注意安全，双肩不必向上抬起，以保持呼吸顺畅。

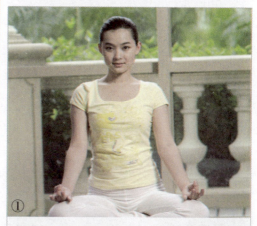

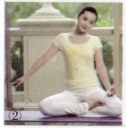
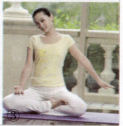

### （2）手部伸展

①挺直腰背，双腿自然散盘，双手放到

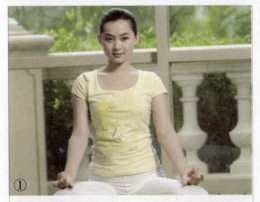

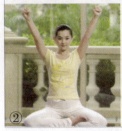 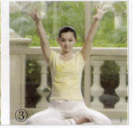

膝盖上，掌心向上，示指和拇指相触。

②双手握拳，高举过头顶，手肘伸直，吸气，拳头用力握紧。

③呼气，手指用力撑开。重复此练习3～5次，然后呼气，恢复到起始姿势，稍作休息。

**功效**：此练习可灵活肩部、扩张胸部，使手臂的肌肉紧实，使身体强健，为分娩做好准备。

### （3）脚踝活动

①双腿伸直坐于垫子上，双手支撑于臀部后侧，上半身向后倾斜。吸气，双脚脚尖勾起，同时膝盖用力向下压。

②呼气，右脚脚尖用力向下压，吸气，右脚脚尖向内勾回；呼气，左脚脚尖用力向下压，吸气，左脚脚尖向内勾回。重复此练习3～5次后，稍作休息。

**功效**：在怀孕期间，孕妇会出现双脚肿胀的现象。此练习可以伸展腿部肌肉，放松脚踝、膝盖和髋部，对缓解脚踝肿胀效果较好。

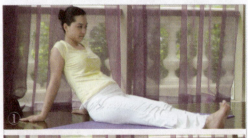

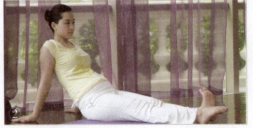

### （4）鳄鱼式

①仰卧在垫子上。

②弯曲双腿，双脚踩在垫子上，双手掌心向下放在身体两侧。

③吸气，伸直左腿向上抬起，保持2～3次呼吸。呼气，放下左腿；吸气，换另一侧做以上动作。呼气，恢复到起始姿势，稍作休息。

**功效**：此式可以锻炼股四头肌，滋养盆腔，有效地按摩内脏器官、腺体和腹部肌肉，还可以帮助打开腹腔，改善不良姿势和长期肌肉紧张所引起的呼吸困难的症状。

**安全提示**：孕妇在做此练习时，可在腰部下方放一软垫或枕头。

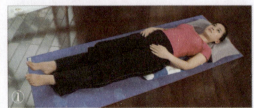

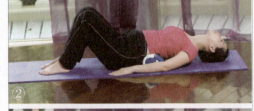

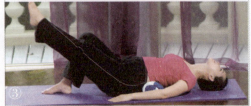

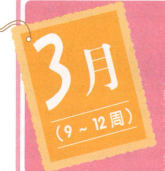

# 孕3月，开启健康第一步

3月（9~12周）

◎孕3月，大部分孕妈妈已经停止孕吐，可是刚刚形成的胚胎对于外界的很多因素和刺激异常还很敏感，连接胎儿和母体的胎盘也还不稳定，因此孕妈妈不要因为已经适应目前的身体状况，而忽视了自己身体的变化和生活中的一些小细节，以免不小心引发流产。

## 收集妈妈和宝宝的第一手情报

孕3月是孕早期的最后一个月，本月孕妈妈和胎宝宝变化巨大，下面我们一起来了解一下。

### ❶ 孕妈妈的身体变化

**子宫约有妈妈的拳头大**

**体重**：孕妈妈开始食欲增加，下降的体重逐渐回升。

**子宫**：下腹部还未明显隆起，子宫在3个孕月末时，已如母体拳头大小。

**乳房**：乳房胀痛，开始进一步长大，乳晕和乳头色素沉着更明显，颜色变黑。

**妊娠反应**：孕3月的前2周，是妊娠反应最重的阶段，之后随着孕周的增加反而开始减轻，不久将自然消失。

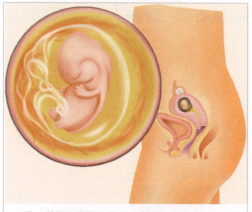

● 孕3月是孕早期的最后一个月，本月孕妈妈和胎宝宝变化巨大，孕妈妈要多多注意身体。

### ❷ 胎宝宝的发育状况

孕早期在本月就要结束了，3个月来胎儿发生了巨大的变化。仅仅八十多天的时间，胎儿就初具人形了。

**胎长**：3~10厘米。

**胎重**：4~40克。

**四肢**：整个身体中头显得格外大；尾巴完全消失；眼睛及手指、脚趾清晰可辨。四肢在羊水中已能自由活动，左右腿还可交替做屈伸动作，双手能伸向脸部。

**器官**：面颊、下颌、眼睑及耳郭已发育成形，颜面更像人脸。肋骨、皮下血管、心脏、肝脏、胃肠更加发达；自身形成了血液循环，已有输尿管，胎宝宝可排出一点点尿；骨骼和关节尚在发育中。外生殖器分化完毕，可辨认出胎宝宝的性别。

**胎动**：这时胎宝宝活动并不强烈，孕妈妈暂时还不能感觉到胎动。

### ❸ 孕妈妈本月焦点

孕3月，胚胎发育形成"胎儿"，这是一个临界点，是胎儿容易致畸的时候，是整个怀孕期的一个关键时期。这个月宝宝开始长牙根，妈妈们要多吃含钙食物。如果胃口不好，要多吃鸡蛋、豆制品、鱼等含蛋白质丰富的食物和新鲜蔬果，继续补充叶酸。在体内大量雌激素的影响下，从本月起，口腔

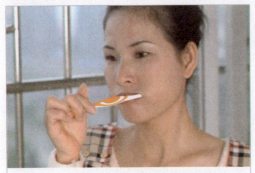

● 孕3月口腔可能出现牙龈出血等问题，孕妈妈们要坚持早晚认真刷牙，以防口腔细菌繁殖。

内会出现一些变化，如牙龈出血、肿大等，孕妈妈们要坚持早晚认真刷牙、饭后漱口，以防口腔细菌繁殖。12周左右是首次产前检查的时间，一定要做排畸筛查。此阶段是胚胎腭部发育的关键时期，如果孕妈妈情绪波动过大会影响胚胎，导致腭裂或唇裂。

## ❹ 准爸爸注意要点

孕育，虽然主要是由孕妈妈来完成的，但这不仅仅是孕妈妈个人的事，丈夫也应该积极参加，主动配合，才能做到优生优育。那么，丈夫应该如何配合妻子做好分内的事呢？丈夫除了要对妻子从心理上体贴、精神上抚慰、生活上关心、工作上支持和学习上帮助之外，还应该做好以下配合工作。

**准爸爸注意事项一**：丈夫在思想上明确地树立爱妻子、爱胎儿的观点。做到全心全意，不辞辛苦，任劳任怨，全力保护，努力为妻子和胎儿服务。

**准爸爸注意事项二**：丈夫应该经常主动地为怀孕的妻子提供富有营养并适合妻子口味的食物。以保证妻子摄入足量的蛋白质、碳水化合物、维生素、适量的不饱和脂肪酸、碘和锌等等。

**准爸爸注意事项三**：在妻子怀孕期间，丈夫应戒烟忌酒，防止烟酒的气味对胎儿的影响。否则，会导致胎儿缺氧和中毒，甚至会造成胎儿畸形。同时搞好家庭清洁卫生，消除家里的一切污染，保持室内空气清新，防止妻子感染疾病，防止妻子乱服药。

**准爸爸注意事项四**：在妻子怀孕之后，丈夫要时刻注意控制自己的情绪，保持情绪稳定，即使遇到任何不愉快的事情，都不要发脾气，不让妻子受精神刺激。

**准爸爸注意事项五**：孕3月一部分孕妈妈会出现尿频现象，你可以在卧室通往厕所的路径当中留一盏小小的灯，好让她能看得清楚。

## ❺ 孕3月的管理日历

### 妊娠三月计划

| 时间<br>名称 | 第一周 | 第二周 | 第三周 | 第四周 | 妊娠三月备忘录 |
|---|---|---|---|---|---|
| 体重/kg | | | | | |
| 腹围/cm | | | | | |
| 体温/℃ | | | | | |
| 其他 | | | | | |

## 细节让孕妈妈的生活更舒适

孕3月是一个非常特殊的时期。因为，刚刚形成的胚胎对于外界的很多因素和刺激异常敏感，所以，孕妈妈一定要在生活中遵守"纪律"，倍加呵护自己。

### ❶ 孕妈妈如何控制体重

不少妈妈怀孕后，随着肚子越来越大，身体其余部位似乎也跟着发胖了。这让一些妈妈纠结不已，毕竟在这个以瘦为美的审美观风行的年代，产后恢复苗条的身材也是爱美孕妈妈梦寐以求的，但是体重增长太多无疑会增加恢复的难度。

胖了固然不好，但是瘦了也有风险。如果孕妈妈怀孕以后，发现整个孕期下来反而变瘦了，或者是体重增长得很少，这就让人不免担心起她肚里的宝宝来：胎儿的营养能跟上吗？要知道，孕妈妈如果缺乏某些重要的营养物质，宝宝就有可能出现非常严重的出生缺陷。

要想知道你的体重是否正常，你可以计算出你的体重指数。体重指数（BMI）反映的是你身高和体重之间的关系。根据孕妈妈们孕前体重指数即BMI=体重（千克）÷身高的平方（厘米$^2$）来计算孕期体重的增加量。BMI<19.8 的孕妈妈们，孕期总增重量应为 12.5～18.0 千克。怀孕期间体重过重者最好减少饭、面等淀粉类和甜食的摄取量。

### ❷ 职业孕妈妈要学会减压

怀孕后，因为对住房、收入、照料婴儿等问题的担心，很多孕妈妈心理上会出现高度紧张的情况。这些不良心态致使孕妈情绪不稳定，依赖性强，甚至会表现出神经质，对孕母、对胎儿都十分不利。而且怀孕时如果压力过大，孕妈妈体内会大量释放出一种激素，导致自发性流产。

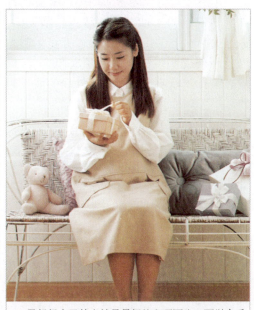

● 孕妈妈自己其实就是最好的心理医生，要学会采取积极的心理暗示，让自己保持良好的状态。

出现这种问题时，孕妈妈自己其实就是最好的心理医生，只要采取积极的心理暗示，很多心理问题就能迎刃而解。同时，孕妈妈还可以通过对生活的调整来缓解压力。如，安排自己的日程，让自己有时间去做放松的事情。锻炼、沉思、按摩疗法、深呼吸锻炼甚至看书等都可以让自己放松。另外，要控制自己的工作时间，孕妈妈每日工作时间不应超过 8 小时，并应避免上夜班。工作中感到疲劳时，在条件允许的情况下，可稍稍休息 10 分钟左右，也可到室外、阳台或楼顶呼吸新鲜空气。长时间保持一种工作姿势的孕妈妈，中间可不时变动一下姿势，如伸伸胳膊、动动脚，以解除疲劳。

### ❸ 孕妈妈要多晒太阳

晒太阳对孕妈妈很重要，因为人体内的维生素 D 是皮肤内 7-脱氢胆固醇在紫外线照射下生成的。孕妈妈如缺乏维生素 D，不仅会给孕妈妈带来严重的健康问题，而且会影响胎儿的正常发育。

一般来说，孕妈妈每天要在室外晒太阳半小时左右，皮肤生成的维生素D即可满足孕妈妈的生理需要。孕妈妈晒太阳，最好选择在上午或午后，要避开正午阳光以免晒伤皮肤。在阳台上晒太阳也可以，但必须打开玻璃窗，因为紫外线的波长为296～310nm，不能穿透普通玻璃。

### ❹ 临睡前应注意的问题

对于孕妈妈而言，良好的睡眠质量非常重要，除了要建立有利于孕期睡眠的生物钟，孕妈妈还要注意生活中的小细节，养成有利于孕期睡眠的生活习惯。

比如，尿频严重时影响睡眠质量，所以临睡前不要喝过多的水或汤。咖啡因和酒精都会干扰睡眠，要避免食用。不要进食含高糖（包括蜂蜜、果汁）、香精、色素等的饮料，避免高盐食物。牛奶营养丰富，还有利于安眠，但注意一定要提前两小时喝。睡前吃适量的点心，能防止隔日醒来头痛。适量的运动可以缓解一些失眠症状，但切记至少要在睡觉前3小时结束运动。

### ❺ 孕妈妈不要开灯睡觉，以防光源污染

电灯光对人体会产生一种光压，长时间照射可引起神经功能失调，使人烦躁不安。此外，日光灯缺少红光波，且以每秒钟50次的速度抖动，当室内门窗紧闭时，可与污浊的空气产生含有臭氧的光烟雾，对居室内的空气形成污染；白炽灯光中只有自然光线中的红、黄、橙三色，缺少阳光中的紫外线，不符合人体的生理需要；荧光灯发出的光线带有看不见的紫外线，短距离强烈的光波能引起人体细胞发生遗传变异，可诱发畸胎或皮肤病。

据环境质量与出生缺陷关系流行病学研究结果表明，室内光污染，与早孕的胚胎致畸有显著的相关性。因此，孕妈妈一定不要开灯睡觉。在睡觉前关灯的同时，还应将窗户打开10～15分钟，使有害物质自然逸出窗外。白天在各种灯光下工作的孕妈妈，要注意去室外晒太阳。

### ❻ 孕期忌用香皂洗乳房

现代医学认为，乳房上有皮脂腺及大汗腺，乳房皮肤表面的油脂就是乳晕下的皮脂腺分泌的。女性在怀孕期间，皮脂腺的分泌增加，乳晕上的汗腺也随之肥大，使乳头变得柔软，而汗腺与皮脂腺分泌物的增加也使皮肤表面酸化，导致角质层被软化。此时，如果总是用香皂类的清洁物品，从乳头及乳晕上洗去这些分泌物，对妇女的乳房保健是不利的。

有关专家指出，经常使用香皂类的清洁物品，会通过机械与化学作用洗去皮肤表面的角化层细胞，促使细胞分裂增生。如果经常不断去除这些角化层细胞，就会损坏皮肤表面的保护层，使表皮层肿胀，这种肿胀就是由于乳房局部过分干燥、黏

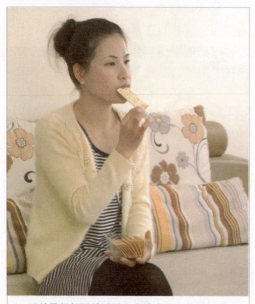

● 睡前孕妈妈可以适量吃少许点心，能缓解孕吐，还能预防隔日醒来头痛。

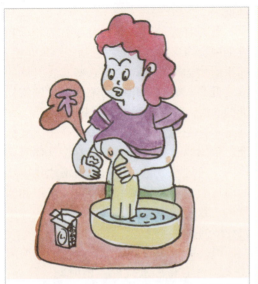

● 怀孕期间乳房会发生很大的变化，一定不要用香皂擦洗乳房，以免破坏它本身的抵抗力。

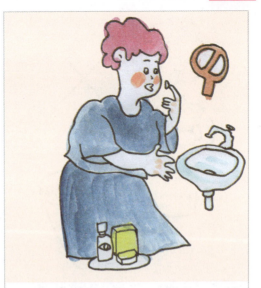

● 孕早期孕妈妈眼角膜的含水量会变得比常人高，不再适合戴隐形眼镜。

结及细胞脱落引起的。另外，若每晚重复使用香皂等清洁物品，则易碱化乳房局部皮肤，而乳房局部皮肤要重新覆盖上保护层，并恢复其酸化环境，则需要花费一定时间。

在用香皂擦洗乳房的同时，还会促使皮肤上碱性菌丛增生，更使得乳房局部酸化变得困难。此外，用香皂清洗乳房，还洗去了保护乳房局部皮肤润滑的物质——油脂。因此，要想充分保持乳房局部的卫生，最好还是选择温开水清洗。

## ❼ 怀孕后不要戴隐形眼镜

孕前很多女性可能有戴隐形眼镜的习惯，主要是因为隐形眼镜简单方便又不影响外形，所以是很多时尚女性的首选。然而，孕后孕妈妈的身体会发生很大变化，已不再适合戴隐形眼镜，因此患近视眼的孕妈妈要多多注意了。

怀孕后由于激素和循环血容量的变化，孕早期孕妈妈眼角膜的含水量会变得比常人高，若戴隐形眼镜，容易因为缺氧导致眼角膜水肿，从而引发角膜发炎、溃疡，甚至最终导致失明。孕晚期眼角膜的含水量也会减少，润滑眼角膜的脂质层也就跟着减少，致使眼睛变得干涩，也不适合戴隐形眼镜。

怀孕后，孕妈妈的眼角膜曲度也会随着怀孕周期及个人体质而改变，使得眼睛视物的焦距发生了变化，致使孕妈妈近视的度数也会随之增加或减少，因此孕前配的隐形眼镜眼角膜弧度可能与现在的眼角膜形状不吻合了，很容易因为不适而造成眼球新生血管明显损伤，甚至导致眼角膜上皮剥落。另外，一旦隐形眼镜不洁，极易滋生细菌，造成眼角膜发炎、溃疡，甚至失明。

## ❽ 孕妈妈不宜在厨房里久留

有关研究表明，粉尘、有毒气体密度最大的地方，不是在工厂、街道，而是生活中天天都离不开的厨房里。因为煤气或液化气的成分均很复杂，燃烧后在空气中会产生多种对人体极为有害的气体，尤其是对孕妈妈的危害更是犹如"雪上加霜"。因为，其中放出的二氧化碳、二氧化硫、二氧化氮、一氧化碳等有害气体，要比室外空气中的浓度高出好多倍，加之煎炒食

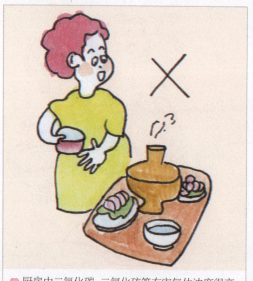

● 厨房中二氧化碳、二氧化硫等有害气体浓度很高，孕妈妈最好少入厨房。

物时产生的油烟，使得厨房被污染得更加严重。

更为有害的是，在同时释放的粉尘和煤烟中，均含有强烈的致癌物——苯并芘。如果厨房通风不良，会使这些有害气体的浓度升高，如二氧化碳的浓度超过国家标准的5倍，氢氧化物的浓度超过14倍，尤其是苯并芘的浓度，更是大大高于国家标准。孕妈妈若把这些大量的有害气体吸入体内，通过呼吸道便进入到血液之中，然后通过胎盘屏障进入到胎宝宝的组织和器官内，致使胎宝宝的正常生长发育受到干扰和影响。

因此，孕妈妈最好少入厨房，如果需要去，一定要尽量减少停留时间。另外，可在厨房中安置排油烟机或排风扇，让厨房保持良好的通风，也可适当地多使用电炊具。

## 准爸爸要当好孕妈妈的营养师

怀孕的妻子一个人要负担两个人的营养及生活，因此非常劳累。如果营养不足或食欲不佳，不仅使妻子体力不支，而且严重地影响胎儿的智力发育。所以丈夫要关心妻子孕期的营养问题，尽心尽力当好妻子和胎儿的"后勤部长"。

### ❶ 孕3月主要需要补充镁和维生素A

孕3月，孕妈妈通过饮食提高免疫力主要需从食物中补充镁和维生素A。因为镁不仅对胎儿肌肉的健康发育起至关重要的作用，而且也有助于骨骼的正常发育。近期研究表明，怀孕头三个月摄取的镁的数量关系到新生儿身高、体重和头围大小的发育。在色拉油、绿叶蔬菜、坚果、大豆、南瓜、甜瓜、香蕉、草莓、葵花子和全麦食品中都很容易找到镁。另外，镁对孕妈妈的子宫肌肉恢复也很有好处。镁的摄入还可预防妊娠抽搐、早产等并发症。

胎儿发育的整个过程都需要维生素A，它尤其能保证胎儿皮肤、胃肠道和肺部的健康。怀孕的头三个月，胎儿自己还不能储存维生素A，因此孕妈妈一定要供应充足。红薯、南瓜、菠菜、杧果都含有大量的维生素A。

### ❷ 孕妈妈不宜大量补钙

女性在怀孕期间，身体会流失大量的钙，所以需要孕妈妈补钙。轻度缺钙时，机体会调动母体骨骼中的钙来保持血钙的正常。严重缺钙时，孕妈妈会出现腿抽筋的现象，甚至引起骨软化症。母体钙缺乏还会对胎儿的生长发育产生不良影响，婴儿出生后容易出现颅骨软化、骨缝宽、囟门闭合异常等现象。因为胎儿发育所需要的钙全部来源于母体，也就是说，孕妈妈体内现有的钙有相当一部分要进入宝宝体内，如果孕妈妈对钙的摄入不足，就会对胎儿及孕妈妈自身产生较大的影响。

用。此外,蜂蜜中富含锌、镁等多种微量元素及多种维生素,是益脑增智、美发护肤的要素。

可见,孕期孕妈妈进食蜂蜜好处多多。不过,进食蜂蜜也要注意进食方法。首先,一定要选择表面有微小气泡的蜂蜜,因为那是由活性生物酶不断运动所产生的气泡,吃这种蜜对人身体才最好。再就是,孕妈妈进食蜂蜜时要用45℃以下的温水冲服,这是因为蜂蜜能改善便秘是因其中的活性生物酶成分起的作用,要保持蜂蜜中的营养和活性不被破坏就需用温水冲服。

### ❹ 孕期吃辣椒要适量

孕期,并不是绝对要禁止孕妈妈吃辣椒的,相反适量食用辣椒对孕妈妈有很好的美容保健作用。而且在怀孕早期由于妊娠反应,大部分孕妈妈食欲不佳,适当吃些辣椒,有助于增加食欲。吃饭不香、饭量减少时,孕妈妈可以尝试在菜里放上一些辣椒改善一下食欲,增加饭量。但同时有一点孕妈妈也要注意,做辣椒时一定要掌握它的火候,因为辣椒本身所含的维生素C不耐热,很容易被破坏,还有就是,最好避免使用铜质餐具来盛辣椒。

不过,食用过量的辣椒确实会危害人体的健康。因为过多的辣椒素会剧烈刺激胃肠黏膜,引起胃疼、腹泻并使肛门出现烧灼、刺疼感,诱发肠胃疾病,引发痔疮出血。因此,凡患食管炎、胃溃疡以及痔疮等病者均应少吃或忌食辣椒。其次,辣椒是大辛大热之品,患有火热病症或阴虚火旺、高血压病、肺结核病的人也应慎食。再次,辣椒中含有麻木神经的物质,会对胎宝宝的神经造成影响,所以孕妈妈们在食用辣椒时,一定要注意不能吃辣椒吃到让口腔发麻,适量地食用即可。因此在吃辣椒时,只要以口腔不麻木为原则,孕妈妈们就能安心吃辣椒了。

此外,进食辣椒会引起便秘、加快血流

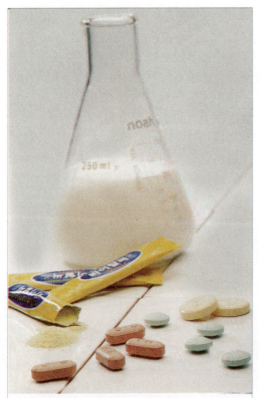

● 孕妈妈过量补钙会引起食欲减退、皮肤发痒等问题,孕妈妈不宜过量补钙。

基于以上种种担心,很多孕妈妈就大量补钙或长期大量食用钙质食品。其实,这反而有害。孕妈妈过量补钙会引起食欲减退、皮肤发痒、毛发脱落、感觉过敏、眼球突出等。同时,血中钙浓度过高,会出现肌肉软弱无力、呕吐和心律失常等,这些对胎儿生长都是没有好处的。因此,孕妈妈补钙也需根据身体情况按需服用,如果要服用钙片等补钙药品则应按医嘱服用。

### ❸ 怎样进食蜂蜜更健康

在所有的天然食品中,大脑神经元所需要的能量在蜂蜜中含量最高,对促进婴幼儿的生长发育有着积极作用。蜂蜜还可促进消化吸收,可以有效地预防妊娠高血压综合征、妊娠贫血、妊娠合并肝炎等疾病。孕妈妈喝蜂蜜,还能有效地预防便秘及痔疮出血,对胃肠道溃疡也有很好的养护作量等不良效应。孕期由于增大的子宫对消化道有压迫，所以孕妈妈很容易产生便秘，如果吃辣椒尤其是干辣椒太多，更容易加重大便干燥。如果得了便秘排便时就得用力屏气，腹压就会随着加大，从而使子宫、胎儿、血管局部受挤压导致供血不足，容易引起血压增高、流产、早产或胎儿畸形的不良现象。还有就是，如果孕妈妈临产吃辣椒，可间接地引起子宫破裂、子痫等。因此，孕妈妈在临产或者便秘的时候，就要注意，不要随便吃辣，以免造成不良的影响。

## ❺ 孕妈妈食用土豆要谨慎

土豆是公认的营养丰富的食物。美国人认为，每餐只吃全脂奶粉和土豆，就可以得到人体所需要的全部营养。然而，食入发芽、腐烂了的土豆却可导致人体中毒。这是怎么回事呢？原来，土豆中含有一种叫龙葵素的毒素，而且龙葵素较集中地分布在土豆发芽、变绿和溃烂的部分。

龙葵素被吸收进入血液后有溶血作用，还可麻痹运动、呼吸中枢，刺激胃黏膜，最终可使人体因呼吸中枢麻痹而死亡。此外，龙葵素的结构与人类的甾体激素如雄激素、雌激素、孕激素等性激素相类似。有人推算，有一定遗传倾向并对生物碱敏感的孕妈妈，食入44.2～252克土豆，即可能生出畸形儿。而且土豆中的生物碱并不能因常规的水浸、蒸、煮等烹调而减少。孕妈妈还是不吃或少吃土豆为好。

有的孕妈妈喜欢吃市场上出售的薯片，虽然龙葵素的含量会相应减少，但是它却含有较高的油脂和盐分，多吃会诱发妊娠高血压综合征，所以也不能贪吃。

## ❻ 孕妈妈不宜只喝高钙奶粉

中国育龄女性缺钙是普遍现象，所以有些怀孕女性就专喝高钙奶粉，其实这样不好。一是高钙奶粉是专为补钙人群配制的，其营养素并不能保证孕期女性的全面营养需求；二是过量补钙没有好处，孕妇奶粉提供的钙已经足够了，没有必要额外补钙。

按照孕妈妈奶粉的说明，每天最好吃两次，早晚各一次。但由于每个人的饮食习惯不同，膳食结构也不同，所以对于营养素的摄入量也不完全相同。最好在营养专家或医生的指导下做一些恰当的增减。孕妈妈也不要因为怀孕就抓住孕妇奶粉大喝特喝，这样反而会增加肾脏的负担。

## ❼ 紫色食物——孕妈妈健康好助手

蔬菜营养的高低遵循着由深到浅的规律，其排列顺序总的趋势为：黑色、紫色、绿色、红色、黄色、白色。而在同一种类的蔬菜中，深色品种比浅色品种更有营养。

我们餐桌上最容易忽视的，便是仅次于黑色食物的紫色食物，包括紫茄子、紫玉米、紫洋葱、紫扁豆、紫山药、紫甘蓝、紫辣椒、紫秋葵、紫菊苣、紫芦笋等等。

紫色蔬菜中含有最特别的一种物质——花青素。花青素除了具备很强的抗氧化能力、预防高血压、减缓肝功能障碍等作用之外，其改善视力、预防眼部疲劳等功效也被很多

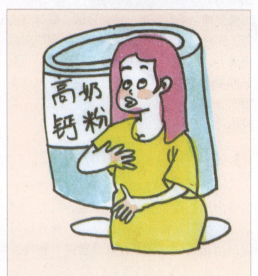

● 孕妈妈过量补钙会引起食欲减退、皮肤发痒等问题，孕妈妈不宜过量补钙。

人所认同。对于女性来说，花青素是防衰老的好帮手，其良好的抗氧化能力，能帮助调节自由基。长期使用电脑或者看书的孕妈妈更应多摄取。

另外，对于想控制体重的孕妈妈来说，也要适当多吃些紫色食物，这是由于紫色食物能适当抑制食欲。紫色食物中，蓝莓是花青素含量之冠，紫葡萄位列其后。

## ❽ 孕妈妈饮水首选白开水

怀孕期间多饮水可以增加循环血量，促进新陈代谢，提高自身免疫力，对胎儿的生长发育有积极的促进作用。但是，专家提醒孕妈妈，饮水也有一定的讲究：首选白开水，其次是矿泉水。少喝茶水，最好不喝纯净水、可乐和咖啡，鲜榨纯果汁每天饮用别超过300克。

白开水对人体有"内洗涤"的作用，比较容易透过细胞膜，促进新陈代谢，增加血红蛋白含量，从而提高机体免疫力。同时，白开水还可以降低血液中能引起孕妈妈呕吐的激素浓度。经过煮沸消毒后的白开水清洁卫生，能避免致病菌引发的疾病，应是孕妈妈补充水分的主要来源。白开水水源只要是合格的自来水即可，但不要喝久沸或反复煮沸的开水。

如果要饮用矿泉水，应尽量选择可靠的品牌，合格的矿泉水应无异味、杂味。但孕妈妈尽量不要喝冷水，要稍温热后再喝，以免刺激肠道，引起子宫收缩。需要孕妈妈注意的是，喝饮水机上的桶装水要注意出厂日期，每桶水要在1周内喝完，以免时间过长滋生细菌。饮水机也要使用半年到一年清洗一次内胆，达到洁净的目的。

需要提醒孕妈妈的是，孕期不宜喝纯净水。纯净水、太空水、蒸馏水都属于纯水。其优点是没有细菌、病毒；缺点是大量饮用时，会带走体内有用的微量元素，进而降低人体免疫力。

另外，要少喝茶水。饮茶容易提高孕妈妈的神经兴奋性，可能导致其睡眠不深、心跳加快、胎动增加等情况出现。而且茶叶中所含的鞣酸可能与食物中的钙、铁元素结合，成为一种不能被机体吸收的复合物，影响钙、铁的吸收，从而影响胎儿发育，导致孕妈妈贫血。

可乐和咖啡也会提高孕妈妈的神经兴奋性，而且因可乐含有咖啡因、色素、碳酸等，还可加重孕妈妈缺钙的症状，因此，为慎重起见，孕妈妈最好不要饮用咖啡和可乐。

## ❾ 孕妈妈不宜吃火锅

火锅花色纷呈，百锅千味，是很多人的最爱。面对美味的火锅，可能很少人能抵挡住这份诱惑，孕妈妈也不例外。

可是，孕妈妈吃火锅时问题多多。据有关部门检查测定，羊群中弓形虫的感染率为61.4%，猪为20.6%，牛为13.20%，鹅为35%，而狗尤为惊人，达70%以上。弓形虫的幼虫往往藏匿在这类受感染的动物肌肉细胞中，肉眼是无法看到的。人们吃火锅时，习惯把鲜嫩的肉片放到煮开的汤料中稍稍一烫即进食，这种短暂的加热并不能杀死寄生在肉片细胞内的弓形虫幼虫，进食后幼虫可在肠道中穿过肠壁随血液扩散至全身。

孕妈妈受感染时多无明显不适，或仅有类似感冒的症状，但幼虫可通过胎盘传染给胎儿，严重者可引致流产、死胎，或影响胎儿脑的发育而发生小头、大头（脑积水）或无脑儿等畸形。为此，有关专家告诫，为了使胎儿健康发育，孕妈妈不宜吃火锅。如果孕妈妈非常想吃火锅了，最好自己在家准备，除汤底及材料应自己安排外，食物卫生也是最重要的。切记，无论在酒楼或在家吃火锅时，食物一定要灼至熟透，才可进食。

## ❿ 孕初期饮酒最伤胎儿

据美国加州大学一项最新研究发现，怀孕初期饮酒对胎儿伤害最大。怀孕后7~12周期间饮酒最容易导致胎儿酒精综合征，造成永久的出生缺陷。相对而言，怀孕后3个月饮酒，则只会影响到新生儿出生身高。

新研究调查了992名于1978—2005年间怀孕的妇女。跟踪调查结果发现，孕妈妈在怀孕"关键期"每天多饮酒1杯，胎儿唇腭裂等畸形危险会增加25%，胎儿脑袋过小概率增加12%，出生体重过低危险增加16%。

研究负责人表示，对婴儿酒精综合征而言，孕期饮酒量没有所谓的"最低安全底线"。也就是说，在整个孕期饮酒都是不安全的，怀孕后1.5～3个月期间对胎儿构成的危险最大。怀孕期间，无论饮用啤酒、烈酒或其他含有酒精的饮料，都会导致酒精通过胎盘进入胎儿体内，影响其正常发育及日后健康。因此，为了下一代的健康，孕妈妈最好在孕期远离酒精饮料。

## ⑪ 多吃熟透的香蕉能改善便秘

孕期便秘是孕妈妈常遇到的难题。女性怀孕后，在内分泌激素变化的影响下，胎盘分泌大量的孕激素，使胃酸分泌减少、胃肠道的肌肉张力下降及肌肉的蠕动能力减弱，这样，就使吃进去的食物在胃肠道停留的时间加长，不能像孕前那样正常排出体外。且孕后孕妈妈的身体活动要比孕前减少，致使肠道肌肉不容易推动粪便向外运行；增大的子宫又对直肠形成压迫，使粪便难以排出；加之孕妈妈腹壁的肌肉变得软弱，排便时没有足够的腹压推动。因此，孕妈妈即使有了便意，也用力收缩了腹肌，但堆积在直肠里的粪便仍很难排出去。

在出现便秘的症状时，很多人认为香蕉是润肠的，便大量吃香蕉以缓解便秘症状。但其实这是个误区，只有熟透的香蕉才有缓解便秘的功能，生的香蕉吃得太多反而会加重便秘。因为，没有熟透的香蕉多含鞣酸，会起到阻碍消化、抑制胃肠蠕动的作用。另外，香蕉吃多了也容易引起孕妈妈血糖升高，增加妊娠期糖尿病的发生概率，所以即使是进食熟透的香蕉也要适可而止，不能过量。

## ⑫ 孕妈妈食糖过量宝宝易近视

如今，由于生活水平不断提高，人们的饮食结构越来越精细，摄入的细粮越来越多，其中的糖分也越来越多。

从营养成分上分析，对于一个正常人来讲，摄入过多的糖分，可能会造成体内糖分堆积，而糖分在体内新陈代谢时，需要大量的维生素，人体内的维生素就会因消耗过大而不足。而眼部视细胞发育同样也需要大量的维生素参与，若人体内不足，就会影响其发育。

对孕妈妈来说更是如此，如果摄入了过多的饮料和细粮，导致体内糖分过高，会导致眼球晶体发育环境异常，使得胎儿的晶体过早发育，就更容易导致近视发生。因此为了胎宝宝的健康发育，孕妈妈要尽量少进食糖。

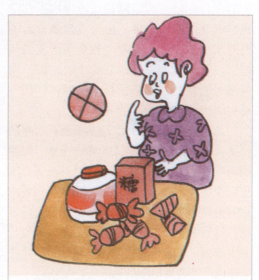

● 孕期摄入过多的糖分，会影响胎儿眼部视细胞发育，孕妈妈要尽量少吃食糖。

## ⑬ 孕3月健康食谱

孕3月，孕吐的反应逐渐消失，可增强对孕妈妈饮食的供给。

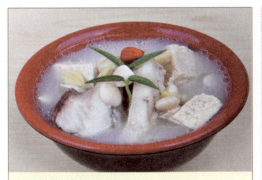

## 鲢鱼家常汤

**原材料** 鲢鱼350克,冻豆腐125克,杏仁25克。
**调味料** 盐6克,姜片2克。
**做　法** ①将鲢鱼杀洗干净斩块,冻豆腐切块,杏仁洗净备用。②汤锅上火倒入花生油、姜炝香,下入鲢鱼稍煎一下,倒入水烧沸,调入盐,下入冻豆腐、杏仁小火煲至熟即可。

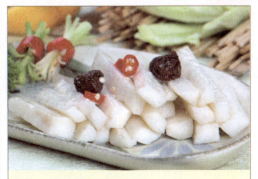

## 梅子拌山药

**原材料** 山药300克,西梅20克,话梅15克。
**调味料** 白糖、盐各适量。
**做　法** ①山药去皮,洗净,切长条,放入沸水中煮至断生,捞出沥干水后码入盘中。②锅中放入西梅、话梅、白糖和适量的盐,熬至汁见稠为止。③汁放凉后浇在码好的山药上即可。

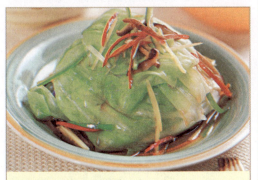

## 珊瑚包菜

**原材料** 包菜500克,青、红椒各20克,冬笋50克,泡发香菇20克。
**调味料** 盐3克,醋6克,红油10克,干辣椒5克,葱15克,姜10克。
**做　法** ①将所有材料洗净切丝,包菜洗净一切为二,放入开水中焯烫,捞出装盘。②锅中油烧热,放入葱丝、姜丝、干辣椒丝、香菇丝、冬笋丝、青椒丝、红椒丝、盐翻炒。③加入清水,煮开后调入白糖,凉凉浇入装有包菜的盘中,淋入红油、醋,拌匀即可。

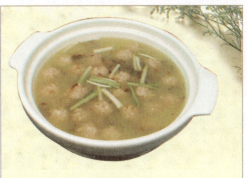

## 酸菜肉丸钵

**原材料** 猪肉400克,酸菜100克。
**调味料** 盐3克,味精、鸡精各2克,料酒5克,姜末、蒜末各10克,葱25克,清汤适量。
**做　法** ①猪肉洗净,沥干剁成蓉;酸菜洗净沥干,切末;葱洗净,切段。②猪肉蓉中加入盐、味精、鸡精、料酒和蒜末、姜末,搅拌均匀,制成大小适中的丸子。③砂锅中加清汤烧沸,下丸子煮至断生时加入酸菜煮熟,调入葱段,稍煮即可。

# 孕期检查与疾病预防

孕3月是流产危险相对比较大的时期，同时也是胎儿致畸的敏感期，因此需要孕妈妈特别小心应对致病因素。

下面为你讲述第一次产检的时间和具体项目，以及孕3月孕妈妈容易患上的疾病及其预防措施，以保孕妈妈健康地度过孕3月。

## ❶ 教你选择产检医院

虽说就目前的医疗水平而言，无论是大医院，还是妇幼保健院，都能保证孕妈妈生产的需要，但在哪里做产检，在哪里生产，仍然会让孕妈妈举棋不定，甚至到了怀孕后期在哪家医院生产仍犹豫不决。

毕竟从怀孕到生产整个过程的医疗和保健项目，都应该在固定的医疗场所进行，这样从头到尾的孕程会显得很有系统，也有利于医生对孕妈妈情况的把握。这也是有些人首先会想到大型妇产专科医院的原因，但一想到这些医院挂号困难、生产床位紧张等情况又让好多产妇望而却步。的确，若选择这样的大型"焦点"医院，这些问题是不得不去考虑的，但是"适合"比"焦点"更重要。因此，孕妈妈们在选择前，不要盲目选择这些"焦点"医院，而要根据自身情况，客观评估，然后选择适合生产的医院。至于如何选择适合的医院要从以下三点入手。

**考虑医院的安全性**：所谓的安全性，就是从技术上讲要过硬。每个孕妈妈的身体情况都不相同，而且生产又是个复杂的过程，如果孕妈妈患有高危疾病或妊娠疾病（如血崩或甲状腺疾病、心脏病、妊娠高血压、妊娠期糖尿病等），医生是否能及时妥善处理危机乃是首要考虑的因素。

因此，无论从医院的设备、检验技术（都能做哪些检验、检查）、人员的水平等都要事先进行了解。这可以咨询已经生育过的朋友或通过网络查询，甚至也可以直接到备选医院咨询专科的医生，根据自身对生产过程中的疑问，看看医生的回答是否能让你感到满意。

**考虑医院环境的舒适性**：环境的舒适程度很直接就能作出判断。可以先检视一下备选医院的环境，观察做检查和就诊的区域之间的距离是否很近，就诊区域的环境是否拥挤，是否有舒适和足够的空间让我们待诊，这些因素都决定了将来你在这里做产检时的舒服程度。

**考虑医院与家的交通方便性**：交通的便利性也是不可缺少的，每次产检时路上是否堵车严重，到医院后停车车位是否便利等问题，也是需要考虑的。若是经常堵车，孕妈妈们势必要提前出门，有些检查医院会有时间上的限制，太晚到医院会耽误做检查的产检项目，这会影响到孕妈妈的休息；而车位紧张找不到停车位时，孕妈妈必然会把车停在距离医院较远的位置，这也会带来好多不便。

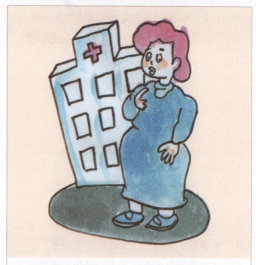

● 孕妈妈们在选择产检医院时，要根据自身情况，客观评估，合理选择。

此外，虽然孕期大多数情况下，孕妈妈的孕程都比较稳定，但每个人的情况不同，因此选择医院时也要把有些紧急或突发状况发生时如何处理考虑在内。为了避免意外发生时耽误病情，就需要考虑医院与家的距离、路上是否经常堵车等因素。

## ❷ 选择信任的医生更重要

中医有个观点"不信医者不治"，就是对于不信任自己的患者，不能给他治疗疾病，即使勉强治疗也会影响到身体的康复，这同样适用于产检医生。

医患关系紧张无论对医生还是孕妈妈而言都是不利的。特别是随着孕期时间的推移，体内激素水平的变化，孕妈妈们的担心也会越来越多，面对诸多焦虑和担心，心理上难免会产生各种情绪，这些不仅需要靠家人纾解，产检医生是否能与之合拍，沟通起来是否顺畅，也会影响到孕妈妈的心绪。

因此，孕妈妈们在选择产检医生前可根据自身需要先进行评估，一旦选定了产检医生后就不要保持质疑的态度，若有疑问可直接找产检医生沟通。如果实在无法信赖当初选择的产检医生，需及时果断地更换，避免在心里留下不快的阴影。因此名医也不一定是好的选择，找到适合的医生，感觉自己被关爱，才最明智。

## ❸ 孕期产检须知

孕期产检是孕妈妈怀孕过程中一项非常重要的任务，在十月怀胎的漫长孕程中，孕妈妈和胎宝宝会出现很多生理变化，也可能会发生一些并发症。而怀孕后定期产检，是保证孕期孕母和胎儿健康的重要方式。它可以及早发现孕产疾病，帮助孕妈妈平安健康地过孕期。还可以防止遗传病的发生，减少畸形儿、智能低下儿的出生。

产前检查的次数取决于孕妈妈的健康状态，比如若出现并发症、高血压、糖尿病等则需要更多的产前检查。一般来说，第一次体检大部分是在怀孕的第三个月初进行，在孕7月前需要每一个月做一次产前检查，孕7月到孕9月每月应做两次检查，孕9月后应每周做一次检查。整个孕期，孕妈妈可能需要进行10～15次的产前检查。

第一次产前检查，医生要了解你的一切情况。由于此时已经进入相对稳定的阶段，一般医院会给孕妈妈们办理"母子健康手册"。此后，医生将在上面记录你所做的各项产检情况，也会依据手册内记载的检查项目分别让你进行产检并做记录。

## ❹ 第一次产前检查的项目

产检既能让孕妈妈们了解胎儿成长的一点一滴，又能及时发现胎儿有什么样的发育危机。了解并按时进行产检，对胎儿与孕妈妈本身都十分重要。以下为你列出第一次产检的必检项目，让你详细了解产检内容。

**进行问诊**：医生首先询问你的健康状况，包括年龄、职业、月经史、孕产史、手术史、家族史、孕前体重数、丈夫健康情况等。

**量体重、身高、血压、宫高、腹围等。**

**听宝宝心跳**：医师运用多普勒胎心仪来听宝宝的心跳。

**验尿**：主要是验孕妈妈的糖尿及蛋白尿两项数值，以判断孕妈妈本身是否已有糖尿病或耐糖不佳、分泌胰岛素的代谢性疾病，肾脏功能健全与否（代谢蛋白质问题），是否有子痫前症、妊娠期糖尿病等各项疾病。

**身体各部位检查**：医师会针对孕妈妈的甲状腺、乳房、骨盆腔来做检查。为避免过于刺激子宫，骨盆腔是以内诊方式进行检查的，所以，医师会让孕妈妈平躺在诊断台上，以手来触摸孕妈妈腹部上方是否有肿块。若是摸到肿块，就要怀疑是否为卵巢肿瘤或子宫肌瘤，但大部分以良性肿瘤居多。

**抽血**：主要是验孕妈妈的血型、血红蛋白（检视孕妈妈贫血程度）、肝脏功能、肾脏功能及是否患有梅毒、乙型肝炎、艾滋病等，好为未来做防范。

**检查子宫大小**：孕妈妈从孕期第6周开始，子宫开始逐渐变大；到了孕期第12周时，子宫底会在耻骨联合的上方；到孕期第20周时，会跨过骨盆腔到肚脐位。因此，从孕期20周到35周，医师为孕妈妈从耻骨联合的地方到子宫底所量出的厘米数，可大致等于胎儿周数。此周数也可作为胎儿正常发育与否的依据，通常会以 ±3 厘米来做一推断，即小于3厘米，代表胎儿较小；大于3厘米，代表胎儿较大。

## ❺ 高龄孕妈妈应该做的几项检查

根据世界卫生组织（WHO）的规定：35岁以上的初产妇为高危产妇。因此，你需要比别人多做一些产前检查，以确保孕妈妈和胎宝宝的共同健康。

**超声波检查**：至少做两次。这项检查可用来进一步确定你的怀孕日期及任何发育异常的情况，如胎宝宝出现的腭裂、脏器异常，同时可发现多胞胎。

**绒毛及羊水检查**：在11周左右，用一根活检针通过宫颈或腹壁进入宫腔到达胎盘位置，取出少许绒毛组织，进行检查。也可在16周左右，在麻醉的状态下，以针头穿刺的方法，取羊水，收集胚胎脱落细胞，进行检查。此项检查一般用于高龄孕妈妈，以检查胎宝宝的发育是否正常。但此检查有引起流产的危险，需要在有经验的医生指导下进行。

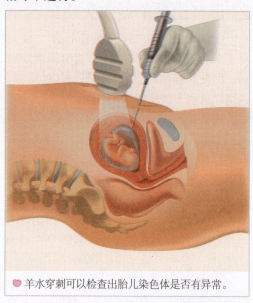
● 羊水穿刺可以检查出胎儿染色体是否有异常。

**脐带穿刺**：20周后，在局部麻醉的情况下，用针头取胎儿脐带血进行检查，这种方法可以检测染色体是否异常和是否有遗传性血液病。此方法仅用于高危孕妈妈，引起流产的概率高于羊水检查。

**甲胎蛋白检测**：在16～20周进行，是一种无危险的血样检查，测定血液中的甲胎蛋白水平，可发现神经缺损、先天愚型、肾脏和肝脏疾病等。

## ❻ 怀孕后需做"母血筛查"吗

先天愚型是人体的第21号染色体增加了一条所引起的一种常染色体病。防止此类疾病发生的办法，就是在怀孕期间进行产前筛查和必要的产前诊断，尽早发现并采取相应措施（如终止妊娠）。

其实，孕妈妈都有可能生出"先天愚型儿"。它的发生具有偶然性，事前毫无征

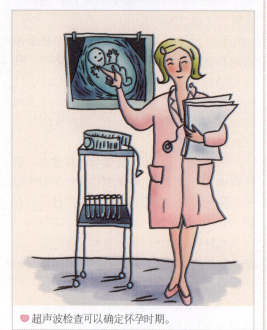
● 超声波检查可以确定怀孕时期。

兆，没有家族史，没有明确的毒物接触史，发生率会随孕妈妈年龄的增高而升高。20岁的孕妈妈有1/1540的概率生出先天愚型儿，30岁的孕妈妈有1/960的概率，而34岁的孕妈妈则增至1/430。

母血产前筛查是通过定量测定母血中某些特异性生化指标，结合孕妈妈的孕周、年龄等参数，并运用电脑统计分析软件计算出孕妈妈是否怀有"先天愚型儿"的风险。进而再对高风险的孕妈妈采取必要的临床诊断，以期达到最大限度避免和减少"先天愚型儿"发生的可能性。通过母血产前筛查，不仅可以提示孕妈妈腹中宝宝发生先天愚型的风险率，而且还可以了解到胎儿是否有其他的情况，如神经管畸形（如无脑儿、开放性脊柱裂等）、18三体综合征、死胎等其他出生缺陷。

遗传学及优生专家建议，女性受孕后最好在第8～9孕周时去做母血筛查，尤其是35岁以上的孕妈妈。这种检查安全、无创伤，筛查率可达到60%～80%。经母血筛查后，如果怀疑胎儿是先天愚型儿，再经羊水诊断便能确诊，准确率达到99%，若存在问题则可及时终止妊娠。因此，母血产前筛查是孕妈妈必需进行的产前检查项目。

## ❼ 胎位不正怎么办

臀位、横位、斜位、面产式等均称之为胎位不正，其中以臀位的比例最高。孕妈妈很关心宝宝的胎位，常在怀孕不久就询问医生胎位问题。事实上，3个月前的胎儿处于浮游状态，无时无刻不在变换姿势。而6个月之前的胎儿，约有一半胎位不正，直到32周以后，胎位不正的比例才降到10%。所以，胎位不正在怀孕8个月前颇为常见，父母无须担心，因为大部分宝宝在8个月后，便会很规矩地转正。

如果孕8月后检查胎位仍为臀位，则要小心对待了。因为胎儿臀部无法将母亲的骨盆充满，所以生产时，发生脐带脱垂

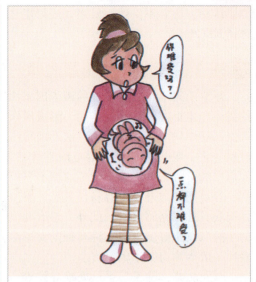

● 3个月前的胎儿处于浮游状态，无时无刻不在变换姿势，胎位不正颇为常见，父母无须担心。

的机会较高，也比较容易发生胎儿缺氧现象，甚至造成胎儿死亡。另外，胎儿脊髓受伤或母亲产道严重裂伤的概率，也比头产位高出10倍之多。所以，此类产妇以剖宫产较为安全。

## ❽ 胎儿窘迫怎么办

胎儿窘迫就是胎儿缺氧窒息的现象。正常胎儿心跳速率为每分钟120～160次。胎儿心跳速率过慢或过快，或是心跳有变异性不良，均要怀疑是否有潜在胎儿窘迫症状。

胎儿窘迫是因为过期妊娠、妊娠高血压综合征或糖尿病引起胎盘功能不全导致的慢性窘迫，除此之外，子宫壁肌肉收缩引起的血液循环暂时停止，也会导致急性窘迫。

产检时，一般要用多普勒胎心仪测胎心音，目的就是为了确定有没有潜在的胎心窘迫，一旦发生异常，医生会请孕妈妈接受30分钟的胎儿监视器检查，以决定进一步的处理方法。

大部分的胎儿窘迫，可以从改变孕妈妈的姿势做起，如以左侧卧来改善，或给予大量的点滴注射或者氧气吸入都有帮助。

如果这些方法并不见效，最终办法只能是选择剖宫产了。

### ❾ 患了妊娠期糖尿病怎么办

怀孕期间孕妈妈由于种种激素因素而使机体产生抵抗胰岛素的作用，形成所谓妊娠期糖尿病。在孕妈妈第一次产前检查时就应进行妊娠期糖尿病的危险性评估。而糖尿病对母亲的影响，除了血糖不易控制、容易肥胖之外，也容易使其患上感染性疾病，如尿路感染等。此外，患有此病的孕妈妈发生妊娠高血压综合征的比率也会比一般人高出数十倍之多。

对于胎儿，除了易患巨婴症导致难产之外，孕妈妈长期高血糖也容易导致子宫胎盘血管病变，而引起胎儿生长迟滞甚至胎死腹中，不可不慎。所以，糖尿病孕妈妈应接受医师及营养师的建议，控制饮食或以降血糖药物控制，以确保母子平安。

### ❿ 科学预防孕期鼻炎

怀孕后由于雌激素水平增高，引起鼻黏膜超过敏反应，导致小血管扩张，鼻腔细胞水肿，腺体分泌旺盛，这就容易出现鼻塞、流涕、打喷嚏等症状，由于这种症状发生在妊娠期，分娩后又能自行缓解，所以叫妊娠期鼻炎。

其实，鼻子的病理变化是因为鼻腔内的血管出现舒缩障碍导致的。而且除怀孕外，只要有雌激素升高的情况，如青春期、月经期、长期服避孕药等，都有可能会引起鼻炎。所以，有些人将妊娠期鼻炎又称为血管舒缩性鼻炎。

怀孕期间由于内分泌的影响，易患鼻炎或使原有的鼻炎加重。据有关资料统计，约有20%的孕妈妈有发生妊娠期鼻炎的可能，尤以怀孕3个月时更为明显。

在孕期用药的问题上，要特别注意。原则上最好不使用任何药物。如果必须用药尤其需要注意药物的成分，仔细阅读药物使用说明书，并经过耳鼻喉科专科医生的同意，治疗过敏性鼻炎的抗组织胺药物、各种类型激素类和收缩鼻腔的滴鼻剂最好不要用。若有脓性鼻涕合并有感染，可使用青霉素类药物。最好不要长期使用链霉素、庆大霉素和卡那霉素等对听觉神经有损害的抗生素。

至于孕期鼻炎的预后，孕妈妈不必过于担心紧张，分娩后随着致病因素雌激素下降，鼻炎也随之痊愈，愈后也不会留后遗症。

## 孕3月优生胎教要点

孕3月，是胚胎各器官分化的关键时期，到月末胎儿的雏形已经具备，非常适宜开展胎教训练。

### ❶ 胎教时情商重于智商

胎教与未来的幼儿教育一样，不要单纯地给胎宝宝灌输知识，而要培养宝宝在未来人生中具有一种健康的心态。

很多孕妈妈希望自己的孩子长得像明星一样漂亮，就天天看明星照；有的则每天听故事，希望宝宝将来出口成章；还有的天天不离古典音乐，以期孩子将来走上艺术之路……其实，对胎宝宝进行音乐启蒙教育、外语语感养成、记忆力培养等胎教，在妈妈有时间、有精力的情况下，并没有什么不好。但是，对于大多数年轻的现代家长而言，两人平时都要忙于工作，所以非常忙碌，因此，不必刻意花时间进行专门的胎教，只要在平时的生活中保持平和愉悦的心态就好。伴侣双方要配合，给肚子里的宝宝创造一个良好的氛围，让宝宝生活在充满爱与信任的世界里。

建议年轻的准爸妈们，在繁忙的工作之余，尽量多地创造两人与腹中宝宝在一起的时间，多和宝宝说说话，告诉他你们有多爱他。你们一起讨论开心的话题时不妨也让宝宝加入进来。伴侣间尤其要有"退一步海阔天空、忍一忍风平浪静"的相互体谅、相互谦让的精神，尽量给宝宝创造一个和谐的氛围。还有，工作忙碌的母亲，要时常与宝宝对话，告诉他你现在工作的重要性和必要性，得到宝宝的理解。这样的心理培养有利于宝宝情商的培养，有助于宝宝在未来竞争社会中为人处世方法的培养。

## ❷ 进行胎教不宜急于求成

胎教没有造就神童的例子很多，但是若说胎教毫无作用、失败的例子还极少见到。不过有些情况也引起了有关专家的重视。

比如，有的胎儿经过对话胎教后，虽然聪明活泼，但精力过盛，总是不爱睡觉。原来是孕妈妈每日抽空就将胎教器置于腹部，有时却因太疲劳很快入睡了，胎教器却仍不断在刺激着胎儿所致。其实，这种总认为胎教多多益善，其实是操之过急的做法，有可能干扰胎儿的生物钟，以致孩子出生后显得过分活跃。

因此，准确点说，无论哪种胎教方法，都有适宜的刺激方法，存在定时定量的问题。要生一个健康、聪明的孩子，不要急于求成，而要选择最佳的方案进行科学胎教。而科学的胎教需要父母对胎教有正确的认识，要学习相应的知识、技能，用科学的方法进行，并按自然的发展规律，按胎儿的月龄及每个胎儿的发展水平进行相应的胎教。做到不放弃施教的时机，也不过度人为干预。在自然和谐中有计划地进行胎教，才可能获得最大的效果。

## ❸ 孕妈妈的情绪与胎教

孕妈妈的情绪如何，既关系到自身的健康，也关系到下一代的生长发育。孕妈妈过度不安，肾上腺素分泌增加，可能发生滞产或产后大出血、难产率增高等情况。因此，准爸妈至少在怀孕期间要保持健康、良好的情绪。

首先，孕妈妈要有意识地提高自身的修养，要学会处理生活中发生的大大小小的矛盾，对一些无足轻重的事情，不要过分认真和计较，尤其不应该多疑，尽量减少对家里其他人的误解。即使遇到什么不快乐的事情，也要大度一些，应该学会多做一些自我安慰，这样，情绪就不容易受到影响而波动了。当孕妈妈处于心情舒适的状态时，腹中的胎儿也一样能感受得到。当他能感到舒适、愉悦的时候，心灵便获得发展。

同时，父亲的责任是情绪胎教的关键因素。孕期，家人的关心和体贴，对孕妈妈而言更为重要。丈夫要尽可能创造和谐、欢乐的生活气氛，夫妻之间要多交流、多理解，尤其是发生不愉快事情的时候，丈夫要多从积极的方面开导孕妈妈，避免孕妈妈受到不良刺激。

## ❹ 孕3月开始对宝宝进行语言胎教

语言胎教是指根据胎宝宝具有的记忆力，对宝宝进行语言训练的方法。对胎宝宝实施语言胎教很多人感到不可思议，认为胎宝宝既不会思考也不会说话，根本无法接受语言信息。其实，语言胎教是一种行之有效的胎教方法，它的训练基础并不是建立在胎宝宝说话的基础上，而是建立在胎宝宝具有记忆的科学基础上。

对于胎宝宝有记忆的说法，我国宋代名医陈自明在《妇人大全良方》中就说过"子在腹中，随母听闻"。国内外不少专家、学者对此也做过许多深入研究。一所宝宝教育研究中心曾对"腹中宝宝的大脑功能会被强化吗"这一课题进行了研究，结果表明，宝宝在子宫中通过胎盘接受母体的养分和信息，胎脑细胞在分化、成熟的过程中会不断

# 妊娠 分娩 育儿

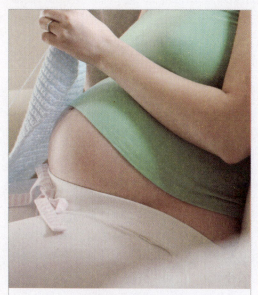

● 一个小生命在胎宝宝期就已经具备了语言学习的能力，从孕3月起，即可开始语言胎教。

### ❺ 回应踢打，开展抚摸胎教

到怀孕第三个月，孕妈妈身体已渐渐能适应怀孕后带来的种种变化，心理上也慢慢接受怀孕的事实。这时，胎儿也在母亲日臻成熟的身心教育中一天天长大。从受精卵到现在，胎儿的人类特征越来越明显，脑、胃、肠、肺、肝、肾脏等重要器官已经开始活动，因此现在的胎儿已能算是一个"人"了。

怀孕3个月时，胎儿已具人形，对外界的压、触动作可以感应到，准爸爸和孕妈妈可用轻柔的手法按摩下腹部，或在摇椅中轻轻摇动身体，通过羊水的震荡给予胎儿压、触的刺激，会促进胎儿神经系统的发育。但注意切勿使用暴力或给予过于强烈的刺激。

有一种说法认为，胎儿大部分时间都是在睡眠中度过的，就连大小便也可以闭着眼完成。而且胎儿动的时候可能只是伸个懒腰或换个睡姿，如果妈妈这时拍打胎儿，则可能导致胎儿烦躁不安，并不能起到胎教作用。但医学研究和B超等检查却发现，胎儿踢踢打打的时候是清醒的，因此这时如果妈妈给些回应，如轻轻抚摸、轻拍腹部，是可以达到和胎儿交流，使其得到愉悦的感觉这种目的的，这就像婴幼儿都喜欢受到大人的抚摸一样。

接受母体神经信息的调节和训练。研究结果证实了，胎宝宝对外界有意识的刺激行为的感知体验，将会储存在它的记忆中。

这说明了这样一个问题，一个小生命在胎宝宝期就已经具备了语言学习的能力。根据胎宝宝这种潜在的能力，只要母亲不失时机地对其进行认真、耐心的语言训练，那么等到宝宝出生后在听力、记忆力、观察力、思维能力和语言表达能力方面将会大大超过未经语言训练的宝宝。这项训练一般从孕3月即可开始。

## 孕妈妈的阳光"孕"动

孕3月，胎盘尚未完全形成，所以胎宝宝和妈妈的连接还不稳定，这时候比较容易发生流产。此阶段孕妈妈应该注意休息，避免剧烈的运动。但并不是说这个阶段的孕妈妈就不能活动了，相反，适当的运动对孕妈妈和胎儿都是有好处的。

### ❶ 孕早期宜多做有氧运动

一般来说，孕早期的孕妈妈要多做有氧运动。有氧运动是指人体在氧气供应充分的情况下进行的体育锻炼。即在运动过程中，人体吸入的氧气与需求相等，达到生理上的平衡状态。有氧运动的特点是强度低、有节奏、不中断和持续时间长，是孕妈妈锻炼身体首选的运动方式。有氧运动除了主要由氧气参与供能外，它还要求全身主要肌群参与，运动要持续较长时间并且是有韵律的运动。有氧运动能锻炼心、肺功能，使心血管系统能更有效、快速地把氧传输到身体的每一部位。

如果孕妈妈在孕前就能够进行有规律的有氧运动锻炼，她的心脏会更健康，每搏输出量（指一次心搏，一侧心室射出的血量）就更大些，身体每部分的供氧就更充足。这样就既能加强孕妈妈和胎宝宝的营养供给，又不会给孕妈妈造成刺激，引发流产等危险。

适合孕早期练习的有氧运动项目有：步行、慢跑、游泳、打太极拳、做韵律操等。

## ❷ 孕早期不宜骑自行车

自行车一直是备受人们喜爱的运动和代步工具，然而过多地骑车却会对孕妈妈造成不良影响，这是因为孕期前3个月是胚胎着床的关键时期，骑自行车时腿部用力的动作过大，或路上颠簸都有可能造成意外的发生，引起流产，所以怀孕后孕妈妈最好不要骑自行车。

过了头3个月则是可以骑车，但也要考虑骑车的时间长短和路面的平整情况，此外还要注意以下几点，孕妈妈方能骑自行车。

孕妈妈不要骑带横梁的男式自行车，以免腿部动作过大，或上下车不方便。

车座上要套个厚实柔软的棉布座套，调整车座的倾斜度，让后边稍高一些，让孕妈妈的腰背保持舒展的状态。

骑车时活动不要剧烈，否则容易形成下腹腔充血，导致早产、流产。

骑车时车筐和后车座携带的物品不要太沉。

不要上太陡的坡或是在颠簸不平的路上骑车，因为这样容易造成会阴部损伤。

在妊娠后期，最好不要骑车，以防羊水早破。

## ❸ 孕3月孕妈妈瑜伽

孕3月，孕吐渐渐消失，孕妈妈要进入舒适的孕中期了，此时可慢慢加强瑜伽强度，但仍应以舒缓、伸展的活动为主。

### （1）蝴蝶式

①双脚脚掌相抵，曲膝左右分开，双手放在膝盖上方，向下轻柔地按压双膝。

②双手抓住脚尖，膝盖同时上下摇摆，重复6~8次，再放松身体，稍作休息。

**功效**：此练习可以舒展髋部、骨盆和大腿内侧肌肉，有助于消除泌尿功能失调和坐骨神经痛。经常做此练习，将使分娩更为顺利，且能够减轻痛苦。

**安全提示**：孕妇练习此式时，不要让肌肉因过于用力而导致疲累，应循序渐进地伸展这些肌肉。

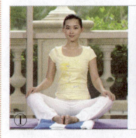 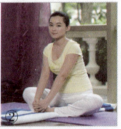

### （2）莲花侧坐伸展式

①挺直腰背，双腿自然散盘，双手放到膝盖上，掌心向上，示指和拇指相触。

②将右手指腹撑在右臀部旁的垫子上。吸气，左手伸直高举过头顶。

③呼气，身体稍向左侧弯曲，保持3~5次呼吸；吸气抬起上半身。呼气，放下手臂，稍作休息，再做另一边。

④将左手指腹撑在左臀部旁的垫子上。吸气，右手伸直高举过头顶。

⑤呼气，身体稍向右侧弯曲，保持3~5次呼吸。吸气抬起上半身。呼气，放下手臂，稍作休息。

**功效**：此练习可舒展侧腰，减轻腰部疲劳。体重增加是怀孕期间重要且明显的生理变化，除了来自胎儿、胎盘和羊水的重量外，母体本身也出现了一些变化，例如女性的脂肪随之增加、黄体素上升、准备哺乳使得泌乳素更多等。此练习可以缓

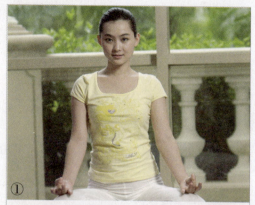
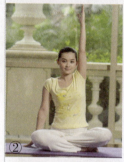
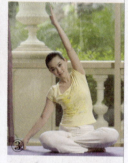
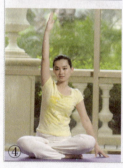
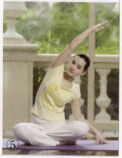

解由于体重的增强而给身体带来的不适感。

### （3）牛面式

①跪于垫子上方，双脚左右分开，臀部置于双脚之间，双手放于大腿上方，腰背挺直。可放一软垫或枕头于臀部下。

②弯曲右肘，右肘尽量放在头背后方，尽量放到两肩胛骨之间；左臂从下方，屈肘折向后背，双手尽量相扣，保持2～3次呼吸。呼气，放松双臂，回到起始姿势，稍作休息。

③弯曲左肘，左肘尽量放在头背后方，尽量放到两肩胛骨之间；右臂从下方，屈肘折向后背，双手尽量相扣，保持2～3次呼吸。呼气，放松双臂，回到起始姿势，稍作休息。

功效：此练习能够矫正脊柱，扩展胸部，灵活肩关节，改善手、脚僵硬状态，保健肾脏。

**安全提示**：孕妇练习此式时，若双手一时无法相扣，不要勉强，可以借助一条瑜伽带（或毛巾等物）。

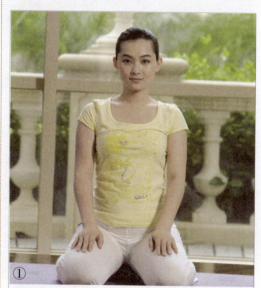
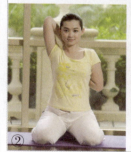
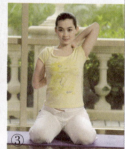

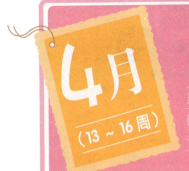

# 孕4月，胎宝宝模样初长成

（13～16周）

◎这个月因为胎盘已形成，所以流产的可能性明显减少。现在孕妈妈的腹部开始变大，胎动也出现了，拥有一个宝宝的梦想似乎近在咫尺。但孕妈妈仍要细心注意生活中的种种变化，准爸爸也要多多关心，做好孕期保健工作。

## ♥ 收集妈妈和宝宝的第一手情报

孕4月开始进入平稳的孕中期，孕妈妈的腹部开始逐渐隆起，下面一起来看看孕妈妈和胎宝宝还有些什么变化吧。

### ❶ 孕妈妈的身体变化

**子宫此时约爸爸的拳头大**

**体重**：孕妈妈食欲增加，体重也随之增加。

**子宫变化**：现在你的子宫增大，你的腹部也隆起，看上去已是标准的孕妈妈模样。

**乳房变化**：孕妈妈已能感到乳房在增大，并且乳周发黑，乳晕更为清晰。你的乳头已经可以挤出一些乳汁了，看上去就像刚分娩后分泌出的初乳。

**阴道分泌物**：阴道分泌的"白带"增多，它是阴道和宫颈的分泌物，是非常自然的现象。正常的分泌物应是白色、稀薄、无异味的，如果分泌物量多而且颜色、性状有异常，应请医生检查。

**尿频、尿急**：增大的子宫开始压迫位于前方及后方的膀胱和直肠，膀胱容量减少，因此出现了排尿间隔缩短，排尿次数增加，总有排不净尿的情况，导致孕妈妈总想如厕。但孕妈妈千万不要刻意不喝水或憋尿，免得造成尿路感染。而且这个月的尿频情况慢慢会有所减少。

**妊娠反应**：早孕反应自然消失，孕妈妈身体和心情舒爽多了。

### ❷ 胎宝宝的发育状况

现在胎宝宝的身体在迅速成熟，腹部与母体联结的脐带开始成形，可以进行营养与代谢废物的交换。

**胎长**：10～18厘米。

**胎重**：40～160克。

**四肢**：肌肉、骨骼继续发育，胎宝宝的手脚稍微能活动。

**五官**：头渐渐伸直，脸部已有了人的轮廓和外形，还长出一层薄薄的胎毛，头发也开始长出；下颌骨、面颊骨、鼻梁骨等开始形成，耳郭伸长；牙槽内开始出现乳牙牙体。

**器官**：脊柱、肝、肾都"进入角色"，皮肤逐渐变厚不再透明。听觉器官基本完善，对声音刺激开始有反应。

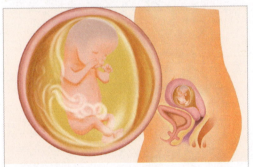

● 孕4月开始进入平稳的孕中期，胎儿进入快速生长的时期。

**胎动**：胎宝宝力薄气小，所以孕妈妈还不能明显感到胎动。现在胎动时你会有像喝了饮料后胃肠蠕动的感觉。注意记录下第一次胎动的时间，下次去医院做检查时告诉医生。

### ❸ 孕妈妈本月焦点

这个月因为胎盘已形成，所以流产的可能性明显减少，早孕反应慢慢消失，此时要特别注意增加营养，比如对生成胎儿的血、肉、骨骼起着重要作用的蛋白质、钙、铁等要多摄入一些。而盐多的食物要少吃，否则孕后期容易出现浮肿。

需要提醒注意的是，这时很多孕妈妈开始出现便秘，建议多喝水，多吃粗粮、酸奶和蜂蜜等润肠通便的食物。

### ❹ 准爸爸注意要点

告别了孕早期，孕妈妈迎来了感觉稍许舒服一点的孕中期。这段时间，孕妈妈显得比较有活力，可以感觉到胎动。这时，准爸爸需要注意以下几点，让孕妈妈生活得更舒适。

**准爸爸注意事项一**：每天早晨陪妻子到附近的公园或者绿地广场散步，呼吸新鲜空气，督促妻子多晒太阳。

**准爸爸注意事项二**：和妻子一起阅读

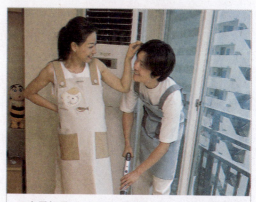

● 妻子怀孕后，准爸爸要多承担一些家务，以减轻孕妈妈的负担。

指导书籍，找些轻松的节目共同参与，丰富妻子生活的情趣。

**准爸爸注意事项三**：当妻子怀孕后，丈夫应该多承担一些家务劳动，以减少妻子对日常家务琐事的操劳，使她在体力上和精神上减少消耗，能够集中精力作好胎教。

**准爸爸注意事项四**：督促妻子远离电磁污染，看电视时要保持一定的距离。

**准爸爸注意事项五**：挑选舒适的平跟鞋和漂亮的孕妈妈装送给妻子当礼物，让她感受到你对她的爱。

### ❺ 孕四月的管理日历

## 妊娠四月计划

| 名称＼时间 | 第一周 | 第二周 | 第三周 | 第四周 | 妊娠四月备忘录 |
|---|---|---|---|---|---|
| 体重/kg | | | | | |
| 腹围/cm | | | | | |
| 体温/℃ | | | | | |
| 其他 | | | | | |

# 细节让孕妈妈的生活更舒适

进入平稳的孕中期,孕吐反应已经消失,但日渐隆起的腹部也给孕妈妈的日常生活带来不少不便,所以,孕妈妈的仍然不能放松警惕。

## ❶ 孕妈妈选择内裤时的注意事项

随着孕期逐渐推进,孕妈妈的肚子和臀部都将升级,这时候原本的内裤就不再适用了,继续长期穿着会影响孕晚期胎儿顺利入盆,所以要挑选孕妈妈专用的内裤。

孕妈妈需依据怀孕时期腹围、臀围大小的改变来选购内裤,也可购买能够调整腰围的活动腰带式内裤,以方便孕妈妈根据腹围的变化随时调整内裤的腰围大小。因为孕妈妈阴道分泌物会增多,所以孕妈妈内裤的材料以透气性好、吸水性强及触感柔和的纯棉质地为佳。纯棉材质对皮肤无刺激,不会引发皮疹。而孕妈妈内裤的款式多以高腰、中腰为主,高腰的设计可将整个腹部包裹,具有保护肚脐和保暖的作用。但有越来越多时髦的孕妈妈为了搭配流行服装,也偏好选择孕妈妈专用的低腰内裤甚至是丁字裤,就需注意保持卫生。

## ❷ 科学使用托腹带

从怀孕4个月起,胎儿逐渐长大,孕妈妈的肚子开始有下坠感,脊椎骨也容易不舒服,这时就可以开始穿着托腹带,给腹壁一个外在的支撑。

孕妈妈托腹带能为那些感觉肚子比较大、比较重,走路都需要用手托着肚子的孕妈妈提供帮助,它能托住腹中胎儿,保护胎位。托腹带还可减轻腹部对腰部及脊椎造成的负担,保持臀部的美丽曲线,尤其是对连接骨盆的各条韧带发生松弛性疼痛的孕妈妈,托腹带可以对背部起到支撑作用。

在使用托腹带的时候,为了不影响胎儿发育,托腹带不可包得过紧,晚上睡觉时应脱掉。托腹带的伸缩弹性应该比较强,可以从下腹部托起增大的腹部,从而阻止子宫下垂,保护胎位,减轻腰部的压力。除睡眠时间外,其余活动时皆可穿着托腹带。

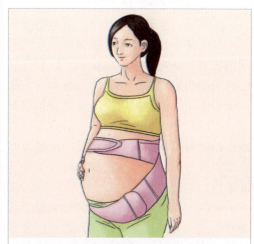

● 托腹带可以有力地支撑起日益隆起的腹部,保护胎儿,也减轻孕妈妈腰部的压力。

## ❸ 孕妈妈要拒用消炎牙膏

怀孕已经满三个月,妊娠反应期也已过去,孕妈妈的胃口开始好转,这时你要特别注意口腔护理。千万不能因为一时懒惰而免去刷牙过程,那样只会增加患上牙周疾病的风险,对孕妈妈和胎儿都是不利的。

目前牙膏种类很多,为了避免影响胎儿发育,不建议孕妈妈随意地长时间用一些药物牙膏,特别是不要选择强消炎类的牙膏。因为这些牙膏含有化学制剂,对孕妈妈来说就像随意使用抗生素一样不安全。仍具有妊娠反应的孕妈妈可以选择含氟具有水果味的儿童牙膏,一般来说,含氟牙膏主要用于防龋齿,也有抑菌作用,没有明显牙龈发炎、肿胀、疼痛、出血的孕妈妈可用。对所有孕妈妈来说,"含盐"牙膏是最佳的选择,因为盐白牙膏中的盐分有消炎健齿的作用,只是消炎作用微弱一些,但对孕妈妈来说是最安全的弱消炎类牙膏,口腔反复出现炎症表现的孕妈妈可以长期使用。在口腔炎症比较重的时候,可以短期选择两面针、云南白药等消炎作用强的牙膏,一旦炎症好转,就可选择含盐牙膏来消炎抑菌。

### ❹ 孕期皮肤保养须知

怀孕后,受激素的影响,孕妈妈更易出现妊娠斑、妊娠纹等肌肤烦恼,更需要孕妈妈对皮肤进行呵护与保养,以提升自己的美丽指数。由于皮肤的功能和活力在一天当中是随着生理周期的变化而相应变化的,因此孕期护肤的最佳方案应按照皮肤自己的新陈代谢周期来安排。下面我们介绍皮肤一天的生理过程和不同时间段护肤要点。

6:00~8:00:清晨身体内的大部分细胞开始了一天的代谢。此时,最好以含丰富的矿物质及保湿因子的温和洗面产品清洁为主,不宜做复杂的保养,洁面后涂抹常规的亮颜美白日霜及防晒隔离霜即可。

8:00~12:00:人体代谢最旺盛的时段,皮肤的活力在此时达到顶峰,最适合解决肌肤的问题。如涂抹色素皙白霜、妊纹娠防护液、妊娠纹修复液、肌肤弹性修复液等,给准妈妈和新妈妈的肌肤以细致的呵护。

12:00~15:00:午饭后血压及激素分泌降低,肌肤对高营养物质吸收较弱,此时最好争取一小时午睡,让身体和皮肤都得到充分休息。

15:00~17:00:微循环得以改善,此时皮肤对营养物质的吸收能力达到顶峰。孕妈妈可使用些妊娠纹防护或修复产品,给肌肤加个"营养餐",增加防护或修复的效果。

17:00~19:00:晚饭时间,好的饮食习惯有助于改善肤质。多摄入足够的维生素C以及少许的脂肪和碳水化合物,

让皮肤看起来更加年轻美丽。

19:00~21:00:皮肤的免疫力下降,身体肿胀最盛。这时孕妈妈适合洗个温水浴,然后涂上护肤霜及妊娠产品,再给肿胀的四肢做一下放松按摩,能有效缓解由于妊娠所造成的肿胀,促进血液循环,消除孕妈妈的身体疲劳。

21:00~23:00:清洁面部,涂抹润肤水、保湿霜等护肤品,给予皮肤足够的营养。睡前清洗保养过的皮肤吸收力特别强,是供应皮肤营养的良好时机。

23:00~6:00:肌肤开始了再生过程,细胞生长和修复最为旺盛,是最佳的美容睡眠时间。

### ❺ 适度进行性生活

怀孕中期,胎盘已形成,妊娠较稳定,早孕反应也过去了,孕妈妈性欲也会相应地增强,这时可以适度地过性生活了。国内外的研究都表明,孕期夫妻感情和睦恩爱,性生活和谐,孕妈妈心情愉悦,能有效促进胎儿的生长和发育,生下来的孩子反应敏捷,而且身体健康。但性生活也不是多多益善,须合理安排,对性交姿势与频率也要加以注意,避免对胎儿产生不良影响。

孕中期适度的性生活可以使夫妻双方精神和躯体得到放松,需要注意的是,方式不要过于激烈甚至剧烈,要有节制,动作要轻柔,不要刺激乳头。孕中期性生活以每周1~2次为宜,性交时可采取夫妻双方习惯和舒适的姿势,但要注意不要压迫腹部,体位可采用前侧体位、侧卧体位、前坐体位或后背体位。准爸爸不要刺激孕妈妈乳头。孕妈妈也要注意自我调节,不要过度兴奋,以免诱发流产。

### ❻ 怀孕了也可以留长发

怀孕后,很多孕妈妈担心留长发会对胎儿摄取营养造成影响,而将头发剪得很短。其实,这完全是没有必要的。因为头

发的长短完全不会影响胎宝宝对营养的摄取，事实上头发的生长只需要少量蛋白质、维生素、矿物质等即可。孕妈妈只要适量增加蛋白质，摄取均衡饮食，就不必担心留长发会造成胎宝宝营养吸收不足；反倒是头发是否整洁，看起来是否清爽，这对孕妈妈心理才有重要影响。

不过，春夏季的孕妈妈可以考虑将长发修成短发。这是因为春夏季天气炎热，如果孕妈妈剪了短发，不仅散热较快，还可使孕妈妈的体温不致过高，有助于孕妈妈保持舒适的心态。此外，孕妈妈在怀孕期间抵抗力较差，把头发剪短了，洗发后头发比较容易干，就不容易受风寒感冒。特别是孕妈妈晚上洗头，又没有擦干就睡觉，会使水分滞留于头皮上，夜而冷凝。长期如此，会导致气滞血瘀，经络阻闭，郁疾成患。

因此，从生活的舒适度来说，孕妈妈怀孕后短发比长发有利。但是从营养的消耗上来说，两者没有区别，孕妈妈可根据个人爱好选择留长发还是短发。

## ❼ 孕妈妈看电影须知

进入平稳的孕中期，孕妈妈可以适当外出，进行一些休闲娱乐活动，如看电影。不过考虑到孕妈妈特殊的身体状态，且目前大部分的影院对孕妈妈没有特殊的保障措施，还是需要孕妈妈自己多多注意，以确保安全。

首先，在选择电影场次上，最好选择非周末的白天的场次。这个时间段的场次人通常比较少，这样可以预防孕妈妈被挤着、碰着。

其次，在选择影片上，最好不要选择太具刺激性的影片，如惊悚片、恐怖片等，比较适合选择家庭伦理片、爱情片，也可看点轻喜剧，以保持轻松舒适的情绪，避免大悲大喜。

再次，在选择位置上，孕妈妈最好选择最后一排靠近过道的位置，这个位置一般人少，避免人来回穿行造成不便。同时影厅应急通道一般靠近最后排，遇到紧急情况可以从后门出去。

此外，影院内空调温度一般比较低，观影时孕妈妈要么自己携带一件外套，或向影院询问是否有小毯子可以防寒，以免感冒。

## ❽ 孕期如何祛除色斑

孕期的色斑主要是由激素的变化和日照引起的。妊娠中后期，孕妈妈的皮肤会变得更加敏感，对紫外线的抵抗力减弱，皮肤很容易晒黑，脸上也容易长黄褐斑、蝴蝶斑。然而祛斑霜、美白膏等含有一些化学刺激成分的美肤产品又万万不能使用，那么，孕妈妈该如何对抗这些色斑呢？

首先，孕妈妈不能忽视防晒的作用。要知道，紫外线不分阴天、晴天都存在，而已经长了斑点的肌肤受紫外线刺激后产生黑色素的概率更高，所以孕妈妈每次出门前都要记得涂抹无害的防晒品并戴遮阳帽、打遮阳伞。

其次，要保持良好的情绪。这是因为除日晒以外，激素的分泌变化也会影响色素的沉积。长斑的孕妈妈常伴有情绪的变

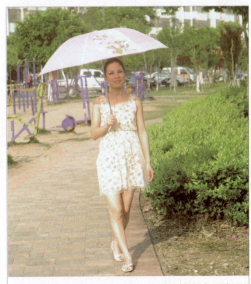

● 孕妈妈要做好防晒工作，除了涂抹安全的防晒品，外出时还要记得打伞，遮挡紫外线。

化，如易怒、抑郁、神经衰弱等，而情绪的变化又会加重皮肤的症状。特别是压力过大时很容易产生色斑。因此，孕妈妈在平日里要多注意调节你的情绪，试着找到适合自己的减压方法，让抑郁的情绪得到舒散和宣泄，扫除情绪斑点危机。

此外，孕妈妈的美白抗斑行动宜持之以恒地进行。这是因为已经长斑的皮肤，其皮肤功能还处于紊乱中时，即使没有紫外线，也会不断产生黑色素自我保护，所以一停止美白护理，皮肤很快就变黑了，也会令斑点加深。因此，日常生活中除了要做好斑点预防工作外，还要坚持进行美白工程，如坚持使用对孕妈妈无害的美白晚霜和精华素，可实现对抗色素沉积、淡化已有斑点和预防老化等目的。

### ⑨ 孕期如何去除粉刺痘痘

孕后受激素变化的影响，很多孕妈妈皮下脂肪会迅速增厚，油脂分泌会更加严重，以致脸上冒出一堆粉刺痘痘来。在怀孕前，女性还可以使用适合自己的护肤产品解决这一肌肤问题，但怀孕后，这些护肤产品（比如含有水杨酸、维生素A等物质的护肤产品）很可能对宝宝产生一定的副作用。而专家也不建议孕妈妈使用口服抗生素去除粉刺，即便使用其他治疗皮肤类的药物也都应该先咨询医师。

为了确保胎宝宝的健康，孕妈妈需采取一些比较温和的方法解决这一肌肤问题。如，常洗脸，保持皮肤清洁，使用的洗面产品刺激性也宜小一点。平时则可用吸油面纸经常拍打皮肤，以吸收过多的油脂，降低粉刺的发生率。此外，还要注意饮食平衡，多吃各种蔬菜和水果，少吃肥腻、辛辣、甜腻的食品。

### ⑩ 孕妈妈泡温泉须知

我们知道胎儿发育需要有适宜的环境，长时间的高温会使子宫的温度上升，影响胎宝宝的正常发育。那么，孕妈妈还适合泡温泉吗？这取决于以下很多因素。

首先，要看温泉的温度是否适宜。如果感到温泉的水温非常热，则不要下水。孕妈妈选择的温泉其温度最好接近体温，水温不宜超过40℃。同时泡温泉的时间也要控制好，不宜过长。

其次，要看温泉所在地的空气是否清洁流通。多数室内温泉场所空气比较湿润，但为了保温往往通风较差。其次，湿润的空气也容易造成卫生隐患。另外，过于封闭的湿润环境也容易造成孕妈妈喘不过气来，产生胸闷等反应。这都不适合孕妈妈。

再次，要看周围环境是否安全。比如浸浴的人是否过多，是否会造成拥挤和碰撞，是否有家人陪同，地面是否过于湿滑，容易摔倒等。

此外，还要看孕妈妈的身体状况。一般来讲孕初期孕妈妈最好不要泡温泉，一方面胎儿在这个阶段更容易受到干扰，另一方面这个时间孕妈妈的早孕反应也比较大，容易疲惫和产生不良反应。孕中期孕妈妈的身体状态比较稳定，通常可以适当泡泡温泉。但如果孕妈妈身体出现不适，就一定不能泡了。

## 准爸爸要当好孕妈妈的营养师

从这月开始，胎宝宝开始进入迅速生长发育的阶段，每天需要大量营养素，准爸爸要做好营养师的工作，尽量满足胎儿及母体营养素存储的需要，避免因营养不良或缺乏而给母体和胎儿造成不良影响。

### ❶ 孕4月开始要注重补钙

进入孕中期后，胎儿进入迅速生长的阶段，孕妈妈对钙质的需求量也在增长。这个时候，孕妈妈每天需要1000～1500

毫克的钙，除去从食物中获取，还需额外地补充600毫克左右。这时，孕妈妈应该在医生指导下每天服用钙剂，但不能超标。

首先，孕妈妈也不要放弃以饮食为主的补钙途径。骨头和骨头汤中的钙人体吸收率很低，对于补钙没有太大的好处。从第4个孕月起，孕妈妈最好每天喝250克的牛奶、配方奶或酸奶，同时在饮食上注意摄取富钙食物，如球形干酪、豆腐、鸡蛋、煮小虾、煮沙丁鱼、小鲱鱼干及适量海带或海白菜等，使摄钙量至少达到800毫克。

此外，孕妈妈还要多晒太阳，特别是冬春季怀孕的孕妈妈。这样，会使身体摄取充足的维生素D，使身体对钙的吸收能力加强，让胎儿的骨骼和牙齿发育得更结实，消除引起先天佝偻病和龋齿的因素。另外，如果在晒太阳时做一些适度运动将会效果更好。

## ❷ 孕期补钙纯牛奶、酸奶交替饮用效果佳

孕妈妈最担心的事情之一就是怕摄取的营养不够供给腹中的胎宝宝。事实上，孕期也的确会对一些营养素有特殊的需求，比如钙。

对孕妈妈的补钙，可从食用奶制品、豆制品、虾皮、紫菜等富含钙质的食物摄入；也可以将肉骨头炖酥后，蘸点醋将骨头嚼碎吃掉补充钙质。另外，专家指出，孕期通过喝奶补钙是不错的选择，而纯牛奶和酸奶交替喝的补钙效果最佳。因为牛奶本身含钙丰富，且容易被机体吸收。而酸奶是鲜奶经过乳酸菌发酵制成的，在营养价值上不仅和鲜牛奶一样，还有抑制腐败菌繁殖，减少它在肠道中产生毒素的作用。在妊娠中后期，孕妈妈每日需要的钙摄入量又有所提高，所以建议在选择奶制品时，最好牛奶和酸奶都购买一些，并交替着喝。

此外，选购时应注意：首先要看产品是否由正规的厂家生产，要看它是否已过保质期。受过污染和过期变质的奶粉不能饮用。

## ❸ 孕期应保证膳食纤维的摄取

怀孕后由于胃酸减少，体力活动减少，胃肠蠕动缓慢，加之胎儿挤压肠部，使肠肌肉乏力，以及食物过于精细或偏食，食入粗纤维过少等原因，孕妈妈常常出现胀气和便秘的情况，严重时可发生痔疮，因此孕期摄取适量的膳食纤维，可保证孕期消化功能与吸收功能正常，从而有利于胎儿的生长发育。

膳食纤维可刺激消化液分泌，加速肠蠕动，促进肠道内代谢废物的排出，缩短食物在消化道通过的时间等作用。而且粗纤维在肠道内吸收水分，使粪便松软，容易排出，也能减轻孕期便秘症状。含有丰富纤维素的食物有糙米、全麦食品、各类果仁、干杏、豌豆、葡萄干、韭菜、芹菜、无花果等，孕妈妈可根据需要进食这类食品。

## ❹ 清洗水果的小窍门

对于喜欢吃水果的孕妈妈来说，如何清洗水果是令大家很关心的问题。很多水

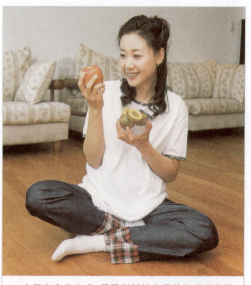

● 水果富含维生素，是孕妈妈补充营养的重要来源，但要吃得安全，吃得健康，首先要清洗干净。

果清洁剂虽然能杀灭水果表面的细菌、去除农药，但是却会附着在水果表面，形成二次污染，并且这样的化学制剂被孕妈妈们食用后，对身体有害。

清洗水果其实有个非常简单的办法，只需要先用加入盐、牙膏或者玉米粉等物品的水洗涤，再用大量流动的清水进行处理，就能够很好地洗净水果，守护孕妈妈的健康了。

除此之外，对于那些皮薄、表皮坑坑洼洼的水果，这里给大家介绍一些特别的清洗办法。

**清洗草莓**：将新鲜的草莓放在淡盐水或者淘米水中浸泡5分钟。这主要是利用淡盐水可以杀灭草莓表面残留的有害微生物的原理，因淘米水呈碱性，可以促进呈酸性的农药降解，以达到彻底清洗的目的。

**清洗葡萄**：先将水里融入几勺面粉或者淀粉，进行搅拌，然后再把新买回家的葡萄放进去浸泡。因为面粉和淀粉有吸附作用，能够有效地把葡萄表面的污垢粘出来，从而洗干净葡萄。

**清洗杨梅**：首先，把新鲜的杨梅在清水中浸泡一会儿，待杂质漂浮上来之后，再准备一盆盐水，把刚才浸泡过的杨梅放进来，大约5分钟，你会发现这些藏在杨梅缝隙中的小虫慢慢地爬了出来，这时你再用清水冲洗后，便可以放心享用了。

## ❺ 孕妈妈应多喝清汤，少喝浓汤

在日常餐桌上，汤因为营养而又容易消化，为很多孕妈妈所喜欢。尤其是一些南方的孕妈妈，汤更是她们必不可少的营养食品。不过，虽然汤有诸多好处，却也是非常讲究食用方法的。专家提醒，如果汤选得不对，或者喝汤的方法掌握不好，不但不能让孕妈妈补充营养，相反还会成为阻碍身体健康的隐患。

浓汤指的是用含高脂肪、高热量的食材，如老母鸡、肥鸭、猪蹄等炖出来的汤。在炖汤过程中食材中所含的油脂会慢慢地渗透到汤里，炖出来的汤脂肪含量就会很高。孕妈妈经常喝这样的汤，易造成脂肪在体内堆积，久而久之体重就会超标。而瘦肉、鲜鱼、虾米、去皮的鸡或鸭肉、兔肉、冬瓜、丝瓜、萝卜、魔芋、西红柿、紫菜、海带、绿豆芽等低脂汤料炖出来的清汤，营养会更丰富一些，更适合孕妈妈食用。

喝汤的最佳时间是饭前，而不是饭后。尤其是胃口不太好的孕妈妈，更应该在饭前喝汤。因为饭前先喝几口汤，可将口腔、食道润滑一下，有利于刺激食欲，使食物得到稀释和搅拌，能够促进消化、吸收。而饭后喝汤，会增加胃容量，影响食物的消化和吸收。

## ❻ 孕期食用油选择须知

孕产妇在挑选食用油的时候，要注意选择富含维生素和矿物质的食用油，来为自己和宝宝提供所需的营养。建议孕妈妈们食用富含不饱和脂肪酸的食用油，例如油茶籽油。油茶籽油中还含有丰富的维生素E，并且能够促进矿剂的生成和钙的吸收，对宝宝的大脑发育和健康起着非常重要的作用。

在选择食用油时，首先将原料油分为动物油和植物油进行挑选。动物油像猪油、牛油、鸡油等，饱和脂肪酸含量高，玉米油、葵花子油、稻米油等植物油，不饱和脂肪酸较高。而含有过多饱和脂肪酸的油会增加胆固醇的合成，所以最好远离。

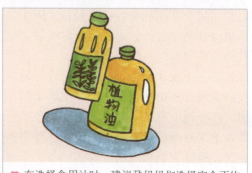

● 在选择食用油时，建议孕妈妈们选择富含不饱和脂肪酸的植物油，以促进宝宝大脑发育。

其次，要看油的透明度、有无沉淀物和分层。高品质油在日光和灯光下，清亮无雾状、无沉淀或悬浮物、无杂质、透明度好、黏度较小。若有分层现象，很可能是掺假的混杂油。

再次，买油时不要贪便宜，应认准正规、信誉好的企业，挑选包装完好、近期生产、品牌知名度较高的商品。此外，还要注意瓶身上有没有国家质量认证的"QS"标识。

此外，由于没有一种油是十全十美的，且都不宜久存，在选择食用油时应根据孕妈妈的健康状况、烹调习惯、经济条件等，有目的地选择，现吃现买，经常调换品种，达到油品消费多样化。

### ❼ 孕期食用油使用小妙招

食用油除了吃出健康以外，专家还给我们提供了一些用油的小妙招。

如，在怀孕期间，孕妈妈们比较容易出现皮肤瘙痒和干裂现象，用油茶籽油经常涂抹干痒部位，可预防缓解这种症状。而且涂在肚子上，还能够防止妊娠纹的产生。

另外，怀孕期间大便干燥和便秘给很多孕妈妈带来了烦恼，那么你只要每天清晨空腹生食1匙油茶籽油，就可以轻轻松松解决便秘问题。

产后孕妈妈若合理用油，保持身体热量的摄取平衡，还能避免产后肥胖等问题。此外，油茶籽油还可以用于婴儿尿疹、湿疹的辅助治疗，直接涂在宝宝的皮肤上，安全有效。

### ❽ 孕妈妈吃葵花子要适量

葵花子有营养，但不能摄入过多。葵花子与许多果仁食品相比，葵仁的蛋白质含量较高，热量又较低，而且不含胆固醇，是人们非常喜欢的健康营养食品。葵花子仁的亚油酸含量很高，这是一种对人体非常重要的脂肪酸，有助于降低人体的血液胆固醇水平。而且亚油酸可促进胎宝宝的大脑发育。葵仁还富含维生素E及精氨酸，对维护性功能和精子的质量有益，可提高人体免疫功能。此外，丰富的铁、锌、钾、镁等微量元素使葵花子具有防止发生贫血等疾病的作用。葵花子还是维生素$B_1$和维生素E的良好来源。

不过，葵花子通常是炒制的，进食过多比较容易上火，因此每天食用不宜过多，并注意多喝水"败火"。另外，食用葵花子过多，会影响孕妈妈的食欲，致使孕妈妈的营养不均衡，同样会导致胎儿的营养不良。所以尽管好吃，也要适量。

### ❾ 孕妈妈不宜喝可乐类饮料

可乐饮料是一种含可乐豆萃取物的充气饮料，可乐豆萃取物中含有咖啡因，咖啡因能迅速通过胎盘作用于胎儿，所以孕妈妈如果大量饮用可乐，就会使胎儿直接受到咖啡因的不良影响，甚至造成先天性疾病。

1瓶340克的可乐型饮料中约含50毫克咖啡因，而一次口服咖啡因剂量达1克以上，就可导致孕妈妈中枢神经系统兴

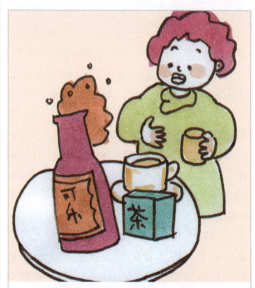

● 可乐中含有咖啡因，它能通过胎盘作用于胎儿造成不良影响，孕妈妈千万不要喝可乐。

奋、呼吸加快、心动过速、失眠、眼花等症状。即使孕妈妈只摄取1克以下的咖啡因，也会对胃黏膜造成刺激，使部分孕妈妈出现恶心、呕吐、眩晕、心悸等症状。

另外，胎儿对咖啡因尤为敏感，而一些饮料中甚至含有2.4%～2.6%的咖啡因、可乐宁等生物碱，所以有的孕妈妈喝了以后会出现恶心、呕吐、头痛、心跳加快等轻微中毒症状。

由此可见，孕妈妈要避免喝可乐类饮料，以免影响胎儿大脑、心脏和肝脏等重要器官的发育，更要避免宝宝出生后患上先天性疾病。

## ⑩ 10种调料不宜过多食用

很多孕妈妈在孕期总是偏好某一种味道，百吃不厌，总是会叮嘱掌勺的人多加点调料，但她们往往忽略了部分调料除了味美还会带给她们危害。

调料即调味品，包括传统的调味品（如香料、盐、酱油等）以及制成品（如鸡精、沙拉酱、番茄酱等）。食用制成品，要仔细阅读其配料，含防腐剂、色素的制品少用为好。

**盐**：盐分摄入过多，会导致孕妈妈晚期出现浮肿，可见足踝及小腿皮肤绷紧光亮，用手按压出现凹陷，长时间站立行走、中午不午睡则更加严重。这是因为孕妈妈体内内分泌出现变化，导致水潴留；同时增大的子宫压迫下肢静脉，使血液回流受阻，以致下肢出现浮肿。

**酱油**：酱油中含有18%的盐，孕妈妈在计算盐的摄入量时要把酱油计算在内。同时酱油中含有防腐剂和色素，应该尽量少吃。

**辣椒**：辣椒是一种营养成分丰富的蔬菜，尤其含有大量的维生素，适量吃辣椒对人摄取全面的营养成分有好处。但辣椒会刺激肠胃，容易引起便秘，加快血流量等，孕妈妈虽然不是绝对要禁吃辣椒，但应适

量，如果属于前置胎盘的情况则应绝对禁止食用。

**紫苏**：含丰富的矿物质、维生素及蛋白质等营养素，可以缓解头痛、减轻流行性感冒的症状，具有发汗解热的作用，含有的紫苏醛等芳香物质，被美食家们用于提味，制作海鲜类水产品时，有助于去腥，可缓解很多孕妈妈怕腥的不适感，宜适量食用。

**花椒、八角、桂皮、香粉**：这四种均属于热性调味品，这些调料易消耗肠道水分，使肠道分泌液减少而造成肠道干燥和便秘，孕妈妈应尽量少吃或不吃。

**味精**：第九届联合国粮食及世界卫生组织食品添加剂法规委员会已决定，取消成人每天摄入6.0～7.5克味精食用限量的规定，但婴儿食品仍要慎用。味精可使食物味道鲜美，还含有一定的营养，没有资料证实其会产生毒素，因此孕妈妈只要食用适量，不必禁用味精。

**姜**：生姜刺激性较大，容易引起肠道不适感，但适量的姜能够缓解早期孕吐，所以，做饭时，用少量的姜调味即可。

## ⑪ 孕妈妈吃甘蔗要注意

甘蔗是深受人们喜爱的水果之一，其含糖量十分丰富，很多孕妈妈非常喜爱。这时，很多人就有这样的疑问了：孕妈妈

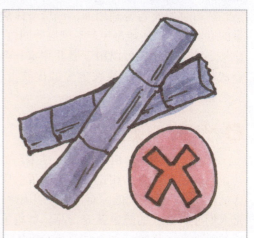

● 甘蔗中含有丰富的糖分和水分，孕妈妈过量食用会造成血糖增高，所以不宜常吃。

可以吃甘蔗吗？下面我们就来为大家解答这个问题。

现代医学研究表明，甘蔗中含有丰富的糖分、水分。此外，还含有对人体新陈代谢非常有益的各种维生素、脂肪、蛋白质、有机酸、钙、铁等物质。甘蔗不但能给食物增添甜味，而且还可以提供人体所需的营养和热量。一般人群均可食用，但脾胃虚寒、胃腹寒疼者不宜食用。

另外，要注意的是孕妈妈不宜常吃甘蔗。因为甘蔗含有大量糖分，吃得越多血糖就越高，处于特殊时期的各位孕妈妈当然要提高警惕，谨防妊娠期糖尿病的发生。孕妈妈吃甘蔗时，当血糖超过正常限度时，会促进皮肤上的葡萄球菌生长繁殖，容易引发皮肤起小疖子或疖肿。如果病菌侵入皮肤深部，则可能引起菌血症而威胁胎儿生存的内环境。过多摄入糖分还可能使身体内的酸性代谢产物产生过多，使血液变成酸性，也容易导致胎儿发生畸形。即使分娩后婴儿正常，但也有可能在成年后引发糖尿病。所以，孕妈妈对于甘蔗这样含糖高的食物不要食之过多。

通过对以上内容的了解，大家对于孕妈妈是否可以吃甘蔗是不是已经心中有数了呢？其实在孕期完全可以食用甘蔗，但要注意甘蔗的质量。甘蔗如生虫变坏，或被真菌污染有酒糟味时也不能食用，以防引起呕吐、昏迷等中毒现象。

## ⑫ 孕4月健康食谱

进入孕中期，孕妈妈对营养的需求增大，此时应增加孕妈妈的饮食营养，特别是有过严重早孕反应的人，更要增加。

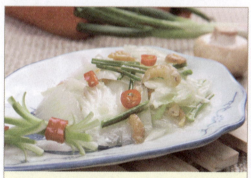

### 虾米白菜

**原材料** 白菜400克，陈醋50克，虾米20克。
**调味料** 白糖15克，味精2克，香油适量。
**做　法** ①将白菜去叶留帮，洗净切成块；虾米发好洗净。②炒锅加油，上火烧热，放入香菜梗、虾米、姜丝、葱末、白菜适度煸炒，加醋稍烹一下，放白糖，添少许高汤，加盐、料酒、味精稍煨一会儿。③用水淀粉勾芡，淋香油出锅即可。

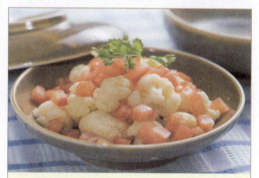

### 花菜炒西红柿

**原材料** 花菜250克，西红柿200克。
**调味料** 香菜10克，盐、鸡精各适量。
**做　法** ①花菜去除根部，切成小朵，用清水洗净，焯水，捞出沥干水待用；香菜洗净切小段。②西红柿洗净，切小丁。锅中加油烧至六成热。③将花菜和西红柿丁放入锅中，再调入盐、鸡精翻炒均匀，盛盘，撒上香菜段即可。

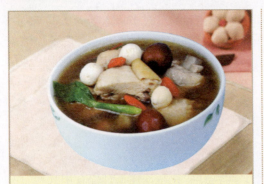

## 鸡块多味煲

**原材料** 肉鸡350克,枸杞子10克,红枣5颗,水发莲子8克。

**调味料** 精盐12克,味精5克。

**做 法** ①将肉鸡洗净斩块焯水,枸杞子、红枣、水发莲子洗净备用。②净锅上火倒入色拉油葱姜炝香,下入鸡块煸炒,倒入水,调入精盐、味精烧沸,下入枸杞子、红枣、水发莲子煲至成熟即可。

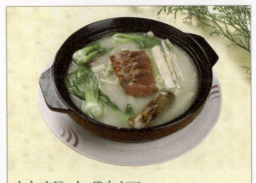

## 杭帮老鸭汤

**原材料** 老鸭200克,油菜100克,竹笋150克,金华火腿片100克。

**调味料** 盐4克。

**做 法** ①将老鸭洗净,斩成块;竹笋洗净,切片;金华火腿洗净切片;油菜洗净。②砂锅加水烧开,下入鸭肉、火腿煮开,再放入笋片。③煮至快熟时,下入油菜,待各材料熟,最后调入盐即可。

## ❤ 孕期检查与疾病预防

4月已经进入怀孕中期,由于子宫增大明显,孕妈妈的身体状况也会发生很大的变化,这时可能会出现一些特有的妊娠疾病,要注意预防。

### ❶ B超,查胎儿重大畸形

每个孕妈妈在孕期都要去医院照B超,很多孕妈妈就担心B超检查有害健康。事实上,目前的医学研究认为B超检查是安全的,因此,孕妈妈不必对孕期B超检查产生恐惧心理。

B超检查是一种非损伤性和无痛苦的检查方法。对于怀孕的孕妈妈来说,只要是诊断剂量的B超检查,应该说是对胎儿没有影响的。通常医生会要求孕妈妈在孕早、中、晚期各进行一次全面的B超,只要是诊断剂量的B超检查,对胎儿是没有影响的。本月B超,除了弥补怀孕初期未做超声波检查之不足,主要目的还是针对胎儿的重大畸形做筛检,如脑部异常(水脑、无脑……)、四肢畸形、胎儿水肿等。另外,此时可由超声波得知胎儿的性别。

### ❷ 孕期B超检查常识

孕期B超检查是十分重要的,可以通过B超监测胎儿是否存在严重畸形,还可以确定胎儿个数,了解羊水量以及测量S/D值,观察胎心是否正常等。检查次数除依据规范要求外,还需根据孕期胎儿及其附属物的异常适当增加。

但是不适当的B超检查不利于监测胎儿生长状况和发现畸形。因此,孕妈妈应该根据医生建议,在适当的时间接受适当的B超检查。最常见的B超有普通B超和彩色B超，普通B超和彩色B超都是二维平面图像，是目前孕期最常用的检查技术，但超声检查的准确性受多种因素影响，例如羊水量和胎儿体位等，如果怀孕晚期羊水减少或者胎儿面向孕妈妈的背部，观测效果就不太理想。

妊娠18至20周，通过B超检查可发现95%的胎儿畸形。其中60%~80%的唐氏综合征（先天愚型）在颈项皮肤出现透明带。脑部和脊柱的畸形，如无脑畸形、脊柱裂、脑膨出、小头畸形、脑积水等。肢体缺陷，如肢体缺如、短缩。腹壁缺陷，如腹裂、脐膨出。其他，如先天性心脏病、连体婴儿等。

## ❸ 什么时候选择三维或四维B超

近年来，随着超声影像技术的发展还出现了三维彩超和四维彩超，很多孕妈妈就觉得越先进的措施就越好。事实上并非如此，三维还是四维只是一种检查手段，都是在二维基础上的一个重建成像，胎儿生长发育的评估及畸形的筛查都不能单纯依赖三维及四维成像。

三维彩超可以进行胎儿头面部立体成像，清晰地显示眼、鼻、口等形态，可协助医生直接对某些胎儿先天畸形进行诊断。

而三维彩超和四维彩超的区别就在于在一个"时间维"，也就是说，三维彩超是图片，四维彩超是录像。通过这项新技术，孕妈妈可以动态观察到孩子在宫内的表情、动作等。

## ❹ 坐骨神经痛怎么办

怀孕后体内激素发生生理性改变，使韧带松弛，为分娩做好准备，但也导致腰部的稳定性减弱。同时胎儿在子宫内逐渐发育长大，使腰椎负担加重，如果再有腰肌劳损和扭伤，就很容易发生腰椎间盘突出，引发坐骨神经痛。此时孕妈妈要注意劳逸结合，避免做剧烈的体力活动。

孕妈妈患有坐骨神经痛时，最好选用硬板床，必要时可做牵引治疗。睡眠时，最好采用侧卧位。平卧时要在膝关节下面垫上枕头或软垫。此外，不要穿高跟鞋。对于疼痛症状重者，可在医生的指导下适当用药。

## ❺ 子宫颈闭锁不全的防治

一般孕妈妈的子宫颈在怀孕期间几乎是闭锁的，等到怀孕足月进入产程开始有阵痛时，子宫颈才逐渐张开。而少数孕妈妈的子宫颈在子宫日渐膨胀与胎儿的压力下，不到成熟期便扩张开来，这种情形称作"子宫颈闭锁不全"。子宫颈闭锁不全，是子宫颈因"无痛性扩张"而无法锁紧，使得羊膜脱出导致破水而流产。这种情况多发生在妊娠中期，且会造成妊娠中期重复性流产。

子宫颈闭锁不全主要是因为先天性子宫颈发育异常和后天子宫颈伤害而引起。其中，后天性原因占30%~50%；后天性原因，大部分与做过人工流产手术或经历过子宫颈癌初期的子宫颈锥状切除有关。

孕妈妈患上子宫颈闭锁不全时，一般

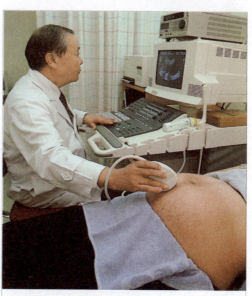

● 孕妈妈患上子宫颈闭锁不全时，一般没有特殊不适，需通过B超来诊断。

没有特殊不适，需通过B超来诊断。对要求生育的妇女，可采用手术治疗。子宫颈闭锁不全主要的治疗方法是在妊娠4~5个月时，麻醉下后施行宫颈缝扎术，使宫颈闭锁，以保证继续妊娠，直到妊娠足月，将缝合线拆除，自阴道分娩。这种手术的效果是比较好的，但也可能引起妊娠中途流产。所以，一有临产先兆，应及时拆除缝线。

## ❻ 静脉曲张怎么办

孕妈妈由于子宫增大，后倾及腹腔内压增高，对腹腔静脉形成压迫，使静脉内压升高，阻碍下肢静脉回流。妊娠中晚期血量增加，活动减少，使得静脉壁变薄，易扩张，尤以下肢浅静脉变化为主。这些不利因素使得孕妈妈成为下肢静脉曲张的好发对象，患病率明显高于普通妇女。

妊娠期下肢静脉曲张的病变，多以踝部和小腿部浅静脉曲张为主。为预防和减轻孕期静脉曲张的问题，孕妈妈可适当增加妊娠期活动，避免过久站立、久坐少动，以改善下肢血液循环，预防及减轻静脉曲张。另一项重要措施是应用循序减压弹力袜，可以改善下肢血液循环，使下肢水肿减轻。

## ❼ 牙龈出血时怎么办

孕期牙龈出血是一种妊娠反应，主要是由于孕期的激素水平变化，牙龈出现增生或是牙周病所致。这一疾病大多发生在孕中期，不过有些孕妈妈在早期也会出现这一问题。

由于孕期是一个非常特殊的时期，不能乱用药物，药物对胎儿有一定的影响。所以，解决孕期牙龈出血，预防是关键。在怀孕过程中，孕妈妈需要保持良好的口腔卫生，并且定期进行预防性的牙齿护理。

在牙刷的选择上，最好换一个软毛质地的儿童牙刷。因为儿童牙刷的刷头较小，而软毛的质地可以减轻牙刷对牙龈的伤害，有效解决牙龈出血的问题。或者将牙刷换成电动牙刷，它能有效按摩牙龈，并减少六成左右的刷牙力度，令牙龈炎出血程度下降62%。在牙膏的选择上，最好使用含有氟化物的牙膏，且每次用量不要超过1厘米。刷牙时最好采用竖刷刷牙法，力道宜轻柔，不要用力过猛，太使劲会损害脆弱的牙龈，引起牙龈出血。一天至少要刷两次牙，尽量每顿饭后都刷牙，最好是在吃完或喝完东西20分钟内刷牙。如果刷牙后有牙龈出血现象，可在温水中溶入一些海盐来漱口。尽量少用牙签。孕妈妈的牙周组织本来就脆弱，如果所用的牙签质料太粗或者使用的方法不当，就容易对牙龈造成损伤，引起出血和牙齿周围组织的疾病。注意均衡营养，补充维生素和钙质。

## ❽ 患了妊娠贫血怎么办

怀孕后，孕妈妈的血容量相对孕前平均增加50%；妊娠早期呕吐、食欲不振等因素均可能导致血液中的血红蛋白相对降低，或铁、叶酸、维生素等营养物质摄入不足引起血红蛋白不足，造成贫血。

患有妊娠贫血的孕妈妈大部分会感觉疲劳、头晕，并出现脸色苍白、指甲变薄易折断、呼吸困难、心悸、胸口疼痛等症状。

要预防妊娠贫血，至少要在孕中期和后期检查两次血色素，及早发现贫血，采取相应措施纠正。通常如果孕妈妈的血色素在100克以上，通过食物的补充就可以解决。如多吃富含铁的食物，多吃富含叶酸的食物

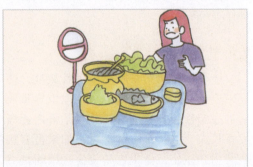

● 在孕中期应检查血色素以及早发现贫血，通过食补等措施改善贫血。

等。如果血色素低于100克，则应按照医生的指示在食补的基础上增加药物治疗。

## ⑨ 警惕宫外孕破裂

如果孕妈妈及早进行孕期检查，就能及早确定宫外孕，排除异常情况。在孕1月没有检查发现时，一般情况下宫外孕会在怀孕后第6～8周的时候破裂，也能及早解决这一疾病。但是在极少数情况下，进入妊娠第4个月时，也有可能会发生宫外孕破裂。

宫外孕是比流产更严重的疾病，随着胎儿长大，输卵管会破裂而引起大流血。不仅是胎儿，更重要的是威胁着母亲的生命。当宫外孕发生在输卵管向质部（在子宫壁内的一段输卵管）时，由于管腔周围有子宫肌肉包绕，胎儿发育到3～4个月时才破裂。因此，孕4月，如果孕妈妈出现下腹剧烈腹痛、大量出血等情况，就要考虑宫外孕破裂可能，必须马上叫救护车。因为这时候宫外孕一旦破裂，不迅速抢救，孕妈妈就会有生命危险。

在救护车来到之前，应当让孕妈妈保持头低、脚高的姿势，保持周围环境安静，防止出血加重。同时，用毛毯等保温也很重要。

## ⑩ 孕期服药应看"安全期"

许多孕妈妈在先期不知自己怀孕的情况下，如果服用了某些药物时往往会不知所措，担心会对胎儿造成影响，对是否中止妊娠犹豫不决。

从优生优育的角度来看，误服药物对胎儿是否造成影响显得尤为重要。至今为止，药物对胎儿的实际致畸作用及潜在的毒副作用是难以估计和预测的。目前来看，唯一的一条大概的预测途径就是不要完全从药物的药理作用及作用机制出发，而主要从服药时间及有关症状来加以考虑。

一般而言，服药时间发生在孕3周（停经3周）以内，称为安全期。由于此时囊胚细胞数量较少，一旦受有害物的影响，细胞损伤则难以修复，不可避免地会造成自然流产。此时服药不必为生畸形儿担忧。若无任何流产征象，一般表示药物未对胚胎造成影响，可以继续妊娠。

孕3周至8周内称高敏期。此时胚胎对于药物的影响最为敏感，服用药物可产生致畸作用，但不一定引起自然流产。此时应根据药物毒副作用的大小及有关症状加以判断，若出现与此有关的阴道出血，不宜盲目保胎，应考虑中止妊娠。

孕2月至孕5月称为中敏期，此时是胎儿各器官进一步发育成熟的时期，对于药物的毒副作用较为敏感，但多数不引起自然流产，致畸程度也难以预测。此时是否中止妊娠应根据药物的毒副作用大小等因素全面考虑，权衡利弊后再作决定。继续妊娠者应在妊娠中晚期作羊水、B超等检查，若是发现胎儿异常应予引产；若是染色体异常或先天性代谢异常，应视病情轻重，及早终止妊娠，或予以宫内治疗。

孕5个月以上称低敏期。此时胎儿各脏器基本已经发育完成，对药物的敏感性较低，用药后不常出现明显畸形，但可出现程度不一的发育异常或局限性损害，如甲丙氨酯可引起胎儿生长发育迟缓，苯巴比妥引起脑损伤，链霉素、奎尼丁引起耳聋等。此时服药必须十分慎重。

## 孕4月优生胎教要点

在这个月中，胎宝宝的神经系统、感觉系统开始变得发达，细小肌肉开始会动，头部可左右摆动，开始有吸吮手指的动作。此阶段的胎宝宝对抚触的敏感度和1岁孩子一样，同时，他对声音尤其是音乐也会有反应。

## ❶ 开始进行音乐胎教

音乐胎教是指通过音乐对母体和胎儿共同施教的过程。在生理作用方面，音乐胎教是通过悦耳怡人的音响效果对孕妈妈和胎儿听觉神经器官的刺激引起大脑细胞的兴奋，改变下丘脑递质的释放，促使母体分泌出一些有益于健康的激素如酶、乙酰胆碱等，使身体保持极佳状态，促进腹中的胎儿健康成长的。在心理作用上，音乐胎教能使孕妈妈心旷神怡，浮想联翩，从而改善不良情绪，产生良好的心境，并将这种信息传递给腹中的胎儿，使其深受感染。

研究表明，胎儿在母亲肚子里长到4个月大时就有了听力；长到6个月时，胎儿的听力就发育得接近成人了。这时候开展音乐胎教，能刺激胎儿的听觉器官成长。

音乐的神奇之处就是能造成各种生理、心理效应。每个人在听自己喜欢的音乐时都能激起幻想，从而让心灵得到安慰或愉悦，这对胎宝宝也一样。孕妈妈在听胎教音乐时，除了感到心旷神怡外，音乐还会激发神经系统，产生神经介质，并随着血液循环渐渐进入胎盘，直至送到胎宝宝大脑的相应部位，促进其大脑的发育。

因此，以前在房间内播放的似有似无的音乐，现在可以有目的地放给胎宝宝听了，听音乐时孕妈妈也可以轻轻地抚摸腹部，同时把音乐描述的场景讲给胎宝宝听。

## ❷ 实施音乐胎教的注意事项

音乐胎教是当下非常流行的胎教方式，很多父母都认为这种方法好处多多。但是，如果进行音乐胎教时方法不当，也可能对胎儿造成危害，准爸妈要特别注意。

首先，进行音乐胎教时，切忌将传声器贴在腹部进行胎教，这会伤害胎儿的听力。因为4个月胎儿的耳蜗虽说发育趋于成熟，但内耳基底膜上面的短纤维极为娇嫩，当受到高频声音的刺激后，很容易遭到损伤。轻者，婴儿出生后可能听到说话声，却听不见高频的声音；重者将会给小宝宝造成一生无法挽回的听力损害。因此，进行音乐胎教时千万不能将传声器贴在腹部进行胎教。

其次，立体声音乐危害更大。孕4月，胎儿的听觉器官正处在发育阶段，对声音刺激的敏感性很强，很容易发生听觉疲劳。有资料表明，人长时间处于高频立体音乐的刺激中，易患"高频听觉损失症"，表现为血压升高、心跳呼吸加快、肌肉紧张、出汗、内分泌及胃肠功能紊乱等。对胎儿而言，立体声则有致畸作用，或使胎儿宫内发育迟缓，使胚胎死亡率增加。据美国、日本等国的流行病学调查显示，生活在高噪声区的人，其不育症和后代的先天性畸形的发生率远高于低噪声区。因此，胎儿不宜长时间听节奏明快、优美动听的立体声音乐，更不要将耳机直接放置在腹部让胎儿听音乐，以防对胎儿听力器官造成危害。

## ❸ 开展读书胎教

书籍是人类进步的阶梯，对胎宝宝也不例外。大多数人只是将听音乐作为胎教的手段，却很少有准爸爸、孕妈妈想到过要给肚子里的宝宝读上一段好听的故事。

其实，对胎儿来说，母亲的说话声和母亲的情绪变化，要比音乐对其影响更大，因此，如果母亲本人是个爱读书的人，在孕期以读书作为胎教的方式，那么对母子双方都是一件十分有益的事。胎教阅读，可由丈夫大声读给妻子听，这会安定孕妈妈的情绪，同时又起到了增进夫妻感情的作用。

适合孕妈妈阅读的书籍，在选择上没有年龄段的限制，在体裁上也可以丰富多样，不拘泥任何一种形式，但总的来说，应当是能让心情安逸、陶冶情操、带来美好感受的读物；最好是可以激起母爱、唤起女性温柔情感的作品。

## ❹ 给胎宝宝传递安全的记忆信息

研究证明，胎儿在子宫内就能通过胎盘接受母体神经反射传递的信息，使脑细胞在分化、成熟过程中不断接受母体神经信息的调节与训练，迅速增大记忆储存，并开始引导其行为的发展。

有人做过这样的实验：在医院产科的婴儿室播放有关母亲子宫内血液流动及心脏搏动声音的录音，发现正在哭泣的新生儿很快就能安静下来，显得情绪稳定，饮食、睡眠情况变好，而且体重迅速增加。这是因为胎儿在母亲的子宫中早已熟悉母亲的心音，一听到这种声音就感到安全亲切。

既然胎儿有记忆能力，那么孕妈妈就应设法开发胎儿的记忆力，把良好的、积极的、健康的、真善美的信息及时传递给胎儿，让他输入脑子里，受用一生。

## 5 给胎宝宝一个温馨和谐的家庭环境

除了直接实施胎教外，家庭环境也往往能起到胎教的效果，影响胎宝宝的生长发育。如果家庭纷争不断，那么胎宝宝自然就会吸收一些不良的信息，他的情绪和性格也会随之受到影响。

家人间发生磕磕碰碰的事在所难免，但为了宝宝，年轻的孕妈妈和准爸爸应该学会控制自己的情绪，相互谅解，尽量避免发生正面冲突。由于身材变形、身体不适或者对生育的恐惧等一系列的原因，不少孕妈妈在怀孕期间情绪非常不稳定，所以此时准爸爸更应该付出耐心和爱心来关怀呵护自己的妻子。

如果两人的意见发生分歧，那么在争辩过程中应尽量降低音量，这样做，一方面可以避免两人的火气不断升级，使纷争尽早结束；另一方面也能让腹中胎宝宝的情绪不至于受到太大的影响。

# 孕妈妈的阳光"孕动"

孕4月，孕妈妈进入身心都比较稳健的阶段，最适宜开展孕期运动。孕期坚持进行力所能及的锻炼，有助于孕妈妈与胎儿的健康。

## 1 孕中期孕妈妈最需运动

孕中期，即孕4～7月。随着胎盘的形成，宫内情况相对稳定，孕妈妈已经度过了早孕流产的危险，可根据个人体质及过去的锻炼情况，适当加大运动量，进行适度的活动，如游泳、孕妈妈体操、瑜伽等。虽然此时运动量可以适量增加，但仍应切记不可进行跑、跳等容易失去平衡的剧烈运动。

事实上怀孕时维持一定的运动量，对胎儿和母亲都有好处。首先，运动会使孕妈妈的血量增加，可改善其焦虑心情，使生产产程缩短，自然生产机会提高，也使胎儿窘迫概率降低，胎儿平均体重比不运动的妈妈所生的胎儿少310克左右（胎儿脂肪减少了）。其次，运动的母亲所生之宝宝，运动神经元的发育比一般新生儿更快。总而言之，若想让生产更顺利，保持产后身材与体力，建议女性在怀孕前就开始培养运动习惯，并在怀孕过程中持之以恒，这样不只胎宝宝会变得强壮，也会让你在经历怀孕生产的煎熬后，依然是美丽动人的健康妈妈。

但有妊娠并发症的妈妈在进行运动时，会受到一些限制，像患有高血压、多胞胎怀孕、心脏疾病、前置胎盘或有早产现象的妈妈，均不适合运动。

## 2 孕中期可适当增加运动频率

孕妈妈适合做哪种运动、运动量的大小，都要根据个人的身体状况而定，不能一概而论。如果孕妈妈怀孕前就一直有锻炼的习惯，在孕期可以继续锻炼，但开始的时候一定要慢慢来。

在此阶段可以适当增加运动频率，是

因为怀孕中期胎盘已经形成,不太容易造成流产。孕妈妈可以每天早晚散散步,既可以增加耐力,促进肠胃功能,还能刺激腹中宝宝的活动,尤其是在温和的阳光下散步还能促进胎宝宝对钙质的吸收。

不过,这个时期由于体重增加,身体容易失衡,孕妈妈尽量不要再做需要登高、弯腰的家务活动,如擦高处玻璃、弯腰擦地等。

## ❸ 孕妈妈外出锻炼注意事项

现在孕妈妈的身心稳健,浑身的细胞都在喊叫着要出去透透气。不过在出发之前,必须通过医生确认你和胎宝宝都安全,适宜进行户外运动才行。

进行户外运动,最好选在清晨和傍晚。上午是8点到10点,下午是4点到7点。在这段时间内,植物经过了几个小时的光合作用,空气中氧气含量非常高,而且紫外线也不是很强烈,空气质量也比较高,最适合户外运动了。如果是室内运动,不要选择刚吃饱或是空腹时运动。也不要在晚上10点后运动,因为这时候你和宝宝都要睡觉了。

此外,人体产生的热量主要通过皮肤散发,胎儿产生的热量也要通过孕妈妈的皮肤散发,因此,孕妈妈的体温会比正常略高些。这种体温升高会让孕妈妈在锻炼时更容易发热、疲劳和脱水。因此我们要做好充分的锻炼前准备。如,穿浅色棉质衣服。因为浅色衣服能减少热量的吸收,棉质的衣服透气性强,易散热,也比较吸汗,可以让皮肤自由地呼吸。衣服应该宽松或者有弹性,可以让肢体自由地舒展。

挑选合脚的鞋子。这点也非常重要,而且至少要准备两双,每天轮换着穿。休息的那双鞋子每天最好在阳光下晒晒,在风里透透气,这样就可以防止脚气病的产生。因为真菌容易在温暖和潮湿的环境里生长繁殖,而孕妈妈的脚又特别容易出汗。

准备一条干净和吸汗的毛巾。散步和爬山时可以用它来擦汗,游泳时可以用它来吸水和保温,练习瑜伽时可以用它来当坐垫或者覆盖身体。

准备充足的水。在锻炼的整个过程中,适当地出汗是没有问题的,但是如果汗水把整件背心都打湿了,那就要休息一下。运动前10～15分钟,要适当喝水,控制在450～600毫升。

## ❹ 孕4月孕妈妈瑜伽

进入孕中期后,孕妈妈的肚子会迅速开始增大,此时,孕妈妈宜多进行训练下肢、腰背肌肉量,以及身体平衡性的体位练习,以增强对日益增大的腹部的支撑力。

### (1) 手臂伸展式

①挺直腰背,双腿自然散盘,双手放到膝盖上,掌心向上,示指和拇指相触。吸气,双手前平举,掌心向下。

②呼气,双臂左右打开,侧平举,指尖向上翘起。

③保持自然的腹式呼吸,将手臂伸直,

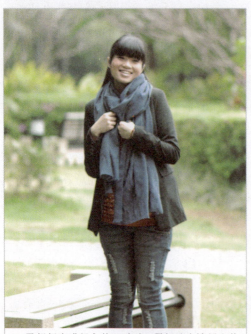

● 孕妈妈在进行户外运动时,最好选在清晨和傍晚,这样可以避免接触过多的紫外线。

紧实，使身体更为强壮，为孕中期体重增加做好准备。

### （2）树式

①直立，两脚并拢，两手掌心向内，自然下垂。

②将右脚脚掌贴在左小腿内侧，膝盖向右侧打开，挺直腰背，保持平衡。

③双手合十在胸前。

④吸气，双手高举过头顶，保持此姿势2～3个呼吸；再呼气时，恢复到起始姿势，稍作休息，做另一边。

**功效**：此练习可放松髋部，补养和加强腿部、背部的肌肉，改善体态，锻炼小脑，加强稳定性。

**安全提示**：孕妇在做此练习时一定要保持身体的平衡，以免摔倒发生意外。

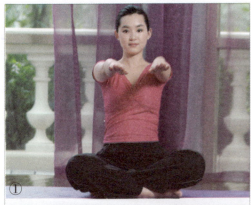
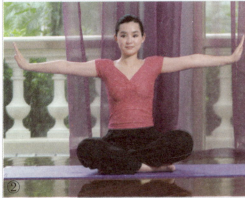
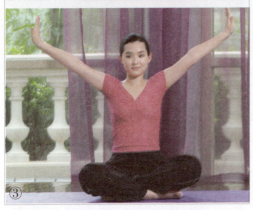

从前向后旋转3圈，再从后向前旋转3圈。呼气，恢复到起始姿势，稍作休息。

**功效**：此练习可灵活肩部，扩张胸部，增加氧气的吸入量。同时可使手臂的肌肉

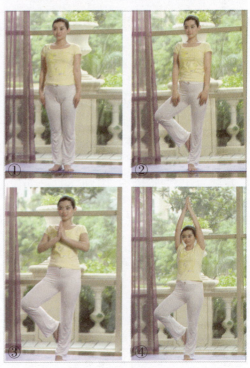

# 孕5月，宝宝胎动妈妈心动

**5月（17～20周）**

◎孕5月，辛苦的孕程已经过去了差不多一半的时间。这个时期，孕妈妈的肚子越来越大，接近典型孕妈妈的体型，身心也都处于稳定期。旅游、探亲等计划孕妈妈都可以开始进行，但仍要注意体形变化给生活带来的不利，做好孕期保健工作。

## 收集妈妈和宝宝的第一手情报

孕5月孕妈妈的肚子越来越大，身体变化也越来越明显，孕妈妈要做好孕期的记录工作，详细记录孕期的变化情况。

### ❶ 孕妈妈的身体变化

你的腹部已经显现出来了，而你的身心都进入稳定期。

#### 子宫此时约儿童的头大

**体重：** 孕妈妈最少增加了2千克体重，有些也许会达到5千克。

**子宫：** 此时可测得子宫宫底高度在耻骨联合上缘的15～18厘米处。胎宝宝19周的时候，孕妈妈的子宫底每周会升高1厘米。

**乳房：** 乳房比以前膨胀得更为显著，有些孕妈妈还能挤出透明、黏稠、颜色像水又微白的液体。臀部也因脂肪的增多而显得浑圆，从外形上开始显现出较从前丰满的样子。

**尿频、尿急：** 这个月子宫在腹腔内慢慢增大，对膀胱的刺激症状随之减轻，所以尿频现象基本消失。

**妊娠反应：** 早孕反应自然消失，孕妈妈身体和心情舒爽多了。

### ❷ 胎宝宝的发育状况

这一月胎宝宝的感觉器官进入成长的关键时期，大脑开始划分专门的区域进行嗅觉、味觉、听觉、视觉以及触觉的发育。现在孕妈妈肯定能感到胎宝宝在经常运动，想必内心一定感到无比幸福吧！

**胎长：** 18～25厘米。

**胎重：** 160～300克。

**四肢：** 手指、脚趾长出指甲，并呈现出隆起，胎宝宝还会用口舔尝、吸吮拇指，那样子就像在品味手指的味道。

**器官：** 此时胎儿的头已占全身长的三分之一，耳朵的入口张开；牙床开始形成；头发、眉毛齐备。由于皮下脂肪开始沉积，皮肤变成半透明样，但皮下血管仍清晰可见；骨骼和肌肉也越来越结实。生殖器已清晰可见。胎儿的听力形成。此时开始能够吞咽羊水。肾脏已经能够制造尿液，感

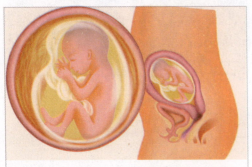

● 孕5月，孕妈妈进入平稳的孕中期，胎宝宝开始快速发育。

觉器官开始按照区域迅速地发展。

**胎动**：孕5月是刚刚开始能够感知到胎动的时期。这个时候的胎宝宝运动量不是很大，动作也不激烈，孕妈妈通常觉得这个时候的胎动像鱼在游泳，或是在"咕噜咕噜"吐泡泡，跟胀气、肠胃蠕动或饿肚子的感觉有点像，没有经验的孕妈妈常常会分不清。此时胎动的位置比较靠近肚脐眼。

## ❸ 孕妈妈本月焦点

这个月胎宝宝飞快地成长，宝宝17周的时候你可以借助听诊器听到胎宝宝强有力的心跳，通过听胎心音来确定胎宝宝的健康状况，如发现任何异常，请立即到医院寻求医生的帮助。

建议每周称一次体重，一般来说，整个孕期体重增加12.5~18.0千克是正常的，否则可能会造成分娩困难，引起妊娠期糖尿病。睡觉最好左侧卧，也可以两腿间夹个枕头，尽量别睡软床；你可能开始觉得皮肤发痒，这是正常现象。要常洗澡，勤换内衣，保证睡眠充足，都可以减轻瘙痒感。20周以后可能会出现妊娠高血压症状，要随时监测血压。

## ❹ 准爸爸注意要点

5个月的胎儿感觉器官发育迅速，从这个月开始有了味觉、听觉和视觉，所以这个月开始可以全方位地对胎宝宝进行胎教。准爸爸此月应该做到：

**准爸爸注意事项一**：和妻子一起进行胎教，每天跟胎宝宝说话，"抚摸"宝宝，给宝宝听胎教音乐。

**准爸爸注意事项二**：协助妻子做好孕期的自我监护：量体重、数胎动。

**准爸爸注意事项三**：保持居家环境的安静，让妻子远离强烈的噪声，以免造成宝宝的不安。

**准爸爸注意事项四**：如果妻子身体情况允许，准爸爸可以安排一次短期的旅行，减缓妻子的忧虑和不适。

## ❺ 孕5月的管理日历

### 妊娠五月计划

| 时间<br>名称 | 第一周 | 第二周 | 第三周 | 第四周 | 妊娠五月备忘录 |
|---|---|---|---|---|---|
| 体重/kg | | | | | |
| 腹围/cm | | | | | |
| 体温/℃ | | | | | |
| 其他 | | | | | |

# 细节让孕妈妈的生活更舒适

这个月，孕妈妈的腹部隆起得更加明显，进一步增加了孕妈妈行动的困难，所以出行时要特别小心。

## ❶ 孕期如何挑选护肤品

专家提出，孕妈妈要想实现胎儿的健康，并让自己拥有完美肌肤并非不可兼得。因为孕期的皮肤问题会有很多，况且孕妈妈的年龄一般都在30岁左右，皮肤的质量已开始走"下坡路"，如果此时不能好好护理，皮肤很可能借机下滑。鉴于孕期的特殊性，孕妈妈在选择护肤产品时一定要慎重，孕期选择的护肤品一定不要含有激素类的和对胎儿有害的化学成分。所以最好选择性质温和的纯植物的产品。中医上又讲凉性植物不适合孕妈妈，所以在选择时也要注意。另外，含有维生素E的护肤品对孕妈妈比较好。

另外，怀孕期间肌肤黑色素本来就比较活跃，孕妈妈的肌肤又对光特别敏感，因此防晒就成为孕期护肤的一项必修课，所以即使在秋冬季节也要涂抹无刺激性的防晒霜，出门最好有遮阳伞。选择防晒产品时应选择纯物理防晒产品，比如含有二氧化钛或氧化锌成分的防晒产品。这类产品通常不会造成皮肤过敏，安全性高，效果也好。

## ❷ 孕妈妈可以出游了

进入怀孕中期后，孕妈妈才能随家人出远门旅游，这样比较不会有流产或早产的危险。不过，旅行前孕妈妈最好先咨询产科医师，确定可以出行后还应做好各项准备工作，以免在旅途中发生意外状况。

首先，要制订合理的旅游计划。孕妈妈身体不宜过度疲劳，所以，行程紧凑的旅行团不适合孕妈妈参加，定点旅行、半自助式的旅行方式则比较适合。此外，在出发前必须查明旅游地的天气、交通、医疗与社会安全等状况，若没有把握，还是不去为宜。

其次，途中要有人全程陪同。孕妈妈不宜独自出游，与一群陌生人出游也不恰当。最好是丈夫、家人或姐妹等关心、爱护你的人在身边陪伴，不但会使旅程较为愉悦，而且当你觉得累或不舒服的时候，也可以有人照顾你，或视情况改变行程，这样才能有个安全快乐的旅行。

再次，运动量不要太大，运动方式不要太刺激。运动量太大可能导致流产、早产或破水。太刺激或危险性大的活动（例如：过山车、海盗船、自由落体和高空弹跳等）也不可参与。游泳是不被禁止的，而潜水不超过18米深度也是允许的，因为潜水超过18米深度，胎儿会有"减压病"，十分危险。冲浪、滑水应能免则免。

此外，要携带必备药品。每个旅行者都要准备些药品在身边，尤其是孕妈妈。除了遵守以上的规则外，孕妈妈还要考虑药物在怀孕期间的安全性，出发前可将携带的药物逐一咨询产检医师。另外，准备一些对怀孕安全的抗腹泻药、抗疟疾药及综合维生素药剂，也是非常必要的。

## ❸ 孕妈妈可以坐飞机吗

根据航空公司的乘机规定，以下孕妈妈也是可以乘坐飞机的。

怀孕不足8个月的孕妈妈，除医生诊断不适应者外，均可以与一般旅客一样乘机。

怀孕超过8个月但不足9个月的孕妈妈乘机，应办理乘机医疗许可。该乘机医疗许可应在乘机前7天内签发有效。

另外因为高空有电离辐射，有气压的改变，这些可能会导致早产的发生。所以下面几种孕妈妈航空公司一般不予承运。具体包括：怀孕35周及以上者；预产期在4周以内者；预产期临近但无法确定准确日期者；

已知为多胎分娩或预计有分娩并发症者。

### ❹ 孕妈妈宜常用木梳梳头

大脑，是指挥和调节人体各种活动的神经系统中枢。人要保持头脑清醒，思维敏捷，而梳头是促进脑部血液循环最理想的办法。因为梳头不仅可以增强头发根部的血液循环，以供应头发所需的营养，还可以增强和改善脑部的血液循环，以滋养气血，促进新陈代谢。

头部，素有"诸阳之汇"的美誉。因为人体最重要的十二经脉与几十个穴位都汇聚于头部。中医认为，以梳子代替银针，对这些穴位和经脉进行按摩和刺激，有利于脑部的血液循环及有易于调节大脑的功能，以消除各种疲劳。所以，梳头有清心明目、醒脑提神之功效。

此外，孕妈妈宜用木梳梳头，而不要使用塑料梳。因为塑料梳与头发摩擦会产生静电而扯断头发。用木梳梳头时要从头顶的穴位处开始，用力不可过猛。

### ❺ 孕妈妈如何预防中暑

孕妈妈由于体质特殊，代谢旺盛，比正常人更怕热，如果不注意，中暑的概率更大。那么应该如何预防中暑呢？

**衣着宽松。**孕妈妈穿的衣服要宽大、松软，尽量穿透气、散热的棉质衣服，不要穿紧身衣裤。

**睡眠充足。**中暑的发生与睡眠有一定关系，孕妈妈要保证充分的休息和睡眠时间，以增强身体抵抗力，中午最好休息1个小时左右。

**饮食合理。**在合理调配饮食，保证身体需要的营养的同时，夏季孕妈妈应少吃油腻食物，多吃新鲜蔬菜、豆制品等。可以经常食用绿豆粥、西瓜等解暑食物，避免发生中暑。还要多喝水，如凉开水或淡盐水，可起到预防中暑的作用，也可饮水果汁、酸牛奶、茶水等，但要注意不要贪食冷饮。

**保持通风。**由于种种限制，孕妈妈在家休养的时间相对较多，因此一定要注意通风。感觉热时可以吹空调或电扇，但不宜长时间使用空调，空调温度也别调得太低，一般设置为27℃为佳。室内外温差不要太大，以免从空调房外出时一时不适应外面的高温而中暑、感冒。也不要对着电风扇和空调吹，容易引起感冒。

**适当运动。**怀孕期间，孕妈妈坚持进行适当的运动是十分必要的，对胎儿的生长发育和顺产都有很好的作用。整个孕期孕妈妈都可在上午或者傍晚不太热的时候外出散步，在怀孕的中期还可适当游泳。

### ❻ 孕中期坐行注意事项

五六个月后胎宝宝的体重增加会给妈妈的脊椎带来很大压力，并引起孕妈妈背部疼痛。而不当的坐姿会给脊椎造成更大的重负感，因此孕妈妈的坐姿也要多多注意。

孕妈妈正确的坐姿是将后背紧靠在椅背上，必要时还可以在靠近肾脏的部位放一个小枕头。如果孕妈妈长期坐着办公，有必要时常起来走动一下，最好是至少每隔一小时让自己放松一下，这样有助于血液循环并可以预防痔疮的发生。

行走时孕妈妈也要多多注意。虽然慢走对孕妈妈很有益，它可以增强腿部肌肉的紧张度，预防静脉曲张，并增强腹肌，但一旦感觉疲劳，就要立即停下坐着歇息5~10分钟。如果没有条件在公园里散步，也可以选择交通不太拥挤的街道，但要避免吸入过多有污染的汽车尾气。散步前要选择舒适的鞋，以低跟、掌面宽松为好。

### ❼ 孕妈妈要注意嘴唇卫生

空气中不仅有大量的尘埃，而且其中还混杂不少的有毒物质，如铅、氮、硫等元素。它们落在孕妈妈身上、脸上的同时，也会落在嘴唇上，然而，很多孕妈妈在外面的时候，通常都很注意不随便用手拿东西吃，或从外面一回到家，就马上去洗手。可是，很少想到嘴唇也同样应该保持清洁。有些孕妈妈如经常在没有清洁嘴唇的情况下喝水、吃东西，或时不时地总去舔嘴唇，殊不知这样做很有害处。因为，空气飘尘中的很多化学有害物质以及病原微生物，会落在孕妈妈的嘴唇上，它们一旦进入孕妈妈的体内，要比对其他人更为有害，因为身体里还有个对有害物质十分敏感的胎宝宝，会使胎宝宝因此而无辜受害，引起一些不应该发生的结果，如引起胎宝宝组织器官畸形等。

因此，孕妈妈外出时，最好在嘴唇上涂上能阻挡有害物的护唇膏。如果要喝水或吃东西，一定要先用清洁湿巾擦拭干净嘴唇。回到家后，洗手的同时别忘了清洁嘴唇。

## ❽ 孕中期乳房的变化及护理

进入孕中期，孕妈妈的乳房会持续增大，不适感消失。孕期乳头护理对产后泌乳、哺乳有重要作用。第一次怀孕的孕妈妈，乳头会比较娇嫩、敏感，在哺乳的时候往往经受不住婴儿的反复吮吸，会感到疼痛或者奇痒无比。为了预防这种情况的发生，可以从怀孕5~6个月开始，就做一些预防的工作。

首先，可以每天用肥皂水和软毛巾轻轻揉搓乳头1~2分钟，然后用清水洗净，注意要将乳头上积聚的积垢和痂皮分别擦洗干净。

然后，用植物油或矿物油涂敷乳头，使积垢和痂皮变软，再用温水和软毛巾轻轻擦洗进行清除，并在乳头上涂防裂油，这样可以增强皮肤的弹性和接受刺激的能力。

此外，经常进行乳头按摩使乳头能够适应外部的刺激，可以使乳头皮肤变得坚韧，预防因哺乳而造成的乳头龟裂等疾病。乳头按摩操的具体操作方法是，先用示指和中指，稍微用力按压乳头的根部，移动手指，转圈按压乳头。再用示指和中指，移动手指，像搓绳一样向左右方向均匀按摩乳头。最后向乳头内侧按压，同时揉搓按摩，不要只按摩乳头，而是向乳房内侧按摩。

## ❾ 做好孕妈妈的脚部护理

孕中期，胎儿的迅速生长使得孕妈妈的负担也越来越重，双脚更不堪重负，肿胀、干燥甚至疼痛现象时有发生。因此，孕期做好脚部护理工作，既能让孕妈妈保持玉足美丽，还能为孕妈妈舒缓不适，给她一个舒适的孕期旅程。

**首先，选一双宽松、舒适的鞋**，前后留有1厘米余地。鞋底防滑，鞋后跟以2厘米为好。孕妈妈的脚容易浮肿，最好选择柔软的天然材质的软皮或布鞋，可有效减少脚的疲劳。合成革或不透气的劣质旅游鞋，沉重且不透气，会使浮肿加重。

**其次，每天做好脚部的清洁工作**，一方面能及时洗去皮表污垢、角化脱落物及微生物，让血管膨胀，促进血液循环，另一方面可以弥补皮肤散失的水分。洗脚的

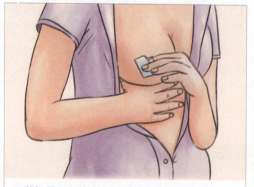

● 从怀孕6个月时起，就应该护理乳房，每天晚上用温水轻轻擦洗干净。

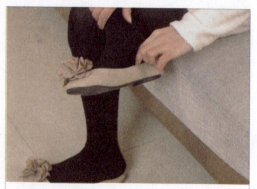

● 进入孕中期后，孕妈妈的脚容易浮肿，宜选择宽松、舒适的鞋。

水水温控制在40℃以下为宜。

**再次，进行适度的脚部按摩。** 按摩的力度要适中，不应太大，否则会擦伤皮肤。可进行干刷按摩，以画圈方式从上往下按摩。脚部按摩具有加速血液循环，加强皮肤营养，促进皮下脂肪均匀分布等作用，准爸爸可多为孕妈妈提供这项服务。

此外，睡前可为双脚涂抹保湿类型的足底护理霜，并加以按摩促进吸收，以增强脚部肌肤的水分和弹性，预防龟裂。

## 准爸爸要当好孕妈妈的营养师

孕中期是胎儿的快速发展期，对营养的需求也更多。不过，平时只要饮食荤素搭配合理，营养一般不会有什么问题。但是如果担心发胖或胎儿过大而限制饮食，则有可能造成营养不足，严重的甚至患贫血或影响胎儿的生长发育。

### ❶ 孕妈妈贫血要多吃富铁食物

孕妈妈因妊娠期母体内血容量的增加和胎儿的发育需要，整个孕期需要1000毫克铁（比非妊娠女性增加15%～20%），如果不注意补铁，通常从孕中期开始（20～24周左右），出现缺铁性贫血症状的孕妈妈就开始多起来。在我国，有近三分之一的孕妈妈会出现缺铁性贫血，严重的可引起流产、早产、低出生体重儿等情况。

缺铁性贫血为妊娠常见并发症。在怀孕5～6个月时，由于母体一系列的生理变化及胎宝宝、胎盘、脐带的生长发育，孕妈妈对铁的需要量大大增加，甚至达到孕前的2倍。

另外，饮食中未注意提供充足的富铁食物，孕妈妈就容易发生贫血。因此，孕期要注意多吃富含铁的食物，如瘦肉、动物血（鸭血、猪血）、禽类、蛋类等，与此同时多吃水果和蔬菜，其中所含的维生素C，能够促进铁在肠道的吸收。

### ❷ 如何判断孕妈妈营养是否过剩

怀孕期间，为了母亲和胎儿的身体健康，良好的营养是必不可少的。但凡事物极必反，孕期摄入太多的营养不但对母子健康不利，甚至有害。

孕妈妈过多摄入主食，使热量超标，会导致母亲过胖、胎儿过大。母亲过胖可能引起孕期血糖过高、妊高征（即妊娠高血压综合征），胎儿过大可导致难产。而胎儿体重越重，难产发生率越高。如新生儿体重大于3500克，难产率可达53%；新生儿体重超过4000克，难产率高达68%。而且，由于营养过剩，体重超过4500克的巨大胎儿也时有出现。这些肥胖婴儿出世时，由于身体脂肪细胞大量增殖，往往导致将来后代发生肥胖、糖尿病、高血压等代谢性疾病。

判断孕妈妈是否营养过剩最简便、最常用的指标就是体重。怀孕期间每月称体重至少1次。孕前体重正常的孕妈妈，妊娠后的前3个月内体重可增加1.1～1.5千克；3个月后，每周增加0.35～0.4千克，至足月妊娠时，体重比孕前增加10～18千克。如体重增加过快、肥胖过度，应及时调整饮食结构，去医院咨询。

### ❸ 孕妈妈不要进食两个人的饭

因为孕妈妈每天需要满足自身和胎宝宝的双重营养需求，所以，一些人就片面地理解为孕妈妈是"一人吃两人的饭"，更有一些孕妈妈以"填鸭式"进食，其实这是不正确的。

有些孕妈妈认为蛋白质的摄取十分重要，于是在均衡膳食的基础上盲目补充蛋白质粉。结果，过多的蛋白质摄入后容易转换成脂肪，从而造成孕妈妈肥胖，而且蛋白质的过度分解和排出也加重了肾脏

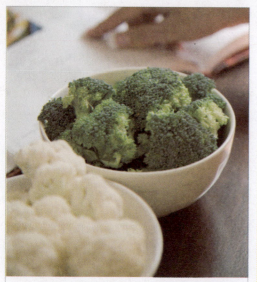

● 虽然怀孕后孕妈妈对营养的需求增大，但也不宜摄取过多的热量，以免引起肥胖。

负担。

有些孕妈妈在怀孕期间猛吃水果，以为可以补充各种维生素，还能让孩子皮肤变白，实际上这会使孕妈妈过胖，而且影响其他食物的吸收，造成营养不良。

孕妈妈应在充足营养但不过剩的前提下保持膳食的平衡。而且孕妈妈的膳食要多样化，尽可能食用天然食品，少食高盐、高糖及刺激性食物。另外，孕妈妈适当多吃点富含维生素和叶酸的新鲜果蔬，不仅是自身和胎儿营养所需，而且可防新生儿神经管畸形。

在合理膳食的基础上，孕妈妈要适当参加运动，也可以做一些强度不大的家务活，以促进体内新陈代谢，消耗多余的脂肪，维持营养平衡，这样才有益于孕妈妈和胎儿的健康。

## ④ 孕妈妈不宜吃田鸡

吃田鸡不仅是不利于生态平衡的行为，还会对孕妈妈健康造成危害。有人剖检267只虎斑蛙，发现在160只蛙的肌肉中就有383条裂头绦虫的蚴虫。这些蚴虫进入人体后容易寄生在软组织内脏，它们具有极强的活动能力，善于钻孔，破坏性极大。裂头绦虫的蚴虫进入人体组织后，能引起局部组织发炎、溶解、坏死，形成脓肿和肉芽肿等。如寄生于要害部位便会导致失明、瘫痪、抽搐、癫痫发作等并发症，严重时还可引起死亡。孕妈妈被感染蚴虫，还能穿过胎盘侵害胎儿，造成胎儿畸形。

此外，农田长期施用各种农药，随着耐药性的提高，不少昆虫未被杀灭，田鸡捕食了这些昆虫后，体内积聚有大量残留的农药。据有关部门检验发现，田鸡肉内含有机农药的残留量是猪肉的31倍。所以孕妈妈大量吃田鸡肉，危害较大。

## ⑤ 孕妈妈及产妇不宜多吃月饼

中秋时，人们都习惯吃月饼庆祝节日。但专家提醒，孕妈妈及产妇不适宜多吃月饼。这是因为从中医营养学角度来说，月饼多为"重油重糖"之品，制作程序多有煎炸烘烤，容易产生"热气"，或者引起胃肠积滞。而妊娠期孕妈妈如果大量食用辛温燥火的食物，很容易伤阴耗液和影响胎孕。因此，孕妈妈吃油润甘香的月饼并非多多益善。

此外，不同体质的孕妇在食用月饼时有不同的禁忌。虚寒盛的孕妈妈，忌生冷、寒凉馅料制作的月饼。阴虚、热盛的孕妈妈，忌辛燥动火馅料制作的月饼。孕期水肿很严重的孕妈妈，忌咸馅的月饼。患有糖尿病的孕妈妈，忌糖馅的月饼。患有热证、疮疡、风疹、癣疥等的孕妈妈，忌食辛辣香燥馅料制作的月饼。

专家同时提醒，孕妈妈在食用"热气"月饼时，配着吃些柚子、桃子、柿子和梨等清淡水果同食，可减少月饼对身体造成的不良影响。

## ⑥ 孕妈妈不宜贪吃冷饮

有的妇女怀孕后由于内热喜欢进食冷饮，这对身体健康不利。孕妈妈在怀孕期胃肠对冷热的刺激极其敏感。多吃冷饮能使胃肠血管突然收缩，胃液分泌减少，消化功能

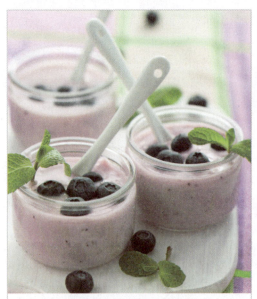

● 孕妈妈在怀孕期胃肠对冷热的刺激极其敏感，孕后不宜多吃冷饮。

下降，从而引起食欲不振、消化不良、腹泻，甚至引起胃部痉挛，出现剧烈腹痛的现象。

孕妈妈的鼻、咽、气管等呼吸道黏膜通常充血并有水肿，倘若贪食大量冷饮，充血的血管突然收缩，血流减少，可以导致局部抵抗力下降，令潜伏在咽喉、气管、鼻腔、口腔里的细菌与病毒乘虚而入，引起嗓子痛哑、咳嗽、头痛等，严重时还能引起上呼吸道感染或者导致扁桃体炎等。

贪食冷饮除引起孕妈妈发生以上病症外，胎儿也会受到一定影响，因为有人发现，腹中胎儿对冷的刺激也很敏感。当孕妈妈喝冷水或者吃冷饮时，胎儿会在子宫内躁动不安，胎动会变得频繁。因此，孕妈妈吃冷饮一定要有节制，切不可因贪吃冷食，而影响健康和引起胎儿的不安。

孕妈妈也不可以吃太多的冰冷的食品。因为凉食进入体内会使血管收缩，减少胎盘给孩子的血液供应，对孩子的发育有影响。

## ❼ 孕妈妈进食猪腰须知

人们习惯称动物的肾脏为"腰花"，例如猪的肾脏被称为"猪腰花"。中医理论有"以脏养脏"之说，即常吃动物的什么脏器就可以滋补人的同种脏器。这一说法已经被现代医学证实。例如：猪心富含蛋白质、钙、磷、铁及多种维生素。吃猪心可以加强人体心肌的营养，增加心肌的收缩力。妊娠期间肾血流量由孕前的800克/分增至1200克/分，导致肾脏负担增加，因此，孕妈妈应该适当吃些猪腰花以滋补肾脏。

但是，在清洗猪的肾脏时，你可以看到白色纤维膜内有一个浅褐色腺体，那就是肾上腺。它富含皮质激素和髓质激素。如果孕妈妈误食了肾上腺，其中的皮质激素可使孕妈妈体内血钠增高，使排水减少而诱发妊娠水肿。而髓质激素可促进糖原分解，使心跳加快，诱发妊娠高血压或高血糖等疾患。同时可以出现恶心、呕吐、手足麻木、肌肉无力等中毒症状。因此，吃腰花时，一定要将肾上腺割除干净。

## ❽ 孕妈妈不能盲目节食

通常情况下，女性怀孕后都需要增加饮食，以供给母子营养所需。但也有少数孕妈妈怕身体肥胖会影响自己的体形美或宝宝出生后较难减肥，就采取节食的方法，尽量减少进食，这种做法是非常错误的。

女性怀孕以后，为了胎儿生长和产后哺乳的需要，在孕期要比孕前增加10~18千克，这些增重是必要的，否则宝宝不能正常生长发育。如果孕妈妈盲目节食，就会使宝宝先天营养不良，俗话说"先天不足，后天难养"。孕期常节食的孕妈妈的宝宝即便出生，也会身体虚弱甚至发生多种疾病。

另外，孕妈妈盲目节食还会影响宝宝的大脑发育。宝宝脑细胞发育最关键的一段时期是在孕期的最后3个月至出生后6个月，在这段时期如果孕妈妈节食，胎儿的脑细胞发育不完善，就极易使宝宝智力发展受限。

盲目节食造成的营养不良,对孕妈妈本身危害也很严重,会发生难产、贫血、软骨症等疾患,甚至给后半生带来痛苦和麻烦。

所以,孕妈妈不能盲目节食,只有在达到满足孕妈妈本身和宝宝营养所需的情况下,才能适当控制饮食,以防身体过胖和宝宝过大,出现难产现象。

## ❾ 孕妈妈食用人参时需谨慎

中医认为,怀孕后母体阴血下聚以养胎儿,机体正气相对不足;同时由于阴血下聚,阳气相对偏盛,孕妈妈又处于阳气有余而阴血不足的状态,所以中医有"胎前多热"的说法。

人参是一味大家都熟悉的中药,有大补元气、补脾益肺、生津安神的作用,能增强机体的免疫功能。但由于它的药性偏温,有热证、实证者忌用。而且也正是因为人参偏温,所以若孕妈妈久服或用量过大,会造成气盛阴耗、阴虚火旺,扰动胎儿,导致出血,严重时会危及胎儿的生命。对孕妈妈本身来说,虽然人参毒性很小,但用量过大也会造成神经系统、心血管系统、消化系统的损害;长期服用还可出现失眠、抑郁、心悸、血压升高等副作用。因此,孕妈妈进补人参要适量,不要看到是补药就以为它对人体有百利而无一害,也不可长期服用。

在选用人参时,可视孕妈妈的体质而定。一般来讲,孕妈妈有气短、易感冒、怕冷等体质偏阳虚的症状可选用红参;一般情况下可选用生晒参或西洋参。而人参的服用方法也很多,泡水、煎服、炖药膳等均可。

总之,孕妈妈服用人参应该在医生的指导下进行,在服用人参的过程中如果出现失眠、胸闷、憋气、腹胀、玫瑰疹、皮肤瘙痒和鼻出血等症状时,应立即停服,以免引起更严重的后果。

## ❿ 孕妈妈需谨慎服用泻药

孕中期,腹部膨胀迅速,便秘也不断地困扰着孕妈妈。为了解决便秘带来的不适,很多孕妈妈就自己乱服泻药,结果便秘的问题虽解决了,但身体却受到了损伤。

专家告诫,一般情况下,孕妈妈应尽量避免服用泻药。但若多日不排便或排便困难的情况下,可根据医嘱选择适宜的泻药酌量服用。常见的泻药一般有三种,一种是刺激类泻药,它对孕妈妈的肠壁会产生强烈的刺激,稍微过量就会引起腹痛,甚至盆腔出血,孕妈妈应严禁服用该类泻药。另外一种是膨胀性泻药,它含有大量纤维,能吸收水分,软化粪便,轻度刺激肠蠕动,缩短排便时间,孕妈妈严重便秘的情况下医生会酌情让你服用。还有一种是液体石蜡等润滑性泻药,这类泻药刺激性相对较小,孕妈妈可选择性服用。值得注意的是妊娠末期,不论便秘有多严重,孕妈妈都应绝对禁用泻药。

## ⓫ 孕期不宜进食罐头食品

常见许多孕妈妈抱着水果罐头吃,尤其是逢水果淡季,有些孕妈妈就以水果罐头代替水果而大量食用。殊不知,这样对自己和宝宝都是有害的。因为,为了延长水果的保存期,罐头中都加入了防腐剂,有的还添加了人工合成色素、香精、甜味剂等,这些物质对孕妈妈和胎宝宝的危害是很大的。所以孕妈妈应避免食用罐头食品。

不光是水果罐头,各类肉、鱼罐头也不可以吃。尤其是金枪鱼罐头汞含量极高,如果孕妈妈食用,不单会影响胎宝宝智力发育,还可能产下畸胎。

## ⓬ 孕5月健康食谱

怀孕5个月,胎儿大脑开始形成和发育,这个月孕妈妈要多吃补脑的食物。

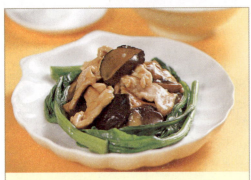

## 牛肝菌菜心炒肉片

**原材料** 牛肝菌100克,猪瘦肉250克,菜心适量。

**调味料** 姜丝6克,盐4克,料酒3克,鸡精2克,水淀粉5克,芝麻油5克。

**做法** ①将牛肝菌洗净,切成片;猪肉洗净,切成片;菜心洗净,取菜梗剖开。②猪肉放入碗内,加入料酒、水淀粉,用手抓匀稍腌。③起油锅,下入油、姜丝煸出香味,放入猪肉片炒至断生,加入盐、牛肝菌、菜心,再调入鸡精、香油炒匀即可。

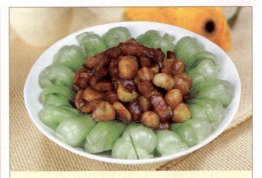

## 上海青板栗红烧肉

**原材料** 五花肉300克,板栗200克,上海青200克。

**调味料** 盐3克,白糖5克,酱油、绍酒、水淀粉各适量。

**做法** ①五花肉洗净,切丁;板栗去壳洗净;上海青洗净备用。②锅入水烧开,入上海青焯水,捞出沥干摆盘。③锅下油烧热,入五花肉翻炒,再入板栗一起炒,加盐、白糖、酱油、绍酒调味,加适量水焖熟,待汤汁快收干时以水淀粉勾芡,盛在盘中的上海青上即可。

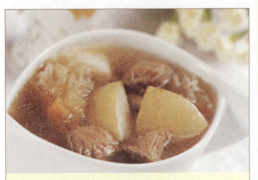

## 银耳香梨煲鸭

**原材料** 老鸭300克,香梨1个,银耳20克。

**调味料** 生姜、盐、味精、鸡精各适量。

**做法** ①鸭斩段,洗净;香梨去皮,切块;银耳泡发后切小朵;生姜去皮,切片。②锅中加水烧沸后,下入鸭块稍焯去血水,捞出。③将鸭块、香梨块、银耳、姜片一同装入炖盅内,加入适量清水,隔水炖40分钟后调入盐、味精、鸡精即可。

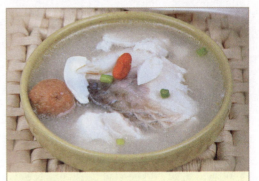

## 润肺鱼片汤

**原材料** 草鱼肉200克,水发百合10克,干无花果4颗,马蹄(罐装)5颗。

**调味料** 盐5克,香油3克。

**做法** ①将草鱼肉洗净切片,水发百合洗净,干无花果浸泡洗净,马蹄稍洗切片备用。②净锅上火倒入水,调入盐,下入草鱼肉、水发百合、干无花果、马蹄煲至熟,淋入香油即可。

## 孕期检查与疾病预防

孕5月，胎儿生长发育迅速，快速增大的子宫可能会对孕妈妈的健康产生一定影响。孕妈妈要定时做好常规检查，并注意疾病的预防。

### ❶ 进行第二次产检

孕妈妈从怀孕开始，直到生产为止，会经历各种大大小小的检查项目。孕妈妈只有按时做产检，日后才能将胎儿顺利产出。不可因人为疏忽或刻意不来，而影响自身及胎儿的安危。

孕5月，孕妈妈要进行第二次产检了。这时的复诊，是为了了解前次产前检查后有何不适，以便及早发现高危妊娠，即在妊娠期有某种并发症或致病因素可能危害母婴健康或导致难产。

这次产检的主要项目有：

**测量宫高、腹围**：孕妈妈做产前检查时每次都要测量宫高及腹围。

**尿常规检查**：提示有无妊娠高血压等疾病的出现。

**浮肿检查**：怀孕达到20～24周的孕妈妈如果出现下肢浮肿，指压时有明显凹陷，休息后浮肿不消退时，建议赶紧测量血压，以防妊娠高血压综合征。

**唐氏筛查**：能够检测出胎儿是否有出生缺陷，比如：唐氏综合征、神经管缺陷或其他染色体异常等。方法简单，损伤小。

**听胎心音**：听到胎心音即可表明腹中的胎儿为活胎，医生听到胎心的跳动后才会开出一系列化验单。

### ❷ 羊水诊断，检测异常胎儿

羊水诊断主要是检测遗传病症，如果你有遗传病或染色体异常等家族病史，或超声波扫描等检测发现异常，年龄超过35岁，医生通常会建议你进行羊水诊断。有些孕妈妈虽然没有以上提到的情况，为了消除顾虑，也会要求进行羊水诊断。

检查时，医生会抽取少量的羊水（大约20克），通过检测羊水中胎儿的细胞，主要是胎儿的皮肤细胞、肾细胞和气管细胞，来筛查胎儿的各种异常。一般而言，羊水诊断最好能在怀孕16～20周的时候进行（特殊情况除外），因为这时胎儿的细胞已经开始在羊水中流动，可以检查出染色体在数量和形状方面所有的异常。

羊水诊断过程总体来说是安全的，但也有风险，可能会增加母体损伤、损伤胎儿、胎盘及脐带、羊水渗漏、流产或早产、宫内感染的危险性。因此，羊水诊断仅限于染色体或基因疾病高危孕妈妈。对于其他孕妈妈，超声波和血清筛查试验已经可以给出极好的指标。

### ❸ 产前筛查，筛检三种先天缺陷

产前筛查是预防大多数先天缺陷儿出生的一种手段。目前世界上许多国家和地区已大规模地开展了先天愚型和开放性神经管缺陷的筛查工作。我们大多选择发病率比较高的三种先天缺陷进行筛查：先天愚型、18三体和开放性神经管缺陷。主要是通过化验孕妈妈血液中的某些特异性指标，从外表正常的孕妈妈中查找出怀有先天缺陷的高危个体。妊娠14～20周的孕妈妈本着知情自愿的原则，抽取静脉血2毫克，筛查胎儿有无21三体（先天愚型）、18三体和开放性神经管缺陷的患病风险。筛查并不是确诊，只是一种风险预测。筛查结果有高风险和低风险两种。鉴于当今医学技术水平的限制，由于孕妈妈间存在着个体差异或有些已知和无法预知的原因，该项检查仍有一定的局限性。在低风险人群中有可能遗漏个别患儿，但发生的概率极低。而高风险人群也不一定都怀的是患儿，需要做进一步的产前诊断排查。如进行B超检查或羊水细胞染色体核型分析确诊。

可能会有孕妈妈说，我们家庭中从来没有人患过这类病，我在怀孕中也很正常，是否需要参加产前筛查？这里要告诉大家的是，有些先天性缺陷如神经管畸形、先天愚型，虽属遗传性疾病，但受环境因素影响较大，它的发生有一定的随机性，所以仅根据家族史、妊娠史难以排除发生的可能性，因此，所有有条件的孕妈妈都应参加产前筛查。

在接到产前筛查报告单后，应该立即与相关医生联系，以明确筛查结果，排除异常情况。

### 4 如何测量宫高和腹围

自孕中期开始，孕妈妈需定期进行产前检查，测量子宫高度和腹围大小是每次检查时医生必须要做的项目。所谓宫高是指孕妈妈耻骨联合上缘中点距离子宫底部最高点的长度，腹围是指孕妈妈经肚脐绕腹部一周的长度。前者反应的是子宫的纵径长度，后者反应的是子宫的横径和前后径的大小。因此，宫高和腹围可以间接地反应孕妈妈子宫的大小。医生可以根据孕妈妈的宫高和腹围判断孕周，了解胎宝宝的生长发育情况，估计胎宝宝的体重等。通过每次检查宫高和腹围，可以及时发现胎宝宝发育迟缓、巨大儿或者羊水过多等异常情况，并采取措施予以纠正。

**测量宫高的方法**：孕妈妈先排尿，平卧于床上，用软尺测量耻骨联合上缘中点至宫底的距离。一般从怀孕20周开始，每4周测量1次；怀孕28~35周每2周测量一次；怀孕36周后每周测量一次。并将每次的测量结果记录下来或者绘制在妊娠图上，以观察胎宝宝的发育状况。若发现宫高在两周内没有发生变化，就要做进一步

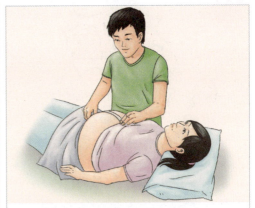

● 在测量宫高时，准爸爸要先找到耻骨，它位于小腹下部，大腿内侧，再找到耻骨联合处，以及子宫底，进行准确的测量。

检查。

**测腹围的方法**：孕妈妈先排尿，然后平卧于床上，用软尺经肚脐绕腹部一周，这个长度就是腹围。测量腹围时测量工具不要勒得过紧，而且每次测量的松紧要尽量一致，以确保数据的准确。腹围的测量与宫高是同步的，测量结果也应记录下来或绘制在妊娠图上进行比对。若有增长过慢或过快的情况，应做进一步检查。

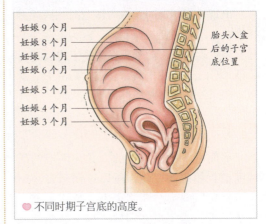

● 不同时期子宫底的高度。

### 5 孕中期见红后怎么办

见红，是指阴道出现少量血性分泌物，类似于月经初期或末期的出血量，出血的颜色可能呈粉色、红色或褐色。孕中期见红是指孕妈妈于常会有少量的阴道出血和腹部下坠感，但因为此症状常发生在怀孕中期，且

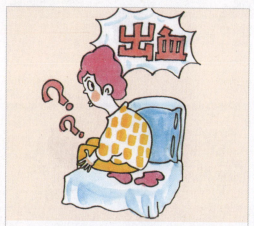

● 孕中期出现见红情况时，应考虑可能是疾病的影响，孕妈妈应及时前往医院查看。

你并不会感到强烈的子宫收缩，所以疼痛感也不明显。孕中期阴道发生出血情况的原因有：前置（或低置）胎盘、胎盘早剥、先兆流产、宫颈炎症出血及凝血异常等。

阴道出血量视流产类型而异，多数孕妈妈伴有下腹阵发性坠痛；随着病情的发展，阴道出血可逐渐增多，同时会出现腹痛次数增加，程度加重，腹部感到寒冷，有时感觉不到胎动等症状。

出现见红情况时，你应该及时到医院进行检查，不可随便买保胎药，因为一些保胎药容易引起流产。此外，在生活上也要进行调整，忌过度的性生活，忌过食巧克力、辣椒、桂圆等热性、刺激性食物或火锅。

## ❻ 积极预防孕期阴道炎

孕期由于激素水平的变化，阴道的酸碱度也有相应的变化，所以这期间容易患阴道疾病，即为孕期阴道炎。孕期阴道炎给孕妈妈带来了很多烦恼。常见的孕期阴道炎有以下几种：

**霉菌性阴道炎**。女性怀孕后性激素水平高，加上阴道充血、分泌旺盛、外阴湿润等，创造了一个非常有利于霉菌生长的环境。若孕期出现不适，白带呈豆渣状、凝乳状，像过期的"坏牛奶"一样，就可能是得了霉菌性阴道炎，但由于该症不仅有念珠菌在作怪，支原体、衣原体等也爱混在其中，所以要做个白带常规检查，医生会对症治疗。

**滴虫性阴道炎**。由于孕期阴道酸碱度改变而使该症发作，是孕期常见的阴道炎，其主要症状是稀薄的泡沫状白带增多及外阴瘙痒。滴虫性阴道炎常会并发滴虫性尿道炎、膀胱炎、肾盂肾炎等其他炎症，从而对孕产妇造成不利影响。

**细菌性阴道炎**。该病实际上是寄生在阴道内的正常菌群平衡失调引起的阴道感染性疾病。国内有数据显示，孕妈妈中患病率为12.5%，在妊娠期细菌性阴道炎常可引起不良围产期结果，如绒毛膜羊膜炎、羊水感染、胎膜早破、早产及剖宫产后或阴道产后子宫内膜感染等。

因此，为预防孕期阴道炎，孕妈妈应该积极做好预防措施，最好在孕前全面检查身体，以免孕后发现以上疾病再治疗用药受到局限。孕期也应保持良好的生活习惯：穿棉质内裤，并且勤换，清洗外阴的毛巾和盆要单独分开。洗后的内裤要放在太阳下暴晒，不要晾置于卫生间内。穿着衣物须透气，不要连续穿着连裤袜或紧身牛仔裤。大便后擦拭的方向应由前至后，避免将肛门处的念珠菌带至阴道。不要用消毒剂或各种清洁剂频繁冲洗外阴和阴道。清洗阴部最好用清水，而不是各式各样的洗液。尽量保持心情开朗，因为心理原因也会降低身体免疫力，使病菌乘虚而入。此外，还要按时做好孕期检查，患上孕期阴道炎要积极配合医生治疗。

## ❼ 乳头内陷怎么办

怀孕后，孕妈妈正常的乳头为圆柱状，凸起在乳房表面，如果乳头内陷，有可能会造成产后哺乳困难。乳头内陷的一般原因是皮肤及皮下组织下陷，乳头平滑肌发育不良，乳腺管短缩，部分组织纤维化挛缩。其中乳腺管短缩和组织纤维化挛缩是引起重度乳头内陷的主要原因。临床观察乳头内陷多半是原发性乳头畸形。怀孕期间的你，需要特别留意上述症状，以便及时诊治。

另外，大多数乳头内陷的孕妈妈都可以从怀孕5～6个月开始，可以通过按摩等方法来纠正乳头的情况。具体的操作方法是，把两个大拇指放在靠近凹陷乳头的上下或左右，适度用力，逐渐从乳晕的位置向外推，牵拉韧带，增加韧带的弹性。每日清晨或入睡前做4～5次，待乳头稍稍突起后，用拇指、示指和中指轻轻捏住乳头根部，向外牵拉。需要注意的是，在纠正乳头时，应先将双手洗净，指甲修剪整齐，不要留长指甲，以免划伤肌肤。

如果孕妈妈乳头凹陷，孕期不注意纠正，直到产后再纠正，就为时已晚，将导致哺乳困难，影响母乳喂养，所以，孕妈妈应从孕中期就要开始做乳头护理。这样，才能在宝贝出生后顺利进行母乳喂养。

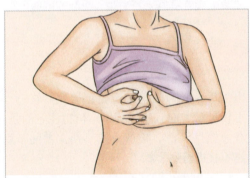
● 孕期发生乳头内陷时，孕妈妈要及时通过按摩等方法来纠正。

## ❽ 什么是胎动

胎动，指胎儿在子宫腔里活动时冲击到子宫壁的动作，如胎宝宝伸手、踢腿等。怀孕满4个月后，即从第5个月开始母体可明显感到胎儿的活动。胎动次数的多少、快慢、强弱等情况反映出胎儿在宫内的安危。胎动正常，表示子宫胎盘功能良好，输送给胎儿的氧气充足，胎儿在子宫内生长发育健康，很愉快地活动着。胎动异常，则表明胎宝宝有危险，应及时就医求诊。

如果你是第一次怀孕，你可能会在18～20周时，第一次感觉到胎动。刚开始的胎动若有若无，像是蝴蝶在扇动翅膀似的。慢慢地，你就会感觉到宝宝的胎动变得越来越有劲，也越来越有规律了。随着宝宝的发育，你会感觉到宝宝胎动时的拳打脚踢，胎动的幅度也会变得越来越有力。

胎动的次数并非恒定不变，妊娠28～38周是胎动活跃的时期，以后稍减弱，直至分娩。妊娠月份，每日时辰，羊水多少，孕妈妈的运动、姿势、情绪以及强声、强光和触摸腹部等，都可引起胎动的变化。

## ❾ 怎样辨别异常胎动

异常胎动主要是某些病理因素和功能障碍所引起，如脐带绕颈较紧，胎盘功能障碍，或孕妈妈不正常用药及外界的不良刺激等，导致胎儿在子宫内缺氧。当胎儿的生命受到威胁时，胎儿便出现异常的胎动。异常胎动不仅表现在次数上，而且还体现在性质上，如强烈的、持续不停的推扭样的胎动或踢动，就是胎宝宝宫内窘迫的象征；胎动微弱，如12个小时胎动次数少于20次，或每小时的胎动少于3次，表明胎宝宝有生命危险。了解正常和异常胎动的区别，就可以及早发现异常胎动，及早告之医生并采取措施。

那么，怎样辨别异常胎动呢？首先，孕妈妈要学会自我测量胎动。在每天的早上、中午、晚上各测1小时，将3次测得胎动的总数乘以4，作为12小时的胎儿运动记录。正常情况下，胎儿1小时胎动不少于3～5次，12小时的胎动次数为30～40次。

如果在一段时间内胎动超过正常次数，胎动频繁，或无间歇地躁动，也是宫内缺氧的表现。若1小时胎动次数少于3次，或12小时的胎动次数少于10次，或1天内胎动少于4次，或与前一天相比减少一半以上，都属于异常胎动情况，孕妈妈就应赶快到医院求诊。尤其是胎动次数明显减少直至停止，是胎儿在宫内重度窒息的信号，应立即就诊，切不可延误，以免造成胎儿宫内窒息等后患。

### ⑩ 手脚麻木、浮肿怎么办

孕中期随着胎儿体积增大，孕妈妈腹部膨隆，子宫增大压迫下腔静脉，使静脉回流不畅，导致孕妈妈出现手脚麻木、浮肿等不适。但是这种不适也有可能是疾病所致，如末梢神经炎、坐骨神经痛等，因此，孕妈妈出现手脚麻木、浮肿等问题时，首先应到医院检查，排除疾病因素。

如果确诊身体没有其他疾病，孕妈妈就应放下心理负担，从饮食生活等方面进行调整，改善这一不适。如，避免过度劳累，保持良好的休息和睡眠。注意饮食调节，多吃富含维生素 $B_1$ 的全麦粉、糙米和瘦肉。伴有腿部浮肿的孕妈妈，在休息时将腿部垫高并避免长时间站立。每晚睡前用温水浸泡足部和小腿 20～30 分钟，有利于加速下肢的血液循环。

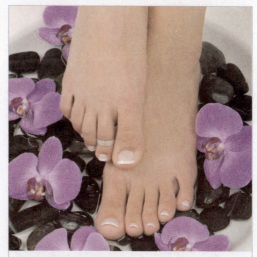

● 孕妈妈出现手脚麻木、浮肿等问题时，可利用按摩、泡脚等方式来改善。

此外，家人也要多多关怀，可以帮孕妈妈在酸痛麻木的部位进行轻柔的按摩，以减轻孕妈妈手脚麻木、酸胀、水肿等不适。

## ♥ 孕5月优生胎教要点

这个月胎宝宝已具备听、嗅的能力，感知能力也在加强，可以学习更多的东西了。因此，各种胎教内容也应相对均衡。

### ❶ 与胎宝宝进行踢肚游戏

在孕5月，大部分胎儿开始出现胎动。当出现胎动时用手轻轻抚摸腹部，胎儿一般会有收缩的反应，常做触觉胎教，能丰富胎儿的感性认识。

当胎宝宝开始踢孕妈妈肚子时，孕妈妈可以轻轻拍打被踢的部位，然后等待胎儿第二次踢肚。通常1～2分钟后胎宝宝会再踢，这时再轻拍几下然后停下来。待宝宝再次踢肚的时候，孕妈妈可改换拍的部位，胎宝宝会向你改变的地方去踢，但应注意改变的位置不要离胎宝宝一开始踢的地方太远。这种游戏每天进行2次，每次可玩几分钟。

据专家测定，经过这种胎教的胎宝宝出生后，学习站立和走路都会快些，动作也较灵敏，而且不爱啼哭。但需注意的是，有习惯性流产、早产史及早期宫缩的孕妈妈不宜进行这个练习。

### ❷ 准爸妈与胎宝宝对话胎教

这一时期胎儿的听觉更加发达，如听到令人讨厌的声音，胎儿也会皱眉头。胎儿平均5个月大后能够本能地区分出爸爸和妈妈的声音，还能听到孕妈妈的心跳声，此时孕妈妈可以对腹中的胎儿说话，同时夫妻亲密地交流可以让胎儿有一种幸福感。

对话的内容则不限。可以问候对方，可以聊天，可以讲故事，以简单、轻松、明快为原则。例如早晨起床前轻抚腹部，说声："宝宝，早上好。"最好每次都以相同的词句开头和结尾，这样循环往复，不断强化，胎教效果比较好。

随着妊娠的进展，每天还可适当增加

对话次数。可以围绕父母亲的生活内容，依次教给胎儿周围的每一种新鲜事物，把所看到、所感觉到的东西对胎儿仔细说明，把美好的感觉传授给胎儿。

还需要提醒大家，由于胎儿还不具备对这世界的认识，不知道谈话的内容，只知道声音的波长频率，而且，他并不是完全用耳朵听，而是用他的大脑来感觉，接受着母体的感情，所以在与胎儿对话时，孕妈妈要使自己的精神和全身的肌肉放松，精力集中，呼吸顺畅，排除杂念，心中只想着腹中的宝宝，把胎儿当成一个站在你面前的活生生的孩子，这样才能收到预期的效果。

### ❸ 孕妈妈如何做好想象胎教

作为人类，我们心中美好的愿望，能在我们的言行、举止和生命中表现出来。孕妈妈正因为先有了怀孕的愿望，然后才有了生命生长的可能。从胎教的角度来看，孕妈妈的想象力也是非同小可的，它能通过意念构成胎教的重要因素，转化渗透在胎儿的身心感受之中，影响着胎儿成长的过程。

想象胎教要求，从受孕开始，孕妈妈就应该设计孩子的形象，把美好的愿望具体化、形象化，想象着孩子应具有什么样的面貌、什么样的性格、什么样的气质等。你可以常常看一些你所喜欢的儿童画和照片。仔细观察你们夫妻双方，以及双方父母的相貌特点，取其长处进行综合，在头脑中形成一个清晰的印象，并反复进行描绘。对于全面综合起来的具体形象，以"就是这样一个孩子"的坚定信念在心底默默地呼唤，使之与腹内的胎儿同化。久而久之，你所希望的东西潜移默化地变成了胎教，就会为胎儿所接受。

### ❹ 味觉胎教

经法国国家科学研究中心的专家研究发现，婴儿的味觉是在其母亲怀孕期间养成的，孕妈妈妊娠期间所吃食物的味道对胎儿味觉的形成和喜好有很大影响。在实验中，一组孕妈妈在妊娠期间常吃带茴香味道的食物，她们所生婴儿一出生就被茴香的味道所吸引，4天后更有喜好茴香味道的表现。另一组孕妈妈在妊娠期间不吃带茴香味道的食物，她们的婴儿在4天后反应更加强烈。研究专家认为，这一研究成果将对胎儿在母亲腹中养成对某些健康食品的喜好，对其未来发育成长有积极意义。

可见，在胎儿味觉快速发展的孕中期，进行味觉胎教是非常有必要且有益处的。这也就要求孕妈妈在孕期过程中，应养成良好的饮食习惯，不偏食，不暴饮暴食，多品尝品种繁多营养丰富的食品，以促进胎宝宝味觉的发育。

### ❺ 嗅觉胎教

胎宝宝的鼻子早在妊娠第2个月就开始发育了，到了第5个月，胎宝宝的嗅觉功能得到进一步发展。在孕中期进行嗅觉胎教，可以刺激胎儿的嗅觉发育，并进一步促进大脑的发育。不过由于胎宝宝被羊水所包围，所以他虽然已经具备了嗅觉，却无法一展身手，其嗅觉功能发展还是依赖于母体给他的刺激。

进行嗅觉胎教是指通过孕妈妈闻到好闻的味道，将这种感受传给胎儿，从而促进胎儿嗅觉发育的方法。嗅觉胎教的方法有很多，欣赏大自然美景、芳香疗法、沐浴和饮花草茶等方法都可以算作嗅觉胎教。比如，大自然中新鲜的空气中负离子丰富，通过嗅觉传递给胎儿，就能促进多种神经传达物质的合成，有益于大脑的发育。此外，新鲜的氧气还有助于母体的血液循环。需要注意的是，孕妈妈在采用芳香疗法、沐浴和饮花草茶等方法进行嗅觉胎教时，应当选择使用安全的香精油和花草种类，并要熟知其安全用量，而后再进行尝试。

## 孕妈妈的阳光"孕动"

运动可以保持体能、稳定情绪，更重要的是通过运动，可以增强与分娩相关肌肉与关节的力量，为孕妈妈在自然分娩时提供更大的助力，使宝宝出生更顺利。

### ❶ 孕中期宜进行慢跑运动

进入怀孕中期，孕妈妈根据自己的体质、平时锻炼习惯和孕期具体情况，选择合适的运动方式，并适度加大运动量。

慢跑就是一项非常适合孕中期孕妈妈进行的运动方式。这是因为慢跑属于有氧运动，它有一定强度、需要持续一定时间，而不会过度消耗摄入氧气，能起到加强孕妈妈心肺功能的作用，还能促进身体对氧气的吸收，对孕妈妈及胎儿都有直接的益处。另外它还能加强血液循环，增加肌肉力量，消除背痛、腰痛、增加身体耐力而为分娩做准备；还可起到调节血压、血糖、控制体重过度增加等作用。

孕中期慢跑还可以抑制脂肪的产生，在传统的"养胎"宝典里面，很多都提倡孕妈妈多休息，由此造成孕妈妈超重。而慢跑就可以适当地减少这样的现象，让胎宝宝不会因为母亲体内能量多而过分吸收导致胖宝宝的出生。

需要注意的是，孕妈妈运动时，应控制运动量的大小，以稍感劳累为限。如果怀孕前没有运动习惯的孕妈妈不要勉强自己去运动。同时应避免挤压和剧烈震动腹部，如急跑、跳跃、举重等剧烈运动要绝对禁止，以免引起早产或流产。

### ❷ 孕5月需加强肩颈和踝关节运动

孕中期孕妈妈负担开始加重，需进行一些增强关节力量和灵活性的练习，减轻孕妈妈的负担，提升孕妈妈的承受力。

### （1）训练肩颈的方法

①盘腿，两手放在膝盖上，伸直腰板，脸朝前方。然后脖子向左向右歪至45度，使其颈部和腰部有紧绷感。

②以①为基本姿势，背部和头部向前倾，直至接触地板。

③结束前面两个动作后，伸直腰板，双手不离膝盖。及时调整呼吸，反复地吸气、呼气。

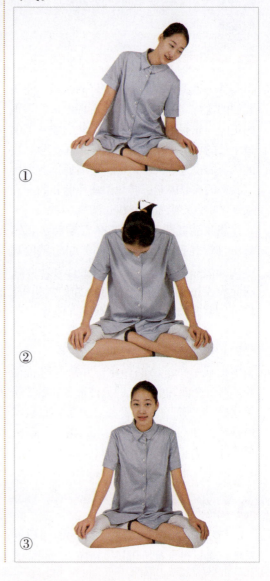

### （2）训练踝关节的方法

①双手向后撑地，重心移至双手，两腿并拢伸直。这时伸直背部和颈部，脸朝前方，脚趾使劲往下压。

②保持①的基本姿势，脚趾朝腿方向伸直。反复做①的动作。

**功效**：加强关节的灵活性，以及关节韧带的弹性和力量，减轻肩颈劳累，避免足、脚踝扭伤。

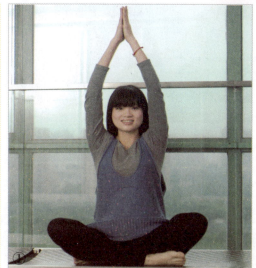

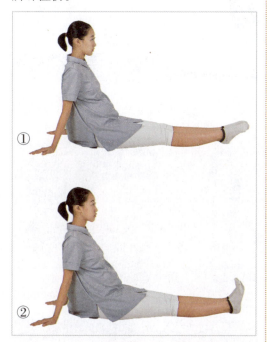

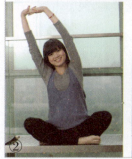
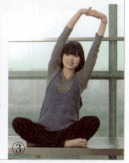

在分娩时能很好地分开，顺利娩出胎儿。

## ❹ 孕5月孕妈妈瑜伽

孕5月，受不断增大的肚子影响，很多孕妈妈出现髋部、腰腿酸痛的情况，坚持练习瑜伽，不仅能有效缓解身体的各种酸痛，还能增加肌肉力量，为顺产做好准备。

### （1）开胯式

①跪在垫子上，双手向前伸开放在垫子上，双腿膝盖分开，双脚脚尖靠拢。臀部放在脚跟上。

②将双手手肘放在垫子上，托住下巴。每次呼气时，胯部轻轻向下按压，保持6~8个呼吸；再呼气时，恢复到起始姿势，稍作休息。

**功效**：此练习可按摩胯部，帮助顺产；还可以帮助预防髋部、膝盖和脚踝僵硬，

## ❸ 孕5月需加强腹背肌运动

孕5月胎儿重量增加，直接会加强腹背肌的承重，使得孕妈妈出现腰背痛等不适，还能增强腹背肌力，帮助生产过程顺利进行。

### 训练腹背肌的方法

①挺直背部，盘腿而坐，两臂上举，掌心相对，深呼吸，手臂向上伸展。

②十指交叉，手臂向外翻转，掌心朝外，身体向右侧弯曲伸展。

③身体再向左侧弯曲伸展。每天早晚各做3分钟。

**功效**：加强腹背肌运动，可松弛腰关节，增强背部力量，伸展盆骨肌肉，帮助两腿

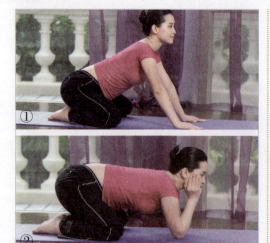

按摩臀部，分解脂肪组织，改善下肢血液循环，按摩腹部，缓解便秘症状。

### （2）波浪式

①双腿膝盖弯曲，双脚脚掌相抵坐于垫子上，双手放在膝盖上。吸气，挺胸抬头，眼睛看向斜上方。

②呼气，身体向前移动。

③继续呼气，身体再向前移动，双手抓住脚尖。

④继续呼气，身体向后移动。重复此式3～5次后，稍作休息。

**功效**：此练习可按摩盆腔，促进盆腔血液循环，营养下腹部器官，对胎儿的发育和母亲的身体保养都很有帮助。

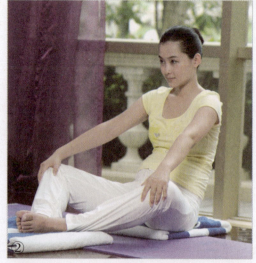

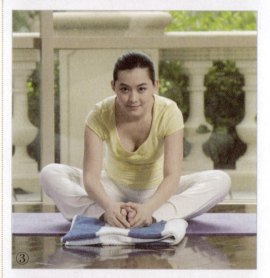

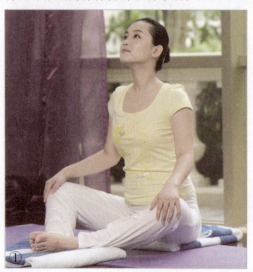

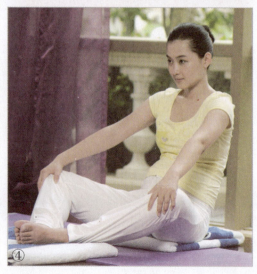

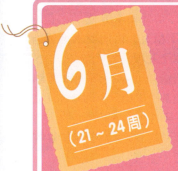

# 孕6月，孕味十足靓妈妈
（21~24周）

◎孕6月，孕妈妈的子宫变得更大，进入了安全的孕中期。此时，孕妈妈要好好利用这段时间，加强营养，增强体质，为将来分娩和产后哺乳做准备。另外，不管现在孕妈妈感觉有多好，都不可对自己和胎宝宝的健康掉以轻心，以免因小失大。

## ♥ 收集妈妈和宝宝的第一手情报

孕6月，子宫进一步增大，孕妈妈已经变得孕味十足。下面我们一起再了解一下孕妈妈和胎宝宝的其他变化。

### ❶ 孕妈妈的身体变化

孕6月，身体变化更加明显，表现出孕妈妈特有的状态。

**体重**：这时的孕妈妈身体越来越重，大约以每周增加250克的速度在迅速增长。

**子宫**：子宫进一步增大，子宫底已高达腹部，孕妈妈自己已能准确地判断出增大的子宫。

**乳房**：乳房越发变大，乳腺功能发达，挤压乳房时会流出一些黏性很强的黄色稀薄乳汁，内衣因此容易被污染。

**体型变化**：腰部开始明显增粗，由于子宫增大和加重而使脊椎骨向后仰，身体重心向前移，由此出现孕妈妈特有的状态。由于身体对这种变化还不习惯，所以很容易倾倒，腰部和背部也由于对身体的这种变化不习惯而特别容易疲劳，孕妈妈在坐下或站起时常感到有些吃力。

### ❷ 胎宝宝的发育状况

宝宝在妈妈的子宫中占据了相当大的空间，身体的比例开始匀称。这时候的宝宝皮肤薄而且有很多的小皱纹，浑身覆盖了细小的绒毛。

**胎长**：25~28厘米。

**胎重**：300~800克。

**四肢**：胎宝宝在子宫羊水中游泳并会用脚踢子宫，羊水因此而发生震荡。手指和脚趾也开始长出指（趾）甲。

**器官**：21周时，小宝宝的眉毛和眼睑清晰可见。22周时，皮肤依然是皱皱的，红红的，样子像个小老头。牙齿这时也开始发育了，主要是恒牙的牙胚在发育。21周的他（她）已经能够听到声音了。肺中的血管形成，呼吸系统正在快速地建立。宝宝在这时候还会不断地吞咽，但是他（她）还不能排便。

**胎动**：这时，如果子宫收缩或受到外力压迫，胎宝宝会猛踢子宫壁，把这种信息传递给妈妈。

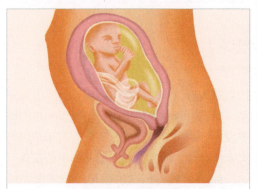

● 孕6月，孕妈妈腰部开始明显增粗，变得孕味十足。

### ❸ 孕妈妈本月焦点

孕6月以后，睡眠对于孕妈妈来说是很重要的，因为你的睡眠可以促进胎儿的生长。每天睡眠要不少于8小时，中午休息1~2小时，而最合理的睡眠姿势是左侧卧位。其次，由于钙被宝宝大量摄取，有时你会感到牙疼，所以要注意口腔卫生；有的孕妈妈会出现脚面或小腿浮肿的现象，因此要避免站立或蹲坐太久，腰带要宽松一些，鞋要舒适，晚上少喝水。此时胎儿初具记忆力、听力。

### ❹ 准爸爸注意要点

怀孕6个月的孕妈妈会发现从这个月开始自己的体重飞速增长，身体也跟着变化，腹部膨大，行动开始不方便了。有的孕妈妈情绪经常不稳定，因此要求准爸爸在这个月要做到以下几项。

**准爸爸注意事项一**：学会倾听和赞美。多听妻子倾诉，经常赞美她，告诉她你喜欢她怀孕的样子，怀孕的女人是最漂亮的。

**准爸爸注意事项二**：对妻子保持良好的情绪，不要惹妻子生气。

**准爸爸注意事项三**：可以着手陪妻子一起计划婴儿房的布置，一起挑选婴儿用品，让妻子感受到丈夫共同参与的欣慰。

### ❺ 孕6月的管理日历

#### 妊娠六月计划

| 时间<br>名称 | 第一周 | 第二周 | 第三周 | 第四周 | 妊娠六月备忘录 |
|---|---|---|---|---|---|
| 体重/kg | | | | | |
| 腹围/cm | | | | | |
| 体温/℃ | | | | | |
| 其他 | | | | | |

## 细节让孕妈妈的生活更舒适

到了孕6月，大腹便便的你在日常生活中会有很多不方便的地方，要注意的地方也多了。以下就是一些生活中的小窍门，能让你的生活变得更安全和健康哦！

### ❶ 孕期宜采用左侧卧姿睡觉

由于心脏位于左侧，所以人的睡眠姿势以右侧为好，因为这样可以减少对心脏的压力。然而，对孕妈妈来说，情况正相反，应采取左卧的姿势。这样，不但有利于孕妈妈将来的分娩，而且有利于胎儿的生长发育。

如果孕妈妈这时采取仰卧位睡觉，可直接影响胎儿的营养和发育；增大的子宫还可能压迫下腔静脉，这时孕妈妈会出现

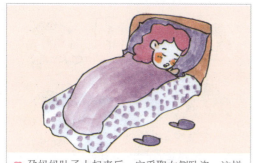

● 孕妈妈肚子大起来后，宜采取左侧卧姿，这样能增加胎盘的血液和营养物质，减轻水肿。

胸闷、头晕、恶心、呕吐、血压下降等现象，医学上称为"仰卧位低血压综合征"。

而孕妈妈如果经常向右侧卧，有时会使子宫内膜处于紧张状态，内膜中营养子宫的血管受到牵拉会影响胎儿的氧气供应，造成宫内胎儿慢性缺氧，也会影响胎儿生长发育。

所以一般来说，左侧卧是孕妈妈的最佳睡姿。因为左侧卧能增加流向胎盘的血液和营养物质，有助于你的肾脏有效地将废物和废液排出体外。而这又会减轻你的脚踝、脚和手等部位的水肿。如果你早早地就锻炼自己左侧卧睡觉，等到后来肚子大起来时，入睡就会更容易了。

## ❷ 孕妈妈脸部按摩小秘诀

孕妈妈由于生理上的变化，孕中很可能出现面部皮肤粗糙、松弛、长黑斑和皱纹等现象。为了避免这种现象，你可以进行脸部按摩。

**眼角按摩**：用两手的手指自两边眼角沿着下眼眶按摩6圈，然后绕过眼眶，回到眼角处轻轻按一下。

**脸颊部按摩**：用双手的两指分别沿脸颊四周做大圈按摩，共按摩8圈，然后至太阳穴轻轻按一下。

## ❸ 孕妈妈可用珍珠粉养颜固胎

珍珠粉一直是中药材中价钱昂贵的天然保养品之一，在古代更是女人养颜美容、治疗孕妈妈疾病的圣品，可助孕妈妈养颜固胎。而用珍珠粉治病，最早见于梁代陶弘景所著的《本草经集注》。

据现代药理研究，珍珠粉主要成分有碳酸钙、牛磺酸、人体所需的微量元素，并含有人体所需的甘氨酸、甲硫氨酸、丙氨酸、亮氨酸、谷氨酸等氨基酸。其中，牛磺酸可有效调节人体中枢神经及内分泌，助睡安眠。甘胺酸、甲硫胺酸等氨基酸有助于全面而持久地改善肤质，具有祛斑、除痘、美容、延迟衰老、改善人体内分泌、促进新陈代谢、增强体质的作用。

可见，孕妈妈使用珍珠粉好处多多。如果将珍珠粉用于口服，最好从怀孕六个月开始。标准的剂量是每次0.5克，每日一次，整个孕期吃50～100克即可。需要注意的是珍珠性寒，前置胎盘者、常有子宫收缩阵痛者不宜服用。如果是用来清洁脸部，则所有孕妈妈都可以使用。具体的操作方法是，以0.3克的珍珠粉加入少许矿泉水，均匀溶化后轻拍脸部，过20分钟再以清水洗净，有美白亮泽脸部肌肤的功效。

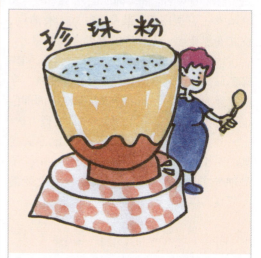

● 孕妈妈适量服用珍珠粉，有祛斑、除痘、美容的功效，还能起到固胎作用。

## ❹ 如何选购静脉曲张弹性袜

怀孕中期是静脉曲张现象出现的高发期，这不仅会使孕妈妈有失美观，而且还会严重影响健康。医学专家认为穿静脉曲张弹性袜，可以有效预防静脉曲张的效果。

所以，为了保有腿部的美丽，免除静脉曲张严重时动手术的痛苦，孕妈妈们一定要做事前的预防，在怀孕后选择适合的弹性袜穿着。

这种弹力袜通常以莱卡、锦纶等为材料。按外形可分为长筒（上端到大腿根部）、短筒（上端到膝下）和连裤袜3种（另外还有防手臂静脉曲张的）。购买时，主要根据以下三个步骤选择合适的静脉曲张弹性袜。

**根据穿者的腿部症状选择合适的弹力袜压力**：一级低压预防型（20～25毫米汞柱）：适用于静脉曲张、血栓高发人群的保健预防。一级中压治疗型（25～30毫米汞柱）：适用于静脉曲张初期患者。二级高压治疗型（30～40毫米汞柱）：适用于下肢已经有明显的静脉曲张并伴有腿部不适感的患者（如下肢酸胀、乏力、肿痛、患有湿疹、抽筋发麻、色素沉着等）、静脉炎、妊娠期严重静脉曲张患者，深静脉血栓形成后综合征患者。三级高压治疗型（40～50毫米汞柱）：适用于下肢高度肿胀、有溃疡、皮肤变黑变硬、不可逆的淋巴水肿等患者。

**根据病变部位选择弹力袜的长度**：如果穿者只是膝盖以下的部位患有静脉曲张，穿中统弹力袜即可。如果穿者膝盖以上的部位也有症状，需要穿长筒的或者连裤型弹力袜。

**确定合适的号型**：用软尺量出穿者腿部的三个主要尺寸（厘米）：脚踝（脚脖子最细处）周长、小腿肚最大周长及大腿最大周长，以确定合适的号码。

## ❺ 孕妈妈不宜进行近视眼手术

怀孕后，受激素和水分滞留的影响，会导致孕妈妈的角膜与晶状体水分增加，使孕妈妈视力下降，患近视眼的孕妈妈所戴眼镜的度数也可能加深。为了解决这一困扰，一部分孕妈妈就想通过激光治疗近视手术来改善视力。

专家劝诫孕妈妈，怀孕期间及哺乳期都不能接受激光近视手术。这是因为，一

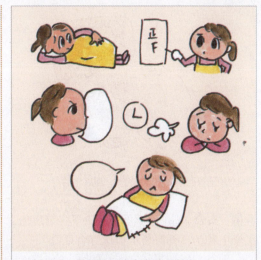

● 怀孕后，孕妈妈的视力会受到影响，但不宜进行激光近视手术，以免发生偏差。

方面进行近视眼手术后用药对胎宝宝会有影响：激光近视眼手术术前、术后必须使用抗生素类和激素类药品，虽然量不大，但仍可能通过胎盘或母乳传给胎儿，抑制胎儿的正常发育。同时，处于怀孕及哺乳这两个时期的女性，其体内激素水平与平时大不相同，所以不能很好地保证术后恢复效果。其二，进行激光近视手术无形中也会影响孕妈妈的情绪，造成其精神紧张，这对胎宝宝的发育也是不利的。其三，怀孕期间，人体的免疫力会下降，抗感染能力变差，此时如做激光近视手术，则术后受感染的概率就会增大，不利于术后恢复。此外，孕期视力的下降都是暂时的，产后视力就会渐渐恢复到孕前的水平。如果孕妈妈选择在孕期进行手术，很可能造成开刀治疗度数产生误差，也因为怀孕的关系，术后复原需要更久的时间。

可见，孕妈妈是不适宜进行近视眼手术的。如果怀孕期的女性想做激光近视手术，需要待哺乳期结束，生理期来两次以上并稳定的情况下，再到医院做术前检查。而对于那些准备要宝宝的女性朋友，如果想先做手术再怀宝宝，那么术后应过半年以上，停止用药后再考虑手术。

## ❻ 孕妈妈不宜使用脱毛膏

爱美是女性的天性，孕妈妈同样也不例外。脱毛膏是很多女性在夏天必用的，那么孕妈妈是否能用脱毛膏呢？

女性怀孕期间，体内雌激素和孕激素水平要比未怀孕时多，内分泌也会有细微变化，有些人怀孕后毛发可能会比往常明显。这时，绝对不能使用脱毛剂脱毛，也不宜用电针脱毛，可以用专用的脱毛刀刮除。这是因为脱毛剂是化学制品，会影响胎儿健康，而电针脱毛效果并不理想，电流刺激还会使胎儿受到伤害。

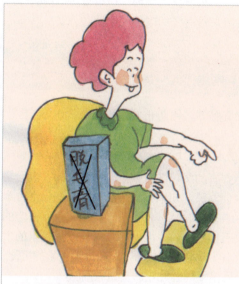

● 孕后受激素影响，孕妈妈的毛发可能会比孕期更明显，但不宜使用脱毛膏。

## ❼ 孕妈妈不宜穿牛仔裤

孕6月，孕妈妈的肚子已经非常明显，并突挺出来了。这时如果孕妈妈还保持穿牛仔裤的习惯，会增加孕妈妈外阴部和腹部与裤子的摩擦。加上很多牛仔裤都是紧身的，面料也不透气，因此可能使女性内分泌物不易排出，引起外阴炎和阴道炎等妇科疾病。

另外，盛夏时，牛仔裤的金属纽扣长时间和腹部皮肤接触，容易诱发接触性皮炎。因此，孕妈妈不宜穿牛仔裤。

## ❽ 孕妈妈不宜长时间穿着防辐射服

孕中期，孕妈妈和胎宝宝都处于稳定发育阶段，孕妈妈可以不用像孕早期那样担心过度，到哪儿都穿着穿防辐射服了。这是因为孕妈妈长时间穿防辐射服容易使胎儿处于封闭状态，不利于胎宝宝身体发育。另外，防辐射服会阻挡紫外线，影响孕妈妈和胎儿晒太阳的效果，容易使母子缺钙。

因此，孕妈妈穿防辐射服也应在有需要（如身边有微波环境或强大的电磁辐射）时再穿，而且还要及时脱换，在没有辐射的环境下尽量脱下防辐射服，让肚子里的宝宝"透透气"。另外，晒太阳时一定不能穿防辐射服，否则身体就起不到合成维生素D的效果了。

## ❾ 选择舒适的卧具

孕中期受不断增大的肚子的影响，很多孕妈妈可能会出现睡眠困扰，这时为孕妈妈创造一个良好的休息环境，选择舒适的床上用品就显得非常重要。

**床垫**：对孕妈妈们来说，过于柔软的床垫，比如席梦思床垫并不合适。棕床垫或硬板床上铺9厘米厚的棉垫为宜，并注意枕头松软，高低适宜。市场上有不少孕妈妈专用的卧具，可以向医生咨询应该选购哪种类型的。

**床铺**：孕妈妈适宜睡木板床，铺上较厚的棉絮，避免因床板过硬，缺乏对身体的缓冲力，从而转侧过频，多梦易醒。

**枕头**：以9厘米（平肩）高为宜。枕头过高会迫使颈部前屈而压迫颈动脉。颈动脉是大脑供血的通路，受阻时会使大脑血流量降低而引起脑缺氧。

**床单、被套**：理想的床单、被套都宜采用全棉布料，不宜使用化纤混纺织物作被套及床单。因为化纤布容易刺激皮肤，

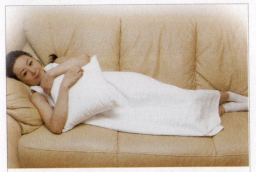

● 孕中期很多孕妈妈可能会出现睡眠困扰，这时一个舒适的睡眠环境就显得更为重要。

引起瘙痒。

**蚊帐**：蚊帐的作用不止于避蚊防风，还可吸附空中飘落的尘埃，以过滤空气。使用蚊帐有利于安然入眠，并使睡眠加深。

## ⑩ 孕妈妈洗桑拿要谨慎

进入孕中期，孕妈妈身心稳健，可以适度进行桑拿浴。虽然桑拿浴的温度较高，会使子宫的温度上升，但这种温度还不会影响到胎宝贝的正常发育。只要妊娠状况正常，洗桑拿浴是完全可以的。

不过，由于洗桑拿浴的时候人体大量排汗，体内循环的速度加快，所以使心脏负担加重，脑部容易出现供血不足，容易让孕妈妈发生昏厥现象。如果晕厥时间过长，脑部长时间供氧不足，就可能影响胎儿神经系统的生长发育。因此，孕期孕妈妈要么不洗桑拿，要么就提高警惕，在桑拿房里待两分钟就出来透透气，以免发生晕厥。

# ♥ 准爸爸要当好孕妈妈的营养师

随着胎儿的增大，孕妈妈所需的营养也需要增加。由于前一段时间出现妊娠反应，导致孕妈妈食欲不振，体内营养摄入不足，本月该好好地大补一下。

### ❶ 孕6月需重点补充的营养素

孕6月，由于胎儿的快速发育使孕妈妈的消耗增加，孕妈妈应该注意增加适当的营养，以保证身体的需要。

孕6月，孕妈妈体内能量及蛋白质代谢加快，对维生素B的需要量增加。由于此类维生素无法在体内存储，必须有充足的供给才能满足机体的需要，因此，孕妈妈在孕中期应该多多食用富含维生素B的瘦肉、肝脏、鱼、奶、蛋及绿叶蔬菜、新鲜水果等食物。

其次，此时胎儿机体和大脑发育速度加快，对脂质及必需脂肪酸的需要量增加，所以孕妈妈还可吃些花生仁、核桃仁、葵花子仁、芝麻等油脂含量较高的食物。

此外，孕妈妈还要注意铁元素的摄入，避免贫血。应多吃含铁丰富的菜、蛋和动物肝脏等，以防止发生缺铁性贫血。

### ❷ 改善宝宝将来偏黑肤色的饮食

有的父母肤色偏黑，生出来的宝宝通常也会偏黑。如果孕期孕妈妈多吃一些富含维生素C的食物，将会对宝宝的肤色有一定的改善作用。因为维生素C对皮肤黑色素的生成有干扰作用，从而可以减少黑色素的沉淀，日后生下的婴儿皮肤会白嫩细腻。

这类含维生素C丰富的食物有西红柿、葡萄、柑橘、菜花、冬瓜、洋葱、大蒜、苹果、刺梨、鲜枣等蔬菜和水果，其中尤以苹果为最佳。

### ❸ 改善宝宝粗糙肤质的饮食

如果父母皮肤粗糙，为了改善肚子里胎宝宝的肤质，孕妈妈可以尝试多食用一些富含维生素A的食物。因为维生素A能保护皮肤上皮细胞，使日后孩子的皮肤细腻有光泽。

富含维生素A的食物有动物的肝脏、蛋黄、牛奶、胡萝卜、西红柿以及绿色蔬菜、水果、干果和植物油等。

## ❹ 改善宝宝发质的饮食

如果父母头发早白或者略见枯黄、脱落，孕妈妈可适量多吃些含有维生素B族的食物，以改善胎宝宝的头发状况。

富含维生素B的食物有瘦肉、鱼、动物肝脏、牛奶、面包、豆类、鸡蛋、紫菜、核桃、芝麻、玉米以及绿色蔬菜，这些食物可以使孩子发质得到改善，不仅浓密、乌黑而且光泽油亮。

## ❺ 孕妈妈吃冰激凌要谨慎

炎热的夏天来了，怀孕后，孕妈妈体温比常人要更高一些，更要经受酷暑的折磨。吃根冰激凌是许多人抗暑降温的好办法，可是怀着小宝宝，还能像以前那样随意吃冰激凌吗？

专家提醒孕妈妈，只要注意吃冰激凌的方法，对胎宝宝就不会有太大的影响。首先，要注意吃的冷饮是不是正规厂家生产的，有没有过保质期，一不小心吃坏了肚子造成腹泻就不好办了。其次，要控制进食量。不要一次吃得太多，以免引起胃肠不适。此外，不要选择含糖分较高的冰激凌，无节制地过量食用含糖量高的食品，导致妊娠期糖尿病。

总的来说，只要把握好吃冰激凌的度，冰激凌对孕妈妈还是有益无害的。因为冰激凌中的奶含有蛋白质，孕妈妈适度食用，可使皮肤白滑。

## ❻ 孕妈妈吃葡萄不宜过量

葡萄富含营养，被誉为"水果皇后"，富含多种对人体有益和必需的维生素和微量元素。此外，葡萄所含热量远比苹果、梨等水果高，非常适合孕中期对热量需求较高的孕妈妈食用。更可贵的是葡萄中大部分有益物质可以被人体直接吸收，对人体新陈代谢等一系列活动可起到良好作用。

不过，由于葡萄含糖很高，所以糖尿病人应特别注意忌食葡萄。而孕妈妈在孕期要提防糖尿病，因此孕妈妈食用葡萄应适量。在食用葡萄后应间隔4小时再吃水产品为宜，以免葡萄中的鞣酸与水产品中的钙质形成难以吸收的物质，影响健康。

此外，吃葡萄后不能立刻喝水，否则，不到一刻钟就会腹泻。原来，葡萄本身有通便润肠之功效，吃完葡萄立即喝水，胃还来不及消化吸收，水就将胃酸冲淡了，而葡萄与水、胃酸急剧氧化、发酵，会加速肠道的蠕动，就易产生腹泻。不过，这种腹泻不是细菌引起的，泻完后会不治而愈。

## ❼ 富含维生素C的水果不宜与牛奶食用

维生素C又称抗坏血酸，可促进胎儿的生长。怀孕期间，胎儿从母体获取大量的维生素C来维持骨骼、牙齿的正常发育及造血系统的功能，以致母体血浆中维生素C含量逐渐下降。维生素C通过胎盘是一个主动转运过程，因此胎儿血中维生素C的水平平均比母体高2～4倍。而母体维生素C的水平却比非孕妈妈低50%。因为胎儿对维生素C的分解率较高，故孕妈妈应适当增加维生素C的补给量。孕妈妈如果缺乏维生素C易贫血、出血，也可导致早产、流产。建议孕妈妈孕早期每天摄入100毫克，孕中期、孕晚期每天摄入130毫克维生素C。

此外，由于葡萄里含有维生素C，而牛奶里的元素会和葡萄里含有的维生素C发生反应，对胃很有伤害，两样同时服用会拉肚子，重者会呕吐，所以刚吃完葡萄不可以喝牛奶。建议：最好吃完葡萄过30分钟再喝牛奶。

富含维生素C的水果还有鲜枣、猕猴桃、山楂、柚子、草莓、柑橘等。

## ❽ 孕妈妈不宜多喝蜂王浆

进入稳定的孕中期后，孕妈妈可以适

量吃蜂王浆，但不宜多吃。这是因为蜂王浆中含有一种特殊的蛋白质及多种氨基酸，这些营养素是胎儿大脑组织中合成神经胶质细胞的重要原料，同时，还能给神经胶质细胞提供营养，增加神经胶质细胞的数量。孕6月是胎宝宝脑神经细胞的激增期，孕妈妈此时若能摄取适量蜂王浆，可使该营养素通过胎盘进入胎儿体内，促进胎儿脑组织的生长发育。

但是，由于蜂王浆中的某些成分可能会引起子宫收缩，对孕妈妈和胎儿不利，因此，孕妈妈在食用蜂王浆时一定要注意量的控制，最好能先询问医生的意见，以免对胎宝宝造成不良影响。

### ❾ 孕妈妈不宜用沸水冲调营养品

孕期孕妈妈经常食用的麦乳精、蜂乳精、多种维生素、葡萄糖等滋补营养品都是以炼乳、奶粉、蜜糖、蔗糖等为主要原料加工制作的，其中所含的各种营养素在高温下极易分解变质。

经有关部门试验证明，这类滋补营养品当加温至60~80℃时，其中大部分营养成分均分解变化。如果是用烧开的水冲饮这类滋补佳品，会大大降低其营养价值。因此，孕妈妈在冲调营养品时，最好将热水放至温热后，再用其冲调营养品。

### ❿ 孕妈妈适量进食巧克力可以降低先兆子痫的发生

先兆子痫是一种严重的孕期并发症，通常在怀孕20周后发作。发病时，孕妈妈会血压突然升高，水肿加剧，出现头胀痛、眩晕、恶心、呕吐等症状。一项研究显示，每天食用一定量的优质黑巧克力可降低孕妈妈患先兆子痫的风险，并可预防妊娠高血压症。这是因为通过比较脐带血中可可碱的浓度发现，孕妈妈食用巧克力的比例和先兆子痫发生率有关。

可可碱是巧克力中一重要的化学物质，能够起到利尿、促进心肌功能和舒张血管的作用。纯度越高的巧克力，也就是巧克力越黑，有益成分也越多。

另外，巧克力中一些其他成分也对人体有益，比如镁，可以起到降低血压的作用。因此孕妈妈可以适量进食一些优质巧克力以降低先兆子痫发生的风险。

### ⓫ 孕妈妈不宜长期食用高脂肪食物

孕中期孕妈妈对营养的需求加强，需适量补充一些营养丰富的食物，以保证自身健康及优生的需要。但是在挑选食物时，应减少高脂肪食物的摄取，以免对身体健康造成危害。

这是因为孕妈妈长期摄入高脂肪膳食，不仅会堵塞动脉血管，还会损害大脑的功能，易造成听觉损害而导致听力减退。

孕妈妈在妊娠期由于能量消耗较多，而糖的贮备减少，这对分解脂肪不利，因而常因氧化不足而产生酮体，容易引发酮血症，导致孕妈妈出现尿中酮体、严重脱水、唇红、头昏、恶心、呕吐等症状。医学家指出，脂肪本身虽不会致癌，但长期多吃高脂肪食物，会使大肠内的胆酸和中性胆固醇浓度增加，诱发结肠癌。同时，高脂肪食物能增加催乳激素的合成，易诱发乳腺癌，不利于母婴健康。

如果想控制体内的脂肪，使其不致过量，可以利用一些具有降脂作用的食物，"吃"掉体内脂肪。如葡萄、苹果、大蒜、韭菜、洋葱、冬瓜、玉米、燕麦、牡蛎、牛奶、香菇及富含纤维素、果胶及维生素C的新鲜绿色蔬菜、水果和海藻，诸如芹菜、青椒、山楂、鲜枣、柑橘以及紫菜、螺旋藻等，这些食物均具有良好的降脂作用。

### ⓬ 孕6月健康食谱

孕6月时，胎宝宝体内也开始储备脂肪，孕妈妈宜适量加大脂肪的摄入量。

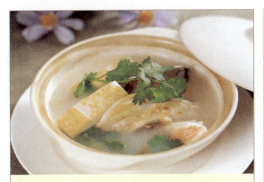

## 香菜豆腐鱼头汤

**原材料** 鳙鱼头450克，豆腐250克，香菜30克。

**调味料** 姜2片，花生油10克。

**做法** ①鱼头去鳃，剖开，用盐腌2小时，洗净；香菜洗净。②豆腐洗净，沥干水，切块；将豆腐、鱼头两面煎至金黄色。③锅中下入鱼头、姜，加入沸水，大火煮沸后，加入煎好的豆腐，煲30分钟，放入香菜，稍滚即可，不用加盐。

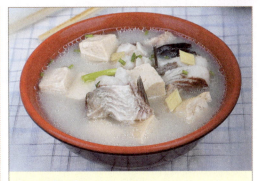

## 豆腐鱼头汤

**原材料** 鲢鱼头半个，豆腐200克。

**调味料** 清汤适量，盐6克，葱段、姜片各2克，香油3克，香菜末5克。

**做法** ①将鲢鱼头治净，斩大块；豆腐切块备用。②净锅上火倒入清汤，调入盐、葱段、姜片，下入鲢鱼头、豆腐煲至熟，淋入香油，撒入香菜末即可。

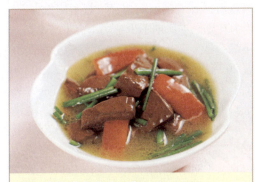

## 韭菜花炖猪血

**原材料** 韭菜花100克，猪血150克。

**调味料** 姜1块，红椒1个，蒜10克，油15克，辣椒酱30克，豆瓣酱20克，盐5克，味精、鸡精各2克，上汤200克。

**做法** ①猪血切块，韭菜花切段。②锅中水烧开，放入猪血焯烫，捞出沥水。③油烧热，爆香蒜、姜、红椒，加入猪血、上汤及辣椒酱、豆瓣酱、盐、味精、鸡精煮入味，再加入韭菜花即可。

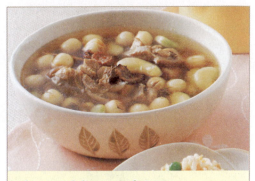

## 扁豆莲子鸡汤

**原材料** 扁豆100克，莲子40克，鸡腿300克，清水1500克。

**调味料** 丹参10克，山楂10克，当归尾10克，盐2克，米酒10克。

**做法** ①全部药材放入棉布袋与清水、鸡腿、莲子置入锅中，以大火煮沸，转小火续煮45分钟备用。②扁豆放入锅中与其他材料混合，续煮15分钟至扁豆熟软。③取出棉布袋，加入盐、料酒后关火即可。

# 孕期检查与疾病预防

孕6月了，孕妈妈多数时候会感觉很正常，但有时也会出现一些异常感觉。这期间常见的异样感觉有的是正常的，有些则是疾病来临的信号，孕妈妈要多多注意，预防疾病的产生。

## ❶ 进行第三次产检

这个月的检查项目跟上个月差不多，检查的目的主要是确保宝宝的生长发育情况正常。此外，还要进行B超检查，准爸妈可以通过B超看见成型的宝宝了。其产检项目主要有：

**测体重**：这是每次孕期检查的必测项目，可以间接检测胎儿的成长情况。如果孕妈妈的体重增加过少，胎儿可能发育迟缓；如果孕妈妈的体重增加过多，则容易产生巨大儿。如前所述，整个孕期孕妈妈体重增加约为12.5千克，在孕晚期平均每周则增加0.5千克，当然，这只是个参考值，每个人会有不同的差异。

**量血压**：每次孕期检查必测项目。血压高是先兆子痫的症状之一，影响胎儿的发育成长。孕妈妈的血压不应超过17.33/25.33千帕（130/190毫米汞柱），或与基础血压（怀孕前的血压）相比增加不超过3.99/1.99千帕（30/15毫米汞柱）。

**测量宫高、腹围**：孕妈妈做产前检查时每次都要测量宫高及腹围。通过测量宫高及腹围，估计胎儿宫内发育情况，同时根据宫高画出妊娠图曲线以了解胎儿宫内发育情况，是否诱发迟缓或巨大儿。

**尿常规检查**：检查尿液中是否有蛋白、糖及酮体，镜检红细胞和白细胞，尤其是蛋白的检测，可提示有无妊娠高血压等疾病的出现。

**浮肿检查**：怀孕达到20~24周的孕妈妈如果出现下肢浮肿，指压时有明显凹陷，休息后浮肿不消退时，建议赶紧测量血压，因为在妊娠中后期不少孕妈妈会患妊娠高血压综合征（简称妊高征），其诊断标准是妊娠20周后血压超过17.33/25.33千帕（130/190毫米汞柱），或血压较以前升高超过3.99/1.99千帕（30/15毫米汞柱）。

**B超检查**：正常值：孕21周：双顶径的平均值为5.22±0.42，腹围的平均值为15.62±1.84，股骨长为3.64±0.40。孕22周：双顶径的平均值为5.45±0.57，腹围的平均值为16.70±2.23，股骨长为3.82±0.47。孕23周：双顶径的平均值为5.80±0.44，腹围的平均值为17.90±1.85，股骨长为4.21±0.41。孕24周：双顶径的平均值为6.05±0.50，腹围的平均值为18.74±2.23，股骨长为4.36±0.51。

**听胎心音**：怀孕第十二、十三周时，已经能听到胎心音。胎心音的正常范围为：每分钟120~160次。听到胎心音即表明腹中的胎儿为活胎，医生听到胎心的跳动后才会开出一系列化验单。

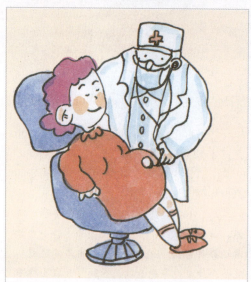

● 孕妈妈定期进行检查，既能确保宝宝的生长发育情况正常，还能预防疾病的产生。

## ❷ 如何预防妊娠高血压综合征

孕妈妈高血压综合征，简称妊高征，是产科常见的问题之一，多数发生在妊娠5月后与产后两周，约占所有孕妈妈的5%，表现为孕期血压突然升高。大部分妊娠高血压只需观察，不会有太大的后遗症。但严重的常伴有蛋白尿或水肿出现，病情严重者会产生头痛、视力模糊、上腹痛等症状，若没有加以适当治疗，可能会引起全身性痉挛、昏迷甚至死亡，医学上称为"孕期先兆子痫"，也叫孕期血毒症。

妊娠高血压综合征的发病原因一般认为与遗传有关，当然也有其他原因，如营养不良，维生素C缺乏等。定期进行产前检查，可使妊娠高血压在早期就被检查出来，及早治疗，病情多半可以得到控制并好转。但如果没有对其进行治疗，它就会发展成先兆子痫，甚至更为严重的产前惊厥。偶尔直到分娩或者产后期，产前惊厥不会发生。有些时候，突然的血压升高也许不仅仅是对压力大的反映，而是真的产前惊厥发生了。因此，孕妈妈对在任何时期表现出的血压升高症状都应高度重视，经常性检查不仅要检查血压，还要检查她们的尿蛋白、反射和血液的化学成分。

当患有轻微的妊娠高血压症时，治疗的重点是降低血压。有效的方法有，充分休息、改善饮食、坚持运动等，如果有需要，还可采取药物治疗。值得一提的是，充足地卧床休息可以预防疾病恶化，这是患有妊娠高血压症的孕妈妈必须谨记的。此外还要求孕妈妈对出现的危险征兆保持警惕，如突然出现严重的头疼、视力障碍、快速的心跳，或者右上部或中部腹部疼痛等，这些症状可能警告你病情正在加重，你应该立即寻找紧急的医疗护理。

## ❸ 积极预防胎盘早剥

胎盘早剥常发于妊娠5个月后或分娩期，正常位置的胎盘在胎儿娩出前，部分

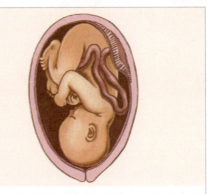

● 胎盘是胎儿在子宫内的生命线，一旦从子宫壁脱落下来，对于胎儿来说非常危险。因而孕妈妈在孕中期要谨慎摔倒，以免引发胎盘早剥。

或全部从子宫壁剥离，称为胎盘早剥。孕妈妈患有胎盘早剥时，常会出现由间断性变为持续性的腹痛，外加腰酸背痛或恶心、呕吐、出汗、面色苍白、脉搏细弱、子宫硬、有压痛等种种不适，还伴有阴道流血。

胎盘早剥是一种妊娠期各种疾病的严重并发症，具有起病急、进展快的特点，若处理不及时，可危及母儿生命。国内报道的发生率为4.6‰~21‰，国外的发生率为5.1‰~23.3‰。妊娠中期容易发生胎盘早剥的病因尚不清楚，可能是由妊娠血管病变引起，也可能由外伤导致，特别是在孕妈妈腹部直接受撞击或摔倒时腹部直接触地的情况下更宜发生。

由于胎盘早剥会危及母儿的安全，一经确诊，通常情况下医生会要求终止妊娠以防病情的恶化。因此，为了保住胎儿，对于胎盘早剥，孕妈妈必须引起注意，做好疾病的预防工作。首先要加强产前检查，积极预防与治疗妊娠期疾病，如妊高征。其次，要避免处于仰卧位及腹部外伤。再次，在胎位异常行外倒转术纠正胎位时，操作必须轻柔。

## ❹ 如何预防晚期先兆流产

绝大部分的流产是在怀孕头13周内发生的，但有些孕妈妈也会在孕期较晚的阶段发生流产。在中国，医生把在怀孕13~27

周+6天之间发生的流产称为"晚期先兆流产"。

晚期先兆流产最初表现为孕妈妈阴道有少量出血，有时伴有轻微下腹痛，下腹部规则性宫缩痛。严重时孕妈妈会出现像分娩时一样的疼痛、出血，而且出血量可能会很多，还含有血块、羊水等，最终导致胎体、胎盘、胎膜等排出体外。但是，有时候孕妈妈的身体可能没有任何预兆，只是在例行的产前检查中，医生或助产士没有发现宝宝的胎心时，才会知道发生胎死宫内了。

导致孕妈妈晚期流产的原因有很多，如胎盘功能不佳、宫颈功能不全、子宫肌瘤、子宫畸形、病毒感染、糖尿病等等。因此，孕期出现疾病困扰时，孕妈妈一定不要讳疾忌医，要及早治疗。如果孕妈妈发现自己有先兆流产的迹象时应尽快到医院检查，以明确病因和胎儿的状况，但要尽量减少不必要的阴道检查，以减少对子宫的刺激。

此外，孕妈妈还要定期做产前检查，养成规律的生活和定时排便的习惯，注意个人卫生，保持心情舒畅，积极预防晚期先兆流产的产生。

## ❺ 如何预防胎膜早破

胎膜早破俗称"破水"，指在未有生产阵痛之前，胎膜在胎儿未足月时已自然破裂而导致羊水流出，是妊娠期常见的并发症。怀孕期间任何孕周均可发生胎膜早破，但更多见于妊娠中晚期。怀孕37周前胎膜早破的发生率为2.0%~3.5%，妊娠满37周后胎膜早破率为10%。

一般来说，胎膜早破表现为不伴疼痛的阴道流水，常发生在腹压增加，如咳嗽、大小便之后。胎膜早破发生时，阴道内会突然有大量水流出，可湿透内裤，时断时续。胎膜早破时流出的羊水无色、无黏性，与有黏性的白带不同。这种阴道流水通常在起立时增多，平卧时减少甚至停止。此外，羊水会微混浊，有时可见混杂其中的胎脂，与排尿不同。

胎膜早破的发生与多种因素有关，常见的原因有羊膜炎症、羊膜腔压力升高、胎膜受压不均、胎膜发育不良。胎膜早破可导致宫内感染及羊水减少，因此而发生宫缩乏力、胎儿宫内窘迫，致使早产、围产儿死亡、宫内及产后感染率增加，危害母儿安全。因此，预防胎膜早破的发生至关重要。

要做好胎膜早破的预防工作，主要需要做到：积极预防和治疗下生殖道感染，重视孕期卫生指导；妊娠后期禁止性交；避免负重及腹部受撞击；宫颈内口松弛者，应卧床休息，并于妊娠14周左右施行宫颈环扎术，环扎部位应尽量靠近宫颈内口水平。

如果已经确诊为胎膜早破症，在不同的孕周发生胎膜早破，处理原则是不同的。往往在怀孕6个月之前，若不幸破水，胎儿存活率不高且早产并发症很多，一般建议终止妊娠。妊娠6~8个月期间破水，则考虑保守期待疗法，依状况给予抗生素、安胎药或甾族化合物来提高胎儿存活率。妊娠34周以后破水，则先评估胎儿肺部成熟度，若未成熟则先安胎及卧床休息，待宝宝成熟再引产。

## ❻ 牙龈出血时怎么办

孕期牙龈出血是一种妊娠反应，主要是由于孕期的激素水平变化，牙龈出现增生或是牙周病导致牙龈出血。这一疾病大多发生在孕中期，不过有些孕妈妈在早期也会出现这一问题。

孕期是一个非常特殊的时期，不能乱用药物，药物对胎儿有一定的影响，所以解决孕期牙龈出血，预防是关键。在怀孕过程中，孕妈妈需要保持良好的口腔卫生，并且要定期进行预防性的牙齿护理。

在牙刷的选择上，最好换一个软毛质地的儿童牙刷，因为软毛的质地可以减轻牙刷对牙龈的伤害，可以有效解决牙龈出血的问题。或者将牙刷换成电动牙刷，它能有效地按摩牙龈，并减少六成左右的刷牙力度，令牙龈炎出血程度下降62%。在牙膏的选择上，最好使用含有氟化物的牙膏，且每次用量不要超过1厘米。刷牙时最好采用竖刷刷牙法，力道宜轻柔，不要用力过猛，太使劲会损害脆弱的牙龈，引起牙龈出血。一天至少要刷两次牙，尽量每顿饭后都刷牙，最好是在吃完或喝完东西20分钟内刷牙。如果刷牙后有牙龈出血现象，可在温水中溶入一些海盐来漱口。此外，还要尽量少用牙签。因为孕妈妈的牙周组织本就脆弱，如果所用的牙签材料太粗或者使用的方法不当，就容易对牙龈造成损伤，引起出血和牙齿周围组织的疾病。再次，孕妈妈还要注意均衡营养，补充维生素和钙质。

## ❼ 后背发麻时怎么办

到了孕六七个月时，很多孕妈妈会出现后背一阵阵发麻，有时半天无法缓解的困扰。这是因为当孕妈妈妊娠到第六个月时，胎儿开始不断出现反射动作，如吸收和吞咽，躯干的成长速度胜过头部，此时的母体可能会出现疲倦、便秘、胃灼热和消化不良，甚至还有浮肿、牙龈出血、后背发麻等问题，都属于孕期正常的生理反应。此外，孕妈妈的体型变化，如体重增加、下腹外挺、肌肉关节松弛等也可使脊柱神经根受压，引起"后背发麻"的症状。

对于后背发麻的症状，只要孕妈妈在平时多注意一下身体的行动，如不要长时间保持一个姿势，坚持适量的活动，避免用电脑时间过长等，在经过休息、运动等方法调适的情况下，都可不同程度地缓解、避免生理性后背发麻。而且这种生理性后背发麻的症状多数在产后都可得到完全的改善，故孕妈妈对此不用过于担忧。但如果经过调整后，"后背发麻"的症状仍持续存在，孕妈妈就应该尽快到医院产检，排除是否受先兆流产、糖尿病、脑部疾病、颈椎病等其他疾病的影响。所有孕妈妈需切记：怀孕不能大意，坚持正规的产前检查，才能确保母子平安。

## ❽ 出现腹部干痒怎么办

随着胎儿的成长、羊水的增加，孕妈妈的子宫会逐渐地膨大。在腹部快速膨胀的情形下，超过肚皮肌肤的伸张度，肌肤就会出现干痒症状，进而产生橘皮组织。如果肚皮肌肤皮下组织所富含的纤维组织及胶原蛋白纤维因经不起扩张而断裂，就会产生妊娠纹。

当肌肤出现干痒的症状时，就说明肌肤已经有些难以承受了，而滋润是最好的抚慰方式。

涂抹一些保湿乳液并加以按摩，这样在给肌肤补水的同时，又可增加肌肤的弹性，使皮肤的延展性变大，就能有效预防腹部干痒这一问题了。

按摩同时也是预防橘皮肌肤和妊娠纹的好方法，它是一种被动的肌肤运动方式，可以加快肌肤的代谢，让肌肤保有活力，促进毒素的排泄。此外，孕妈妈还需要保持运动的好习惯，因为运动能让机体代谢加快，促进毒素的排除，还能增加肌肤的弹性和张力，有效预防腹部干痒、妊娠纹等多种肌肤问题。

## ❾ 患上痔疮怎么办

痔疮是指直肠、肛门末端周围的静脉发生曲张而形成的一个或多个柔软的静脉团，通常因用力解便所致。进入孕中期，迅速增大的子宫压迫到静脉，阻碍静脉的血液循环，引起瘀血，就极易形成痔疮。痔疮的症状包括瘙痒、肿胀、疼痛及出血，并有内痔与外痔之分。内痔位于肛门括约肌的上面，排便时通常会出血，较不会有疼痛的现象，除非内痔突出于肛门外面；外痔位于肛门括约肌之外，通常不会出血或疼痛，但易并发血栓，严重时则会疼痛。

虽然在怀孕过程中，很可能大部分孕妈妈都会长痔疮，但是只要生活中多多注意，也是完全可以预防的。如，养成按时排便的习惯，避免使用泻剂及灌肠。饮食均衡，避免刺激性食物如烟、酒、咖啡、辣椒等。多

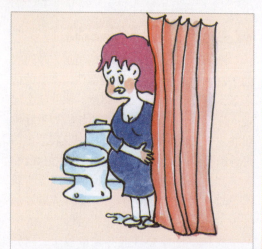

● 孕中期孕妈妈宜养成按时排便的习惯，以避免痔疮的发生。

吃含高纤维的食物，避免易产气之食物，如豆类、油炸食物。但如有内痔出血发炎时，应采用低纤维食物，以减少对病灶的刺激。养成规律的生活，避免太劳累及精神紧张。怀孕初期若有便秘现象，即应尽快治疗。否则怀孕中后期随着子宫变大，将发展成痔疮，则真是难言之痛。此外，采取舒适坐姿，勿超过2小时，以免肛门周围血流发生阻滞。保持心情轻松愉快，多喝水。

确诊患上痔疮后，为缓解痔疮的不适，要避免排便时用力过度以免加重痔疮的病情；应注意局部的清洁卫生，每天进行温水坐浴10～15分钟。采取左侧卧位或膝胸卧位安静卧床休息，使血液不在下半身滞留。孕妈妈还可以在臀部上垫一个枕头，减轻痔疮带来的压迫，或用冰袋冰敷患部，

皆可舒缓痔疮带来的不适。若发生疼痛时，则需请医师帮忙协助解除痛苦。

### ⑩ 腿部抽筋时怎么办

进入孕中期，孕妈妈有时会有小腿肌肉酸痛的感觉，夜间容易发生抽筋。引起小腿抽筋的主要原因是缺钙。孕妈妈久坐或由于受冷、受寒、疲劳过度也是发生下肢痉挛的一个原因。另外，妊娠中后期随着子宫增大，使下肢的血液循环运行不畅，也是导致"小腿抽筋"的原因之一。

当小腿抽筋时，可先轻轻地由下向上地按摩小腿的后方（腿肚子），再按摩拇趾和整个腿，若还不缓解，则把脚放在温水盆内，同时热敷小腿，并扳动足部，一般都能使抽筋缓解。为了避免这种情况的发生，孕妈妈应增加钙和维生素$B_1$的摄入。钙的摄入量每天不少于500毫克。牛奶、大豆制品、坚果类、芝麻、虾皮、蟹、蛋类、海产品等含钙丰富，应该多吃些。另外，孕妈妈还要多晒太阳。而严重缺钙的孕妈妈，需请医生诊治。

另外，通过一些生活习惯上的调整，也可以有效改善腿部抽筋的困扰。如，孕妈妈平时不要长时间站立或坐着，应每隔一小时就活动一会儿，每天到户外散步半小时左右。同时要防止过度疲劳。每晚临睡前用温水洗脚，在洗脚时对小腿后方进行3～5分钟的按摩。平时注意养成正确的走路习惯，让脚后跟先着地；伸直小腿时，脚趾弯曲不朝前伸。

## ♥ 孕6月优生胎教要点

进入孕6月，胎宝宝的各种器官发育都接近成熟，尤其是听力。所以音乐、语言胎教仍是胎教的主要方式。

### ❶ 开展音乐胎教

怀孕4个月以后胎儿就有了听力，尤其是孕6个月后，胎儿的听力几乎和成人接近，

是开展音乐胎教的最有效的阶段。进行音乐胎教时，准爸妈不要局限在只能使用专业胎教设备的方法来实施。像孕妈妈每天哼唱几首歌、每天多次欣赏音乐、为胎宝宝播放音乐等都属于确实有效的音乐胎教法。

不过需要注意的是，开展音乐胎教必须要根据胎宝宝的听觉器官的发育情况，进行

有针对性的且有规律的练习。孕早期，宝宝的听觉器官开始发育，这时孕妈妈可以选择轻松愉快、诙谐有趣的音乐，帮助消除早孕的烦恼与不适，以获得最佳的孕期心情；孕4月时，胎宝宝已具备听力，进行音乐胎教时可以选择孕妈妈休息或吃饭时进行，在临睡前有胎动的情况下做更合适，每天两次，每次10~15分钟。孕6月胎宝宝听觉器官已经完全发育，这时胎教音乐内容可以更丰富些，可增加一些轻松活泼、稍快节奏的乐曲，妈妈与宝宝互动，可以边做家务边听。孕晚期时，宝宝的听觉已经接近成人了，孕妈妈可能因为生产的来临而紧张焦虑，这时就应选择柔和舒缓、充满希望的乐曲，半躺在躺椅上或在床上听。

## ❷ 如何选择合适的胎教音乐

虽说音乐胎教好处多多，但如果作为音乐胎教的主要工具——音乐乐曲选得不恰当，也有可能对孕妈妈和胎宝宝产生不好的影响。在选胎教音乐乐曲时，准爸妈除了按照自己的性格特点选择外，也不能忽视以下注意事项。

首先，选择胎教音乐不能以优美作为唯一标准。作为胎教音乐，除了优美动听外，还要求其在频率、节奏、力度和频响范围等方面，应尽可能与宫内胎音合拍，这样才能起到刺激胎宝宝听力发育的作用。如果音乐的频率过高，很可能会损害胎儿内耳螺旋器基底膜，使其出生后听不到高频声音。而节奏过强、力度过大的音乐，则会导致胎宝宝听力下降。因此，选作胎教音乐的乐曲，应先经医学、声学测试，符合听觉生理学的要求。在选购"胎教"音乐乐曲时，标准不是听一听音乐是否好听，而是看它是否经过了医学、声学的测试。只有完全符合听觉生理要求的胎教音乐乐曲，才能真正起到开发智力、促进健康的作用。

其次，胎教音乐忌用高频声音。为了避免高频声音对胎儿的伤害，胎教音乐中2000赫兹以上的高频声音应低到听不到的程度，这样才能对胎儿比较安全。在国内市场上出售的胎教音乐乐曲，经随机抽查表明，11种胎教音乐乐曲中竟有9种不合格，有的音频最高达到5000赫兹以上，这对胎儿的健康是有害无益的，会损伤胎儿的大脑和听觉等。国内已有报道使用从市场购买的劣质胎教音乐磁带进行胎教，结果"教"出失聪宝宝的例子。这已说明不合格的胎教音乐磁带会对胎儿造成危害。故在选购胎教磁带时应慎重，最好请专业人员帮助选购。

此外，在选到合适的音乐后，还要慎重选择音乐胎教所使用的播放设备。由于胎儿耳蜗发育不完全，某些对成年人无害的声音也很可能伤害到胎宝宝幼小的耳朵。现有的研究结果认为，给胎儿听到音乐强度最好不要超过60分贝，频率不要超过2000赫兹。因此，在进行音乐胎教时，最好不要使用传声器，并尽量地降低噪声。

## ❸ 呼唤胎教法

进入孕6月,胎儿的听力已经完全发育，这时胎儿不仅具有听的能力，还具有辨别各种声音并能做出相应反应的能力。可以先给孩子取个名字，父母每当和胎儿进行语言沟通时，先呼唤他的名字。这样在准爸妈与胎宝宝的对话过程中，胎儿能够通过听觉感受到来自父母亲切的呼唤，增进彼此生理上的沟通和感情上的联系，对胎儿的身心发育是很有益的。

因此，准爸妈无论多忙多累，在孕期都应该养成与胎宝宝对话的习惯。尤其是从孕6月开始，准爸妈应每天与胎儿进行对话，先呼唤他的名字，然而给他阅读一段优美的故事，或唱一段儿歌，或向宝宝倾诉爱意。这样宝宝出生后再接触这种熟悉的呼唤，就会产生一种特殊的安全感。

## ❹ 求知胎教法

孕中期是胎宝宝大脑发育的高速时期，孕妈妈一定要以身作则，保持旺盛的求知欲，使胎宝宝不断接受刺激，促使大脑神经和细胞的发育。孕妈妈与胎宝宝中间有着神奇的信息传递，胎宝宝能随时感知母亲的思想。如果怀孕时能够感知母亲既不思考也不学习，对他（她）的大脑发育将极为不利。

孕妈妈一定要勤于动脑，读一本好书，看一篇好的文章，使精神上获得一次净化，还能让人心情开朗，精神振奋，同时，也能对深居腹中的胎儿起到潜移默化的渗透作用。有条件的话，孕妈妈可以看一些美术作品，去美术馆也是不错的主意。在孕妈妈理解和鉴赏的过程中，美的体验同时也传达给了腹中的宝宝。

## ❺ 色彩胎教

色彩对人的视觉影响最大，而且是人的第一感觉。现在人们已认识到色彩能影响人的精神和情绪。它作为一种外界的刺激，通过人的视觉带来不同的感受，使人产生某种精神作用。精神上感到愉快还是忧郁，常与色彩的视力感觉有直接的关系。可以说，使人不舒服的色彩如同噪声一样，令人烦躁不安；而协调的色彩则是一种美的享受。

一般说来，红色使人激动、兴奋，能鼓舞人们的斗志；黄色明快、灿烂，使人感到温暖；绿色清新、宁静，给人以希望；蓝色给人的印象是宁静、凉爽；白色使人感到干净、明快；粉红色和嫩绿色则象征着春天，使人充满活力。

正因此，人类利用不同的色彩的功能服务于人的不同精神要求已经有很长的历史，如中世纪哥特式的教堂，室内丰富的色彩变化，使人感到神圣和神秘；医院病房多选用浅绿色和淡蓝色，显得很安静、淡雅，给人一种宁静柔和的感觉；现代餐厅则多选橘黄色，使人一进去就感到胃口大开。由此胎教学说也引进了色彩理论。

孕妈妈由于阴血聚以养胎，多产生阴血虚，阳气胜，往往火气大，烦躁易怒，所以要有意识地使孕妈妈接触一些偏冷的色彩，如绿色、蓝色、白色等，以调节情绪，使孕妈妈保持淡泊宁静的胎教心境，使腹内的胎儿也随之平和地健康成长。孕期不宜多接触红、黑、灰等色，以免产生烦躁、恐惧及悲伤的心理，进而影响胎儿的健康成长。因此，为了胎儿的健康，孕妈妈在孕期接触色彩时应多加注意。

# 孕妈妈的阳光"孕动"

到了妊娠6个月，孕妈妈和胎宝宝处于稳定期，孕妈妈应顺其自然地参加适量运动，可有助于分娩的顺利进行，并给婴儿的健康出生打下良好的基础。

## ❶ 开始进行凯格尔运动

凯格尔运动，又称会阴收缩运动。它以美国洛杉矶医生阿诺德·凯格尔的名字命名，是他在20世纪40年代推广了这项训练。

凯格尔运动是专门针对盆腔底部肌肉的加强运动，这些肌肉从耻骨后方向前方伸展，并包围阴道口和直肠，加强训练盆腔底部肌肉可以促进尿道和肛门括约肌的功能。这样做的结果，不但可以预防或治疗小便失禁，而且可以避免分娩时阴道组织撕裂，使分娩更轻松顺利。另外，凯格尔运动可以增加阴道肌肉的弹性与敏感度，让性生活更美满，还可防止大小便失禁。

盆底肌肉弹性是否良好，可以这样判断：小便时尿到一半的时候，试着看看能否忍住，停止排尿，如果能够很轻易、快速地做到，表示这部分的肌肉弹性很好。如果做不到，孕妈妈就可以试做几周凯格尔运动，就会看到成效显著。

## ❷ 凯格尔运动的自我练习要诀

凯格尔运动既是一种运动方式，也是一种物理治疗方法。自我进行凯格尔运动的练习,虽然不会产生严重的副作用,但是在学习运动前,最好还是先向医生或专业运动理疗师进行咨询,以免有不正确的适应证及其他需要先治疗的孕期疾病受到延误。

需要注意的是:患有神经性膀胱(上、下神经元受损而造成的尿失禁)、下尿路口阻塞、严重骨盆器官脱垂、余尿过多、失智、精神病等疾病的孕妈妈,不适合进行凯格尔运动。

正确的修炼凯格尔运动的修炼方法是:

### (1) 第一阶段

①站立,双手交叉置于肩上,脚尖呈90度,脚跟内侧与腋窝同宽,用力夹紧。保持5秒钟,然后放松。重复此动作20次以上。

②简易的骨盆底肌肉运动可以随时随地进行,如在步行时、乘车时、办公时都可进行。

### (2) 第二阶段

①仰卧在床上,身体放松,双膝弯曲,专注于提肛收缩的动作;特别要注意的是双腿、双臀以及腹肌都不能用力。

②收缩臀部的肌肉向上提肛。

③紧闭尿道、阴道及肛门,感觉像憋尿。

④保持骨盆底肌肉收缩5秒钟,然后慢慢地放松,5~10秒后,重复收缩。

每天做骨盆底肌运动1~2回,每回10分钟。运动的过程中,照常呼吸、保持身体其他部分的放松。可以用手触摸腹部,如果腹部有紧缩的现象,则运动的肌肉有误。

## ❸ 改善各种疼痛的伸展运动

日常有规律的伸展运动,可以帮助孕妈妈提高身体的灵活性,提高身体各部分的协调能力,还能预防肌肉和骨骼的坚硬和疼痛。

### (1) 伸展小腿——改善小腿抽筋与疼痛

左腿向后跨出一大步,在自己感觉舒适的范围内步子越大越好,左脚跟着地。身体前倾,右膝弯曲,把双手放在右大腿上。坚持20~30秒,换另一侧腿重做。

### (2) 伸展大腿——改善大腿酸疼

站姿,用左手抓住左脚,慢慢地向后弯曲抬升,会感觉到大腿的前面部分有伸拉的感觉。平衡能力不是很好的孕妈妈,可以用右手抓住椅背或扶墙。保持这个动作20~30秒,然后换另一侧做,重复练习2~3次。

### (3) 伸展手臂——改善手肘和手腕痛

站姿,右手弯曲,指尖向上,左臂伸直,置于右肘内侧,伸展左臂。坚持20~30秒,换边重做,重复练习2~3次。

## ❹ 孕6月孕妈妈瑜伽

孕中期随着腹部重量的增加,孕妈妈的身体开始出现下肢浮肿、静脉曲张、腰腿酸痛等问题,坚持练习瑜伽,可有效增加身体的力量,减轻这一系列困扰。

### (1) 猫式

①跪于垫子上,成四角板凳状。双手分开与肩同宽,双膝分开与髋同宽,重心置于双手和双腿之间。

②吸气,抬头挺胸,塌腰提臀,眼睛看向天花板,伸展整个背部。

③呼气,含胸低头,脊柱向上隆起,眼睛看向收紧的腹部。重复此式3到5次。

④恢复到起始姿势,吸气、抬头、向

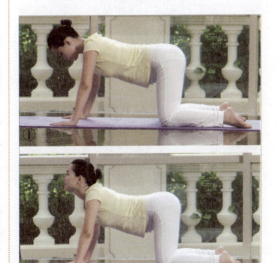

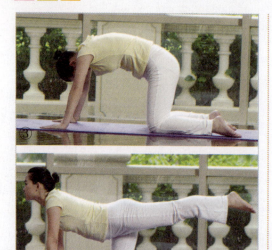

后抬起左腿与地面平行,保持 2 ~ 3 个呼吸;再呼气时,恢复到起始姿势,稍作休息,做另一边。

**功效**:此练习可以柔韧强壮脊柱,特别是腰椎,可有效缓解孕妈妈腰酸背痛的困扰,还能强壮神经系统,改善血液循环。

### (2) 简易鸽子式

①将左脚收回,脚跟靠近右大腿上方,右脚向外打开,小腿内侧放到垫子上,挺直腰背。

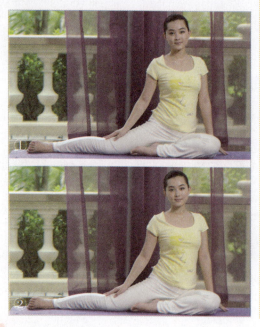

②弯曲右腿,右脚脚跟尽量靠近臀部,用右手抓住右脚脚尖。每次呼气时将右脚尽量向臀部的方向按压,保持 3 ~ 5 个呼吸;呼气放下右腿,恢复到起始姿势,稍作休息,换另一侧做以上动作。

**功效**:此式可缓解腿部肌肉的紧张感,灵活膝关节,并缓解下肢的静脉曲张现象,预防很多女性怀孕期间会出现的抽筋现象。

### (3) 新月式

①跪于垫子上,挺直腰背,双手放在大腿上方。

②弯曲右腿踩在垫子上,左腿髋部尽量靠近垫子向下压,挺直腰背,双手在胸前合十。

③吸气,双手高举过头顶,保持 3 ~ 5 个呼吸;再呼气时,恢复到起始姿势,稍作休息,换另一侧做以上动作。

**功效**:此练习可舒展髋部,增加脊柱的灵活性,也可以舒展胸部,刺激肾脏和肾上腺。

**安全提示**:若患有高血压,双手不宜高举过头顶,可将双手合十放在胸前。

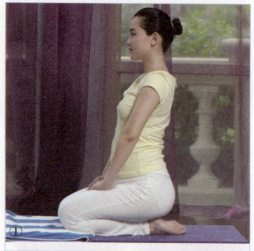

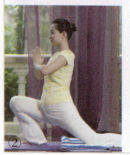
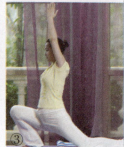

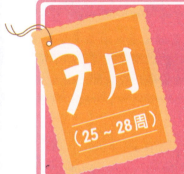

# 孕7月，预防早产最重要

（25～28周）

◎孕25～28周为孕7月，这时期由于胎盘的增大、胎儿的成长和羊水的增多，孕妈妈的体重迅速增加，可能会引起行动不便，孕妈妈要特别注意安全，预防早产。孕七月的胎儿，发育还不完善，如果此时发生早产，对胎儿身体健康会有很大影响。

## ❤ 收集妈妈和宝宝的第一手情报

马上就要进入孕晚期了，离分娩已经不是很遥远，准爸妈应该认真地了解一下有关宝宝出生的知识了。

### ❶ 孕妈妈的身体变化

孕7月孕妈妈的身体仍处于快速变化期，腹部迅速增大，孕妈妈会很容易感到疲劳。

**体重**：如上所述，由于胎盘增大、胎儿的成长和羊水的增多，使孕妈妈体重迅速增加，每周可增加500克。

**子宫**：宫底上升到脐上1～2横指，子宫高度为24～26厘米。

**乳房**：乳房此时偶尔会分泌出少量乳汁，这是正常的。

**皮肤变化**：肚子上、乳房上会出现一些暗红色的妊娠纹，从肚脐到下腹部的竖向条纹也越加明显。

**呼吸变化**：新陈代谢时消耗氧气的量加大，孕妈妈的呼吸变得急促起来，在活动时容易气喘吁吁。

**心脏变化**：胎儿日渐增大使孕妈妈的心脏负担逐渐加重，血压开始升高，心脏跳动次数由原来65～70次/分钟增加至80次/分钟以上，所以孕妈妈易出现贫血。

**妊娠反应**：有些孕妈妈这时会感到眼睛不适，怕光、发干、发涩，这是比较典型的孕期反应，可以使用一些消除眼部疲劳，保持眼睛湿润的保健眼药水，以缓解不适。

### ❷ 胎宝宝的发育状况

这时候是胎宝宝大脑发育的高峰期，孕妈妈在此时别忘多吃些健脑的食品如核桃、芝麻、花生等。

**胎长**：28～38厘米。

**胎重**：800～1200克。

**四肢**：胎宝宝的四肢已经相当灵活，可在羊水里自如地"游泳"。

**器官**：满面皱纹酷似沧桑的老人，皮肤皱纹会逐渐减少，皮下脂肪仍然较少，有了明显的头发。男孩的阴囊明显，女孩的小阴唇、阴核已清楚地突起。脑组织开始出现皱缩样，大脑皮层已很发达，开始

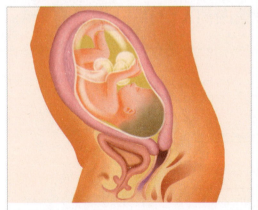

● 孕7月，孕妈妈的身体仍在快速变化着，感觉是一天一个样。

能分辨妈妈的声音，同时对外界的声音是喜欢还是厌恶能有所反应；感觉光线的视网膜已经形成；有了浅浅的呼吸和很微弱的吸吮力。

**胎位**：胎位不能完全固定，还可能出现胎位不正。

**胎动**：这时的宝宝几乎占满了整个子宫，随着空间越来越小，胎动也在减弱。值得注意的是，孕妈妈腹部出现的每天1～5次不等的阵发性跳动不同于胎动，实际上是胎儿在呃逆。胎儿打嗝是正常现象，宝宝在吞咽羊水，也是他在"练习"呼吸动作，不必担心。

## ❸ 孕妈妈本月焦点

这段时期，孕妈妈要保证充足睡眠；

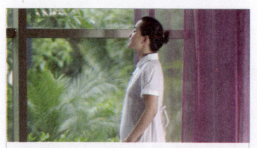

● 孕妈妈要学会腹式呼吸，将充足的氧气输送给胎儿。

学会腹式呼吸，能将充足的氧气输送给胎儿，正确的姿势是背后靠一个靠垫，伸直膝盖，手轻轻放在肚子上，用鼻子吸气，直到肚子鼓起来，然后用嘴吐气；除了进行音乐胎教外，还要多抚摸腹部，跟宝宝说话；经常清洗、按摩乳房；可能会频繁感到腿抽筋，可以多补钙。

## ❹ 准爸爸注意要点

孕7月，孕妈妈的腹部迅速增大，会感到很容易疲劳，有的孕妈妈还会出现脚肿、腿肿、静脉曲张等状况。准爸爸在以后的孕晚期3个月里应该更加体贴妻子。

**准爸爸注意事项一**：陪同妻子参加产前培训课程，了解有关分娩的正确知识。

**准爸爸注意事项二**：与妻子商量决定入住的分娩的医院。

**准爸爸注意事项三**：多与妻子谈心，交流彼此的感觉，帮妻子克服心理上的恐慌和无助情绪。

**准爸爸注意事项四**：帮妻子按摩，揉揉后背、肩，按摩腿和脚，以减轻她的酸疼不适。

## ❺ 孕7月的管理日历

### 妊娠七月计划

| 时间<br>名称 | 第一周 | 第二周 | 第三周 | 第四周 | 妊娠七月备忘录 |
|---|---|---|---|---|---|
| 体重/kg | | | | | |
| 腹围/cm | | | | | |
| 体温/℃ | | | | | |
| 其他 | | | | | |

## 细节让孕妈妈的生活更舒适

孕7月，胎儿各器官系统的结构和功能已经基本发育完善，对外界有害因素刺激已不那么敏感，孕妈妈可以好好享受一下孕期生活了。

### ❶ 了解什么是围生期

围生期是指产前、产时和产后的一段时期。期间孕妈妈经历了妊娠、分娩和产褥期三个阶段，胎儿经历了发育、成熟和出生后独立生活的复杂变化。

在国际上，围生期的计算方法有4种：妊娠满28周到出生后1周；妊娠满28周至出生后4周；妊娠满20周至出生后4周；从胚胎形成至出生后1周。我国则采用第一种方法，此时期内的胎儿和新生儿称为"围生儿"。而围生医学又称为"围产医学"，是20世纪70年代发展起来的新学科，它的特点是将孕妈妈和胎儿作为一个统一整体进行研究和管理，涉及胚胎学、遗传学、生殖医学、产科学、放射学、优生学、新生儿学等多学科。围生期保健的宗旨是婴儿优先、母亲安全，目的是降低孕产妇和围生儿死亡率，降低远期缺陷和伤残率，提高人类的健康素质。

孕妈妈进入围生期后，儿科医生也开始管理胎儿了。虽然，满7个月的早产儿在经验丰富的产科、儿科专家的配合下，经过及时的抢救以及良好的护理已经大部分能够存活，但是，毕竟妈妈和宝宝还没有进入孕晚期，胎儿的发育只是初具规模，还有大量的工作没有做，所以，这个月预防早产仍然是关键。没有哪个妈妈希望孩子早产，因为越小的早产儿越容易发生各种疾病和夭折。

### ❷ 什么时候开始休产假

有些孕妈妈在怀孕第七八月时就开始休息，而有些则坚持到生产的当天。什么时候停止上班开始休产假，并没有硬性的规定，这在很大程度上取决于你的身体状况、孕期的进展情况以及工作上的压力和自身承受能力。当然，家庭的财务状况也是一个决定因素，不过，你产假休得越早，宝宝出生后上班的时间可能就越早。

所以，孕妈妈需要根据自己孕期的进展，自身的感觉来决定开始休产假的适当时间。需要说明的是，虽然国家规定产假98天（其中可休产前假15天），但是如果你出现孕期不适、需要保胎或并发症而不得不休息时，可以请医生开证明，向单位申请病假休息。

有些女性因为身体状况良好，直到生产的前一天甚至在生产当天仍然坚持上班。其实在上班时间里，有机会多走动，让自己忙碌起来，不但有利于生产，而且感觉时间也会过得快一些。

### ❸ 孕晚期可以过性生活吗

进入孕晚期，孕妈妈的腹部突然膨胀起来，会感到腰痛，懒得动弹，性欲减退。此阶段胎儿生长迅速，子宫明显增大，对任何外来刺激都非常敏感。子宫在孕晚期容易收缩，因此要避免给予机械性的强刺激。

对于丈夫来说，从这个月到孕妈妈分娩前的时间是最应该忍耐和克制的时期，与妻子的接触只限于温柔地拥抱和亲吻，禁止具有强烈刺激的行为。为了不影响孕妈妈和胎儿的健康，夫妻间不但要学会克制情感，而且最好分睡，以免产生不必要的性刺激。若一定要有性生活，必须节制，并注意体位，还要控制性生活的频率及时间，动作不宜粗暴。而且在临产前1个月，需绝对禁止性生活。

### ❹ 孕妈妈乘车注意事项

孕晚期，孕妈妈的肚子迅速膨大，这段时期一般不建议孕妈妈自己开车，如果

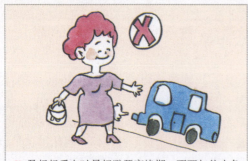

● 孕妈妈乘车时最好避开高峰期，不要与他人争抢，以免发生意外。

避免不了，无论何时都应该注意避免急刹车时摇晃到腹部，还应该注意不要让安全带紧紧勒在腹部。

对于乘坐公交的孕妈妈，每天上班要留出足够的时间。千万不要在时间不充足时，情急之下一溜小跑奔向车站，甚至追赶即将发动的汽车，这样很危险。上下班最好避开高峰期，要注意脚下的台阶，不要与他人争抢上车、争抢座位，特别是在孕早期，孕妈妈体型变化不大，别人无法看出你的不同，所以会在无意间撞到你。

此外，孕妈妈不要长时间坐车，特别是长途汽车。这是因为由于生理变化大，孕妈妈对环境的适应能力降低，再加上下肢静脉回流不畅可造成或加剧下肢水肿。另外，汽油味也可使孕妈妈恶心、呕吐。更要注意的是，孕晚期腹部膨隆，坐姿挤压胎儿，易引发流产、早产。

## ⑤ 孕期怎样洗澡更健康

现在人们洗澡通常采用淋浴的比较多，对孕妈妈来说，更需如此。一般怀孕以后不主张盆浴或坐浴，否则，浴后的脏水有可能进入阴道，而此时孕妈妈阴道的防病力减弱，就容易引起宫颈炎、阴道炎、输卵管炎等，或引起尿路感染，使孕妈妈出现畏寒、高热、腹痛等症状，甚至发生宫内或外阴感染而引起早产。这样势必增加孕期用药的机会，也给畸胎、早产创造了条件。因此，孕妈妈不要坐浴，更不要到公共浴池去洗澡。同时，不要让热水长时间冲淋腹部，以减少对胚胎的不良影响。

在怀孕的中后期，孕妈妈的肚子较大，重心不稳，容易滑倒，所以必须坐在有靠背的椅子上淋浴，以免跌倒。如果你体质较弱特别容易疲劳，可以在家里偶尔选择坐浴的方式，但一定要注意保证浴缸和水的清洁。若在你确实特别累的情况下，淋浴时请准爸爸陪护也是不错的选择。

## ⑥ 夏日孕妈妈衣物选择

选择真丝或者纯棉的衣料做衬衣、内裤，轻柔舒适，透湿吸汗，散发体温，而且衣着要宽松，胸罩和腰带不要过紧，以免影响乳腺和胎儿发育。

穿裤装要比穿裙装清爽、利落、方便，脚下再穿一双柔软舒适、穿脱方便、不怕水浸的橡胶或塑胶底凉鞋，会增加舒适感。凉鞋的鞋跟以2~3厘米为宜。如果脚下出汗过多或是属过敏体质，不能长时间穿橡胶或塑胶底鞋时，最好选择一双轻薄柔软的布鞋，以免引起脚部发生接触性皮炎。一旦发生接触性皮炎，应该用硼酸水浸泡患处，然后在患处涂抹红霉素软膏。要注意鞋底是否防滑，因为鞋底过滑容易摔倒。

孕妈妈不宜穿尼龙袜子，这种袜子吸汗性能差，会使脚部变得又湿又热，导致皮肤敏感性增高，诱发炎症或湿疹。

衣物、被单、床单要勤洗勤换，特别是被汗液和分泌物污染时更要及时更换，保证天天换洗内裤和胸罩，防止发生痱子和外阴皮肤感染。

## ⑦ 孕妈妈应慎用清洁剂

用洗涤剂清洗餐具后要用清水反复充分冲洗，自来水冲洗要达5分钟以上。

家庭中应慎选清洁剂品牌，避免使用合成洗衣粉，最好选用无磷、无苯、无荧光增白剂的肥皂粉。使用低磷、低苯洗衣粉时，要漂洗干净。

注意使用方法。用洗涤剂清洗蔬果和餐具时浓度应为0.2%，以浸泡2～5分钟为宜，泡后要反复清洗。

为避免家用洗涤剂带来的危害，孕妈妈应尽量不用，或者用其他无害的代替品。比如用热碱水刷餐具，又快又安全。

### ❽ 避免劳累预防早产

孕妈妈压力越大，早产发生率越高。现代人工作忙碌，压力大，甚至经常加班熬夜，有很多的早产都是因为孕妈妈劳累所致。怀孕期间，孕妈妈要注意减轻劳动强度，增加休息时间，有任何不适尽快就医。

育儿专家也强调，要预防早产，最重要的是孕妈妈要随时找时间休息，不要让自己处于太劳累的状态，因为有七八成的早产是不明原因的，一旦发现子宫有不正常的收缩，要立即卧床休息。如果休息没有用，子宫还是会有不正常的收缩，甚至到每十分钟收缩一次的程度，就要赶快到医院，由医生采取必要的措施，包括吃药安胎或是打点滴等。

### ❾ 应保持厨房卫生

进入孕晚期孕妈妈对任何外来刺激都非常敏感，因此对于孕妈妈补充营养的大本营——厨房，应保持卫生整洁，避免给孕妈妈和胎宝宝带来不良影响。

首先，家用的、碗、碟、勺、筷、杯等餐具可用煮沸的方法消毒。应将餐具全部浸泡在水中，煮沸后应等水沸腾后保持5～10分钟。有条件的可以用消毒柜消毒。

其次，要重视砧板的消毒。家里的菜板、面板多为木制的。木制砧板上有许多缝隙和肉眼看不见的孔洞，其中藏有大量的微生物，留在砧板上的食物残渣是其生长的良好培养基，厨房温暖潮湿的环境更为微生物的生长提供了适宜的温度和湿度。消毒的方法是，可以将砧板用开水烧烫，水煮更佳，煮沸10～15分钟既可。还可以在每次使用完毕后用菜刀刮净板面上的食物残渣，每隔1周在刮去残渣后再撒一层盐，这样既可以消毒，又可以防止菜板干裂。晴天时可将砧板在阳光下暴晒1小时左右，可杀死大部分细菌。

再次，处理生肉和其他食物的刀、板要分开，不要图方便混在一起用。

此外，低温对微生物只有抑制作用，没有杀灭作用。据调查九成的冰箱都有微生物污染，因此冰箱要定期化冰、清洗、消毒。可用去污粉或洗涤剂擦洗，然后用清水反复擦净。

## 准爸爸要当好孕妈妈的营养师

孕7月，胎儿体内需要贮存的营养素增多，孕妈妈对营养的需要也达到高峰。为此，供给孕妈妈的饮食应做到多样化，以扩大营养素来源，保证营养素和热量的供给。

### ❶ 调整孕晚期饮食结构

进入孕晚期，孕妈妈对营养需求较大，但是在饮食上也要注意：适当减少饱和脂肪和碳水化合物的摄入，不要吃太多主食，以免胎儿过大，影响分娩。同时，要保证充足、均衡的营养，必须充分摄取蛋白质，适宜吃鱼、瘦肉、牛奶、鸡蛋、豆类等。另外要吃新鲜的蔬菜和水果，补充各种维生素和微量元素。日常饮食以清淡为佳，忌吃咸菜、咸蛋等盐分高的食品。水肿明显者要控制每日盐的摄取量，限制在2～4克。忌用辛辣调料，适当补充钙元素。

因为孕晚期是胎儿大脑细胞增值的高峰期，而供给充足的必需脂肪酸是满足大脑发育的必要条件。多吃海鱼则有利于孕妈妈必需脂肪酸的供给。孕妈妈还是适当摄入一些粗粮，因为粗粮中富含维生素$B_1$，如果缺乏则容易引起呕吐、倦怠,并在分娩时子宫收缩乏力,导致产程延缓。

## ❷ 孕7月孕妈妈需着重补充"脑黄金"

DHA（二十二碳六烯酸,是一种对人体非常重要的多不饱和脂肪酸）、EPA（二十碳五烯酸,是鱼油的主要成分）和脑磷脂、卵磷脂等物质合在一起,被称为"脑黄金"。"脑黄金"对于怀孕7个月的孕妈妈来说,具有双重的重要意义。首先,"脑黄金"能预防早产,防止胎儿发育迟缓,增加婴儿出生时的体重。其次,此时的胎宝宝,神经系统逐渐完善,全身组织尤其是大脑细胞发育速度比孕早期明显加快。而足够"脑黄金"的摄入,能保证婴儿大脑和视网膜的正常发育。

为补充足量的"脑黄金",孕妈妈可以交替地吃些富含DHA类的物质,如富含天然亚油酸、亚麻酸的核桃、松子、葵花子、杏仁、榛子、花生等坚果类食品,此外还包括海鱼、鱼油等。这些食物富含胎宝宝大脑细胞发育所需要的必需脂肪酸,有健脑益智的作用。

## ❸ 孕晚期摄入脂肪类食物须知

进入孕晚期后,孕妈妈不宜多吃动物性脂肪,还要减少盐的摄入量。即使进食肉食,也要多吃瘦肉少吃肥肉。这是因为现在的牲畜和家禽大多是用饲料等饲养而成的,而饲料中往往含有一些对孕妈妈和胎儿有害的化学物质,牲畜摄取的这些化学物质最容易集中在动物脂肪中,所以孕妈妈在食用肉类菜时,应该去掉脂肪和皮,以减少对化学物质的摄入。而且,肥肉为高能量和高脂肪的食物,摄入过多往往引起肥胖。怀孕后,孕妈妈由于活动量减少,如果一下摄取过多的热量,很容易造成体重在短时间内突然增加太多。孕妈妈过胖还很容易引起妊娠毒血症,因此孕妈妈应少吃高热量、低营养的肥肉,并将体重控制每周体重增加在350克左右,以不超过500克为宜。

另外,要注意增加植物油的摄入。此时,胎儿机体和大脑发育速度加快,对脂质及必需脂肪酸的需要增加,必须及时补充。因此,增加烹调所用植物油即豆油、花生油、菜油等的量,既可保证孕中期所需的脂质供给,又提供了丰富的必需脂肪酸。孕妈妈还可吃些花生仁、核桃仁、葵花子仁、芝麻等油脂含量较高的食物。

## ❹ 孕妈妈水肿的饮食调理

孕妈妈由于下腔静脉受压,血液回流受阻,在妊娠后期,足踝部沉淀出现体位性浮肿,经过休息后会消失。如果休息后浮肿仍不消失,或浮肿较重又无其他异常时,称为妊娠水肿。

孕妈妈在怀孕的第7个月开始可能会出现水肿的现象,同时伴有不适,如心悸、气短、四肢无力、尿少等,出现这些情况就属异常。营养不良性低蛋白症、贫血和妊娠期高血压综合征是孕妈妈水肿的常见原因。因此当孕妈妈出现较严重的水肿时,要赶快去医院检查和治疗,同时要注意饮食调理。

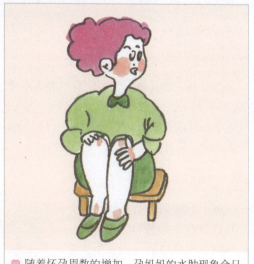

● 随着怀孕周数的增加,孕妈妈的水肿现象会日益明显。

具体调养方法是这样的：首先要进食足够量的蛋白质。水肿的孕妈妈，特别是由营养不良引起水肿的孕妈妈，每天一定要保证进食肉、鱼虾、蛋、奶等动物类食物和豆类食物。这类食物含有丰富的优质蛋白质。贫血的孕妈妈每周要注意进食2~3次动物肝脏，以补充铁的需要。

其次，要进食足够量的蔬菜水果。孕妈妈每天要保证进食一定量的蔬菜和水果，因为冬瓜、西瓜和芹菜等蔬菜和水果中含有人体必需的多种维生素和微量元素，多吃可以提高机体的抵抗力，加强新陈代谢，还可解毒利尿，治疗孕期水肿。

再次，不要吃过咸的食物。水肿时要吃清淡的食物，不要吃过咸的食物，特别不要多吃咸菜，以防止水肿加重。

最后，要控制水分的摄入。对于水肿较严重的孕妈妈，应适当控制水分的摄入。

此外，要少吃或不吃难消化的易胀气的食物。油炸的糯米糕、红薯、洋葱、土豆等都属于难消化和易胀气的食物，孕妈妈要少吃这些食物，以免引起腹胀，使血液回流不畅，加重水肿。

## ❺ 不宜放入冰箱保存的食物

我们已经习惯把从外面买回来的食物都塞进冰时，其实我们都忽略了有些食物本身的性质决定了它们是不可以放进冰箱保存的。不宜放入冰箱保存的食物主要有：

**面包**：面包放在冰箱里更容易变硬，因为面粉中的营养成分在低温、潮湿的环境下老化得更快。

**巧克力**：巧克力从冰箱里拿到室温下会在表面结出一层白霜，失去细腻的口味，这是因为巧克力中特殊的脂肪晶体排列在温度剧变时被破坏了，因此将巧克力保存在低于30℃的阴凉处即可。

**绿叶菜**：绿叶菜放在冰箱里不仅叶片会更快腐坏，还可能由于酶和细菌的作用，生成有毒的亚硝酸盐。

**黄瓜**：黄瓜在冰箱里容易被"冻伤"，尤其表皮部分会呈水浸状变质，失去原有的清脆口感。

**西红柿**：西红柿在冰箱里容易被"冻伤"，除了表皮会出现褐色的圆斑，果肉也会呈水浸状软烂。

**糖浆、口服液**：在冰箱的低温环境中，糖浆和口服液等液体药剂的溶解度会降低，有效成分可能形成结晶析出，影响药效。因此，除非包装上特别注明，否则糖浆和口服液不适宜放到冰箱里储存，只需放在阴凉、干燥、通风的地方即可。

**人参、冬虫夏草、鹿茸**：人参、冬虫夏草、鹿茸等贵重中药材放在冰箱里容易受潮，药性会被破坏。

**香蕉**：香蕉在冰箱中容易变黑腐败，如果是颜色偏青的还未完全成熟的香蕉，会腐败得更快。

**鲜荔枝**：如果将鲜荔枝保存在冰箱中，荔枝的表皮很容易变黑，果肉的美味也更容易流失。

**草莓**：草莓储存在冰箱里，不仅果肉发泡，口感大打折扣，还容易霉变。

**杧果、木瓜、火龙果**：杧果、木瓜、火龙果这些热带水果不适应放置于低温环境，在冰箱里更容易变黑腐败。

## ❻ 孕晚期要谨慎食用芦荟

芦荟是人们熟知的药食两用植物，可用于治疗孕妈妈晚期便秘困扰。现代科学研究发现，芦荟中含有包括氨基酸、有机酸、维生素、酚类、苷类、糖类等在内的七十余种成分，长期食用可提高孕妈妈的免疫力，外用还可美容、治疗烫伤。

但是，是药三分毒，芦荟在体内分解后会对肠黏膜有较强的刺激作用，如果一次服用芦荟过多，就有可能引起消化道不良反应，如恶心呕吐、腹痛腹泻甚至出现便血，严重者还可能引起肾脏功能损伤。

其次，芦荟还能使女性骨盆内脏器充

血，促进子宫的运动，使孕妈妈出血量增多甚至导致流产。除此之外，芦荟外用时也有可能引起皮肤过敏反应，出现红肿、刺痒和疼痛等不适。

因此，怀孕后孕妈妈是不宜再食用芦荟的。芦荟外用时，也应先在皮肤上试用，确定没有过敏现象后再大面积使用。

### ❼ 孕妈妈不宜食用霉变食品

当孕妈妈食用了被霉菌毒素污染的农副产品和食品，不仅会发生急性或慢性食物中毒，甚至可殃及胎儿。因为在孕晚期，胎位的各器官功能不完善，特别是肝、肾的功能十分低弱，霉菌毒素都会对胎儿产生毒性作用，导致胎儿停止发育而发生死胎、早产。

另一方面，大量医学研究资料证实，在胎儿期霉菌毒素是一种强致癌物质，可使母胎患肝癌、胃癌等癌症。此外，若母体因食品中毒而发生昏迷、呕吐等症状，极不利胎儿的正常生长发育。

### ❽ 孕晚期孕妈妈忌喝烈性酒

据美国的统计数字，因母亲怀孕期间饮酒而造成婴儿畸形，每年大约有5万例。医生将这种因孕妈妈饮酒给胎儿造成的严重损害，称为胎儿酒精综合征。

据调查，在美国所有的智力迟钝者当中，胎儿酒精综合征就占了20%，因而成为威胁美国儿童智力发育的第一位疾病。

胎儿酒精综合征危害非常大。因为酒精不像巴比妥类和鸦片类药物那样，只影响中枢神经的发育，它对身体任何部位的组织细胞都能造成损害，从而引起发育迟缓、颜面畸形、智能低下等严重后果。

在孕早期的3个月里，是胎儿形成的重要阶段，这时饮酒容易导致胎儿畸形。而胎儿大脑的发育贯穿了整个孕期，胎儿生长的高峰是在妊娠的6个月以后，这时如继续饮酒，将会给胎儿发育及出生后的智力带来更严重的损害。

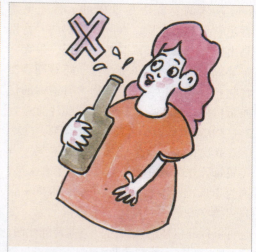

● 孕妈妈摄入酒精可导致胎儿发育迟缓，因此孕妈妈孕期宜禁酒。

因此，孕妈妈不要喝烈性酒，最好是其他酒也不喝。育龄妇女在孕前有饮酒习惯者，如在计划怀孕前就停止饮酒，其所生的子女可免遭酒精的危害。

### ❾ 孕妈妈不宜只吃精制米面

在妊娠过程中，孕妈妈所需碳水化合物的主要来源就是米面，米、面中含有的人体所必需各种微量元素，如铬、锰、锌等。但人体所需的其他微量元素，如维生素$B_1$、维生素$B_6$、维生素E等，在米面精制加工过程中常常会损失掉。这些元素虽然在人体内占的比重极小，但却是人体中必不可少的，一旦供应不足便可产生一系列疾病。如果孕妈妈偏食精米、精面，孕妈妈和宝宝不仅会营养不良，还会出现贫血、代谢障碍等疾病。

因此，孕妈妈在生活中要注意不偏食，少吃精制大米和精制面等，尽可能以未经细加工过的食品，或经部分精制的食品作为热量的主要来源。

### ❿ 孕7月健康食谱

从孕7月起，孕妈妈血容量及心脏负担逐步增加，这期间的食物宜偏淡些。

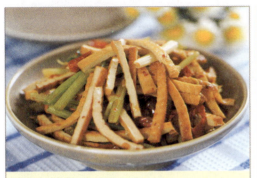

## 芹菜炒香干

**原材料** 香干300克，芹菜200克。

**调味料** 姜末5克，蒜末8克，味精5克，盐5克，干椒20克。

**做 法** ①香干洗净切条；芹菜洗净切段；干椒剪成小段。②锅加油烧热，下姜末、蒜末、干椒段炒香，放香干炒至水分干，再下芹菜炒匀，加盐、味精调味，炒至入味即可。

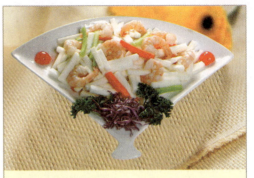

## 山药炒虾仁

**原材料** 山药300克，虾仁200克，芹菜、胡萝卜各100克。

**调味料** 盐3克，鸡精2克。

**做 法** ①山药、胡萝卜均去皮洗净，切条状；虾仁洗净备用；芹菜洗净，切段。②锅入水烧开，分别将山药、胡萝卜焯水后，捞出沥干备用。③锅下油烧热，放入虾仁滑炒片刻，再放入山药、芹菜、胡萝卜一起炒，加盐、鸡精调味，炒熟装盘即可。

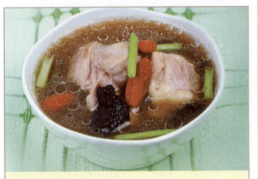

## 熟地鸭肉汤

**原材料** 鸭肉300克，枸杞子10克，熟地5克。

**调味料** 精盐5克，葱、姜片各3克。

**做 法** ①将鸭肉洗净斩块氽水，枸杞子、熟地洗净备用。②净锅上火倒入水，调入精盐、葱、姜片，下入鸭肉、枸杞子、熟地，煲至熟即可。

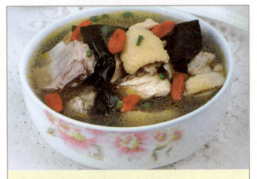

## 排骨海带煲鸡

**原材料** 嫩鸡250克，猪肋排200克，海带结100克，枸杞2克。

**调味料** 精盐少许，味精2克，葱、姜各3克，香菜4克。

**做 法** ①将上述食材洗净切好备用。②净锅上火，倒入油、葱、姜炒香，下入海带翻炒几下，倒入水，加入鸡块、排骨、枸杞，调入精盐、味精、小火煲至成熟，放入香菜即可。

# 孕期检查与疾病预防

妊娠7个月，孕妈妈的孕程进入最后阶段，为了顺利生产和避免早产，孕妈妈需做好心理、生理上的防护准备。这个月的孕检中会有一些新的项目，产检的频率也有所调整，28周前每4周检查一次，28周始每2周检查一次。

## ❶ 进行第四次产前检查

妊娠7月，孕妈妈应该于此时接受第四次产前检查了。这次产前检查的主要项目有：

**测体重**：这是每次孕期检查的必测项目，可以间接检测胎儿的成长情况。如果孕妈妈的体重增加过少，胎儿可能发育迟缓；如果孕妈妈的体重增加过多，则容易产生巨大儿。整个孕期孕妈妈体重增加约为12.5千克，在孕晚期平均每周则增加0.5千克，当然，这只是个参考值，每个人会有不同的差异。

**量血压**：每次孕期检查必测项目。血压高是先兆子痫的症状之一，影响胎儿的发育成长。孕妈妈的血压不应超过17.33/25.33千帕（130/190毫米汞柱），或与基础血压（怀孕前的血压）相比增加不超过3.99/1.99千帕（30/15毫米汞柱）。

**测量宫高、腹围**：孕妈妈做产前检查时每次都要测量宫高及腹围。通过测量宫高及腹围，估计胎儿宫内发育情况，同时根据宫高画出妊娠图曲线以了解胎儿宫内发育情况，是否发生胎儿发育迟缓或巨大儿。

**尿常规检查**：检查尿液中是否有蛋白，糖及酮体，镜检红细胞和白细胞，尤其是蛋白的检测，可提示有无妊娠高血压等疾病的出现。

**浮肿检查**：怀孕达到20～24周的孕妈妈如果出现下肢浮肿，指压时有明显凹陷，休息后浮肿不消退时，建议赶紧测量血压，因为在妊娠中后期不少孕妈妈会患妊娠高血压综合征（简称妊高征），其诊断标准是妊娠20周后血压超过17.33/25.33千帕（130/190毫米汞柱），或血压较以前升高超过3.99/1.99千帕（30/15毫米汞柱）。

**B超检查**：正常值：孕21周：双顶径的平均值为5.22±0.42，腹围的平均值为15.62±1.84，股骨长为3.64±0.40。孕22周：双顶径的平均值为5.45±0.57，腹围的平均值为16.70±2.23，股骨长为3.82±0.47。孕23周：双顶径的平均值为5.80±0.44，腹围的平均值为17.90±1.85，股骨长为4.21±0.41。孕24周：双顶径的平均值为6.05±0.50，腹围的平均值为18.74±2.23，股骨长为4.36±0.51。

**听胎心音**：怀孕第十二、十三周时，已经能听到胎心音。胎心音的正常范围为：每分钟120～160次。听到胎心音即表明腹中的胎儿为活胎，医生听到胎心的跳动后才会开出一系列化验单。

## ❷ 哪些孕妈妈需要筛查妊娠期糖尿病

妊娠期糖尿病多发生在孕妈妈妊娠的中晚期，且患者的空腹血糖多是正常的，因此应该进行葡萄糖耐量试验检查，做此

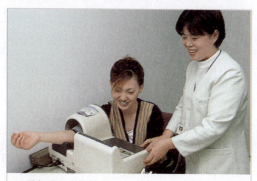

● 孕妇进行定期检查，对于孕妇和胎儿的健康来说至关重要。

项检查最理想的时间是妊娠的第 24～28 周。在此期间，患有妊娠期糖尿病的孕妈妈 75% 以上都可被确诊。

部分得了妊娠期糖尿病的孕妈妈可能会出现典型的糖尿病症状：三多一少（多饮、多食、多尿、体重减轻）。但是也有很多没有任何症状，甚至连空腹血糖都没有异常。只有在进行糖耐量测试时，血糖浓度才会高于正常水平。所以，妊娠糖尿病主要靠检测血糖来诊断。

具有下列高危因素的孕妈妈，应及时进行妊娠期糖尿病的筛查：年龄在 30 岁以上、妊娠前就肥胖的孕妈妈、妊娠期体重增加过多、有糖尿病家族史、生过巨大胎儿和出现过不明原因的死胎、早产、新生儿死亡、习惯性流产、羊水过多，多产妇以及发生过反复的真菌感染等情况的孕妈妈。如果你属于具有高危因素的孕妈妈，那么在你妊娠后第一次到医院检查时就应进行筛选试验。

## ❸ 妊娠期糖尿病的预防和治疗

妊娠期糖尿病是临时形成的糖尿病，是由于怀孕期间体内不能产生足够水平的胰岛素或者胰岛素不能发挥作用而使血糖升高所产生的。孕妈妈的妊娠期糖尿病容易发生在孕 24～28 周，因为此时胚胎开始生长，大量激素分泌从而产生抵抗胰岛素的作用。但大多数孕妈妈在分娩后会自行消失。

妊娠期糖尿病中的遗传因素我们难以改变，但可以通过改善外部环境减少该病的发生。

注意孕期饮食结构，减少食用高糖分、高能量食物，警惕营养过剩；适当运动，控制孕期体重，避免体重增长过快；孕期保持乐观稳定的情绪，焦虑情绪会引起一些具有抵抗胰岛素作用的激素分泌，会使血糖升高。

一旦发现患病，孕妈妈应在医生的指导下控制血糖，75%～80% 的患者只需要在医生指导下通过控制饮食就能维持血糖在正常范围；对于饮食治疗不能很好控制血糖的，可遵医嘱进行胰岛素治疗。同时还应该在医生指导下积极监护妈妈和宝宝的安危，了解宝宝是否有畸形和宫内窘迫等。

首先要控制饮食。妊娠时母亲不仅自己需要营养，还要为胎儿的生长发育提供营养，其饮食管理的要求与其他类型糖尿病也不同，均衡饮食以保证有效控制血糖是妊娠期糖尿病患者饮食管理的关键；其次要适量运动。妊娠期糖尿病患者不应局限于室内，而应适当参加户外活动。当然，运动前必须先到医院进行全面系统的体格检查，并与医生一起制订适合自己的运动方案。最后，药物治疗也很关键，经过严格的饮食管理和运动疗法，血糖仍不能有效控制时，妊娠期糖尿病患者就应该接受胰岛素治疗。妊娠期糖尿病患者不可以使用口服降糖药，以免对胎儿构成不利影响。胰岛素是妊娠期糖尿病的主要用药。其用药原则是不宜使用长效胰岛素，以选择中、短效胰岛素在餐前使用为宜。

## ❹ 如何对待妊娠水肿

妊娠水肿是孕妈妈的一种常见病症，一般多发生在怀孕 6 个月以后。如在妊娠晚期，仅见脚部浮肿，且无其他不适者，多是由于胎盘分泌多种激素所致，这是孕妈妈常见的一种病理生理现象，可不必作特殊治疗，多在产后自行消失，对胎儿的生长发育及母体的健康影响不大。但不管是任何原因引起的水肿，都应先查清楚原因，再视孕妈妈的情况安排。毕竟，确认病因是治疗疾病的最重要步骤。

如果是因激素因素引起的水肿，如黄体素、醛固酮、女性激素都会造成水肿，这类型的水肿大多属于正常性质，通常较不严重，产后会自行消失。

倘若水肿的原因是源自于疾病，治疗疾病便能医治水肿。

若有情绪性的因素的话，可做一些舒压引导及情绪治疗，倾诉、拥抱、哭泣都是可以尝试的方法。孕妈妈本身对被疼爱与被体谅、了解的需求会比较大，伴侣与家人一定要给予更大的包容和耐心。

## ❺ 如何改善胎位不正

羊水中的胎儿，由于头比身体重，所以胎儿呈头下臀上的姿势。正常的胎位是胎头俯曲，枕骨在前，叫枕前位；胎儿横卧在宫腔，称横位；臀在下方，坐在宫腔里，叫臀位。横位和臀位，都叫胎位不正。即使胎头向下，但胎头由俯曲变为仰伸或枕骨在后方，也叫胎位不正。

胎位不正将给分娩带来程度不同的困难和危险。一方面，胎位不正可能会导致产程延长，而产程延长时软组织有可能因被压过久而缺血水肿，易使产道发生损伤。另一方面，胎位不正的情况下分娩常需要手术助产，进而增加了孕妈妈出血及感染机会。更重要的是，胎位不正使产程延长及手术助产，使胎儿受损伤的机会随之增多，胎儿及新生儿死亡的概率也增加。故早期纠正不正胎位，对难产的预防有着重要的意义。妊娠28周以前，因为羊水量相对较多，胎位多不固定，大多数臀位者日后多能自动地转成头位。

如果在妊娠28～32周仍为臀位者，可以采用膝胸卧位进行纠正。膝胸卧位可以帮助胎臀退出盆腔，借胎儿重心的改变增加胎儿转为头位的机会。做膝胸卧位之前孕妈妈应解小便并且松解裤带，每日2～3次，每次10～15分钟，1周后复查。

还有一种纠正异常胎位的简便方法是饮水疗法。孕妈妈连续3天饮加白糖的凉开水，每杯200毫升，每小时饮一次，纠正胎位异常的成功率可达70%。此法亦可治疗羊水过少。

应该注意的是，无论采用哪种方法纠正胎位异常，都必须以羊水量正常为先决条件。因此，在纠正胎位之前，可借助B超监测羊水量是否正常。

## ❻ 如何预防前置胎盘

胎盘的正常附着应处在子宫体部的后壁、前壁或侧壁。妊娠28周后，如果胎盘附着于子宫下段，甚至低于胎盘下缘达到或覆盖子宫颈内口，位置低于胎儿的先露部，称为前置胎盘。前置胎盘是妊娠晚期出血的主要原因之一，发病率为1/200产次，多发生于多次妊娠的经产妇，为妊娠期的严重并发症。

以胎盘边缘与子宫颈内口的关系，可将前置胎盘分为三种类型。一是完全性前置胎盘，即子宫颈内口全部被胎盘组织覆盖；二是部分性前置胎盘，即胎盘部分覆盖宫颈内口；三是边缘性前置胎盘，即胎盘边缘附着于子宫下段，甚至达到子宫颈内口，但不能超越子宫颈内口。

妊娠晚期或临产时反复发生无诱因、无痛性阴道流血，是前置胎盘的主要症状。阴道出血是因为此时子宫下段逐渐伸展，异常位置的胎盘与附着处剥离造成的。阴道出血量大，呈鲜红色，患者状况随出血

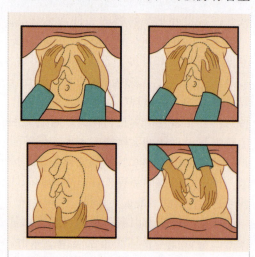

● 孕妈妈可通过医生的帮助来纠正胎位不正，成功率比较高。

量而定，严重时可有休克征象。

前置胎盘的治疗原则是止血补血，如出血少，胎儿未足月，可使用期待疗法，孕妈妈应保持心态平衡，绝对卧床休息，严禁性交。出血停止，可走动，就诊方便且不再出血的孕妈妈可允许出院。孕妈妈如果反复大量出血导致贫血甚至休克者，不论胎儿成熟与否，为了母亲的安全，都应终止妊娠。胎儿达到36周后，胎儿成熟度检查提示胎儿肺成熟者，亦应终止妊娠。如边缘性前置胎盘，胎头下降可压迫胎盘，能有效止血。这种情况可经阴道分娩，但是分娩时必须备血，其他情况下终止妊娠的方式以剖宫产为首选。

此外，孕妈妈在生活上要多注意，也可有效预防前置胎盘症。首先，怀孕中后期，孕妈妈不宜搬重物或腹部出力，以免危险发生。如有出血症状或进入怀孕后期，就不宜有性行为，此外，较轻微前置胎盘的患者，也要避免太激烈的性行为或压迫腹部的动作。有阴道出血症状时，不管血量多寡都要立即就诊，如果遇上新的产检医生，也应主动告知有前置胎盘的问题。高危险妊娠的孕妈妈都应该多休息，避免太过劳累而影响孕产的顺利。

此外，孕妈妈不可过度运动，因为过度运动也可能引发前置胎盘出血或其他症状，因此，这种类型的孕妈妈不宜进行太激烈的运动。

## ❼ 认识早产儿

按世界卫生组织的规定，将胎龄小于37周出生的，体重小于2500克的新生儿期宝宝，叫作早产儿。分娩时重量越轻，早产儿遇到的问题就越多，其生活能力、呼吸、吸收功能、消化、身体温度的调节和抵抗力就越差。宝宝越小，器官的缺陷和障碍对生命和健康的危害就越大。具体有如下几种。

分娩重量在1500～2500克，或胎龄30周分娩的新生儿。由于围产医学的进步，现在此组几乎所有的婴儿，只要没有并发症都能存活，且一般发育良好。

分娩重量在1000～1500克，或在第27～30妊娠周分娩的新生儿。此组的存活率近90%，不过在存活的新生儿中，10%～15%在发育过程中患有神经方面的疾患，大多数需要治疗。

分娩重量在1000克以下，或胎龄少于27周的新生儿。此组特别是在800～1000克的新生儿中，存活率为70%～80%。存活的决定性因素取决于在分娩之后高水平的抢救措施。在800克以下的新生儿中20%有身心发育障碍，存活率仅为50%，甚至都会留有长期的神经疾病。

早产儿需在医院的特有环境中或在医生的指导下，采取科学的医护措施，以保证其顺利度过新生儿期。

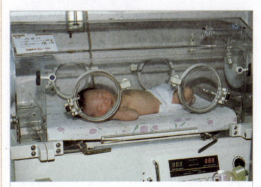

● 在妊娠37周之前出生的婴儿即为早产儿，必须特别看护。

## ❽ 积极改善妊娠抑郁症

部分孕妈妈在孕期有不同程度的抑郁，妊娠期抑郁症如果没有得到重视和及时治疗，会对孕妈妈自身、胎儿以及整个家庭带来困扰。

如果孕妈妈在一段时间（至少两周）内有以下4种或以上症状，那就要注意是否患上了孕期忧郁症：①不能集中注意力。②焦虑异常。③极端易怒。④睡眠不好。⑤非常容易疲劳，或有持续的疲劳感。

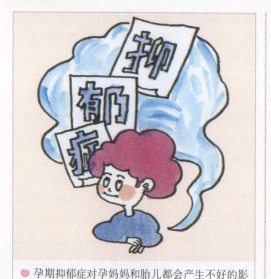

● 孕期抑郁症对孕妈妈和胎儿都会产生不好的影响，家人要帮助孕妈妈一起改善和治疗这一疾病。

持续的情绪低落，想哭。⑨情绪起伏很大，喜怒无常。

有些女性怀孕前性格开朗，怀孕后却总是莫名其妙地流泪、发脾气，这就可能是妊娠抑郁症引起的。因为药物或多或少对胎儿有影响，孕期最好不要采用抗抑郁药物治疗。这时，孕妈妈可以通过以下方法来改善：①尽量使自己放松：放弃那种想要在婴儿出生以前把一切打点周全的想法。②和你的配偶多多交流：保证每天有足够的时间和配偶在一起，并保持亲昵的交流。③把你的情绪表达出来：向你的爱人和朋友们说出你对于未来的恐惧和担忧。④和压力做斗争，不要让你的生活充满挫败感。⑤进行积极治疗：如果你作了种种努力，但情况仍不见好转，那么你应该立即寻求医生的帮助。

⑥不停地想吃东西或者毫无食欲。⑦对什么都不感兴趣，总是提不起精神。⑧出现

## 孕7月优生胎教要点

孕7月，宝宝的脑部日渐发达，可以控制身体的各项功能。他的神经系统、感觉系统有了明显的进步，眼睛对光线的明暗非常敏感，甚至能躲避强光了。除此之外，嗅觉与触觉也很发达。针对宝宝的发育特点，孕7月主要需要关注以下胎教方式与方法。

### ❶ 光照胎教

孕7月，胎宝宝初步形成的视觉皮质已能接受通过眼睛传达的信号，能够区分外部的明暗，并能间接体验孕妈妈的视觉感受。胎儿的脑神经已经发达起来，具有了思维、感觉和记忆功能。此时，通过外界光照，可以促进胎儿视网膜光感受细胞的功能尽早完善。

光照胎教最好从怀孕24周开始实施，早期可给予适度刺激。由于通过产前检查已经知道了胎儿头部的位置，所以孕妈妈每天可定时在胎儿觉醒时用手电筒（弱光）作为光源，照在自己腹部胎头的方向，每次5分钟左右。胎儿看到光线，会转头、眨眼。为了让胎儿适应光的变化，结束前可连续

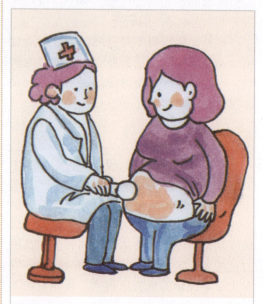

● 孕7月胎宝宝的视网膜已经形成，可以开始进行光照胎教。

关闭、开启手电筒数次，以利胎儿的视觉健康发育。定时地进行光照刺激，还可以训练胎儿昼夜节律，即夜间睡眠，白天觉醒，促进胎儿视觉功能及大脑的健康发育。

胎教完毕后，孕妈妈还应注意把自身的感受详细地记录下来，如胎动的变化是增加还是减少，是大动还是小动，是肢体动还是躯体动。通过一段时间的训练和记录，孕妈妈就可以总结一下胎宝宝对刺激建立的特定反应了。

## ❷ 对话胎教

孕妈妈讲话的声音对胎宝宝有很好的情绪安抚作用，因此，孕妈妈要多和胎宝宝说话，通过许多有趣的胎教游戏，增加与胎宝宝的互动。

在日常生活中，孕妈妈可以随时用温柔的声音，向胎宝宝"介绍"亲朋好友，告诉他大家都很喜欢他。胎宝宝若经常听到孕妈妈的声音，出生后，对妈妈所说的话会有安全感，孕妈妈对胎宝宝的爱，可以通过声音，在孕期表达出来。

对话胎教从来都需要准爸爸参与，爸爸浑厚的低音更容易传达到子宫内部，久而久之对胎宝宝而言也是一种良好的语言刺激。

## ❸ 性格胎教

在孕妈妈孕育宝宝的过程中，胎宝宝的性格、气质等已经开始萌芽，对于各种情感态度也有一定的认知。在孕妈妈子宫这个"城堡"里，孕妈妈的各种情绪变化，甚至细微的变化胎宝宝都会有一定的感觉，并出现各种反应。有专门观察新生儿反应的研究指出，在出生后，各个新生儿就会表现出不同的个性：有的宝宝不停地哭泣；有的宝宝喜欢看着人笑；有的宝宝会不停地动来动去，手舞足蹈；有的宝宝在安抚下很快就会安静；有的宝宝对声音很敏感，在有声响的环境中不能入睡。每个宝宝都有着自己的性格表现。

根据现代医学的研究成果显示，孕妈妈在整个怀孕的过程中，无论是所处环境还是自身健康状况、情绪、心理和生活方式等等，都会对胎宝宝造成影响，尤其是孕妈妈的心理和情绪的变化，会直接影响胎宝宝性格的形成。所以，父母应该重视孕妈妈情绪的调整，培养优质健康的宝宝。

在孕妈妈的子宫里，胎宝宝会感受到温暖和安全，这样宝宝也会变得温和善良。胎宝宝在孕妈妈的肚子里如果感受到家人的疼爱和生活的美好，会让胎宝宝在潜意识中对生活充满希望和热爱，会体会到生活中的快乐，形成外向、乐观、积极、果断的性格。这对宝宝日后的身心成长是很重要的基础。

而如果胎宝宝在孕妈妈的肚子里感受到的不是美好的意识，而是爸爸妈妈经常争吵，家庭氛围不佳，甚至是孕妈妈并不真心喜欢胎宝宝，有厌烦等负面情绪，这些负面的、不良的情绪会直接影响到胎宝宝的内分泌激素发生变化，这样胎宝宝在出生后可能会形成冷漠、自私、自卑、懦弱等性格，不利于宝宝的成长。所以，现在的优生专家在孕妈妈的情绪会影响到胎宝宝的成长这个问题上是有着一致的认知的。

## ❹ 识字胎教

教胎儿识字也是一种行之有效的胎教方法。虽然这种方法至今仍没有令人满意的科学验证，但这种方法起码对于集中孕妈妈注意力，使其通过眼、耳、口、手等器官的刺激，专注、认真地观察、讲解和学习，对胎儿起到潜移默化的影响，则得到了一致的认同。

识字的具体操作方法是：首先，制作一些卡片，把数字和一些笔画简单、容易记忆的字制成颜色鲜艳的卡片，卡片的底色与卡片上的字分别采用对比度鲜明的不同颜色，如黑和白，红和绿等。总之，应鲜明醒目，一目了然。其次，训练时母亲应全神贯注，两眼平视卡片上的文字，一边念，一边用手沿着字的轮廓反复描画。

## 孕妈妈的阳光"孕动"

妊娠到了7个月，孕妈妈每天保持一定的运动量，可增加血液循环，加强心肺功能，有助于顺利分娩，也会给婴儿的健康出生打下良好的基础。

### ❶ 孕晚期宜进行慢节奏的运动

妊娠七月已经临近预产期了，孕妈妈身体负担很重，不宜进行过于劳累的活动，运动时间最好不超过15分钟。所有的运动都要以慢速进行，最好以散步为主。在散步的同时，还可以加上静态的骨盆肌肉和腹肌的锻炼，既可以为分娩做准备，还能促进宝宝的发育。此时，孕妈妈可以进行一些慢动作的健身体操，像简单的伸展运动，可坐在垫子上屈伸双腿；平躺下来，轻轻扭动骨盆；身体仰卧，双膝弯曲，用手抱住小腿，身体向膝盖靠等简单动作。做健身操时间不宜过长，不要劳累。

需要特别提醒孕妈妈的是，无论在哪个时期进行运动，在运动过程中都要注意自我控制，随时观察自己的脉搏、体温，如果出现头晕、气短，宫缩频率增加，某个部位疼痛，阴道突然有血丝或大量流血，要马上停止运动，如果症状不能缓解，要尽快去医院检查。另外，孕妈妈一定要避免强烈的腹部运动，也要避免做和别人有身体接触的运动，以免被碰撞。而且孕妈妈不能进行跳跃性的或者需要冲刺的运动，要避免做快速爆发的运动，如打羽毛球、网球，骑马或者潜水等运动。孕妈妈在运动时还要注意保暖，要穿宽松的衣服，合脚的平底鞋；选择空气清新，氧气浓度高，尘土和噪声都较少的环境，这对腹中的宝宝和孕妈妈都有好处。

### ❷ 散步前后的热身运动

在妊娠过程中，由于身体不便，无法自由地活动很多肌肉。散步本身是有利于妊娠的运动，但是如果在散步前后适当地热身，就能取得更好的运动效果。另外，如果在散步后慢慢地放松全身，也能完美地完成妊娠运动。

①一只手放在背后，然后用另一只手轻轻地抱住头部，并慢慢地放松肩部等部位的肌肉。

②前后分开双腿，然后向前移动上身，向前弯曲前腿，并伸直后退，改变双腿的位置，然后用同样的方法运动。

③向上伸直双臂，然后交叉手指。在这个状态下，向左右前后慢慢地活动上身。此时，必须注意防止摔倒。

④站立或坐在椅子上，交替地向前伸

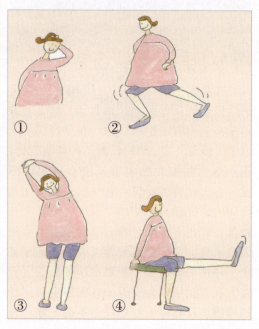

直或弯曲双腿。在散步后,该动作能消除腿部的疲劳。

## ❸ 孕7月孕妈妈瑜伽

进入孕晚期,孕妈妈的负担进一步加大,孕妈妈的行动显得日益笨拙。此时,坚持瑜伽练习,一方面可以使孕妈妈保持灵活的身体,另一方面还能有效缓解孕期中出现的各种不适,迎接即将到来的生产。

### (1)顶峰式

①将双手放在垫子上,分开与肩同宽;双腿分开与髋同宽,脚趾踩在垫子上。

②吸气,抬高臀部,伸直膝盖;呼气,上半身向下压,保持此式以感觉舒适为限,再呼气,恢复到起始姿势,稍作休息。

**功效**:这是一个强身效果较为显著的姿势,它可以消除疲劳,帮助恢复精力,使心跳减慢。伸展和加强跟腱、小腿、双踝的力量。消除脚跟疼痛和僵硬感。并能软化骨刺,强壮坐骨神经,消除肩关节炎。

**安全提示**:患有高血压、晕眩症、心脏病、颈椎病的孕妇最好不要练习此姿势。练习时地上要铺上一层软垫子。

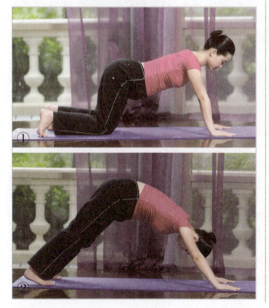

### (2)狗式

①背部挺直跪在垫子上,双手放在膝盖上。

②将双手放在垫子上,分开与肩同宽;双腿分开与髋同宽,脚趾踩在垫子上。

③吸气,抬高臀部,伸直膝盖;呼气,上半身向下压,保持此姿势,以感觉舒适为限。再呼气,恢复到起始姿势,稍作休息。

**功效**:此练习可放松颈部和肩部肌肉,改善肩膀、颈部和脊柱的灵活性;拉伸腿部韧带,增强身体力量;强健生殖系统。

**安全提示**:高血压患者及妊娠最后阶段不宜做此练习。

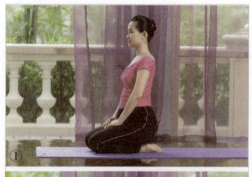

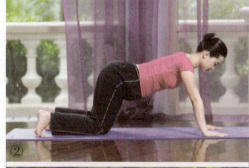

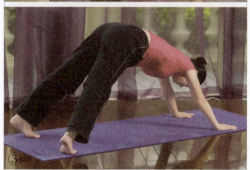

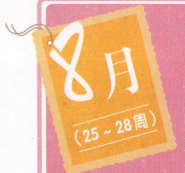

# 孕8月，胎宝宝已有光感

（25~28周）

◎进入孕8月，孕妈妈的子宫向前挺得更为明显，身体也越来越笨重，经常会给孕妈妈带来诸多不舒服。孕妈妈此时宜多与其他孕妈妈和有经验的女性交流，多学一些孕产知识和生活保健常识，让自己生活得更舒适，从而保持积极的心态，促进健康。

## ❤ 收集妈妈和宝宝的第一手情报

进入妊娠晚期，胎儿不断增大，各种不适也接踵而至。此时孕妈妈可适当地参加些分娩课程，多了解些相关的内容，这样可让自己踏实些，心情会舒畅些。

### ❶ 孕妈妈的身体变化

这段时间孕妈妈支撑大肚子的双腿会感受到压力大，胃部会受子宫压迫而产生心悸、恶心、腹胀等现象，早晨起床会手指发麻，孕妈妈应多呵护自己。

**体重**：这个月孕妈妈的体重增加1300~1800克，每周增加500克也是很正常的。

**子宫**：子宫向前挺得更为明显，子宫底的高度已经上升到25~27厘米。

**乳房**：乳房高高隆起，乳房、腹部以及大腿皮肤上的一条条淡红色的花纹明显增多，并且，由于激素的作用，乳头周围、下腹、外阴部的颜色日渐加深。

**尿频尿急**：随着子宫的增大，腹部、肠、胃、膀胱，受到轻度压迫，孕妈妈常感到胃口不适，有尿频的感觉，排尿次数也增多了。

**胀气便秘**：经常出现便秘和烧心感，前一天脸和腿的浮肿并未消失。

**骨骼反应**：孕妈妈的骨盆、关节、韧带均出现松弛情况，若过分松弛可引起关节疼痛；耻骨联合可呈轻度分离，主要是受孕激素的影响。此外，孕妈妈极易出现腰酸症状。

**呼吸变化**：会觉得胸口上不来气，甚至需要用肩来协助呼吸。

**妊娠反应**："妊娠纹"明显多了。一些人脸上也开始出现"妊娠纹"，有的人出现皮肤褐斑或雀斑，多在颜面部位，如耳朵、口周、额头等处的皮肤。孕妈妈现在身体变得沉重，特别懒得活动。

### ❷ 胎宝宝的发育状况

胎儿此时大脑发育迅速，头也在增大，听觉系统发育完成，对外界刺激反应也更为明显。宝宝的生殖器发育也接近成熟。

**胎长**：约44厘米。

**胎重**：1200~2000克。

**四肢**：手指甲发育得已很清楚。身体和四肢还在继续长大，最终要长得与头部比例相称。

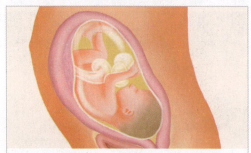

● 进入孕晚期，胎儿发育迅速，孕妈妈的身体变化也更大。

**器官**：眼睛时开时闭地辨认和跟踪光源。听觉神经已经发育完成，对声音开始有所反应。胎儿已经长出一头的胎发。皮肤的触觉已发育完全。肺和胃肠功能已接近成熟，已具备呼吸能力，能分泌消化液。男孩的睾丸这时正在从肾脏附近的腹腔，沿腹沟向阴囊下降的过程中，女孩的阴蒂已突现出来，但并未被小阴唇所覆盖。胎儿皮肤由暗红变浅红色。

**胎动**：胎儿动的次数比原来少了，动作也减弱了，再也不会像原来那样在孕妈妈的肚子里翻筋斗了。

## ❸ 孕妈妈本月焦点

28周后最需要警惕的是早产，如果发现阴道出血、腹部疼痛，要尽快去医院。

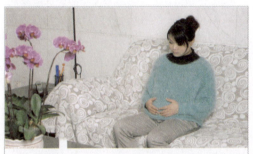

● 胎动反映了胎儿在妈妈子宫内的安全与健康状态。

所以自己监测胎动非常重要，方法是早中晚各数1小时，3小时所有的次数乘以4，如果低于30次就要注意。为了防止哺乳时乳头皲裂，每天擦洗后，涂一些天然油脂，比如橄榄油等；28周以后要进行盆底肌肉锻炼，加强腹肌。而且仍要注意控制体重。

## ❹ 准爸爸注意要点

进入孕晚期，孕妈妈行动愈加不方便，睡眠质量不好，食欲会有所下降，缺乏耐心，心情容易变得急躁。准爸爸面对妻子的这种种变化，应该做到以下几点。

**准爸爸注意事项一**：宽容对待妻子的抱怨和牢骚。

**准爸爸注意事项二**：保证妻子的睡眠与休息时间，并鼓励她做适当的活动。

**准爸爸注意事项三**：节制性生活，为避免引起早产，后期应该禁止房事。

**准爸爸注意事项四**：转移妻子的注意力，为消除她的不安和焦虑，与她一起为宝宝起名字，探讨未来宝宝的可爱模样，调动妻子的母爱情绪。

## ❺ 孕8月的管理日历

### 妊娠八月计划

| 时间<br>名称 | 第一周 | 第二周 | 第三周 | 第四周 | 妊娠八月备忘录 |
|---|---|---|---|---|---|
| 体重/kg | | | | | |
| 腹围/cm | | | | | |
| 体温/℃ | | | | | |
| 其他 | | | | | |

# 细节让孕妈妈的生活更舒适

在孕8月以后，胎儿生长迅速，孕妈妈子宫增大很明显，对任何外来刺激都非常敏感，孕妈妈要多多注意，发生不适时要及时调整。

## ❶ 进行心理调适很有必要

孕晚期孕妈妈各种负面情绪的发生率依次为情绪不稳定、紧张焦虑、易哭、心悸不安、忧郁、易激惹。

孕晚期认知障碍问题的发生率依次为生活空虚、自责、猜疑等。其他还有性兴趣减退、能力减退、思考困难、兴趣丧失、决断困难，以上各项内容绝大部分与产后抑郁的发生有关。孕晚期过度焦虑不但可以影响胎儿的生长发育，也会使一些孕期并发症的发生率增加，如妊娠期高血压综合征、早产等。

孕晚期应注意孕妈妈情绪、认识和态度等方面的变化，及时给予心理咨询并通过生物肌电反馈仪进行心理干预。对她们提供有关妊娠、分娩的知识，改善她们的认知方式，恢复自我认知能力，调动其主观能动性，以更好地适应环境，保持身心的健康和谐。

## ❷ 如何改善孕晚期睡眠障碍

到了孕晚期，即使是孕早期睡眠很好的孕妈妈也会受到失眠的困扰。许多孕妈妈由于多种原因而无法安眠，要针对不同因素导致的睡眠困扰采取不同的对策。

首先，激素水平的改变是导致孕妈妈出现睡眠障碍的原因之一。体内激素的改变会使孕妈妈在精神上和心理上都比较敏感，对压力的耐受性降低，导致忧郁和失眠的发生。此时，学会压力转换，自我进行心理的调适以及家人的关怀对于稳定孕妈妈情绪十分重要。孕妈妈应学会给自己心理减压，也可以参加准父母学习班，与班上的孕妈妈、老师交流。

其次，腹部增大、胎动频繁、腰背疼痛等也可能导致孕妈妈出现睡眠障碍。这时，医生大多建议孕妈妈采取左侧卧位睡眠，实际上没有一个人能够一夜保持一个姿势睡眠，孕妈妈不必这样严格要求自己，只要避免仰卧位睡眠就可以了。左右侧交替侧卧，可以缓解背部的压力。另外，将枕头放在腰部下方或夹在两腿中间会舒服些，将被子、摞起来的枕头垫在背后也会减轻背部的压力。现在母婴用品市场上有不少孕妈妈专用枕，可以向医生咨询后再挑选适合自己的类型。

此外，孕晚期生理变化，如尿频、气短、多梦等也会导致孕妈妈出现睡眠障碍。这时，除了注意饮食外，还应做到睡前不要做剧烈运动，应该放松一下神经，可以冲一个温水澡，喝一杯热牛奶；养成有规律的睡眠习惯，早起早睡；如果辗转反侧不能入睡，可以听听音乐、看看书，感觉疲劳就容易入睡了，第二天再午睡以补充睡眠。

## ❸ 为母乳喂养做好准备

如果你已经决定要用自己的乳汁喂养宝宝，那么为了能让母乳喂养顺利开始，从怀孕开始你就应为产后母乳喂养做好各方面的准备。这就要求孕妈妈不仅要有足够的关于哺乳的知识、经验的储备，还要有坚强的心理准备，在母乳喂养开始后，即便遇到困难也要努力坚持下去。

### （1）清洁乳房

在怀孕期间，乳房上皮脂腺的分泌增加，乳晕上的汗腺也随之肥大，乳头变得柔软，而汗腺与皮脂腺分泌物的增加也使皮肤表面酸化，导致角质层被软化。因此，

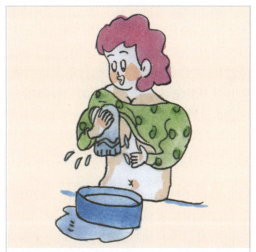

● 在怀孕期间，孕妈妈宜每天用温开水对乳房进行清洁。

孕期孕妈妈宜每天对乳房进行清洁。保持乳房局部的卫生，最好选择温开水擦洗。如果乳头结痂难以除掉，可以先涂抹一些植物油，待结痂软化后再用清水清洗干净。

### （2）做好日常营养储备

在整个孕期和哺乳期，孕妈妈都需要摄入足够的营养，多吃含丰富蛋白质、维生素和矿物质类的食物，特别是豆制品，因为其蛋白质、矿物质和维生素成分高，更重要的是异黄酮有调节雌激素的作用，有助母乳分泌，为产后泌乳做准备。此外要多吃水果蔬菜，保证营养并排毒。

### （3）定期检查身体健康

孕妈妈还要定期进行产前检查，发现问题及时纠正，以保证妊娠期身体健康及顺利分娩，这也是妈妈产后能够分泌充足乳汁的重要前提。

### （4）按摩乳房

在孕晚期，孕妈妈要经常按摩乳房，促使分娩后乳液产生，并能使乳腺管通畅，有利于产后哺乳。在按摩前，可先用热毛巾对乳房进行热敷，以软化因乳腺增大出现的肿块，使乳房按摩达到更好的效果。然后用两手拇指和示指自乳房根部向乳头方向按摩，

每日2次，每次20下。也可用钝齿的木头梳子，自乳房根部向乳头轻轻梳理。

### （5）学习喂养知识

专家认为，孕妈妈从怀孕开始就应主动学习有关母乳喂养的基本知识，收集有关的信息。而认识哺乳是人类的本能之一，是哺乳类动物繁衍生息过程中重要的生物学活动，几乎每个健康的妈妈都可以完成哺育宝宝的任务。

## ❹ 孕妈妈长"智齿"不能拔

智齿即最后一颗磨牙，俗称"后槽牙"。阻生智齿的牙体与牙龈之间存在较深的间隙，医学上称为"盲袋"，容易积留食物残渣，导致细菌滋生、繁殖而直接引起急、慢性炎症，就是通常说的"智齿冠周炎"。

智齿冠周炎指的是第三磨牙周围的软组织发炎，患病时患者局部牙龈红肿，张不开口，不敢吃东西，严重时一侧面部肿胀，甚至形成脓肿。主要是第三颗磨牙因间隙不够，长不出来，牙冠大部分被牙龈覆盖，牙龈下易存留食物残渣，人体抵抗力随之降低，导致发病。

智齿冠周炎如果发生在正常人身上，治疗起来很简单，只需消炎后拔除即可。但是在怀孕前3个月及后3个月都不宜实施拔牙手术：前3个月拔牙容易引起流产，后3个月拔牙容易引起早产。主要是孕妈妈在拔牙时精神紧张、恐慌，及拔牙打麻药的疼痛刺激所致。所以准备要宝宝的女性在准备怀孕前，应到正规口腔医院做一下口腔检查，最好拍一张数字曲面断层牙片，可以全面了解牙齿情况，听听口腔大夫的意见，该补的补，该拔的拔，免遭孕期牙病之苦。

## ❺ 孕妈妈不宜长期看电视

很多孕妈妈认为看电视既有声音又有图像，可以作为一种变相的胎教方法，到了孕晚期就守在电视机旁不愿动弹了。事

实上这种做法是错误的，长时间看电视对孕妈妈和胎儿都会造成不良影响。

因为电视机的显像管在高压电源激发下，会向荧光屏连续不断地发射电子流，从而产生对人有影响的高压静电，并释放大量的正离子。正离子可以吸附空气中带负电的尘埃和微生物，附着在人的皮肤上，特别是会使孕妈妈的皮肤产生炎症。

此外，荧光屏上还能产生波长小于400微米的紫外线，由此产生臭氧，当室内臭氧达到1%的浓度时，可引起咽喉干燥、咳嗽、胸闷、脉搏加快等，就会影响孕妈妈和胎儿的健康。

因此，孕妈妈不宜长期近距离看电视。看电视时，一般应该距荧屏2米以外，并注意开启门窗。看完电视后，还要切记洗脸。

## ❻ 孕晚期孕妈妈不宜再远行

由于妊娠晚期胎儿不断增大，子宫本身重量比妊娠前增加了20倍，加上胎儿、胎盘和羊水重量，整个子宫的重量有6千克左右。仰卧位时，增大、负重的子宫会压迫腹主动脉和下腔静脉。腹主动脉是孕妈妈体内血液供应的主要血管，一旦受压就会使心、脑等组织器官供血不足，进而产生上述症状。

所以，到了孕晚期，孕妈妈稍微走动或站得久一点都可能会给孕妈妈带来疲惫感。并且由于生理变化极大，孕妈妈对环境的适应能力也降低了，长时间的舟车劳顿会引起孕妈妈的诸多不适，如恶心、呕吐、食欲降低。因此这时候的孕妈妈不宜再远行。

## ❼ 准爸爸应为孕妈妈做全身按摩

孕晚期，孕妈妈腹部膨胀迅速，身体负担不断加重，如果此时准爸爸能为孕妈妈做一个全身按摩，不仅可以让她身体真正地放松，而且还能够平抚孕妈妈的神经，有助于缓解孕妈妈的身体酸痛。

全身按摩的具体操作方法如下。

**按摩肩背**：双手按压在孕妈妈的肩上，慢慢向下滑落至手腕位置。双掌放在肩胛中央位置，向外及往下轻压。

**手部按摩**：先托着孕妈妈的手腕，再用另一只手的手指轻轻按捏其手腕直至腋下。仍旧托着孕妈妈的手腕，另一只手上下不停地扫拨其手腕直至腋下。双手夹着孕妈妈的手臂，上下按摩其手腕直至腋下。轻轻按揉孕妈妈的每根手指。

**按摩锁骨及腹部**：双手放在孕妈妈的前胸锁骨中央位置，沿着锁骨向两边扫出。双手放在孕妈妈的上腹部，慢慢向左右呈"心形"扫向下半部，然后再重回到上半腹，整个动作重复五遍。

**脚部按摩要诀**：先托着孕妈妈的脚掌，用另一只手的手指轻轻按捏小腿直至大腿。仍旧托着孕妈妈的脚掌，另一只手上下扫拨小腿。双手夹着孕妈妈的脚部，上下按摩小腿直至大腿。轻轻按摩每根脚趾。

按摩时，准爸爸要注意，有些身体部位在按摩时绝对不能太用力，比如乳房、背部、腹部、足踝等部位。此外，如果孕妈妈出现妊娠并发症或者其他疾病时都不宜进行按摩。

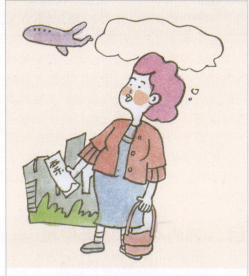

● 建议孕妈妈孕晚期不要出远门，以保障母子安全，避免旅途中突然临产等可能发生的危险。

## 准爸爸要当好孕妈妈的营养师

营养专家谈到，孕晚期胎儿生长速度最快，胎儿体内营养素储存速度也加快，因此孕妈妈的膳食要多样化，营养应全面平衡，在孕中期膳食基础上要增加各种优质蛋白质的摄入量。

### ❶ 与孕妈妈安全息息相关的食品添加剂

食品添加剂是在食品的生产、加工、调配、处理、贮存等方面添加的化学合成物或天然物质。它可以改善食品的色、香、味和口感，有利于食品的防腐、运输、保藏以及加工操作等。目前，食品添加剂的安全性是人们普遍关心的问题。实际上，食品添加剂在进入市场时需要严格的毒理学检验，在规定范围内使用要不会对人体健康产生影响。也就是说，食用符合食品卫生法要求的含添加剂的食品是安全的。但任何事物都具有两面性，有些食品添加剂过量对人体有害，不按照规定超量使用或者使用法规禁用的添加剂，也对人体有害，孕妈妈要学会识别。

首先，漂白剂可以改善食品色泽，并抑制细菌生长。最近一个时期社会上对面粉增白十分关注，原因在于有一些小型面粉生产企业，过量使用化学增白剂为面粉增白，更有一些不法企业加入甲醛次硫酸氢钠（俗称"吊白块"）或硫酸盐、亚硫酸盐。因此，不要购买太白的面粉。一般情况下，优质面粉呈乳白色或微黄色，呈粉末状，用手捏无颗粒感，捏后松开不结块，无虫害和杂质，有清香气味。添加了过量增白剂的面粉淡而无味，甚至有化学药物气味。

其实，甜味剂是赋予食品以甜味的添加剂。据科学家报道，一种叫"阿斯巴甜"的人工甜味剂大量食用后可引起多种疾病，较糖精更不安全。而甜菊糖则是天然植物的提取物，在人体内无残留，安全无害，是专家建议使用的甜味剂。

再次，着色剂是使食品着色和改善色泽的物质，包括食用合成色素和天然色素。合成色素色泽鲜艳、性质稳定、价格便宜，但具有毒性。一些不法商家甚至将工业合成染色剂用于食品中，比如"苏丹红"；或用硫黄熏制出红辣椒；用甲醛拌制出香肠等。而可食用的天然色素来自于植物，除藤黄外，对人体均无毒害，一些天然色素如花青素还具有降低心血管疾病的作用。因此，大力开发"天然、营养、多功能"的天然色素已成为食用色素领域的新趋向。

最后，防腐剂是防止食物腐败、变质，抑制微生物增殖，延长保存期的物质。最常见的是储存肉类食品所用的亚硝酸盐和硝酸盐。它可与肉中的二甲胺反应生成亚硝胺，亚硝胺具有致癌作用。孕妈妈应少吃腌制、盐渍食品。

### ❷ 孕妈妈不可暴饮暴食

孕期要加强营养，并不是说吃得越多越好。过多地进食反而会导致孕妈妈体重大增，营养过剩，结果对孕妈妈和胎儿都没有好处。因为吃得过多会使孕妈妈体内脂肪蓄积过量，导致组织弹性减弱，分娩时易造成滞产或大出血，并且过于肥胖的孕妈妈有发生妊娠高血压综合征、妊娠合并糖尿病等疾病的可能。

吃得过多也使胎儿深受其害。一是容易发生难产，胎儿体重越重，难产率越高。二是容易出现巨大胎儿，分娩时使产程延长，易影响胎儿心跳而发生窒息。胎儿出

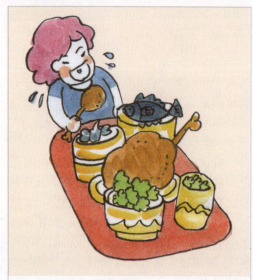

● 孕妈妈不宜暴饮暴食，以免导致孕妈妈体重大增，营养过剩。

生后，由于胎儿期脂肪细胞的大量增加，易引起终生肥胖。三是围产期胎儿死亡率高。因此，孕妈妈要合理安排饮食，每餐最好只吃七八分饱，并可由三餐改为五餐，实行少吃多餐的进食方式。

## ③ 孕妈妈宜适量食用粗粮

孕妈妈吃主食，宜粗细搭配、荤素搭配，尤其不要因为刻意追求精致而使得某些营养元素吸收不够，因为有些营养素更多的是包含在粗粮里。粗粮还有意想不到的食疗作用，能有效降低孕妈妈流产和早产的发生率。

不过，孕妈妈补充粗粮也要适量，还要注意不能和奶制品、补充铁或钙的食物或药物一起吃，最好间隔40分钟左右。这是因为粗粮里含有比较丰富的纤维素，摄入过多纤维素不仅不能够促进消化，还可能影响对微量元素的吸收。而粗粮和补铁剂或补钙剂一起吃，会影响孕妈妈对铁、钙的吸收。吃奶制品时同时吃纤维素含量较高的粗粮，也会影响对钙的吸收。大量纤维素摄入还会影响人体对蛋白质、脂肪、胆固醇等的吸收。

## ④ 孕妈妈进食不宜狼吞虎咽

人体要将食物的大分子结构变成小分子结构，才有利于消化吸收。这种变化过程是靠消化液中的各种消化酶来完成的。人在进食时，慢慢咀嚼食物可以使消化液的分泌增多，这对人体摄取食物营养则非常有利。咀嚼食物引起的胃液分泌比食物刺激胃肠而分泌的胃液数量更大，持续时间更长。可见，咀嚼食物对消化液的分泌起着重要作用。吃得过快，食物嚼得不精细，进入胃肠道后，食物与消化液接触的面积会大大缩小，会影响食物与消化液的混合，有相当一部分食物中的营养成分不能被人体吸收。此外，有时食物咀嚼不够，还会加大胃的消化负担或损伤消化道黏膜，使消化液分泌减少，使人易患肠胃疾病。

孕妈妈进食是为了充分吸收营养，保证自身和胎儿的营养需要的，所以孕妈妈进食切忌狼吞虎咽。

## ⑤ 减少添加剂危害的办法

孕妈妈要懂得保护自己，保护胎儿。而怎样将添加剂的危害减至最低，专家们也给出了以下建议。

看标签，食物的主要成分都写在标签上，购买前应仔细阅读。孕妈妈不要购买有大量人工合成添加剂或咖啡因的食品。

挑选正规厂家的产品。一些食品生产小作坊为了使食品色相好，往往超量使用添加剂。在大型超市购买食品。大型超市管理相对严格，有正规的进货渠道，国家相关部门会定期检查，因而大多能保证质量。

饮食上要注意尽量多吃新鲜蔬果，肉菜尽量自己做，减少食用在外加工的食品；多在家中就餐，减少在外用餐次数；可多食用香菇、胡萝卜、猪血等有利于排除毒素的食物；不要加入过多的味精、鸡精等调味品。

## ❻ 孕晚期孕妈妈宜多吃鱼

随着妊娠时间越来越长，胎儿也即将分娩，抓紧时间做最后的冲刺，为宝宝多补充一点的营养是每个家庭的愿望。

专家介绍，鱼体内含有丰富的脂肪酸，这是一种对于胎儿脑部发育非常有利的成分，如果孕妈妈可以在孕后期多食用鱼类，尤其是深海鱼类，可以增加脂肪酸的摄入，促进胎儿脑部的发育，使生出来的宝宝更加聪明健康。

英国的一项调查已经证实孕后期吃鱼对于宝宝的大脑发育有着很好的帮助，此外还可以避免新生儿体重不足。英国研究人员是对英国西南部的1.15万名"孕妈妈"进行了追踪调查后得出以上结论的。他们从孕妈妈怀孕32个星期开始详细记录她们吃鱼的食用量，结果发现吃鱼越多的孕妈妈，相对孕期没吃鱼的孕妈妈，她们的新生儿出现体重不足的比率更低。

通过专家的介绍，我们知道孕后期吃鱼更有益于胎儿的发育，所以，为了胎儿的健康，所有的孕妈妈都应该调整饮食结构，将鱼类搬上你家的餐桌。

## ❼ 如何辨认污染鱼

前面我们说了孕晚期孕妈妈应多吃鱼，但是现在环境污染严重，一不小心准爸爸就可能买到污染鱼，反而危害到孕妈妈的身体健康。下面我们介绍了一些辨别污染鱼的小技巧，让准爸爸避免买到污染鱼。

**看鱼体**：污染严重的鱼，形态不整齐，头大尾小，皮肤发黄，尾部发青。

**看鱼眼**：正常的鱼眼部稍微突出，富有弹性，透明且有光泽；污染的鱼眼珠浑浊，失去光泽，有时有明显外凸。

**看鱼鳃**：鳃部是鱼的呼吸器官，相当于人的肺，是大量的毒物积聚之地。正常的鱼鳃红且排列整齐；污染的鱼，鳃部粗糙且呈暗红色。

**闻气味**：正常的鱼有明显的腥味；受污染的鱼因污染物的不同可分别呈大蒜味、煤油味、氨味等不正常的气味，含酚量高的鱼鳃还可能被点燃。

## ❽ 如何识别假劣水果

水果富含维生素和微量元素，是孕妈妈补充营养的重要来源，但是现在市场上水果泛滥，如果选到不合适的水果，不仅不能为孕妈妈增添营养，反而会给孕妈妈带来不好的影响。因此，应让孕妈妈提高警惕，多了解一些水果方面的常识，这样可以防患于未然。

**辨外形**：看起来特别大的水果一般都不会好吃，催熟的水果还有个明显特征，那就是分量比较重。底部长尖的西红柿，个头较大、切开后中间却有空隙的西瓜就属于此类。

**辨颜色**：不要买颜色过于鲜艳、色泽十分统一的水果，这有可能是人工染色的结果。可以用纸或手擦拭一下，天然的水果不会掉色，作假的水果会掉色。上过石蜡的水果摸起来非常光滑，有油质感，用水难以洗掉。

**闻气味**：自然成熟的水果闻起来会有果香，催熟的水果则没有，甚至还有异味。有化学药品气味的水果很可能是用化学药水泡过的。

**先尝后买**：不要购买淡而无味或是吃起来有生味的水果。

## ❾ 生鲜食品的保存秘诀

**蔬菜的保存**：从超市买回来的蔬菜可用原来的保鲜膜包装直接放入冰箱冷藏。萝卜、大头菜等根茎类蔬菜应先将叶子切除再放入冰箱。这是因为叶子会蒸发水分，从而加速蔬菜脱水。

**鱼类、肉类的保存**：新鲜的鱼、肉买回来后，如果不准备当天食用，应立即放到冰箱冷冻，避免肉汁或血水溢出。

**豆制品的保存**：豆制品含水量多，应特别注意保存。其中，豆腐最好放在密闭容器内，加少许精盐和适量清水冷藏，并每天换水，以免豆腐的养分溶入水中并可防止细菌繁殖。炸过的豆腐最容易氧化，如不立即食用，应连包装一起冷冻，解冻时只要用热水烫一下便可以烹调，十分方便。

**保鲜食品的保存**：泡水包装的食物，如粉皮、芦笋等，买回来后应连包装一起冷藏，一次吃完。如果包装撕开而吃不完，不必继续泡水，以免滋生细菌，应改用塑料袋包装冷藏起来。

**超市处理过的生鲜配菜**：将肉类和蔬菜洗净、切好、腌制、分装成套餐式，买回来后可直接加热，不必洗切。这类配菜应当天食用完毕。

## ❿ 如何选购及保存冷冻食品

冷冻食品是指经过低温特殊消毒处理，并存放在零下18℃冷冻柜中的食品。选购优质冷冻食品的要点是，包装必须完整，标识必须完全。包装如果有破损，很可能在运送过程中发生了污染。另外，包装完整但包装袋外沾染污血，没有擦拭干净的买回去可能会在冰箱里造成二次污染，也不要购买。

在冰柜功能正常情况下，冷冻食品可保存1年左右，但这并不表示买回后可以在家中的冰箱里放1年。这是因为，所谓的低温并没有杀死细菌的作用，它只是让食物细胞进入休眠的状态，不再继续分解酵素，以维持原有的新鲜和营养。

冷冻食品也有保存期限。但一般家用冰箱，总是不停地开关的，不像超市那样能够一直保持恒定低温；再加上冷冻食品从离开超市到买回家的路上，接触到外界温度和空气，冷冻状态就开始瓦解，这些会造成少量细菌的活动及繁殖，而影响保存期限。所以，买回来冷冻食品后应以购买日期为准，提醒自己在2～3个月内吃完。冷冻的鱼类、肉类最好不要超过2个月。

一次购买过多的冷冻食品可分装成小包装后再冷冻。每次只取出一小袋就可以，而不必将整块肉取出解冻又结冻。

## ⓫ 冷冻食品的解冻

冷冻食品最忌反复解冻，这样的食品包装上常会出现严重的结霜或碎冰现象。选购时应以手轻压包装，以触感坚硬，没有结霜和碎冰者为佳。

肉类解冻时容易破坏食物的营养和鲜度，应根据种类和大小采用适当的解冻方法。

**微波炉解冻法**：最大优点是方便、快捷，一般不会破坏肉品的外观。解冻方式和时间因品牌而异，一般2～4分钟即可完成。

**藏室解冻**：这是最安全及卫生的方法。可以在计划烹饪的前一天将肉品从冷冻室取出，放入冷藏室，让食物经过一个晚上的自然化冰解冻，这样既可以避免解冻过度，影响肉的鲜度，又不会造成营养流失。

**流水解冻**：将待解冻的食物放入塑料袋包好，放入容器中并加满水，让肉品隔着塑料袋慢慢退冰。过程中换2～3次水，可加快退冰速度。不要将冷冻肉直接放入容器内泡水，以免造成污染及营养流失。

**室温解冻**：直接让食物在室温下退冰，由于温度不好把握，易造成解冻不均匀，或外层大量失水而里面坚硬如石，影响到食物的口感和营养价值。

## ⓬ 孕8月健康食谱

孕8月孕妈妈的胃部被挤压，常有吃不了多少又吃不饱的感觉，宜少食多餐。

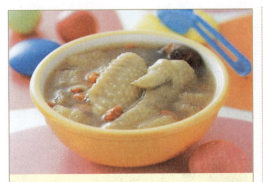

## 益智仁鸡汤

**原材料** 鸡翅200克。

**调味料** 党参10克，益智仁10克，五味子10克，枸杞15克，竹荪5克，鲜香菇20克，盐15克。

**做法** ①将材料分别洗净，益智仁用棉布袋包起备用。②鸡翅洗净，剁小块；竹荪泡软，挑除杂质，洗净后切段；香菇洗净。③将党参、益智仁、五味子、枸杞、鸡翅、香菇和水一起放入锅中，炖煮至鸡肉熟烂，放入竹荪，煮约10分钟，加盐调味即可。

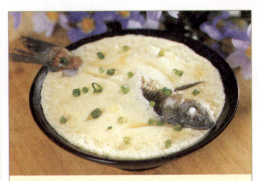

## 鲫鱼蒸水蛋

**原材料** 鲫鱼300克，鸡蛋130克，姜、葱各5克。

**调味料** 盐3克，酱油2克。

**做法** ①鲫鱼去鳞，宰杀去内脏，洗净，在鱼身上改"一"字花刀，用盐、酱油稍腌；葱切末。②鸡蛋打入碗内，加少量水和盐搅散，把鱼放入盛蛋的碗中。③将盛好鱼的碗放入蒸笼上锅蒸10分钟，取出，撒上葱末即可。

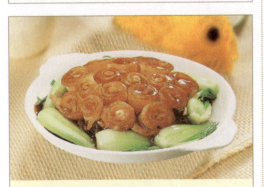

## 碧绿莲蓬扣

**原材料** 五花肉、莲子、梅菜、白菜各适量。

**调味料** 番茄酱适量。

**做法** ①莲子洗净，泡3个小时，挑去莲心；梅菜洗净切碎；五花肉洗净，加八角煮40分钟捞出，切薄片；白菜洗净焯水。②五花肉包入莲子卷成卷装盘，铺上梅菜，上锅蒸半小时。③盘中铺上白菜，将五花肉卷、梅菜倒扣在盘中，淋上番茄酱即可。

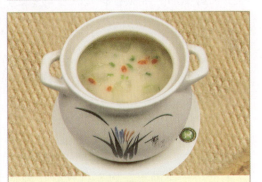

## 百合龙骨煲冬瓜

**原材料** 百合100克，龙骨300克，冬瓜300克，枸杞10克。

**调味料** 香葱2克，盐3克。

**做法** ①百合、枸杞分别洗净；冬瓜去皮洗净，切块备用；龙骨洗净，剁成块；葱洗净切碎。②锅中注水，下入龙骨，加盐，大火煮开。③再倒入百合、冬瓜、葱末和枸杞，转小火熬煮约2小时，至汤色变白即可。

# 孕期检查与疾病预防

孕8月,将近临产,这时孕妈妈要小心谨慎,密切观察,随时注意自己的身体,一有什么"风吹草动"马上提高警惕。此月体检大约两周一次。

## ❶ 进行第五次产前检查

到了妊娠第32周,孕妈妈应该于此时去医院接受第五次产前检查。这次产检的项目主要有:

**超声波**:主要目的是监测胎儿发育情况、羊水量、胎盘位置、胎盘成熟度及胎儿有无畸形,了解胎儿发育与孕周是否相符。

**胎心监护**:一般从32周开始,加入胎心监护一项体检内容,每次约20分钟。从怀孕37周开始,每周要做一次胎心监护,借助仪器记录下瞬间的胎儿心率的变化,这是了解胎动、宫缩时胎心反应的依据,同时可以推测出宫内胎儿有无缺氧。

**测量腹围和体重**:这是孕期检测胎儿是否正常发育的很好方法,通过腹围的测量即可初步判断孕周,并间接了解胎儿生长发育状况,有助动态观察胎儿发育,及时发现胎儿宫内发育迟缓、巨大儿或羊水过多等妊娠异常,使其可能通过及时治疗得到纠正。而测定体重有助于控制孕妈妈体重增长速度,合理安排饮食。测量结果则可画在妊娠图上,以观察胎儿发育与孕周是否相符。满32周脐剑之间为(25.3~32.0)厘米。

**血常规**:检查血红蛋白、血小板、白细胞等。主要是判断孕妈妈是否贫血,正常值是100~160克/升。轻度贫血对孕妈妈及分娩的影响不大,重度贫血可引起早产、低体重儿等不良后果。

**尿常规**:泌尿系感染本身就容易引起早产、低体重儿及增加围产儿发病率和死

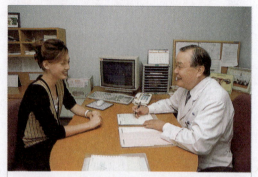

● 在体检过程中,如果有疑问,就应该跟医生商量解决。

亡率,加上孕妈妈本身易合并贫血,无症状尿路感染如不能及时发现和治疗,则很容易发展,当发生急性肾盂肾炎时极易引起中毒性休克等严重并发症,危害性极大。因此,要做尿常规检查。

**骨盆测量**:骨盆是胎儿娩出时的通道,其大小和形态对分娩影响很大,狭小或畸形骨盆均可引起难产。初产孕妈妈及有难产史的孕妈妈,在初次产前检查时,均应作尿常规检查。

**胎盘检查**:医生会注意无痛性阴道流血,因为妊娠晚期的无痛性阴道流血是前置胎盘的典型症状。如前所述,正常妊娠时,胎盘附着于子宫的前壁、后壁或者侧壁。如果胎盘部分或者全部附着于子宫下段,或者覆盖在子宫颈内口上,医学上称为"前置胎盘"。这种病是妊娠晚期出血的重要原因之一,是围产期危及母儿生命的严重并发症。

**白带检查**:检查白带是否增多,更要注意外阴部的卫生。

## ❷ 如何避免小便失禁

到了孕8月后,胎头开始与骨盆衔接,此时由于妊娠子宫或胎头向前压迫膀胱,使得膀胱变得扁扁的,当然贮尿量会比非

孕时明显减少，因而孕妈妈的排尿次数要增多，1~2小时排尿一次，甚至更短。还有一部分孕妈妈不但排尿次数增多，甚至还会因发育中的胎儿压迫膀胱而出现压力性小便失禁。

发生这种情况的另一原因是骨盆底肌肉发育不良或锻炼不足，或受过外伤，其承托功能差，随着子宫增大，盆底肌变得柔软且被推向下方，而对盆腔内器官的承托、节制、收缩及松弛功能减退而发生尿失禁。极少数严重的可伴发直肠或肛门脱垂、阴道松弛并脱垂、分娩时产程延长等。出现这个问题时，孕妈妈也不要过于担心。压力性尿失禁是妊娠晚期一个正常且常见的生理现象，如果你有大笑、咳嗽或打喷嚏等增大腹压的活动则更是不可避免地会发生压力性尿失禁现象。

要解决和避免这个问题，需要孕妈妈在孕前和孕中加强对骨盆底肌肉的锻炼，这样不仅可以在孕期减少压力性失禁的发生，而且在分娩时会减轻痛苦，缩短产程，同时可以预防产后因阴道松弛而产生的一系列疾病，有助于恢复阴道良好的弹性和收缩力，对产后恢复与伴侣的亲热也是很有好处的。

但这里要特别指出的是，如果你在发生尿频的同时伴有尿急、尿痛、尿液混浊，则是异常现象，应及时请医生检查，最常见的是膀胱炎，要查明原因，进行治疗，以防止炎症上行引起急性肾盂肾炎。

此外，孕妈妈要特别注意，一定不能为避免压力性尿失禁所带来的尴尬而少喝水。中断了水分的摄取只会导致更大的麻烦——便秘的发生。另外在怀孕期间，孕妈妈体内的血流量增加了1倍，所以孕妈妈要摄取大量水分，每天至少喝6杯水，以供给血液循环和消化的需要，并可保持肌肤健康。

## ❸ 如何预防孕期肾盂肾炎

肾盂肾炎是一种常见的泌尿系感染性疾病，好发于女性，如发生在妊娠晚期可引起早产。因此，孕晚期孕妈妈要做好预防工作，尤其是孕期患过肾盂肾炎的孕妈妈必须做好预防，以免再次复发。

首先，孕妈妈要注意外阴及尿道口的清洁卫生，禁止盆浴，以免浴水逆流入膀胱，引起感染。如不注意外阴的清洁卫生，细菌可以通过尿道进入膀胱，并由膀胱、输尿管逆流的动力进入肾盂，然后再侵及实质，形成泌尿系统的感染。

其次，在饮食方面需摄入高热量、高维生素、半流质或容易消化的普通饮食。要多饮水，每日摄入量不得少于3000毫升，以增加尿量，有利于冲洗泌尿道，促进细菌、毒素和炎症分泌物的排出。

再次，孕妈妈还要注意锻炼身体，增强体质，提高机体对疾病的抵抗能力。同时注意休息，避免劳累和便秘。

此外，肾盂肾炎急性期患者常表现出高热、腰痛、尿急、尿频等症状。孕妈妈如果出现这些症状，应及时就医求诊，以免疾病进一步发展。

## ❹ 关于孕期羊水的多寡问题

羊水对宝宝和妈妈的健康起到了至关重要的作用。在怀孕的过程中，羊水扮演着缓冲的角色，适当保护了宝宝的安全，生产时，羊水也能发挥润滑的功效，帮助宝宝顺利从产道通过。

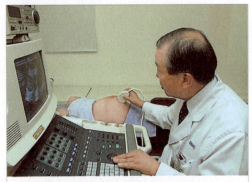

● 羊水是宝宝的摇篮，它能稳定子宫内的温度，保护胎儿不受伤害。孕晚期会检查羊水的。

由于孕妈妈跟宝宝的身体状况的差异，判断孕妈妈羊水量多寡问题的标准也不同。总的来说，可以以肚脐为中心点将子宫分为四个区域，然后将每个区域的最大垂直深度（以厘米计算）相加起来。孕晚期羊水指数的正常值是10～20厘米，少于10厘米便属于"羊水过少"，多于20厘米则是"羊水过多"。

如果妊娠期羊水过少，胎儿皮肤与羊膜紧贴，每当胎动时孕妈妈会感到疼痛，就可能造成胎儿发育不良、胎儿畸形等问题。因此，孕期孕妈妈一定要做好定期检查，积极预防羊水过少的问题。

如果妊娠期羊水过多，子宫增加过大，就可能造成孕妈妈呼吸急促、呕吐、便秘、水肿等问题。在分娩时，还容易引起宫缩乏力和产后阴道出血。轻度的羊水过多，不需特殊治疗，大多数在短时间内可自动调节。如果羊水急剧增加，孕妈妈应请医生诊治，同时注意休息，减少食盐的摄入。

## ⑤ 如何预防严重便秘的发生

孕期大部分孕妈妈都会有便秘的烦恼，尤其是进入孕晚期，由于孕妈妈活动减少，胃肠的蠕动也相对减少，食物残渣在肠内停留时间长，便秘的症状就越发严重，出现严重便秘的症状。此时毒素就会被身体吸收，对胎宝宝造成危害。当孕妈妈出现大便很硬，很难排解，腹部感觉很胀，甚至出现便血的症状时，这就是发生了严重便秘的情况了，需要去医院进行治疗。

对于便秘，重要的是要利用生活治疗方法，积极预防。首先，要学会分析产生便秘的原因，调整生活方式，养成定时排便的习惯；戒烟酒；避免滥用药物，有便意时需及时排便 避免抑制排便。其次，提倡均衡饮食，适量增加膳食纤维，多饮水。增加膳食纤维含量和增加饮水量都能加强对结肠的刺激，增强动力，促进排便。含膳食纤维丰富的食物主要有麦麸、糙米、蔬菜、含果胶丰富的水果如杧果、香蕉等。此外，可通过适量的运动促进肠管蠕动，解除便秘，如步行、慢跑和腹部的自我按摩等。

## ⑥ 如何缓解呼吸困难

进入孕晚期，85%以上的孕妈妈都可能出现说话时有点上气不接下气，呼吸声也开始变得沉重的困扰。这是因为孕晚期孕妈妈对氧气的需求量增大，而随着子宫增大，子宫位置渐渐靠上，就势必对内脏各器官形成压迫，使肺的活动空间受到压缩。这样孕妈妈每次呼出和吸入的氧气量在逐渐减少，慢慢就满足不了孕妈妈和胎宝宝的需求了，从而使孕妈妈出现呼吸困难的困扰。

解决这个问题的最有效而简单的方法就是少食多餐，把原来的一顿饭分成三小顿，呼吸困难的问题就会缓解不少。其次，孕晚期可多多利用胸式呼吸，增加每次呼吸时氧气通过的量，以保持气体充分的氧气交换，也能减轻这一困扰。另外，热爱运动的你到了这个阶段该相应减少运动量，

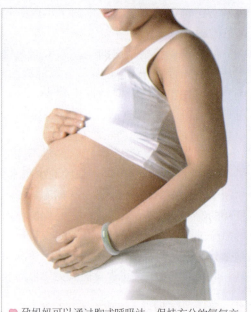

● 孕妈妈可以通过胸式呼吸法，保持充分的氧气交换，缓解呼吸困难的症状。

避免给艰辛的肺脏再增加负担。

### 7 如何减轻胃灼热

到了孕晚期,孕妈妈虽然没有了恼人的早孕反应,但有些孕妈妈在每餐进食之后,总感觉胃部麻乱,有烧灼感,尤其在晚上,胃灼热甚至加重成烧灼痛,影响睡眠。

孕晚期胃灼热的主要原因是内分泌发生变化,胃酸反流,刺激食管下段的痛觉感受器引起灼热感。此外,妊娠时巨大的子宫、胎儿对胃有较大的压力,胃排空速度减慢,胃液在胃内滞留时间较长,也容易使胃酸返流到食管下段。

这种胃灼热在分娩后会自行消失。未经医生同意孕妈妈不要服用治疗消化不良的药物。为了缓解和预防胃灼热,孕妈妈可以在日常饮食中避免过饱,减少高脂肪类食物的社摄取,不要吃口味重和油炸的食物,以减轻胃部负担,避免胃灼热。吃完饭后,不要急于坐卧,可适当散步,以缓解胃灼热。另外,临睡前喝一杯热牛奶,也有改善晚上胃灼热困扰的作用。

## 孕8月优生胎教要点

进入孕晚期,此时胎宝宝已经基本发育完全,可以应用的胎教的方法有很多,但重要的是准爸妈能够坚持下去。

### 1 进行第五次产前检查

怀孕晚期,孕妈妈的身体变得越来越沉重笨拙,导致许多孕妈妈因此而放弃孕晚期的胎教训练。这样不仅影响前期训练对胎儿的效果,而且影响孕妈妈的身体健康,为生产做准备。

胎教的方法很多,从始至终坚持才是关键。我们有理由相信,每位父母都会为了自己的孩子付出爱、耐心与时间,别人能做到的事情,你们也一定能做到。

孕妈妈在孕晚期最好不要轻易放弃自己的运动方式以及对胎儿的胎教训练。因为,适当的运动可以给胎儿躯体和前庭感觉系统自然的刺激,可以促进胎儿的运动平衡功能。为了巩固胎儿在孕早期、孕中期对各种刺激已形成的条件反射,孕晚期更应坚持各项胎教内容。

### 2 美育胎教

到了这个月份,胎儿初步的意识萌动已经建立,所以,对胎儿心智发展的训练可以较抽象、较立体的美育胎教法为主。美育胎教要求孕母通过看、听、体会生活中一切美的事物,将自己的美的感受通过神经传导输送给胎儿。

**看**,主要是指阅读一些优秀的作品和欣赏优美的图画。孕妈妈在阅读这些文学作品时一定要边看、边思,强化自己对美的感受,这样胎儿才能受益。

**听**,主要是指听音乐,这时孕母在欣

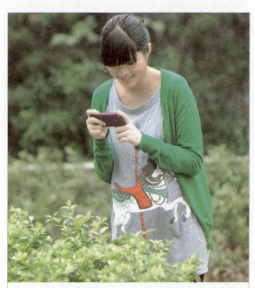

● 孕妈妈应经常到户外去呼吸新鲜空气,感受自然界的美丽景象。

赏音乐时，可选择一些、主题鲜明、意境饱满的作品，它们能促使人们美好情怀的涌动，也有利于胎儿的心智成长。

**体会**，指贯穿看、听活动中的一切感受和领悟。孕妈妈在这个阶段也要适度走动，可到空气质量较好的大自然中去欣赏大自然的美景，孕妈妈通过欣赏美丽的景色从而产生出美好的情怀也能让胎儿得到美的感受，这样也是一种不错的胎教。

### ❸ 环境胎教

良好的环境不仅可以使孕妈妈心情舒畅、身心放松，而且能促进胎儿的成长发育。

#### （1）美化居室环境

居室环境对于孕妈妈是非常重要的，最基本的要求是要使居室整洁雅观。孕妈妈可以购买一些精美的装饰品、喂养一些漂亮的小鱼等，这些都能够陶冶孕妈妈的情操。

其次，可以在居室的墙壁上悬挂一些活泼可爱的婴幼儿画片或照片，他们可爱的形象会使孕妈妈产生许多美好的遐想，形成良好的心理状态。或悬挂一些景象壮观的油画，它不仅能增加居室的自然色彩，而且能使人的视野开阔。还可以在居室悬挂一些清秀隽永的书法作品，时时欣赏，以陶冶性情。因为书法作品的内容常常是令人深思的名句，从中不仅能欣赏字体的美，更能感到有一种使人健康向上、给人以鼓舞和力量的作用在时时激励自己。

另外，可以对居室进行绿化装饰，且应以轻松、温柔的格调为主，不宜大红大紫，花香也不宜太浓。孕妈妈处在温柔雅致的房屋里，一定会有舒适轻松的感觉。

#### （2）感受室外美丽的风光

孕妈妈如果一味地在屋里闷着，对自身的身心和胎儿的生长都是不利的。所以，孕妈妈要经常到空气清新、风景秀丽的地方游览，多看看美丽的花草，以调节情趣，这样可使孕妈妈心情舒畅，体内各系统功能处于最佳状态，也使胎儿处于最佳的生长环境。

## 孕妈妈的阳光"孕动"

进入孕8月，孕妈妈肚子明显增大，行动笨重，很容易疲劳。此时的运动是非常重要的，既可以使胎儿呼吸到新鲜空气，又可以使孕妈妈锻炼腹部和盆腔的肌肉，有助于将来的顺利分娩。

因此，这一时期，孕妈妈虽应适当减少运动量，但也仍应做些力所能及的运动。

### ❶ 臀位纠正运动

怀孕7个月之前，由于胎儿较小，羊水量相对较多，因而胎位常不固定，此时若为臀位，可不必处理，多数均能自然转为头位。但若到了孕8月，胎儿仍为臀位，就应予以纠正，从而降低发生胎膜早破、脐带脱垂及臀位分娩的风险。

纠正臀位最常用又比较安全的方法是采用膝胸卧位。操作方法是，让孕妈妈跪在硬板床上，双上肢及胸部紧贴床垫，臀部抬高，大腿与床面垂直。

这样便可使胎儿臀部从骨盆中退出，并

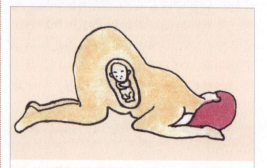

● 纠正臀位最常用和最安全的方法就是采用胸膝卧位。

可借助胎儿重心的改变，促使胎儿从臀位转为头位。每日进行2次，每次15分钟，可安排在清晨或晚上进行，事前应解小便，并松解腰带。通常可在1~2周见效。

膝胸卧位对于肥胖或有高血压的孕妈妈来说仍是个不小的负担，国外有学者提出采用臀高头低位也同样可以达到纠正臀位的目的。

在睡眠时，将臀部垫高，这种体位不会使孕妈妈感到太多的不适，更体现了人性化的关怀。

采用上述方法不能纠正的臀位，也不必勉强地进行纠正。胎儿臀位的孕妈妈要避免负重及节制性生活，以防胎膜早破；在破膜后要平卧，防止脐带脱垂。

## ❷ 消除腰背痛的运动

在孕期的最后三个月，孕妈妈常会出现腰背痛。这是因为随着胎儿长大，孕妈妈的脊柱弯曲度增加，改变了怀孕女性的身体重心，为了让身体重新获得平衡，只能将身体后倾，而这种姿势会加重腰背部的韧带和脊柱的负荷，导致腰背痛。

当孕妈妈出现腰背痛时，可以尝试运动一下来缓解。

### （1）消除腰痛

端坐在椅子上，腰背挺直，双腿分开，左手扶住椅背，右手扶住右膝，身体向左侧扭转，保持3秒钟，换边练习。重复练习3~4次。

### （2）消除背痛

站姿，双腿分开，两手抓住椅背，屈膝，目视前方，一边吐气一边提臀，从下往上，依次向前弯曲腰、背、头。

## ❸ 简单的孕妇体操

妊娠期间，坚持进行孕妇体操的练习，也是孕妈妈锻炼身体、补充能量的极佳方式。每天练习一会儿孕妇体操，有助于孕妈妈活动关节，锻炼肌肉，使你感到周身轻松，精力充沛。同时可缓解因孕期中姿势失去平衡而引起身体某些部位的不舒服感，使身体以柔韧而健壮的状态进入分娩那一刻。

做操最好安排在早晨和傍晚做操前一般不宜进食，最好是空腹进行，锻炼结束后30分钟再吃东西。如果感到腹饥，可以在锻炼前1小时吃一些清淡的食物。

### （1）脚部运动

①锻炼脚踝和腿部肌肉的运动。坐在椅子上，然后把脚底贴在地板上面。

②贴近脚后跟，然后反复地抬起或放松脚尖。用同样的方法，重复练习10~20次。

③、④在椅子上面跷二郎腿，然后反复地弯曲或伸直脚踝。用同样的方法，每天重复练习10~20次。

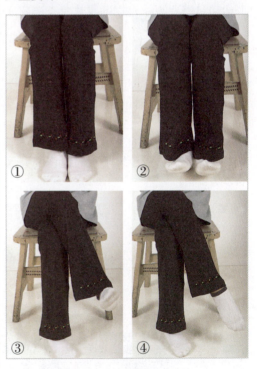

### （2）腰部、肩部运动

以肩宽分开双脚，并用双手叉腰，然后向左右拧身体。用同样的方法，左右交替地练习20次左右。该运动能锻炼肩部肌

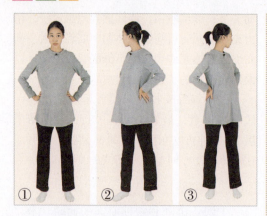

肉,而且能促进腰部周围的血液循环。

## ❹ 孕8月孕妈妈瑜伽

在孕中晚期进行瑜伽运动,可以增强孕妈妈的体力和肌肉张力,增强身体的平衡感,提高整个肌肉组织的柔韧度和灵活度,使顺产的概率增加,还可以减轻痛苦,但运动量需要视孕妈妈的身体状态决定。

### (1) 后仰式

①腰背挺直,坐于垫子上。弯曲双腿踩在垫子上,双手十指相扣抱住膝盖。

②将双手放在臀部后方,指尖朝后支撑住身体。

③吸气,身体向后仰,头自然下垂,保持3~5个呼吸。再呼气时,恢复到起始姿势,稍作休息。

**功效**:此练习可以增强脊柱神经活力,使其更灵活;可以伸展肠胃,减轻便秘;还可以调节甲状腺,放松肩部和颈部肌肉,舒展胸部。

**安全提示**:孕妇向后仰时,一定要动作缓慢,不要屏息。

### (2) 蹲式二式

①直立,两脚并拢,两手掌心向内,自然下垂。

②吸气,双手前平举,再将双腿左右稍稍分开。

③呼气,双膝左右分开向下蹲,保持3~5个呼吸;再吸气时,用四头肌的力量,慢慢站立起来。

④呼气再吸气时,踮起脚尖,腰背挺直,保持3~5个呼吸;再呼气时,恢复到起始姿势,稍作休息。

**功效**:此式对于孕妇来说是一个极好的练习,能加强双踝、双膝、两大腿内侧和子宫肌肉强度,增强髋部肌肉的弹性,有利于顺产。

**安全提示**:孕妇在练习此姿势时,一定要保持身体平衡,并根据个人情况决定下蹲的程度。

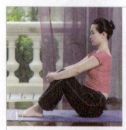
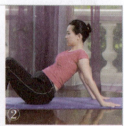
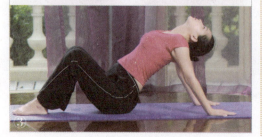

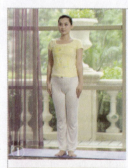
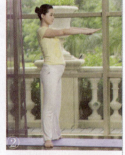
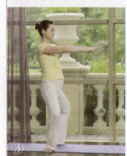
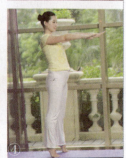

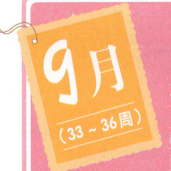

# 孕9月，胎宝宝发育成熟
（33～36周）

◎进入孕9月，孕妈妈必须做好各方面充分的准备以及保健工作。因为在最后的"胜利"没来到之前，孕妈妈的一举一动都涉及胎儿的安全。因此，走好妊娠这最后一段路程，避免意外发生，不仅需要配合医护人员的工作，更要做好自我保健。

## ♥ 收集妈妈和宝宝的第一手情报

从这时开始，孕妈妈到了怀孕过程中最为烦恼的时候。腹部还在向前挺进，加之身体变得更为沉重，所以孕妈妈行动笨拙，有时一不小心就引发身体疼痛等不适。

### ❶ 孕妈妈的身体变化

**体重**：体重继续增加。

**子宫**：继续在往上、往大长，子宫底的高达至28～30厘米，已经升到心口窝。

**乳房**：乳腺和乳腺导管继续发育，已经完全具备分泌乳汁的能力了。

**频尿、尿急**：胎头下降，压迫膀胱，导致孕妈妈的尿频现象加重，经常有尿意。

**胀气、便秘**：由于孕妈妈活动减少，胃肠的蠕动也相对减少，食物残渣在肠内停留时间长，就会造成便秘，甚至引起痔疮。

**水肿**：产妇此时手脚、腿等都会出现水肿，因此你要注意水的摄入量。对于水肿情况严重的孕妈妈，要及时到医院看医生。

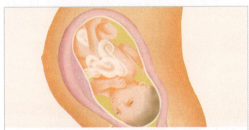

● 孕9月，胎儿各系统发育较为完善，孕妈妈的身体已经为分娩做好准备了。

**呼吸变化**：孕妈妈常常感到喘不过气来，到了36周的时候，孕妈妈前一阵子的呼吸困难在本阶段开始缓解。

**妊娠反应**：胃口变得不好，因为到了孕晚期，由于子宫膨大压迫了胃，使胃的容量变小，常常是吃了一点就感觉饱了。到了这个阶段，这种无效宫缩会经常出现，且频率越来越高。

### ❷ 胎宝宝的发育状况

胎儿各系统发育较完善，生存能力较强，此时的早产儿较易存活。

**胎长**：46～50厘米。

**胎重**：2000～2800克。

**四肢**：胎儿此时身体呈圆形，皮下脂肪较为丰富，皮肤的皱纹、毛发都相对减少。皮肤呈淡红色，指甲长到指尖部位。手肘、小脚丫和头部可能会清楚地在你的腹部突现出来。

**器官**：胎儿的听力已充分发育，对外界的声音已有反应。男宝宝的睾丸已经降至阴囊中，女孩的大阴唇已隆起。胎儿的呼吸系统、消化系统已近成熟。胎儿肺部发育已基本完成，存活的可能性为99%。两个肾脏已发育完全。

**胎儿姿势**：第34周，胎儿应该已经为分娩做好了准备，将身体转为头位，即头朝下的姿势，头部已经进入骨盆。

**胎动**：第35周，胎动每12小时在30次左右为正常，胎动少于20次预示胎儿可能缺氧，少于10次胎儿有生命危险。

### ③ 孕妈妈本月焦点

孕后期孕妈妈必须按时产检；越来越大的肚子让你心慌气喘，胃部胀满，要少食多餐；抽筋、腿脚肿的情况也会加剧，睡时要把脚垫高一些；不刺眼的光可以增强胎儿大脑对明暗反应的节奏性，可以用柔和的灯照照肚子；多次出现宫缩疼痛或者出血是早产症状，应立刻去医院；最重要的是，要适量运动，有助顺利分娩。

### ④ 准爸爸注意要点

此时你们的宝宝发育已经基本成熟，在为出生做最后的准备了，孕妈妈的肚子已经相当沉重，为了做好保护工作。这个月，准爸爸必须做好以下注意事项。

**准爸爸注意事项一**：每天陪妻子散步、爬楼梯，为分娩做准备。

**准爸爸注意事项二**：与妻子一起学习有关分娩、产后护理及新生儿的知识，做好科学育儿的准备。

**准爸爸注意事项三**：提前为妻子准备好分娩的必需用品。

**准爸爸注意事项四**：送妻子一些礼物，给妻子增添喜悦，增强她的信心。

**准爸爸注意事项五**：这个时期，应该禁止性生活。

**准爸爸注意事项六**：这是孕妈妈最受累和最寂寞的时期，丈夫要对妻子更加呵护体贴。

**准爸爸注意事项七**：准备好婴幼儿用品。

### ⑤ 孕9月的管理日历

#### 妊娠九月计划

| 时间\名称 | 第一周 | 第二周 | 第三周 | 第四周 | 妊娠九月备忘录 |
|---|---|---|---|---|---|
| 体重/kg | | | | | |
| 腹围/cm | | | | | |
| 体温/℃ | | | | | |
| 其他 | | | | | |

## ♥ 细节让孕妈妈的生活更舒适

孕9月，孕妈妈需要充分了解分娩知识，保持良好的精神状态和乐观的生活态度也很重要，为分娩做好物质和心理准备。

### ① 准爸爸要做好孕妈妈的心理保健工作

妊娠9个月，距预产期越来越近，孕妈

妈一方面会为宝宝即将出世感到兴奋和愉快，另一方面又对分娩怀有紧张的心理。面对这一现实，丈夫要在感情上关心、体贴妻子，让孕妈妈始终保持一种平和、欢乐的心态。

首先，准爸爸要与孕妈妈一起做好产前的心理准备。分娩前的心理准备重要性远远胜过了学习各种知识及参加各种练习，因为许多准父母没有意识到他们将会面对的问题，因此一旦面对这些问题时很无助。但是在医生的指导下，做好妊娠和分娩相关的心理准备后，他们便得到了更大范围的心理保护。

其次，在产程中给予孕妈妈心理支持。产痛是分娩过程中准爸妈关注的重心，在进行长时间的分娩心理准备时，应该让孕妈妈真正了解产痛的意义，消除对母子的负面影响，并让产妇在分娩过程中得到充分的体验，有利于调整随后的母子关系。

此外，要给予孕妈妈充分的产后心理支持。在婴儿出生后，准爸爸要全力支持妻子，并给她提供最好的条件，消除妻子抚养婴儿的压力。

## ❷ 充分利用电话预约产检

常常在医院产检处看到人头汹涌，孕妈妈扎堆等待产检，一等两三个小时普通人都受不了，何况是特别容易疲劳的孕妈妈呢？一个善于利用资讯的时尚孕妈妈，自然不必像别人一样到医院排队挂号。当然申请一张预约挂号卡必不可少，一个电话先约好，到了医院，护士就会直接为你安排就诊，从此不必排长队。

既有数十家的通用预约挂号卡，也有各大医院自己的网上预约挂号服务；部分专家门诊非常紧张，需提前几天甚至两周预约。如果临时有事不能去，要记得提前取消挂号，否则几次失约就会被取消预约资格。

## ❸ 孕期要积极学习

一般来说，从省级到区级妇幼保健院都开设有孕妈妈学校。孕妈妈不要只是被动参加，更要主动出击，甚至花钱去上，学习孕期知识。在那里除了可以学到书上、网上能找到的知识，更重要的是有具有经验的医生给你传授自己多年积累的经验。你还可以把平时的疑惑记下来请教医生，比网上漫无目的地提问来得可靠。

## ❹ 漏奶时怎么办

宝宝还没出生，乳房就已迫不及待地提前进入工作状态，这是13%的孕妈妈遇到的烦恼。有时溢出的乳汁会浸透衣衫，让孕妈们好不尴尬。

乳房漏奶是个好征兆，这说明你的乳房将来完全能够胜任哺乳任务，为自己喝彩吧，你的身体只是出乎意料地合作而已！在胸罩里放入一小片棉质乳垫就可避免尴尬。

另外，孕中期的性活动也会加剧漏奶现象，所以，忘情时刻请注意尽量不要骚扰这个部位。

## ❺ 到外地分娩需要做好哪些准备

做好分娩的准备，如果打算到外地（娘家或婆家）分娩，要提前做好准备，根据路途远近选择交通工具和时间。

选择交通工具的原则是：能乘坐火车最好不乘坐汽车和飞机；能乘坐飞机，最好不乘坐轮船；能乘坐江轮，最好不乘坐海轮。最好不要选择夜车。

时间：最晚要在距离预产期4周前赶到准备分娩的目的地，这样不但可避免途中可能动产的危险，还能为在异地分娩做好充分的准备。到了目的地，应尽快去准备分娩的医院，把产前检查记录拿给医生看，让医生了解你的整个妊娠过程，检查你目前的情况，制订未来的分娩计划。

即使是比较近的旅途，也要做好充分准备，带全途中所需物品。尤其不要忘记母子健康手册、产前检查记录册以及所有与妊娠有关的医疗文件和记录。

## ❻ 孕妈妈私密处的清洗

孕期，孕妈妈的乳房、外阴会发生很大的变化，为了保护身体的健康，首先应做好这些私密部位的清洁。

**外阴部位的清洁**：孕妈妈除了清洗全身以外，最重要的是外阴部位的清洗。因为怀孕后阴道分泌物增多，有时会感觉痛痒，所以一定要每天清洗。此部位最好用清水洗，尽量少用洗剂，避免坐浴，也不要冲洗阴道，否则会影响阴道正常的酸碱环境而引起感染。洗好澡后，别急着穿上内裤，可穿上宽松的长衫或裙子，等阴部风干后，再穿上，这样可以有效地预防阴部痛痒。

**乳房的清洁**：洗澡时，注意用温水冲洗乳房，动作要轻柔，不要用力揉搓，避免引起子宫收缩。

**小部位的清洁**：肚脐、耳朵、耳背、指甲、脚趾等部位的日常清洁往往被忽视。对于肚脐的清洗，可每次洗澡前，用棉花棒蘸点乳液来清洗污垢，等其软化后再洗净。

## ❼ 孕晚期很难入睡怎么办

到了孕晚期，因为胎儿长大的关系，孕妈妈呼吸较为费力，翻动身体所造成的腰椎压迫感也会增加，加上平躺时胃酸逆流会让胸口烧灼感更明显，因此会比较难以入眠。

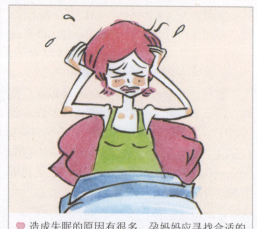

● 造成失眠的原因有很多，孕妈妈应寻找合适的方法解决睡眠问题。

出现这个问题时，孕妈妈可以稍稍垫高枕头，这样呼吸将会较为平顺，胃酸也不易逆流。此外，不论平躺、左右交替侧躺，都是可以采用的睡姿，并不局限于某一种睡姿。因为此刻维持相同的姿势睡觉，反而影响睡眠质量。

至于睡前运动，尽量选择适度轻柔的运动，比方说柔软操或是散步，这样也有助入眠；强度较大的运动要能免则免，因为那样只会适得其反，更不易入眠。

## ♥ 准爸爸要当好孕妈妈的营养师

第9个孕月里，孕妈妈的胃部仍会有挤压感，所以每餐可能进食不多。准爸爸要做好孕妈妈的营养补充工作，站好最后一班岗。

## ❶ 孕妈妈吃什么可以补铁

妊娠期需要增加铁摄入量的重要性不亚于钙。足月胎儿肝内储存的铁，可供出生后6个月之内用，其中大部分是在母亲妊娠的最后两个月内储存。在这两个月内，胎儿肝脏以每日5毫克的速度储存铁。孕妈妈自己也需要储存一些铁，以便为分娩失血提供所需。我国营养学会建议孕妈妈铁的适宜摄入量为每天28毫克。

民间常说的"贫血"，大部分都是因为缺铁而引起的。如果孕妈妈摄入的铁不足，就会直接影响到胎儿的生长发育。临床上经常出现的胎儿期贫血与出生时体内铁的储存量有密切关系。如果孕妈妈和乳母的膳食中铁供给不足，就可发生营养性贫血。缺铁性贫血现已成为一个最重要的医学和公共卫生学问题，尽管很少会引起死亡，但它对胎儿的大脑发育以及婴儿的智力发育却会造成影响。

动物肝脏和血液含铁量很高且是血红素铁，利用率高，可经常选用。膳食中铁的良好来源包括动物肝脏、牛肉、各种动物瘦肉、蛋黄、肾脏、动物血、大豆、黑木耳、芝麻酱以及一些含强化铁的食品或饮料。一般蔬菜中含铁量不高，油菜、苋菜、菠菜、韭菜等含铁量虽不低但利用率不高。含铁丰富的食物与含维生素C高的食物同食效果更好。

## ❷ 孕妈妈宜根据体质进补

大部分女性在怀孕后阴血偏虚，内热较重，如过多食用性温、大热的食物，容易"火上加火"，所以，孕妈妈要根据不同的体质确定进补的食品。

阴虚体质宜多食滋阴清热的食物：如果常出现口鼻干燥，面色赤红，手足心热，小便黄赤，大便干燥的情况，基本属于阴虚热性体质，应多选滋阴清热的食物，如海参、甲鱼、鸭肉、兔肉、银耳、黑木耳、豆腐、荸荠、百合、荠菜、菠菜等。

阳虚寒性体质多食温性食物：如果感觉肢体寒冷畏寒、小便清长、大便溏薄、面色发白，则可能属于阳虚寒性体质，可适当补充牛肉、羊肉、鸡肉、黄鳝、带鱼、大枣、板栗、韭黄、蒜苗等温性食物。

## ❸ 孕晚期应减少盐分的摄入

孕晚期，盐分的摄入对于孕妈妈特别关键。医生通常建议孕妈妈晚期减少盐分的摄取，这是因为孕妈妈摄取过多盐分将会导致浮肿和高血压。

除了做菜时要少放盐、酱油、味精等调味品以减少盐分外，孕妈妈还应避免无意中对盐的摄取。比如坚果类食品，如"椒盐腰果"、"盐焗杏仁"等。再仔细看看白面包的配方，也通常会有盐的字样。所以，孕妈妈在选用零食的时候，不要忘记看看配料表，尽量避免盐分的过多摄入。

## ❹ 孕晚期无须大量进补

为了孕妈妈的健康，亲友们总是不忘提醒孕妈妈多多进补。不过，孕妈妈补得过火会造成营养过多，同时因活动较少，反而会使分娩不易，而且孕期女性特别不适合服温补药。

到了妊娠中、晚期，由于胎宝宝的压迫等负担，孕妈妈往往出现高血压、水肿症状，此时如进食大补之品，结果不仅对胎宝宝和孕妈妈无益，反而会火上加油，加重孕妈妈呕吐、水肿、高血压等现象，也可促使其产生阴道出血、流产、死产或宝宝窘迫等现象。

孕期大量进补，还容易导致孕妈妈过度肥胖和巨大儿的发生，对母子双方健康都不利。如前所述，孕妈妈在怀孕期的体重以增加12千克为正常，不要超过15千克，否则体重超标极易引起妊娠期糖尿病。

所以说，女性孕期加强营养是必要的，但营养应适当，并非多多益善。

## ❺ 素食孕妈妈如何补血

研究发现，孕早期补血可增加婴儿出生时的体重。通常，孕妈妈主要通过食用鸡蛋中的蛋黄、牛肉、动物肝脏、猪血及鸡鸭血等含铁量较高的食物来补血。那么对素食孕妈妈来说，如何在避免食用荤菜的同时又保证铁的补充呢？

专家建议，素食孕妈妈宜增加豆类、全谷类、坚果类等含铁量较高的素食的摄取量，以避免贫血。其次，还要多食用血红色食物，如红枣、红豆、枸杞子等。此外，还要增加富含维生素C的蔬果，以避免贫血。

如果通过饮食不能够解决贫血症状，那么就应该在医生的指导下服用相应药品，必要时要给予铁剂治疗。服用葡萄糖酸亚铁、硫酸亚铁、人造补血药等。同时

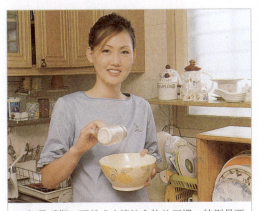

● 怀孕后期，要养成吃清淡食物的习惯，特别是要减少盐分的摄入。

服用维生素C或稀盐酸合剂,以促进吸收。

## ⑥ 孕妈妈进补忌乱用食材

进入冬天后,孕妈妈进补要特别小心。通常,适合普通人进补的食材未必都适合孕妈妈食用,孕妈妈在进补前不妨先向医生咨询一下。

首先,人参、桂圆和羊肉千万不能多吃。这是因为女性在怀孕后阴血偏虚,内热较重,不适合过多吃性温、大热的食物,比如羊肉、狗肉、老母鸡、桂圆和人参等,否则容易"火上加火",严重者甚至还会出现见红、腹痛等先兆流产和早产症状。

同时,专家还指出,孕妈妈进补关键要注意平衡营养。平日可多吃点绿叶蔬菜、肉类、鱼类、家禽、豆制品和鸡蛋等富含蛋白质的食物。冬天还可多吃些芝麻、核桃仁、黑糯米、红枣和赤豆等。

## ⑦ 如何在生鲜超市买"生鲜"

在超市买菜最大的好处,就是每一种食品均有清楚的价格、成分、重量及生产日期等标识,并有保存期限的提醒,购买时会比较放心。其实,如何在生鲜超市选购食品以及生鲜食品的保存也有一定学问,孕妈妈及其家人不妨了解一下。

**鸡鸭类选购要诀**:正常的家禽肉看起来光滑、明亮,没有干瘪、失水,有弹性。全鸡或全鸭,可查看翅膀的尖端,如有发黄变黑迹象,则应注意。家禽肉在超市上架前均经过初步清洗及切割处理,分成不同重量和价格的包装,方便选购。挑选时应选择肉体干净、包装内没有血水渗漏的。血水过多,表示肉品在包装时接触室温时间过长或冷冻时间不够,肉质较易变坏。

**猪牛肉类选购要诀**:新鲜的猪肉或牛肉应该呈鲜红色,没有异味。如果肉色暗红或呈褐红色,味道较重,就可能是放置过久,或是密封不严不够新鲜。

超市的猪牛肉很多是处理成了肉块、肉片、肉丝,由于已经分切处理,必须在短时间吃完。如果一时吃不完,买回去应将其再分为小包装,将多余的冷冻起来,吃时再解冻。

**海鲜类选购要诀**:超市的海鲜均经过初步清洗处理,平时以冷冻或低温方式陈列,有没有超过食用期限,不能只从外表来判断,应该多闻闻。对于肉面凹陷,有腥臭味或流出不明黏液的不要购买。

**蔬菜类选购要诀**:优质的根茎类蔬菜表面完整,没有发芽或腐烂;花果类表皮坚挺,没有软化和受潮;叶菜类青翠,没有发黄、凋萎。

一些超市提供切割处理过的蔬菜,可以直接炒食,应注意切口处有无变黑、失水,并应尽快吃完。

## ⑧ 了解食品标签的含义

食品标签是指印在包装食品容器上的文字、图形、符号以及一切说明物。学会看食品标签,才能让孕妈妈吃得更健康。

以下是一些标签文字的含义。

**无热量**:每份食品中的热量低于5卡。

**低热量**:每份食品中的热量低于40卡。

**无胆固醇**:每份食品中的胆固醇少于2毫克,饱和脂肪低于2克。

**低胆固醇**:指每份食品中的胆固醇少于20毫克,饱和脂肪低于2克。

**低脂肪**:每份食品中的脂肪低于3克。

**无脂肪**:每份食品中的脂肪低于0.5克。

**低钠**:每份食品中的钠低于140毫克。

**无钠或无盐**:指每份食品中的钠低于5毫克。

**无糖**:每份食品中的糖低于0.5克。

**天然**:不含化学防腐剂、激素和类似的添加剂。

**新鲜**:未加冷冻、加热处理或其他保存方式保藏的主食。

## ⑨ 孕9月健康食谱

第9个孕月里,孕妈妈应继续控制食盐的摄取量,以减轻水肿引起的不适。

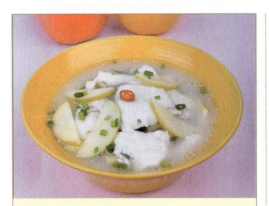

## 果味鱼片汤

**原材料** 草鱼肉175克，苹果45克。

**调味料** 色拉油20克，盐5克，香油4克，葱段、姜片各3克，白糖、味精各2克。

**做　法** ①将草鱼肉洗净切成片，苹果洗净切成片备用。②净锅上火倒入色拉油，将葱、姜炝香，倒入水，调入盐、味精、白糖，下入苹果、鱼片煮至熟，淋入香油即可。

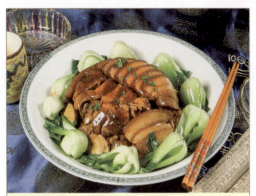

## 金牌一碗香

**原材料** 五花肉400克，腊肉100克，上海青200克。

**调味料** 料酒、白糖、老抽、排骨酱各适量。

**做　法** ①将五花肉洗净，入油锅稍炸，捞出待凉后切片；腊肉洗净，切片；上海青洗净，摆盘。②五花肉加料酒、白糖、老抽、排骨酱拌匀后和腊肉片一起装入摆有上海青的盘中。③用大火蒸熟，取出，撒上葱花即可。

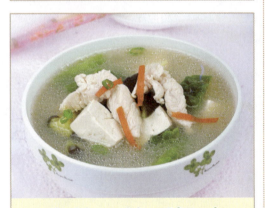

## 豆腐茄子苦瓜煲鸡

**原材料** 卤水豆腐100克，茄子75克，苦瓜45克，鸡胸肉30克。

**调味料** 精盐3克，高汤适量。

**做　法** ①将豆腐洗净切块，茄子、苦瓜分别去皮洗净切块，鸡胸肉切小块。②炒锅上火，倒入高汤，下入豆腐、茄子、苦瓜、鸡胸肉调入精盐煲至熟即可。

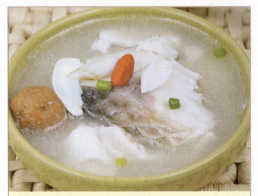

## 润肺鱼片汤

**原材料** 草鱼肉200克，水发百合10克，干无花果4颗，马蹄（罐装）5颗。

**调味料** 盐5克，香油3克。

**做　法** ①将草鱼肉洗净切片，水发百合洗净，干无花果浸泡洗净，马蹄稍洗切片备用。②净锅上火倒入水，调入盐，下入草鱼肉、水发百合、干无花果、马蹄煲至熟，淋入香油即可。

# 孕期检查与疾病预防

孕9月，将近临产，本月是妊娠后负担加重的时期，容易出现一些并发症，尤其是有内外科疾病的孕妈妈，更要防范病情的加重，因此定期检查一定要做。

## ❶ 进行第六次产前检查

本月，孕妈妈应该去医院接受第六次产前检查。此次产前检查除了常规地完成前几次检查的项目外，医生会建议你开始着手进行分娩前的准备工作。

**胎动计数**：通过计数胎动，孕妈妈可以进行自我监护，从而关注胎盘的健康状况。由于每个胎儿的活动量不同，孕妈妈自感胎动数的个体差异很大，12小时内的累计数自十次至百次不等，因此每个孕妈妈都有自己的胎动规律。如果胎儿在12小时内的活动次数少于10次，或逐日下降超过50%而不能恢复，或突然下降超过50%者，提示胎儿缺氧。孕妈妈应高度重视，及时采取左侧卧位，增加胎盘血流量，并到医院作进一步检查和治疗。

**胎心率监测**：大都使用"非加压试验"，如果胎动时呈现胎心率加速变化即属正常反应，意味着胎盘功能还不错，一周内将不会发生因胎儿、胎盘功能减退所致的胎儿死亡。

**B超检查**：做一次详细的超声波检查，包括胎儿双顶径大小、胎盘功能分级、羊水量等，让妈妈可以评估胎儿当时的体重及发育状况，并预估胎儿至足月生产时的重量。一旦发现胎儿体重不足，孕妈妈就应多补充一些营养物质。

## ❷ 胎儿发育迟缓怎么办

孕妈妈做产检时，最喜欢问的一句话就是："宝宝体重正常吗？有多重了？"倘若医生的回答是"小了一点！"，孕妈妈们一定会心急不已。事实上，宝宝的体重本来就有重有轻，只要生长曲线正常，就无须大惊小怪。但是，在孕37周以后，如果胎儿体重低于妊娠周数胎儿正常体重的10个百分点，又合并有母体或胎盘问题，就可能是胎儿生长迟滞。

若胎儿头围及腹围均较小，称之为"均称形生长迟滞"，主要原因有孕妈妈体重增加不良、子宫内感染（如麻疹、梅毒）、先天异常、染色体异常等，不过，也可能是由于父母的体型较小，基于遗传的因素，胎儿自然也会小一些。

若胎儿头围正常，只有腹围较小，称之为"不均称性生长迟缓"，胎儿是在孕晚期才受到有害因素的影响，常见的原因有母亲患有合并贫血性心脏病或血管及肾脏疾病导致胎盘功能不全，胎儿为多胞胎或胎盘、脐带异常等。另外，孕妈妈营养不良或有抽烟、酗酒等不良习惯，以及乱服药物等，均有可能造成胎儿生长迟滞。

生长迟滞的胎儿，在生产时发生胎儿窘迫的比例很高，所以早期诊断十分重要。孕妈妈一旦发现有胎儿生长迟滞现象，除了针对上述可矫正因素做矫正外，若有必要，须先行引产，以防不测。

## ❸ 发生尿频怎么办

怀孕晚期的孕妈妈常常会有尿不尽，或者憋不住尿老想上厕所的感觉。这通常是由于下降到骨盆内的胎儿头部压迫膀胱引起的，是正常的生理现象。

出现这一问题时，一般不需要进行治疗，孕妈妈只要注意不要憋尿，立即去厕所就行了。但如果发现小便浑浊，或出现尿痛的感觉，则有可能是有尿路受细菌感染，应及时就医。

## ④ 孕妈妈矮小不一定就难产

不少身材矮小的孕妈妈怀孕后总是提心吊胆，生怕自己出现难产。其实这种担心是多余的。一个人身材的高矮与骨盆的大小不一定成正比，况且胎儿能否顺利娩出还与骨盆的形态有关。有些身高超过1.70米的女性，有着男子型的骨盆，盆腔是漏斗状，骨质厚，内径小而深，胎儿不易通过。而许多身高不足1.60米的女性，臀部宽，呈典型的女性骨盆，盆腔呈桶状，宽而浅，骨质薄，内径大，胎儿却很容易通过。

此外，胎儿的大小与骨盆是否相称也是衡量可否顺产的因素。骨盆的形态是否正常，通过骨盆外测量可以得出初步估计。现代化的超声检查手段又可以准确测量出胎儿的大小，因此临产时，医生完全可以预测出你生产过程是顺产还是难产。即使事情真的降临到你的头上，尚有剖宫产手术保驾。个子矮小的女士们，尽可静下心来，只管一心一意地孕育自己的宝宝好了。

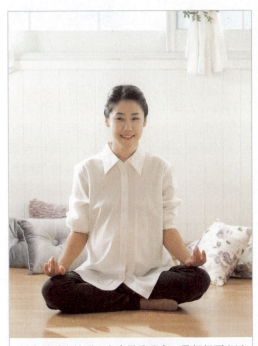
● 个子矮小并不一定会导致难产，孕妈妈不必过于担心，保持良好的心态才有利生产。

## ⑤ 发生不规则肚子痛怎么办

在孕晚期，孕妈妈偶尔会感觉到肚子痛，这其实是宫缩的表现。大约在分娩前一个月，宫缩就已经开始了。有些人刚开始时还没感觉，只有用手去摸肚子时，才会感受到宫缩。到了孕晚期，这种无效宫缩会经常出现，且频率越来越高。

临盆开始的重要标志是出现有规律且逐渐增强的子宫收缩。这种宫缩无法缓解，每次持续30秒以上，间隔5～6分钟。如果你的宫缩持续时间短且不规律，就表示分娩尚未发动，是宫缩过于频繁的表现。

宫缩太频繁了即使不是即将生产，对宝宝也是不太好的，容易造成胎儿宫内窘迫。频繁宫缩持续时间长的话建议去医院看看医生，看是否需要做个胎监。出现这种情况的时候要注意休息，不要刺激腹部。不需要服用药物，而且服用药物一般也不大能缓解。如果痛到坐立不安，工作、生活受到影响，就需要去医院。同时，要注意休息，不要刺激腹部。

## ⑥ 做好高危妊娠的检测管理

高危妊娠，是指高度危及母婴健康和安全的妊娠，包括产妇为高龄初产妇、胎位不正、母婴血型不合、胎儿在宫内发育迟缓、患妊娠期高血压综合征、胎膜早破、羊水过少和过期妊娠等。

高危妊娠监测管理的重点应放在孕早期和孕晚期，是将高危妊娠孕妈妈列为重点监护对象，加强监测管理，积极治疗并发症，密切观察高危因素动态变化，尽可能使高危妊娠转为无高危或低高危，积极防治、消除相对高危因素，使高危妊娠者的危险度降至最低。

要做好高危妊娠的检测管理，孕妈妈首先要作好自我监护，密切配合医生的观察、处理，才能顺利渡过怀孕期，迎接"小天使"的降临。

# 孕9月优生胎教要点

孕9月，孕妈妈的身体越发笨重，可以采取一些比较静态的胎教方式，既能保证对胎儿的教育，又给孕妈妈减轻负担。

## ❶ "女红"胎教

孕妈妈日常生活中一点一滴的幸福感受都会传给胎儿。表达妈妈爱的最直接的方法无异于亲手缝制新生儿用品了，因此，这种手工也可以算作胎教的一种。实际上，孕妈妈任何有利于胎儿的习惯、做法、爱好都可以称为胎教。

布艺制作实际就是"针线活"，也叫"女红"，是我国女性的基本功。在男耕女织的时代，女红是孕妈妈必会的基本功，如果不会针线活就很难嫁出去。那时候，孕妈妈总要抽出时间一针一线地缝制婴儿的小衣服。缝时自然而然就会想着孩子未来的样子，爱子之情、幸福之感便会油然而生，不知不觉中一颗母爱的慈心就培育起来了。喜爱动手的孕妈妈不妨试一试。

对于孕期容易出现急躁、不安甚至恐惧情绪的孕妈妈，做做手工活也是调节心情的一种方法，可以让孕妈妈更加深入地体会到宝宝即将到来的事实，更好地完成角色的转换和心理的认可。另外，不必拘泥于某种形式，拼布、编织、十字绣都可以。为宝宝缝制一个纯棉的小包被、小帽子、连体服，钩一双小袜子，用碎布头做一个小布偶，用毛毡做一个小动物，用十字绣装饰一个小围嘴……当然，孕妈妈要量力而行，孕期做手工容易疲劳，可以在身体允许、有心情、有兴致的时候做一点，不必勉强自己一定要完成多少。每天的手工时间不要超过1小时。

## ❷ 阅读胎教

喜欢读书的孕妈妈不妨来个阅读胎教。阅读优秀的文学作品可以陶冶人的情操，净化人的心灵，抚慰人的情感，提升人的素质。古往今来，优秀的文学作品浩如烟海，它们如同夜空中闪耀的繁星，跨越时空，恒久照耀人间。当然，孕妈妈不一定要选择长篇巨著，可以选择文字优美、寓意深刻、轻松幽默的散文、诗词等，内容要积极向上，不宜阅读过分伤感的作品，杀戮打斗的内容更是禁忌。

孕妈妈也可以选择优秀的儿童文学作品来阅读，如各类小说、童话、寓言、诗歌等。这些作品，充满童趣，欣赏过程中会使人产生温馨的联想，有助于培植孕妈妈的爱子之心，领悟儿童的心理特征。

此外，欣赏文学作品不要废寝忘食，甚至通宵达旦，每天阅读一小段，达到怡情养性的目的即可。

## ❸ 抚摸胎教

妊娠9个月，由于胎儿的增一步发育，孕妈妈本人或丈夫用手在孕妈妈的腹壁上便能清楚地触到胎儿头部、背部和四肢。可以轻轻地抚摸胎儿的头部，有规律地来回抚摸宝宝的背部，也可以轻轻地抚摸孩子的四肢。当胎儿可以感受到触摸的刺激后，会促使宝宝做出相应的反应。触摸顺序可由头部开始，然后沿背部到臀部至肢体，要轻柔有序，有利于胎儿感觉系统、神经系统及大脑的发育。

抚摸胎教最好定时，可选择在晚间9时左右进行，每次5~10分钟。在触摸时要注意胎儿的反应，如果胎儿是轻轻地蠕动，说明可以继续进行；如胎儿用力蹬腿，说明你抚摸得不舒服，就要停下来。

## 孕妈妈的阳光"孕动"

孕9月孕妈妈的身体负担进一步加重，适当且合理的运动，不仅能使孕妈妈很快适应这些变化，而且可以帮助身体为艰难的分娩过程做好准备。

### ❶ 增强骨盆肌肉力量的运动

孕晚期因为肚子的增大，部分孕妈妈可能会很粗心双腿出现无力的感觉，这时简单做一下运动，不但可以消除不适，还能增强臀腿力量，有助顺利分娩。

左侧卧在地毯上，左手撑住头部，右手自然地扶在右腿上。左腿伸直，右腿屈膝，右脚跨过左腿，脚掌落在左膝前方，贴地。一边呼气，一边将右膝向外打开，保持3秒。然后，放下左腿，换腿练习，重复做3～5次，注意动作要轻柔缓慢。

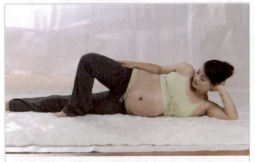

● 孕9月，胎儿各系统发育较为完善，孕妈妈的身体已经为分娩做好准备了。

### ❷ 到户外进行一下简单运动

进入笨拙的孕晚期后，孕妈妈也不要害怕得闷在屋里，等待分娩的来临。到户外运动，并不一定要大张旗鼓，到就近的公园散散步、伸展伸展身体，也是一种简单的运动方式。孕晚期适度的户外运动，能让孕妈妈补充到新鲜的空气，促进胎儿生长，还能增强孕妈妈的肌肉力量，为分娩做好准备。

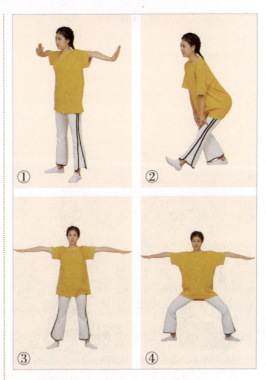

下面，让我们一起来活动一下吧。

①站姿，双臂侧平举。双腿分开，手腕弯曲，指尖向上伸展，保持3秒钟。

②双手下垂，左腿向前伸直，脚跟贴地，右腿弯曲，腰背挺直，保持5秒钟。

③站姿，双腿分开与肩同宽，双臂向两侧平举，向上伸展腰背。

④双腿分开两个肩宽，保持侧平举，要被挺直，身体慢慢向下蹲，注意身体平衡，保持3秒钟。

### ❸ 孕9月孕妈妈瑜伽

在整个妊娠过程中，孕妈妈都可以练习瑜伽姿势，但必须以个人的需要和舒适度为准。孕9月，孕妈妈运动的主要目的是为即将到来的分娩积蓄力量，同时增强对肌肉的控制能力，使身体能够在分娩时听从大脑发出的指令，以帮助宝宝顺利生产。

### (1) 后腿伸展式

①背部挺直跪在垫子上,双手放在大腿上。

②吸气,左腿向后伸直,保持3～5个呼吸;再次呼气时,恢复到起始姿势,换另一侧的做以上运动。

**功效**:进行此练习可伸展腿部韧带,活动髋部肌肉,提高社团你的平衡性和对全身肌肉的控制能力,并可以使女性的体态更为优雅。

**安全提示**:不要在光滑的地板上进行此练习,丙炔需要通过耐心来加以改善。

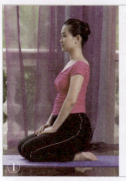
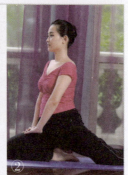

### (2) 简易新月式

①双腿自然跪坐在垫子上,双手在胸前合掌,眼睛向前平视。吸气,手臂向上伸直,停留一会儿。

②呼气,保持合掌姿势不变,胸及背部向后略弯,停留3～5个呼吸,再呼气时,恢复到起始姿势,稍作休息。

**功效**:可扩展胸部,增强呼吸系统的功能,增强平衡感和专注力。

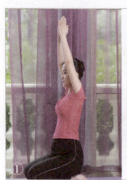
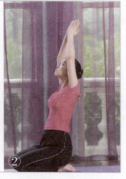

**安全提示**:后仰的幅度不要太大,一定要在能力允许的范围内进行。患有高血压、晕眩症、心脏病、颈椎病的孕妇要在医生允许下方可练习此姿势。

### (3) 扭身侧弯式

①跪在垫子上方,双腿左右分开,臀部置于双腿之间,双手放于大腿上,腰背挺直。

②上身抬起,向右侧移动,臀部坐在右腿上,双手十指相扣。吸气,双手举过头顶,掌心向上。呼气,身体向左侧弯,保持2个呼吸。

③吸气,抬起上半身。呼气,放下手臂,稍作休息。换边练习。

**功效**:此练习有点像日常的伸懒腰动作,可舒展腰部,消除手臂疲劳,缓解即将分娩带来的压力和紧张感。

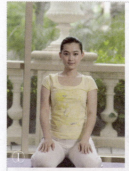
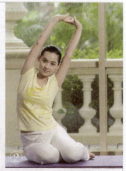
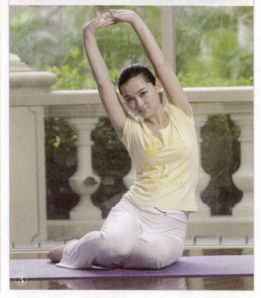

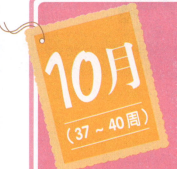

# 孕10月，为分娩做好准备

（37～40周）

◎到了第10个月，胎儿就可以称为足月儿了，宝宝即将降临，孕妈妈在最后的这个月可能会感觉很紧张，心情烦躁焦急等，因此准爸爸和家人要多多呵护孕妈妈。同时，孕妈妈自己也要好好休息，密切注意自己身体的变化，随时做好临产的准备。

## ❤ 收集妈妈和宝宝的第一手情报

一般过了37周，胎儿已经足月了，身体的各个器官都已经长好，随时等待来到这个世界。

### ❶ 孕妈妈的身体变化

分娩来临的焦虑、睡眠不足产生的疲劳和渴望怀孕结束等情绪混杂在一起，使孕妈妈容易陷入忧郁的状态，此时孕妈妈应稳定情绪，保持心绪的平和，安心等待分娩时刻的到来。

**体重**：体重达到高峰期。
**乳房**：有更多乳汁从乳头溢出。
**子宫**：子宫底下降，进入盆腔。
**阴道分泌物**：阴道分泌物增多。
**尿频、尿急**：常会尿急或觉得尿不干净。
**胀气、便秘**：便秘会变得明显。
**呼吸变化**：子宫下降，对胸部的压迫消除，呼吸变得较轻松。
**妊娠反应**：这时有不规则阵痛、浮肿、静脉曲张等感觉，在分娩前更加明显。

### ❷ 胎宝宝的发育状况

这时，胎儿从一个小细胞发育到了2亿个细胞，随时准备与爸爸妈妈见面了。

**胎长**：约51厘米。
**胎重**：2800～3500克。
**四肢**：手、脚的肌肉已发达，骨骼已变硬。头发已长3～4厘米。
**器官**：第37周时，胎儿现在会自动转向光源，这叫作"向光反应"。胎儿的感觉器官和神经系统可对母体内外的各种刺激做出反应，能敏锐地感知母亲的思考，并感知母亲的心情、情绪以及对自己的态度。身体各部器官已发育完成，其中肺部是最后一个成熟的器官，在宝宝出生后几个小时内他才能建立起正常的呼吸模式。
**胎动**：胎儿安静了许多，不太爱活动了。这是因为到这时胎儿的头部已固定在骨盆中。
**胎儿姿势**：胎儿的头在你的骨盆腔内摇摆，周围有骨盆的骨架保护着。

### ❸ 孕妈妈本月焦点

这时可以适当了解一下分娩的过程，做到心中有数。待产的过程中，适当增加

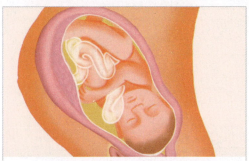

● 进入妊娠的最后阶段，分娩随时可能来临，孕妈妈应做好各项准备工作。

点活动量，比如爬爬楼梯、走走路，这样有助于自然分娩。如果是顺产，一旦出现不规律宫缩或者见红，就要准备去医院了。一旦羊水破了，要及时联系医院或拨打120，切记要躺着去医院，将臀部抬高，防止脐带脱垂，以免造成孩子缺血缺氧。过了41周还没有生，也得马上去医院。

### ❹ 准爸爸注意要点

通常最后一个月，孕妈妈会觉得时间变得漫长，很着急要跟肚子里的宝宝见面，这时的宝宝已经开始落入盆腔，孕妈妈会感到比较舒服。准爸爸，为了迎接宝宝，你准备好了吗？

**准爸爸注意事项一**：陪妻子做最后一次产检，了解一下病房、产房的环境，联系医生。

**准爸爸注意事项二**：为妻子的分娩与宝宝的顺利出生做好准备，确认分娩时的联系方式和交通工具的安排。

**准爸爸注意事项三**：多给妻子鼓励和勇气，解除妻子的紧张情绪。

**准爸爸注意事项四**：为妻子做好出院准备——布置好清洁舒适的房间，检查宝宝的用品是否齐全，备足一切生活用品及营养品等。

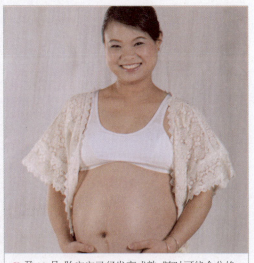

● 孕10月，胎宝宝已经发育成熟，随时可能会分娩，准爸妈要做好迎接宝宝的准备。

**准爸爸注意事项五**：如果妻子出现大量出血或严重腹痛的现象时，应立即到医院进行检查。

**准爸爸注意事项六**：如果妻子下体往下流出大量的液体，说明羊水破了，应立即送往医院。

**准爸爸注意事项七**：要注意妻子体重增加的幅度，每周为其量一次体重，预防隐性水肿。

### ❺ 孕十月的管理日历

#### 妊娠十月计划

| 时间<br>名称 | 第一周 | 第二周 | 第三周 | 第四周 | 妊娠十月备忘录 |
|---|---|---|---|---|---|
| 体重/kg | | | | | |
| 腹围/cm | | | | | |
| 体温/℃ | | | | | |
| 其他 | | | | | |

## 细节让孕妈妈的生活更舒适

进入孕10月,随着身体负担越来越重,孕妈妈的体力减弱,身体更加容易疲倦。这时,孕妈妈一定要注意充分休息和保持足够睡眠,为分娩做好体力贮备。

### ❶ 给宝宝和妈妈请个月嫂

月嫂是专门照料产妇及婴儿月子里生活的家庭服务员,月嫂所具备的专业知识是传统的保姆所无法比拟的。严格来讲,月嫂要经过严格、系统的培训,要全面、深入地掌握产后知识,要具备专业的产后护理技能,经考核之后获得相关结业证书才能上岗。

一般来说,月嫂服务应包括以下内容。

**产妇方面:** 产妇的护理及膳食;母乳喂养、乳房护理、产后恶露的观察与指导;产妇内衣、乳房、会阴部的卫生清洗;产妇室内环境的整理;产妇心理护理及形体恢复指导;协助产妇刷牙、梳头、沐浴等。

**新生儿方面:** 新生儿喂养、护理、观察;为新生儿换洗尿布、洗澡、抚触、游泳、晒太阳及认知能力的训练;婴儿用品的消毒等。

在完成以上服务的基础上,还可以帮助产妇做家务。

不同的服务机构所提供的月嫂承担的服务范围并不完全相同,即使同一服务机构,月嫂也可以根据需要承担不同的服务内容。所以,在雇佣月嫂前,应该将服务范围咨询清楚,以免日后发生矛盾。

### ❷ 隔辈老人育儿的优势

在当今日趋激烈的社会竞争中,年轻的爸爸妈妈往往正处于事业拼搏时期,越来越多的老人承担起了照顾和抚养隔辈宝宝的义务。小区里,由爷爷奶奶或姥姥姥爷带孩子的现象比比皆是。有资料表明,在我国城市家庭中,有一半以上的宝宝是由隔辈老人看护的。这体现了一种奉献精神,是具有中国特色的现实。

一方面,祖孙的血缘关系使隔辈老人本能地对宝宝产生慈爱之心,这是育儿获得成功的心理基础,可使宝宝获得更多的爱抚。另一方面,老人们还有着丰富的育儿经验,有充裕的时间和耐心,可以使宝宝得到很好的照料。同时,隔辈老人还往往具有丰富的生活知识和人生阅历,这为教育宝宝打下了很好的基础。此外,祖辈老人常有一种儿童心理,特别容易和孙辈宝宝形成融洽的关系,更喜欢和宝宝一起玩耍,这对宝宝体格和智能的发育有着较好的作用。

因此,夫妻双方应该对隔辈老人育儿的优势了解清楚,做好心理准备,这对宝宝的健康成长,对维持家庭的和睦以及保证夫妻能够安心工作都是很重要的。

### ❸ 孕妈妈情绪的调节

对于分娩,不少孕妈妈感到恐惧,犹如大难临头,烦躁不安,甚至惊慌,无所

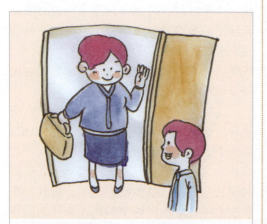

● 月嫂在照顾妈妈、宝宝方面经验丰富,可以减去妈妈、宝宝在没有老人在身边照顾的不安。

适从，这种情绪既容易消耗体力，造成宫缩无力，产程延长，也对胎儿的情绪带来了较大的刺激。其实，生育过程几乎是每位女性的本能，是一种十分正常的自然生理过程，是每位母亲终生难忘的幸福时刻。

胎儿在母亲肚子里已9个多月了，由一个微小的细胞发育成3000多克的成熟胎儿，他不可能永远生活在母亲的子宫内，他要勇敢地穿过产道投奔到外面精彩的世界里。所谓"瓜熟蒂落"就是这个道理。

在分娩过程中，子宫一阵阵收缩，产道才能一点点地被攻开，孩子才能由此生下来。在这个过程中，母体产道产生的阻力和子宫收缩帮助胎儿前进的动力相互作用，给产妇带来一些不适，这是十分自然的现象，不用害怕、紧张。母亲的承受能力、勇敢心理，也会传递给婴儿，是胎儿性格形成的最早期的教育。

产妇此时应尽量做到心理放松，全身就会放松，配合医生的指导，为孩子的顺利出生创造条件。

### ❹ 产妇大声喊叫不利于分娩

有些产妇在分娩阵痛时就大喊大叫，认为喊出去会舒适一些。其实，分娩时大声喊叫并不利于分娩。因为喊叫既消耗体力，又会使肠管胀气，不利于宫口扩张和胎儿下降。

正确的做法应该是，产妇要对分娩有正确认识，消除精神紧张情绪，抓紧宫缩间歇休息，按顿进食、喝水，使身体有足够的能力和体力。这不但能促进分娩，也大大增强了对疼痛的耐受力。

### ❺ 制订生产计划书

在生产前，孕妈妈最好制订一个生产计划书。借由填写生产计划书，你可以更清楚地知道整个生产的过程，越周详的生产计划书越能减轻你对生产的紧张及恐惧情绪。你可以就计划书上的问题在生产前和你的医生做讨论，找出最适合自己的方式。

同时这份计划书也是医生为你接生时各种判断的依据。一份详细的生产计划书应包括：产前准备、待产过程、分娩时分及产后护理四大方面。

### ❻ 事前熟悉一下产房很必要

在分娩前后，大多数孕妈妈都希望自己处在一个舒适的环境下：光线柔和，室温适宜，环境清静，有亲人陪伴，有舒缓的音乐。在临产前，丈夫应该和妻子一起去了解一下病房、产房的环境，熟悉自己的医生将能减少临产前的忧虑。

住院时，准爸爸还可以带上一些让孕妈妈得到心理安慰的东西，比如她喜欢的娃娃、衣服、小摆设等，让她即使在医院里，也能感觉到家的温馨。

### ❼ 按摩乳房促进分娩

在孕期快要结束的时候，每一侧的乳房内都有15～20个圆形突起，每一个都由一支在内部根端的主要的腺体气泡和一个顶端缩小开口在乳头外的乳汁输送管组成。接下来，每一个圆形的突起再分支成20～40个小叶片，更小的乳汁输送管内有10～100个支撑的腺体气泡或者乳汁囊。这个时候，乳房已经完全有能力制造乳汁了。按摩乳房可以软化乳房，使乳管腺畅通，乳汁分泌旺盛。刺激乳头和乳晕，可使乳头的皮肤变得强韧，将来婴儿也比较容易吸吮。

从怀孕第37周开始，还可通过对乳房进行按摩等刺激，来达到促进生产的目的，以免引起过期妊娠。刺激乳房具有使产程缩短的效应，而且此种效应与刺激乳头的时间长短有关。临床观察表明，每日刺激乳头多于3个小时的孕妈妈，从其刺激开始到分娩出婴儿为止平均时间为4.6天，而每日刺激少于3小时者为8.5天。

## 准爸爸要当好孕妈妈的营养师

到了第10个月，孕妈妈便进入了一个收获季节。这时候，保证足够的营养，不仅可以供应宝宝生长发育的需要，也为孕妈妈顺利分娩和产后快速恢复打好基础。

### ❶ 孕晚期最需要补充的营养

到了第10个月，孕妈妈摄入足够的营养，不仅可以供应宝宝生长发育的需要，还可以满足自身子宫和乳房增大、血容量增多以及其他内脏器官变化所需的"额外"营养。如果营养不足，不仅所生的婴儿会比较小，而且孕妈妈自身也容易发生贫血、骨质软化等营养不良症，这些病症会直接影响孕妈妈临产时的正常子宫收缩，容易发生难产。进入孕期最后一个月，孕妈妈最需要补充的营养有以下几种。

**蛋白质：** 蛋白质是人体所需主要营养物质之一，摄入体内后在肝脏分解为氨基酸。蛋白质是胎儿组织发育和健康成长的必需成分。孕期除了每天摄入45克蛋白质满足母体需要外，还应额外摄入6克。蛋、鱼、肉、奶和乳制品中含有大量蛋白质。

**碳水化合物：** 人体所需要的能量是由碳水化合物提供的，碳水化合物多以蔗糖和淀粉的形式存在于食物中。孕妈妈要多食用富含淀粉的食物（如土豆），少食含蔗糖较多的食物，因为淀粉类食物水解缓慢，热量较少。这些热量供给孕妈妈平时的活动及机体的消耗，还供给胎儿活动及新陈代谢所需要的能量。

**脂肪：** 脂肪是构成细胞膜的重要成分，同时对胎儿神经系统的发育会起到很大作用。尽管孕妈妈不宜多食脂类（因为它每克所含的热量比同量的碳水化合物和蛋白质要高1倍，所以摄入等量的脂类，体内热量相当于增加1倍），但一点不吃也不可取。

**维生素：** 要保持健康，人体需要多种维生素（如维生素B、维生素C）。但由于维生素在体内无法贮存，因此每天都应该适量摄取。维生素不仅对胎儿发育很重要，而且还能提高人体免疫力，增强造血能力，维护神经系统正常功能。此外，叶酸可防止胎儿出现神经管畸形，如脑积水、脊柱裂。

**矿物质：** 矿物质也是人体必需的营养素，如人体内各种化学变化都离不开铁元素，铁还是构成血红蛋白的主要成分。缺铁会使血红蛋白无法完成，从而易患贫血。孕期骨质、牙齿的健康发育都离不开钙质。而锌元素对伤口愈合及消化过程起很大作用。孕末期胎儿越长越大，从母亲那里摄取的营养物质也越多，因此孕末期时孕妈妈要增加饮食量，均衡饮食，才能保证胎儿的需要，也能储存分娩期所需的能量。

### ❷ 产前补铁注意事项

分娩时会流失大量的血液，因此孕妈妈在产前要多摄取铁元素。铁元素有助造血及骨骼发育，对母亲及胎儿有很大好处。绿色蔬菜、动物肝脏、瘦肉、干果中含有丰富的铁质，在做饭时可以选它们为原料。但是茶、咖啡、膳食纤维、蛋白质会抑制铁元素的吸收，所以饭后不要马上喝茶或咖啡。如果孕妈妈患有胃病，要减少食用制酸剂，胃酸分泌减少也会降低身体对铁元素的吸收。补充铁质可以选择食用营养补充剂，不但吸收效果好而且迅速，也可服用维生素C帮助铁质吸收，起到"共赢"的作用，但要记住，千万不要与牛奶、钙片共同食用，以免其中的蛋白质影响吸收。

### ❸ 孕晚期孕妈妈宜少食多餐

孕晚期胎儿的生长发育速度最快，细胞体积迅速增大，大脑增长到达高峰，同时，也是胎儿体内需要储存最多营养的时期。

这时，孕妈妈的营养摄取非常重要，不然对胎儿的脑发育影响最大。

然而此时增大的子宫向上顶着胃和膈肌，使孕妈妈胃肠部受到压迫，胃的容量也因此受到限制，按照孕前平时的食量也会使得胃部过于饱胀，尤其是在进食后。这就需要孕妈妈在饮食上做出相应的调整。

孕晚期，孕妈妈应坚持少吃多餐的饮食原则，用"少食多餐"取代"一日三餐"。一次吃不了太多的东西，就可以分开几次吃，每次少吃些，而且应吃一些容易消化的食物。

### ❹ 孕妈妈宜多吃鸭肉

进入孕晚期，孕妈妈宜多吃点鸭肉。因为鸭肉性平而不热，脂肪高而不腻。它富含蛋白质、脂肪、铁、钾、糖等多种营养素，有清热凉血、祛病健身的功效。不同品种的鸭肉，食疗作用也不同。纯白鸭肉可清热凉血，妊娠期高血压病患者宜常食。研究表明，鸭肉中的脂肪不同于黄油或猪油，其化学成分近似橄榄油，有降低胆固醇的作用，对防治妊娠期高血压病有特殊疗效。

### ❺ 孕妈妈宜多吃黄鳝

进入孕晚期，孕妈妈还可以多吃点鳝鱼。这是因为鳝鱼中含有丰富的"脑黄金"，它是构成人体各器官组织细胞膜的主要成分，而且是脑细胞不可缺少的营养。鳝鱼还是一种高蛋白、低脂肪的食品，能够补中益气，治虚疗损。孕妈妈常吃黄鳝可以防治妊娠期高血压病。

需要注意的是，黄鳝一旦死亡，就和蟹一样，体内细菌大量繁殖并产生毒素，所以要食用鲜活的黄鳝。

### ❻ 素食孕妈妈晚期不一定要吃肉

有些女性怀孕前就吃素，而有些女性怀孕后一见到肉就恶心，对于这些孕妈妈而言，只要仔细选择搭配合理、营养丰富的食品，吃素食完全可行。

但是，孕晚期因为生产的需要，孕妈妈对热量的需求旺盛，这时蔬菜素食型和水果素食型食物在孕晚期是不能满足孕妈妈和宝宝的营养需要的，这一点一定要引起注意。因为素食所能提供的热量明显要比肉类少。如果热量摄入不足，身体就会分解自身的蛋白质，从而影响孕妈妈自身及宝宝的生长发育。因此，孕晚期素食孕妈妈不一定要吃肉，但一定更要多补充富含较多能量的食物，如牛奶、鸡蛋等。同时，孕妈妈还应注意食物的营养价值，多吃富含维生素、微量元素的新鲜蔬菜、豆类、干果、麦芽等。

### ❼ 临产时应吃高能量、易消化食物

妇女妊娠分娩是一种再自然不过的生理现象了，然而大多数情况下，当我们一看见孕妈妈有腹痛等分娩的先兆，就着急得不得了，往往在没有为孕妈妈准备好吃的，也没有为孕妈妈准备好用的之前，就匆忙地把孕妈妈送进了医院。

临产相当于一次重体力劳动，产妇必须有足够的能量供给，才能有良好的子宫收缩力，宫颈口开全才有体力把孩子排出。不好好进食、饮水就会造成脱水引起全身循环血容量不足，当然供给胎盘的血量也会减少，引起胎儿在宫内缺氧。

因此临产时产妇应进食高能量易消化的食物，如牛奶、巧克力糖及自己喜欢的饭菜。

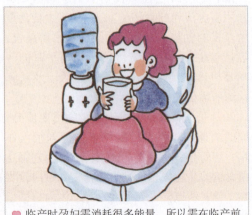

● 临产时孕妇需消耗很多能量，所以需在临产前进食一些高热量、易消化的食物。

如果实在因宫缩太紧，很不舒服不能进食时，也可通过输入葡萄糖、维生素来补充能量。

初产妇从有规律性宫缩开始到宫口开全，大约需要12小时。如果你是初产妇，无高危妊娠因素，准备自然分娩，可准备易消化吸收、少渣、可口、味鲜的食物，如面条鸡蛋汤、面条排骨汤、牛奶、酸奶、巧克力等食物，让产妇吃饱吃好，为分娩准备足够的能量。否则吃不好、睡不好、紧张焦虑，容易导致产妇疲劳，将可能引起宫缩乏力、难产、产后出血等危险情况。

### ❽ 孕妈妈产前应多吃助产食品

孕妈妈在产前应该多吃些助产类的食品，这样有助于顺利分娩。

**畜禽血**：如猪、鸭、鸡、鹅等动物血液中的蛋白质被胃液和消化酶分解后，会产生一种具有解毒和滑肠作用的物质，可与侵入人体的粉尘、有害金属元素发生化学反应，使其变为不易被人体吸收的废物而排出体外。

**海带**：对放射性物质有特别的亲和力，其胶质能促使体内的放射性物质随大便排出，从而减少积累和减少诱发人体功能异常的物质。

**韭菜**：又称起阳草，富含挥发油、硫化物、蛋白质、纤维素等营养素。韭菜温中益脾、壮阳固精，其精纤维可帮助吸烟、饮酒者排泄体内的毒素，但不能多吃。

**海鱼**：含多种不饱和酸，能阻断人体对香烟的反应，并能增强身体的免疫力。海鱼更是补脑佳品。

**豆芽**：贵在"发芽"，无论黄豆、绿豆，豆芽中所含的多种维生素能够消除身体内的致畸物质，并且能促进性激素的生成。

**鲜果、鲜菜汁**：能解除体内堆积的毒素和废物，把积累在细胞中的毒素溶解并由排泄系统排出体外。

### ❾ 孕10月健康食谱

进入冲刺阶段后，孕妈妈的胃部不适之感会有所减轻，有利于增加营养供给。

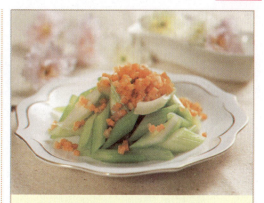

## 西芹炒胡萝卜粒

**原材料** 西芹250克，胡萝卜150克。

**调味料** 香油10克，盐3克，鸡精1克。

**做　法** ①将西芹洗净，切菱形块，入沸水锅中焯水；胡萝卜洗净，切成粒。②锅注油烧热，放入芹菜爆炒，再加入胡萝卜粒一起炒匀，至熟。③调入香油、盐和鸡精调味即可出锅。

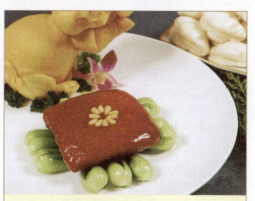

## 松子焖酥肉

**原材料** 五花肉250克，上海青150克，松仁10克。

**调味料** 盐3克，白糖10克，酱油、醋、绍酒各适量。

**做　法** ①五花肉治净；上海青洗净备用。②锅入水烧开，放入上海青焯熟，捞出沥干摆盘。③起油锅，入白糖烧化，再加盐、酱油、醋、绍酒做成味汁，放入五花肉裹匀，加适量清水，焖煮至熟，盛在上海青上，用松仁点缀即可。

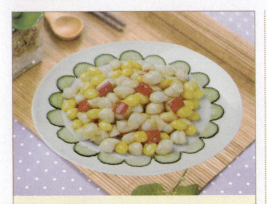

## 银杏爆凤丁

**原材料** 鸡脯肉、银杏各200克,黄瓜80克。

**调味料** 盐3克,味精2克,料酒10克,淀粉20克,红椒片30克。

**做 法** ①鸡脯肉洗净,切丁,用盐、料酒、淀粉腌渍;黄瓜洗净,切片,摆盘;银杏去壳洗净,焯水后捞出。②油锅烧热,下鸡丁爆炒2分钟,放入银杏、红椒同炒片刻。③调入味精炒匀,淋入香油即可。

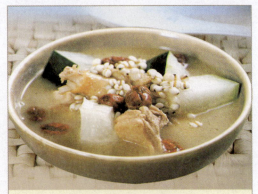

## 冬瓜薏米煲老鸭

**原材料** 冬瓜200克,鸭1只。

**调味料** 姜10克,红枣、薏米各少许,盐3克,鸡精2克,胡椒粉2克,香油5毫升。

**做 法** ①冬瓜洗净,切块;鸭治净,剁件;姜去皮,切片;红枣洗净。②锅上火,油烧热,爆香姜片,加入清水烧沸,下鸭焯烫后捞起。③将洋鸭转入沙钵内,放入红枣、薏米烧开后,放入冬瓜煲至熟,调入盐、鸡精、胡椒粉,淋入香油拌匀即可。

## 孕期检查与疾病预防

进入孕10月,由于内分泌变化和膨大子宫的压迫,会出现一些不舒服的症状。在分娩后,这些不舒服都会自然消退。但如果出现了下述中的急症症状,应立即去医院就诊。

### ❶ 进行最后一次产前检查

本月,孕妈妈要每周做一次产前检查。让医生进行胎心监护、B超检查,了解羊水以及胎儿在子宫内的状况。如果超过41周还未有分娩迹象,孕妈妈就应该住院催产了,因为逾期过久,胎儿在宫内将面临缺氧危险。临产前,孕妈妈还要做一次全面的检查,了解有关生产的知识,为宝宝的顺利来到人间做好"铺垫"。

这次检查的主要项目有:

**胎动计数**:通过计数胎动,孕妈妈可以进行自我监护,从而关注胎盘的健康状况。由于每个胎儿的活动量不同,孕妈妈自感胎动数的个体差异很大,12小时内的累计数自十次至百次不等,因此每个孕妈妈都有自己的胎动规律。如果胎儿在12小时内的活动次数少于10次,或逐日下降超过50%而不能恢复,或突然下降超过50%者,提示胎儿缺氧。孕妈妈应高度重视,及时采取左侧卧位,增加胎盘血流,并到医院进一步检查和治疗。

**胎心率监测**:借助仪器记录下瞬间的胎儿心率的变化,这是了解胎动、宫缩时胎心反应的依据,同时可以推测出宫内胎儿有无缺氧。

**B超检查**：第37～38周，目的是监测羊水量、胎盘位置、胎盘成熟度及胎儿有无畸形，了解胎儿发育与孕周是否相符，这次B超将为确定生产的方式提供可靠的依据。

**血检查**：提供了静脉血、指血之后，孕妈妈还得贡献出一点耳血，以检测其体内激素水平是否在正常范围内，从而间接地了解胎盘功能是否正常。

**胎位检查**：确认胎位是临产前很重要的一项检查，医生会告诉你胎儿是头位（头先露）、臀位（臀先露）或者属于其他异常胎位。这是确定孕妈妈自然分娩还是手术助产的重要依据。

## ❷ 脐带脱垂怎么办

"脐带脱垂"绝大部分发生在胎位不正、破水的情况下。如果胎儿的胎位是"足位"，也就是在子宫内双脚朝下，当一只脚滑下时，脐带常常会跟着滑落。如果胎位正常，但胎头仍没进入骨盆腔固定，此时如果发生脐带脱垂的话，胎儿反而更危险，因为母体一旦出现破水，胎儿脐带脱垂下来，胎头可能因为往下降而直接压迫到脐带，也就是胎儿自己把自己的血液供应阻断了，这会在3分钟内造成胎儿极为严重的缺氧或死亡。

医师通常会让产妇"头低脚高"地躺着，好让胎头或胎儿身体离开压迫位置，再将手伸入产道内，将胎儿往上顶，使胎儿不要压迫到脐带，然后赶紧施行剖宫产。

## ❸ 过期妊娠怎么办

凡平时月经周期规则，妊娠达到或超过42周，称为过期妊娠。其发生率占妊娠总数的5%～12%。过期妊娠的胎儿围产病率和死亡率增高，并随妊娠延长而加剧，妊娠43周时围产儿死亡率为正常的3倍，44周时为正常的5倍。且初产妇过期妊娠胎儿较经产妇危险性增加。

为了预防过期妊娠的发生，在还没有怀孕的前半年，女性就应及时记录每次的月经周期，以便能推算出较准确的排卵期和预产期。而且应在停经后两个月便去医院检查，以后定期产前检查，尤其在37孕周以后每周至少做一次产前检查。

如果预产期超过一周还没有分娩征兆，更应积极去检查，让医生根据胎儿大小、羊水多少，测定胎盘功能、胎儿成熟度或者通过"B超"来诊断妊娠是否过期，从而对过期妊娠的孕妈妈尽早采取引产措施，及时终止妊娠，以减少过期产和胎儿过熟所致的围产儿病率和死亡率。

此外，如前所述，孕妈妈也可以自测胎动，如果12小时内胎动数少于20次，说明胎儿异常。少于10次，说明胎儿已很危险，应立即求医。如果确诊为过期妊娠，应由医生及时引产。

## ❹ 孕41周时可到医院催产

催产可以说是孕妈妈期盼自然产的最后关键，过去产科认为要过了42周医生才需要为孕妈妈做催产，但现今医学发现，42周后孕妈妈的胎盘可能已经老化（48%的人已经是第三级），其功能变差，羊水也变少了，事实上，这个时候催产的效果并不佳，所以现在只要过了40周仍未生产即可进行催产。

## ❺ 孕妈妈产前焦虑怎么办

调查显示，几乎所有的孕妈妈对于分娩都会产生紧张情绪，虽然很多人能够通过自我的心理调节而克服，但仍然有29.08%的孕妈妈存在产前焦虑，有22.11%的孕妈妈发生产前抑郁症。这表明孕妈妈普遍存在着焦虑或抑郁的情绪。

孕妈妈产前焦虑会对母亲及胎儿造成直接的影响。据调查产前患严重焦虑的孕妈妈剖宫产及产道助产比正常孕妈妈高一倍。严重焦虑的孕妈妈常伴有恶性妊娠呕

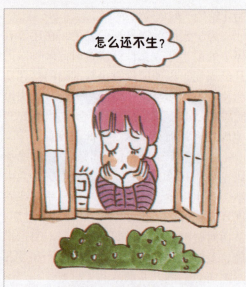

● 在妊娠最后阶段，孕妇常表现得心理依赖性强，这是一种正常的心理反应

吐，并可导致早产、流产。孕妈妈的心理状态会直接影响到分娩过程和胎儿状况，比如易造成产程延长、新生儿窒息，产后易发生围产期并发症等。

当孕妈妈出现产前焦虑时，准爸爸要陪同孕妈妈一起克服这一疾病，专家建议可以从以下几个方面着手。

### （1）纠正对分娩的不正确认识

对分娩的畏惧心理主要是孕妈妈缺乏分娩知识，对分娩有不正确的认识。生育能力是女性与生俱来的能力，分娩也是正常的生理现象，绝大多数女性都能顺利自然地完成，如存在一些胎位不正、骨盆狭窄等问题，现代的医疗技术能够采取剖宫产方式，顺利地将婴儿取出，最大限度地保证母婴安全。因此，孕期应学习有关知识，增加对自身的了解，增强生育健康宝贝的自信心。

### （2）准爸爸要给妻子一个坚实的臂膀

在妊娠最后阶段，孕妈妈常表现为心理依赖性强，希望寻求保护和引起丈夫重视。这是一种正常的心理反应。准爸爸应该及时承担起被依赖的重任，给妻子一个坚实的臂膀，让她心里有所依托。

### （3）生育之前做好心理准备

生育本身就是存在风险的，在孕育宝贝之前，夫妻俩就应做好遇到各种困难的心理准备，并愿意为此负责。

### （4）用一颗宽容的心来迎接宝贝

有很多畸形和先天性疾病都是可以治疗和纠正的，为此担心也解决不了任何问题。所以，用一颗宽容的心来迎接宝贝是你唯一正确的选择。

### （5）积极进行治疗

有产前并发症的孕妈妈应积极治疗并发症，与医师保持密切关系，有问题时及时请教医生和过来人，保持良好情绪。

### （6）准爸爸要帮助缓解妻子的不适

腹壁紧绷等不适会使孕妈妈情绪烦躁，准爸爸可在晚间为妻子轻抚腹部，一方面是与尚未谋面的宝贝交流，另一方面又减轻了妻子的不适，使妻子依赖心理得到满足，焦虑情绪得到改善。

### （7）准爸爸在孩子性别上不给妻子压力

准爸爸在孩子的性别上不要给妻子施加压力，要理解妻子情绪上的波动，耐心倾听妻子诉说，不断给予妻子精神上的鼓励和安慰。

### （8）所有压力都放下或暂时推给丈夫

无论是面对经济压力、工作压力还是其他，孕妈妈要明白对于自己来说最重要的事就是要平安顺利地分娩，不要让其他事情打扰自己。所有压力都要放下或者暂时推给丈夫，自己要全力备战分娩。

### （9）转移自己的注意力

与其自己整天胡思乱想，不如与其他妈妈们多交流一下，讨教一些经验，做一些有利健康的活动，这样不仅会使孕妈妈转移注意力，不知不觉中解除了紧张情绪，而且还会变得快乐起来。

## 孕10月优生胎教要点

在这个月里,孕妈妈随时都可能分娩,所以这段时期孕妈妈仍应多采用一些安静的、能够调整情绪的胎教方式。

### ❶ 臆想胎教

日渐临近的分娩时刻会使孕妈妈感到忐忑不安甚至有些紧张,这时孕妈妈可以开始臆想胎教。冥想能够提高自己的自信心,并能最大限度地激发宝宝的潜能,对克服怀孕抑郁症也很有效果。孕妈妈要做的就是摆出舒服的姿势让身体放松,然后想象最令人愉悦和安定的场景。同时,孕妈妈要沉浸在美好的想象之中,格外珍惜腹中的宝宝,以其博大的母爱关注着宝宝的变化。胎儿会通过感官得到这些健康的、积极的、乐观的信息,这就是胎教最好的过程。

如前所述,其实,从受孕开始孕妈妈就可以积极设想自己宝宝的形象了,把美好的愿望具体化、形象化。仔细观察你和准爸爸的相貌特点,进行综合,想象宝宝会有什么样的相貌,什么样的性格,什么样的气质等等,在头脑中形成一个具体的美好形象,以"我的宝宝就是这样子"的坚定信念传递给宝宝,还可以把自己的想象通过语言、动作等方式传递给腹中的宝宝,保持愉悦的心情,潜移默化地影响着他。

在心里祈求平安和顺产时,要坐下来,放松呼吸。坐下后腰部挺直伸展,两腿盘起双手自然放在膝盖上然后深呼吸。将深深吸入的空气聚集在肚脐下面,然后慢慢呼出去,如此反复。听着舒缓的音乐或者沉浸在美好的回忆里进行冥想,效果会加倍。

### ❷ 思考胎教

我们知道,孕妈妈与胎儿之间是能够进行信息传递的。胎儿能够感知母亲的思想。如果怀孕的母亲既不思考也不学习,胎儿也会深受感染,变得懒惰起来。这对于胎儿的大脑发育是极为不利的。而倘若母亲始终保持着旺盛的求知欲,则可使胎儿不断接受刺激,促进大脑神经和细胞的发育。

因此,怀孕的母亲要从自己做起,勤于动脑,勇于探索,在工作上积极进取,在生活中注意观察,把自己看到、听到的事物通过视觉和听觉传递给胎儿。要拥有浓厚的生活情趣,不断探索新的问题,充分调动自己的思维活动,使胎儿受到良好的教育。

### ❸ 唱歌胎教

孕妈妈唱歌是最好的胎教音乐。这是因为孕妈妈的歌声能使胎儿获得感觉与感情的双重满足,因为无论是来自录音机还是电唱机的歌声,都不可能像母亲唱歌那样,给胎儿机体带来物理振动,更缺乏饱含母爱的亲情对胎儿感情的激发。

孕期母亲经常唱歌,对胎儿相当于一种产前免疫,可为其提供重要的记忆印象,不仅有助于胎儿体格生长,也有益于智力发育,能使胎儿获得感觉与感情的双重满足。

如果胎宝宝在腹内烦躁不安,胎动过于频繁时可采用此方法安抚宝宝:孕妈妈

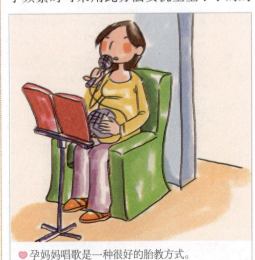

● 孕妈妈唱歌是一种很好的胎教方式。

用歌声轻抚宝宝全身,让宝宝静听你的歌声,从而达到母子之间心音的谐振。如果胎宝宝过于安静,胎动太少时可采用唱歌的方法唤起宝宝的注意,让宝宝随妈妈的歌声起舞,从而使宝宝感到妈妈在向他倾诉满腔柔爱与慈母衷肠。

## 孕妈妈的阳光"孕动"

### ❶ 满37周后多做助产运动

虽然过期妊娠的发生的原因还不明确,但绝大部分产科医生认为这跟孕妈妈本身的体质及怀孕后期是否做适度的运动有关。因此,到了怀孕后期(尤其满37周之后),如果产检一切正常(包括胎儿体重超过2500克、孕妈妈无妊娠并发症等),孕妈妈要做好即将生产的准备,可以多做以下运动:

每天散步30分钟以上,适合所有孕妈妈。

每天缓慢上台阶数次,适用喘得不会太厉害、不会造成异常宫缩的孕妈妈。

### ❷ 孕10月孕妈妈瑜伽

#### (1)肩部运动

①双腿自然散盘,挺直腰部,双手指尖放到肩膀上,手肘与肩膀平行。

②双肘在胸前相触,吸气,慢慢向后打开;呼气,双肘从后向前收回。重复此式3~5次,再呼气时,恢复到起始姿势,稍作休息。

**功效**:孕晚期很多孕妈妈会出现紧张的情形,进行此练习可以放松肩部,滋养上半背部,使孕妈妈保持良好的身体和心理状态。

#### (2)跨步扭脊式

①将右腿向前跨步站立,双手自然下垂,掌心向内,放在身体两侧。吸气,挺直腰背。

②呼气,弯曲右腿下蹲。

③吸气,右手支撑住腰部。

④呼气,左手抓住右大腿外侧,向右侧轻轻扭转上半身,保持3~5次呼吸。再吸气时,伸直右腿,恢复到起始姿势,稍作休息,换另一侧做以上动作。

**功效**:此式可锻炼股四头肌;放松腰部,灵活脊柱和背部,缓解背部的疼痛现象;刺激胃肠,帮助消化,改善消化系统功能,缓解便秘症状。

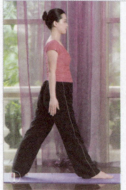
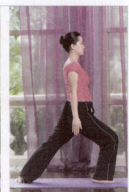
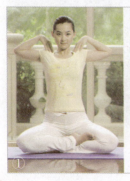
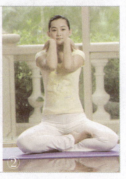
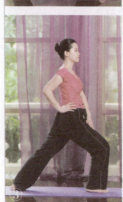
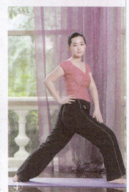

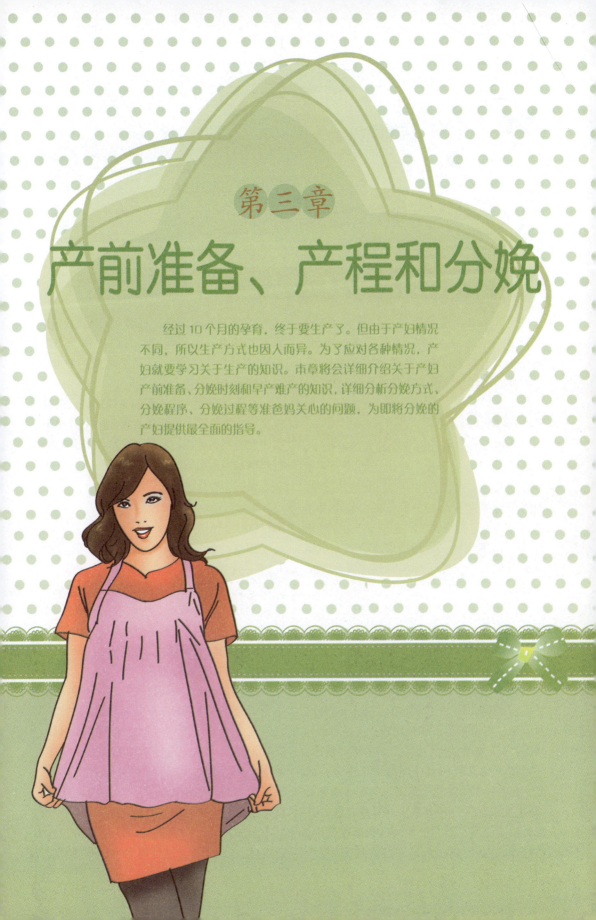

## 第三章
# 产前准备、产程和分娩

经过10个月的孕育,终于要生产了。但由于产妇情况不同,所以生产方式也因人而异。为了应对各种情况,产妇就要学习关于生产的知识。本章将会详细介绍关于产妇产前准备、分娩时刻和早产难产的知识,详细分析分娩方式、分娩程序、分娩过程等准爸妈关心的问题,为即将分娩的产妇提供最全面的指导。

# 产前准备

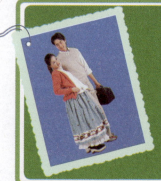

◎在迎接宝宝来临之前,除准备临产和宝宝物品之外,准妈妈还需要和医生一起制订分娩计划,了解不同的分娩方法,做好去医院的各项准备工作。此外,还需要做到睡眠充足,营养足够,体力充沛。这些,你都准备好了吗?

## 了解不同的分娩方式

胎儿分娩主要是阴道自然分娩和剖宫产两种方式。这两种分娩方式哪种更好,对性生活有没有影响,这是许多人关心的。下面我们来详细解析下这两种分娩方式。

### ❶ 自然分娩

自然分娩是指在有安全保障的前提下,通常不加以人工干预手段,让胎儿经阴道娩出的分娩方式。自然阴道分娩是最理想、对母婴健康最安全的分娩方式。它最基本的条件是决定分娩的三因素——产力、产道及胎儿均正常且三者相适应。孕妇在决定自然分娩时,应先了解何时预产及生产的全过程。

自然分娩是一种自然的生理现象。采用这种方式分娩的好处是:首先,临产时随着子宫有节律的收缩,胎儿的胸廓受到节律性的收缩,这种节律性的变化,使胎儿的肺部迅速产生一种叫作肺泡表面活性物质的磷脂,因此出生后的婴儿,其肺泡弹力足,容易扩张,能很快建立自主呼吸;其次,在分娩时,胎儿由于受到阴道的挤压,呼吸道里的黏液和水分都被挤压出来,因此,出生后婴儿患有"新生儿吸入性肺炎"、"新生儿湿肺"的相对减少。另外,随着分娩时胎头受压,婴儿的血液运行速度变慢,相应出现的是血液充盈,兴奋呼吸中枢,建立正常的呼吸节律。而分娩阵痛也使子宫下段变薄,上段变厚,宫口扩张,产后子宫收缩力会更强,有利于恶露的排出,也有利于子宫复原。

经阴道分娩才是正常的分娩途径,没有疼痛就没有生育,这犹如真理般的定数却让很多女人望而生畏。不过每个准妈妈分娩的过程也是因人而异的,身体和精神状况都会对产痛的剧烈程度和长短产生影响。

### ❷ 剖宫产分娩

剖宫产就是剖开腹壁及子宫,取出胎儿,是一个重要的手术助产方法。一般来说,自然分娩对大部分的准妈妈而言,相对比较安全且伤害性较小,但是在一些特定的适应证之下,有些妈妈则需要接受剖宫生产,而有些妈妈甚至是在顺产已经开始阵痛之后,才临时选择剖宫产的。

用什么方式,采取何种方法分娩,医生会对准妈妈做仔细的检查和充分估计。如果在分娩前或待产过程中出现了对分娩确有困难的因素,对母婴不利,就要决定做剖宫产。通常情况下,产妇或胎儿出现以下问题时,采用剖宫产分娩更有利于准妈妈和新生儿的健康。

**产妇方面**:产程迟滞、产道异常、宫缩乏力、产程延长经过处理无效、前置胎盘、

### 剖宫产手术过程

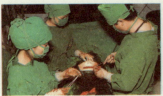

麻醉的同时消毒手术部位,并切剖孕妇的腹部(麻醉后如果不马上做手术,麻醉药会影响胎儿)。3~5分钟后,先娩出胎儿的头部。

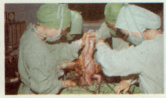

只要拿出胎儿的头部,婴儿的身体自然会露出子宫外面。

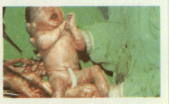

脐带的脉搏停止跳动后,慢慢地切断脐带。

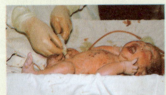

把婴儿转移到婴儿床上,并处理肚脐等部位。利用工具清除口腔内的脏物。

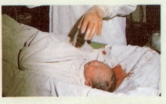

为了保持体温,擦拭干婴儿身上的水分。

一旦结束这些过程,新生儿就离开妈妈的身边,在新生儿病房接受保护。剖宫产的优点是,不需要承受强烈的阵痛,而且轻松地分娩。另外,胎儿不需要经过妈妈狭窄的产道。分娩(Labor)的原意是"劳动"。如果身体虚弱,或者很难自然分娩,最好实施剖宫产手术。

胎盘早剥、子宫先兆破裂;胎位不正如横位、额后位不能经阴道分娩;有剖宫产史,前次剖宫产是古典式切口愈合不佳或曾作过子宫肌瘤剜除术;高龄初产、妊娠高血压症、引产失败、骨盆狭窄或抬头与骨盆腔不对称等。

**胎儿方面:** 胎儿宫内窘迫治疗无效;脐带脱垂、胎心尚好、估计短时期不能经阴道分娩;胎盘功能严重减退及羊水过少;臀位胎儿较大、多胞胎、胎儿过大等。

一般情况下,剖宫产分娩会在准妈妈全身麻醉或隔膜外麻醉后实施。作为手术前的准备,护士将清除产妇膀胱内的尿液,然后插入导尿管。另外,用消毒液清洗产妇的腹部,然后遮盖消毒的手术服。在手术过程中,准妈妈几乎感觉不到痛感。在非紧急情况下,手术一般是在阴部上方做一横向的切口。而紧急时,手术切口一般是由脐部下方至阴部上方做一纵向切口。纵向切口有助于胎儿的快速离体。剖宫产后,产妇一般需住院观察2~4天,医生会尽量鼓励产妇早日离床进行一般性的活动,以利于伤口的愈合及减少并发症发生的可能性。术后一两个星期伤口便会愈合。

## 了解不同的特殊分娩方法

随着科学技术的不断进步,能够缓解产痛的方法越来越多,这里我们搜集了10种特殊的分娩方式,希望能使你的分娩更加顺利。

### ❶ 拉美兹分娩法

拉美兹分娩方法是为缓解分娩时的阵痛和精神痛苦实施的分娩方法。为了稳定情绪,丈夫也应该积极地参与分娩的过程。利用呼吸方法分散或缓解孕妇的阵痛,就能使孕妇更加舒适地分娩。

拉美兹分娩是精神预防性分娩方法,也是分娩准备方法,即主动利用身心减轻阵痛和分娩痛症的方法。在不同情况下,

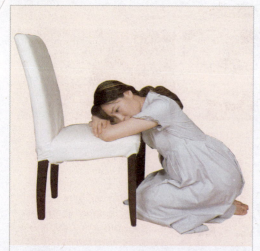

● 拉美兹分娩是主动利用身心减轻阵痛和分娩痛症的方法。

声音、光线或触觉的感觉也不同。同样的道理,在疲倦和兴奋时,对痛症的感觉程度也不同。拉美兹分娩法是利用精神预防训练,即利用呼吸法、松弛法、联想法缓解痛症的分娩方法。

在欧美广泛使用的分娩方法中,最常用的就是拉美兹分娩方法。最近的拉美兹分娩方法除了传统的拉美兹分娩方法(精神预防训练,呼吸方法,松弛法)外,还包括对妊娠及分娩的基本妇产科教育,运动及身体的条件反射训练,跟丈夫一起做的分娩准备及父母做的准备。在韩国几家医院也可以进行这些分娩准备。刚开始,俄罗斯医生根据巴甫洛夫的条件反射发明了拉美兹分娩方法,后来由法国医生拉美兹博士整理和推广,因此被称为拉美兹分娩方法。

### (1) 联想法

联想愉快的事情就能促进内腓肽(类似于吗啡的物质,在妊娠后期,大脑会大量地分泌)的分泌,这样就能提高对痛症的抵抗能力。

吗啡是常用的镇痛剂,在手术后能有效地减轻痛症。通过联想法能促进具有镇痛效果的内腓肽分泌,因此能有效地缓解阵痛。

联想法是精神预防训练之一。只要是能转换情绪的联想,都能成为很好的联想素材。如联想幽静的休息处,美好的回忆,就能消除紧张感,而且能缓解痛苦。

大部分孕妇认为,坐在海边平静地观赏大海是最有效的联想。不管是什么,只要能诱导平静的心情和快乐,都能成为很好的联想。

一般来说,出现阵痛时采用联想法。如果缺乏平时的练习,在出现阵痛时就很难联想愉快的事情。在日常生活中,应该努力地寻找联想素材,并积极地练习联想、放松、呼吸等方法。

### (2) 松弛法

如果身体肌肉收缩,肌肉就会工作,因此能分泌出乳酸。即,废弃物积存在体内,因此容易导致疲劳。在低温下,人会自然地蜷缩身体。此时,容易感觉到身体疲劳、浑身发软。如果出现阵痛,剧烈的痛症会使全身僵硬。在这种情况下,僵硬的肌肉会大量地产生乳酸,因此加重身体的疲劳。

相反,如果放松全身,就能分泌松弛素(relaxin)激素,因此能促进全身的放松。如果充分地放松身体,就能加快子宫的开启速度,因此能缩短阵痛时间。

松弛法是通过全身的放松,松弛身体肌肉的方法。如果充分地放松全身,就能加快子宫的开启速度,而且能缩短阵痛时间。

肌肉是连接关节的器官,因此放松关节就能放松肌肉。在日常生活中,必须练习手腕、脚踝、肘部、肩关节、膝关节、股关节、颈关节的松弛方法。一般情况下,人的肌肉都处于紧张状态,因此很难彻底放松全身肌肉。此时,丈夫会发挥非常重要的作用。孕妇很难独自判断全身的松弛程度,因此最好由丈夫检查肌肉的松弛情况。表面上看起来,孕妇的身体充分地松弛,

## 拉美兹松弛法

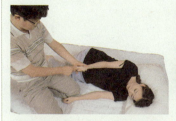 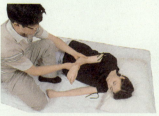 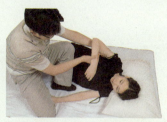

**手腕的松弛方法** 用一只手抓住侧卧的孕妇的手腕，然后用另一只手抓住孕妇的手指慢慢地上下活动。此时，孕妇必须完全放松手腕。

**肘部的松弛方法** 用一只手抓住孕妇的肘部上方，并用另一只手抓住手臂，然后弯曲或伸直肘部关节。此时，孕妇也应该完全放松肘部。

**肩部的松弛方法** 用一只手抓住孕妇的腋窝下方，并用另一只手抓住孕妇的手腕，然后慢慢地旋转肩部。

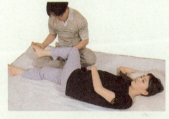 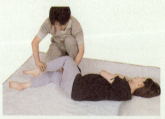 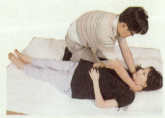

**脚踝的松弛方法** 用一只手抓住孕妇的小腿，并用另一只手抓住孕妇的脚尖，然后慢慢地弯曲或伸直脚趾。

**股关节的松弛方法** 用左手抓住孕妇的膝盖，并用右手轻轻地抓住脚踝，然后沿着抛物线活动股关节。

**颈部的松弛方法** 用双手支撑孕妇的颈部，然后柔和地上下活动颈部。

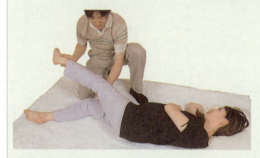 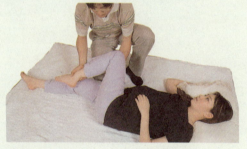

**膝盖的松弛方法** ①用左手抓住孕妇的大腿内侧；②用右手抓住脚踝上方，然后弯曲或伸直膝盖。

但是实际上比较紧张，因此孕妇本人很难判断身体的松弛情况。

### （3）呼吸法

呼吸法称得上是拉美兹分娩法的亮点。一般情况下，在拉美兹分娩法中使用胸式呼吸法。通过这种呼吸法，可以得到两种效果。首先，能充分地提供氧气，充分地放松肌肉及体内组织。另外，给胎儿提供充足的氧气，有助于胎儿的健康。其次，通过呼吸能把注意力转移到呼吸中，因此能缓解疼痛。呼吸法包括分娩第一期的三种呼吸法和分娩第二期、娩出期的用力呼吸法。

一般情况下，阵痛中的孕妇会根据子宫的开启状态使用相应的分娩第一期呼吸方法。只有在实际情况下，才能知道适合自己的呼吸方法，因此要积极地练习这三种呼吸方法。只要不做剖宫产手术，所有孕妇都需要分娩第二期的用力呼吸方法。从某种角度来看，该方法称不上呼吸方法，但是在分娩过程中必须适当地调节呼吸，因此统称为呼吸方法。

随着分娩过程的不同，呼吸方法也不

## 拉美兹呼吸方法

● 分娩第一期的准备期呼吸方法

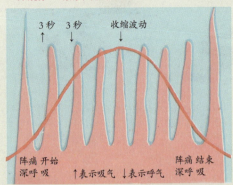

如果出现阵痛，最好抚摸腹部，同时深呼吸，然后缓慢地胸式呼吸。呼气和吸气的时间保持一致，而且一分钟呼吸 12 次左右。用鼻子吸气，然后用嘴呼气。如果阵痛结束，就结束深呼吸。

● 分娩第一期的离行期呼吸方法

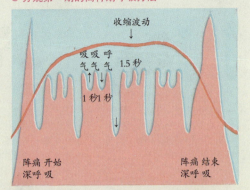

呼吸的速度类似于开口期的呼吸，而且间隔 3 次像叹气一样呼吸一次。又称为"吸—吸—呼"呼吸方法。此时，不要发出声音，只是把嘴型调整为"吸—吸—呼"形状。第三次的"呼气"中，应该深深地呼气。

● 分娩第一期的开口期呼吸方法

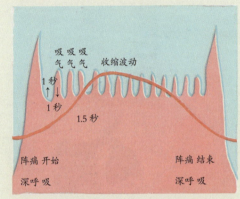

如果出现阵痛，首先要深呼吸，然后相同程度地吸气和呼气。另外，以正常呼吸的 1.5～2 倍速度快速呼吸，同时轻轻地胸式呼吸。用鼻子吸气 1 秒，然后用嘴呼气 1 秒。如果阵痛结束，就短暂地深呼吸。

● 分娩第二期的娩出期呼吸方法

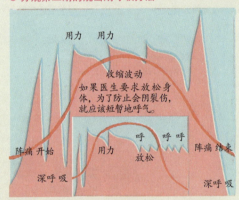

如果开始阵痛，首先深深地吸气，然后像排便一样向下用力，同时憋着气默数 1 到 10。再次吸气后呼气 15～20 秒。在阵痛过程中，反复地深呼吸 3～5 次。

同，因此要掌握好其中的知识。

分娩第一期的准备期呼吸方法，此时子宫口开启 3 厘米左右。

如果开始阵痛，就应该深呼吸，然后缓慢地胸式呼吸。此时，呼吸速度为孕妇正常呼吸速度的 1/2～2/3。比如，正常呼吸速度每分钟为 20 次，那么此时的呼吸速度约为 10 次和 13 次的中间速度 12 次。

分娩第一期的准备期呼吸方法，此时子宫口开启 7～8 厘米。

如果出现阵痛，就应该深呼吸，然后快速地胸式呼吸。此时，呼吸速度为孕妇正常呼吸速度的 1.5～2 倍。

一分钟的正常呼吸次数为 20 次，开口期的呼吸速度为正常呼吸速度的 1.5 倍，即 30 次左右。另外，每次的持续呼吸时间为 2 秒钟。比如，短暂地吸气 1 秒，然后快速地呼气 1 秒。

分娩第一期的准备期呼吸方法，此时子宫口开启8厘米以上，或者完全开启。

此时的呼吸速度类似于开口期的呼吸速度，但是间隔三次要像叹气一样深呼吸一次。又称为"吸——吸——呼"呼吸方法。此时，不要发出声音，只是把嘴型调整为"吸——吸——呼"形状。第三次的"呼气"中，应该深深地呼气。

尽量用鼻子呼吸，这样就能防止用嘴呼吸时容易出现的口干舌燥现象。

分娩第二期的准备期呼吸方法，此时子宫口完全开启至胎儿出生为止。

首先，像深呼吸一样深深地吸气，然后像排便一样向下用力，同时憋着气数数。最好数到10，然后再次吸气，并反复地用力。在阵痛过程中，最好反复地用力呼吸3~5次。

即使子宫口完全开启，不一定马上就能分娩出胎儿。只用适当地用力，并把胎儿挤出体外才能诞生新生命。只有出现阵痛时，胎儿才能有效地下移到产道，因此出现阵痛后必须持续地用力。

在妊娠后期，除了用力呼吸方法外，其他呼吸方法每天都要练习20分钟。拉美兹分娩法的科学依据是条件反射原理，因此要不断地提供能产生条件反射的条件。即，勤奋地练习才能成功地缓解阵痛。

## ❷ 水中分娩

水中分娩是坐在水中分娩的方法。由于水本身有镇痛抑制的效果，能有效地缓解痛症。另外，丈夫参与水中分娩，有助于产妇情绪的稳定。胎儿受到的光线和声音刺激较少，因此环境变化带来的冲击较小。

### （1）能进行水中分娩的孕妇和不能进行水中分娩的孕妇

**能进行水中分娩的孕妇：**
最近没有阴道、尿道、皮肤感染的孕妇；
孕妇和胎儿的状态良好；
分娩时能持续观察孕妇和胎儿的状态；
孕妇能积极地协助分娩。

**不能进行水中分娩的孕妇：**
可能出现难产；
胎儿在孕妇腹中排便；
使用镇痛剂的时间不超过2小时；
羊膜破水后经过一定时间；
胎儿明显大于骨盆；
肝炎患者或妊娠中毒症患者；
使用子宫收缩促进剂。

### （2）做好分娩准备

如果全面开始阵痛，孕妇就在具有完美的水中分娩系统的浴池内，以舒适的姿势交替地阵痛和休息。在进入浴池之前，应该彻底地排便排尿，然后清洗身体。

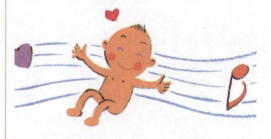

### （3）接受丈夫的帮助

浴池内盛满消毒的温水，然后进行分娩。分娩时，浴池内的水温应保持35~37℃。

另外，为了防止脱水现象，必须经常喝水。在水中分娩中，不进行会阴部切剖手术，也不注射阵痛促进剂。另外，在分娩过程中，丈夫应该帮助孕妇用力。

### （4）能保护胎儿的视觉和听觉

为了保护胎儿的听觉，分娩室内必须保持肃静。如果胎儿的头部离开产道，就应该降低分娩室内的照明，这样就能保护胎儿的视觉。

如果子宫口完全开启，而且婴儿离开了母体，医生就应该清除婴儿嘴里的异物。

### （5）由爸爸切断脐带

在水中分娩，不能马上切断脐带，应该等到脐带停止流血。一般情况下，5分钟后切断脐带，这样就有助于婴儿的肺部呼吸。此时，应由爸爸切断婴儿的脐带，而且在水中排出胎盘。

### （6）给婴儿喂母乳

产妇抱着宝宝给婴儿听妈妈的心跳声，然后给婴儿喂母乳。把婴儿放入37℃的温水中，直到婴儿睁开眼睛为止。这样还有利于促进妈妈与新生儿之间的感情。

### （7）水中分娩的优点

**有利的分娩姿势**：由于水的浮力作用，能抵消孕妇本身的体重，因此容易采取最理想的分娩姿势，即蜷身姿势。

**能缩短阵痛及分娩时间**：在水中分娩，利用水本身的阵痛抑制效果，能缓解阵痛，而且能缩短分娩时间。另外，水的温和感能减少孕妇对分娩的恐惧感和排斥感，而且能放松身体，并稳定情绪。著名演员崔正元采用过水中分娩，因此深受人们的关注。在英国，水中分娩是最常用的分娩方法之一。水中分娩只要防止水污染，就有利于产妇和胎儿。

**能顺利地自然分娩**：在水中，子宫入口能松弛两倍左右，而且可提高弹性，因此不切剖会阴部也能顺利地分娩。另外，不需要用药物缓解分娩时的阵痛。

**能提高妈妈与婴儿的亲密感**：在分娩过程中，新生儿能感受到妈妈平静的情绪，因此能加强母体与新生儿之间的感情交流。不仅如此，在分娩后，妈妈因此可以马上给宝宝喂母乳。如果喂初乳，增加身体的接触，不仅能增进婴儿的健康，还能形成妈妈与婴儿的亲密感。

**给婴儿提供更好的环境**：在水中分娩中出生的婴儿将处于类似于羊水的环境，因此容易适应外部环境。在温水中进行的分娩能促进新生儿的器官发育。另外，由于水的作用，妈妈与婴儿的皮肤摩擦更加柔和，而且光线和声音的刺激也比较少。

### （8）水中分娩的缺点

**容易被感染**：水中分娩的最大缺点是容易被感染。分娩时生成的分泌物或被污染的水，容易给产妇和婴儿带来致命的危险。如果羊水破水，或者温水被污染，就应该马上换干净的水。

**费用昂贵**：由于水中分娩需要有浴池、消毒设施、无菌系统、水质、温度管理等设施，因此费用比较昂贵。再者，水中分娩不受医疗保险制度的保护。所以，产妇应充分考虑分娩的费用及安全性，选择适合自己的最佳分娩方式。

**很难监测胎儿的心跳情况**：在水中分娩时，很难安装测量胎儿的心跳、孕妇的子宫收缩程度的仪器，无法持续监测孕妇或胎儿的状态，因此出现危险时很难诊断。

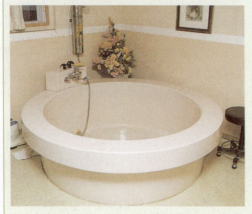 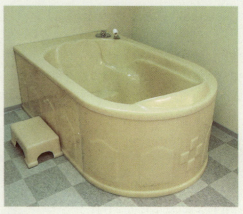

● 水中分娩中所需的浴池。各医院使用的浴池形状各不相同。

### ❸ Loboyer 分娩

跟其他分娩方法不同，Loboyer 分娩是比孕妇更注重婴儿的分娩方法。Loboyer 分娩能最大限度地减少婴儿出生时的各种压力。

Loboyer 分娩以减少婴儿痛苦为目的。以前的大部分分娩方法以减轻孕妇的痛苦为目标，不太关心新生儿的痛苦。在陌生的世界里，新生儿第一次发出的哭声并不是喜悦的哭声，而是对恐惧和压力的反应，因此 Loboyer 博士发明了能减轻婴儿痛苦的 Loboyer 分娩方法。

Loboyer 博士认为，不能只关心分娩时的孕妇，更应该关心新出生的婴儿，因此 Loboyer 分娩方法是比孕妇更注重婴儿的分娩方法。

胎儿的视觉、听觉、触觉和感情不亚于成年人，因此必须尊重他们的权利。Loboyer 分娩方法能减少环境的变化对新生儿的刺激，而且能最大限度地降低各种外界压力。

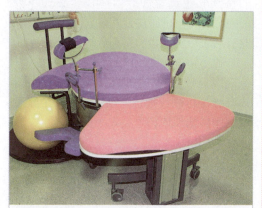

● 能自由地采取分娩姿势的自然分娩台。通过分娩台形态的变化，能减轻孕妇的阵痛。

#### （1）尽量降低照明亮度

只要产妇和胎儿的状态良好，任何人都可以尝试 Loboyer 分娩。首先，除了所需的照明外，关闭室内的所有灯光，这样就能营造出跟子宫内环境相似的环境。

#### （2）营造出安静的气氛

为了营造出跟子宫内一样安静的环境

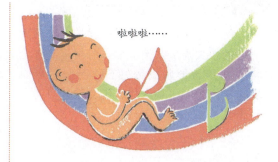

啦啦啦……

气氛，医生和参加分娩的所有人必须小声说话。胎儿的各感觉中，最发达的感觉就是听觉。在子宫内，胎儿只能听到很小的声音，如果在子宫开启的瞬间听到巨大的声音，胎儿就会受到沉重的精神压力。

#### （3）分娩后马上喂母乳

在分娩后，切断脐带之前应该给新生儿喂母乳。一般情况下，出生 5 分钟以后切断脐带。如果脐带停止脉动后切断脐带，婴儿就不会哭闹，而且能睁开眼睛观察周围，并平稳地入睡。

#### （4）让婴儿在浴池内玩耍

在羊水中，胎儿处于无重力状态。为了让婴儿克服重力状态，把婴儿放入浴池内使之适应外部环境。如果水淹到颈部，婴儿就会舒适地晃动手臂和腿部。此时，如果抱出婴儿，就会哭闹，再把他重新放入水中。如此重复两三次，婴儿就能区分重力状态和无重力状态。

### ❹ 秋千分娩

利用像秋千一样的特殊分娩台进行分娩的方法。

在秋千分娩中，孕妇能自然地采取自己喜欢的姿势，即站立姿势、蜷缩姿势、跪膝姿势、弯腰姿势和悬吊姿势。出现阵痛时，利用特殊的秋千分娩台能自由地活动身体，因此能促进分娩过程，而且能减轻阵痛，缩短分娩时间。在韩国，秋千分娩还未普及，但是在以瑞士为中心的欧洲，已广泛使用水中分娩和秋千分娩。

### （1）在秋千分娩中使用的分娩台

秋千分娩台就像秋千一样挂在能缓解冲击的粗大环形铁架上面，可根据身体姿势改变椅子形状的分娩台。另外，腰部支撑结构采用可调结构，因此能躺卧也能稳坐。

### （2）秋千分娩的过程与方法

一般情况下，孕妇在分娩室里等待。如果出现阵痛，医生将孕妇转移到秋千分娩室内。如果坐在分娩台上前后左右晃动骨盆，就能分散痛苦。如果通过分娩台的操作采取坐式分娩姿势，能较为顺利地进行分娩。

坐在椅子上，用双脚踩住支撑台，然后在悬空状态下前后摇晃身体50厘米左右，最后用脚撑地，并在蹲坐姿势下分娩。

### （3）秋千分娩的优点

在秋千分娩台中，孕妇可以任意采取舒适的姿势，因此有利于身心的稳定。另外，出现阵痛后能马上分娩，因此能缓解分娩时的痛苦，而且能缩短分娩时间。如果采用秋千分娩，还能减少剖宫产的比例。跟水中分娩一样，家人也能参与分娩过程，而且周围环境比较舒适。不仅如此，还能自然地开启骨盆，因此能减少会阴部切剖手术。

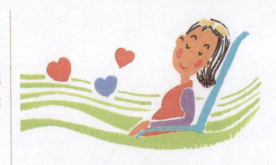

### （4）秋千分娩的缺点

目前，在我国实施秋千分娩的医院很少，而且缺乏对秋千分娩的研究。另外，还无法确保有剖宫产经历的产妇的安全性，而且不受医疗保险的保护。

## ❺ 催眠分娩

通过联想训练、产前体操、腹式呼吸等精神、身体训练，稳定身心，能减轻分娩的痛苦。催眠分娩是利用西方的肌肉松弛法和东方瑜伽的分娩方法。通过对分娩的持续联想过程和产前体操、腹式呼吸，任意控制孕妇肌肉的紧张或松弛状态，因此有利于分娩过程的顺利进行。

通过联想训练、呼吸法、催眠三种训练完成催眠分娩。一般情况下，从妊娠14周开始进行联想训练。妊娠7~8个月后，就利用松弛训练和呼吸方法支撑。

### （1）联想法

利用睡觉之前的"催眠"状态放松意识，然后反复进行联想阵痛及分娩的训练。如果反复进行这些训练，能消除分娩恐惧感和不安情绪，而且能提高孕妇的自信心，因此能缓解分娩时的痛症。

### （2）松弛训练

通过松弛训练可以掌握相关部位的紧张或松弛感觉，而且促进松弛素（relaxin）与内啡肽的分泌，因此能减轻痛症和缩短阵痛时间。

**颈部运动**：能消除颈部的紧张感，而且能调节呼吸，因此保持平稳的状态。

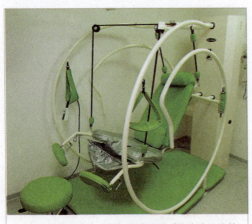

● 在秋千分娩台中，孕妇能自由地采取喜欢的姿势，因此能缩短分娩时间，而且能减轻阵痛。

## 产前准备、产程和分娩 第三章

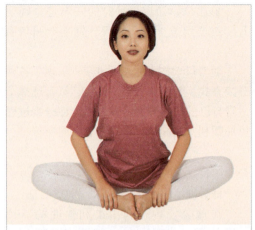

● 屈膝姿势是催眠分娩的基本姿势。孕妇要弯曲双膝而坐,然后紧贴双脚。

**屈膝姿势**:屈膝姿势能强化大腿内外侧肌肉,而且能缩短分娩时的阵痛时间。

**猫形运动**:如果经常做猫形运动,在分娩娩出期能顺利地把胎儿推入产道。腹部用力时,低头看肚脐,然后在拱后背的状态下呼气,并用力往下推胎儿。

**凯格尔运动**:凯格尔运动是锻炼会阴部的运动,即缩紧或放松阴道、肛门周围

### 猫形运动

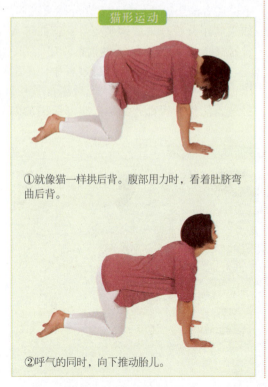

① 就像猫一样拱后背。腹部用力时,看着肚脐弯曲后背。

② 呼气的同时,向下推动胎儿。

肌肉的运动,能提高骨盆肌肉的收缩能力。

**在松弛状态下的紧张训练**:这是理解阵痛收缩期与松弛期之间关系的训练。通过该训练,在分娩时能松弛全身,只收缩子宫和腹部肌肉。

### (3) 呼吸方法

以腹式呼吸为基本呼吸方法。通过呼吸法,给体内提供充分的氧气,因此能自然地松弛肌肉,而且能充分地提供胎儿所需的氧气。

**完全呼吸方法**:完全呼吸方法是阵痛初期的呼吸法。鼓胀腹部的同时深深地吸气,直到胸部充满气体为止,然后尽量缓慢地呼气。

**用力呼气的呼吸方法**:这也是阵痛初期的呼吸方法。就像吹灭蜡烛一样用力呼气。

**催眠式呼吸方法**:子宫开启时的呼吸方法。就像按压肚脐一样缓慢地呼气,然后在重新呼吸之前暂时停止呼吸,并向下压迫腹部肌肉,最后缓慢地吸气。

**娩出时的呼吸方法**:不要盲目地用力,应该慢慢地呼气,并帮助胎儿顺利地经过产道。

### (4) 催眠分娩的缺点

需要对东方训练(瑜伽)有所理解,而且参与分娩的全体人员都应该充分地理解催眠内容。另外,跟拉美兹分娩法一样,在分娩时必须保持冷静,这样才能顺利地分娩。

### (5) 催眠分娩的十大优点

通过自我控制和呼吸方法,孕妇能独自缓解痛症。通过催眠分娩能消除对分娩的恐惧感,而且能减轻分娩时的精神痛苦。

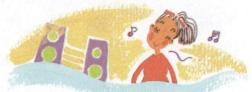

在妊娠期间，必须不断地练习，这样在实际分娩时才能取得效果。

①导入了其他分娩准备教育中没有的联想训练，因此能取得肌肉的松弛效果。

②在分娩前接受精神分娩准备教育，而且在妊娠期间，通过合理的生活习惯做好自然分娩的准备，因此不需要特殊设施或药物。

③催眠分娩并不是单纯地克服阵痛的分娩方法，而是贯穿妊娠、分娩、母乳、哺乳、育儿过程的，胎教要素强烈的总体分娩方法。

④导入东方的训练方法，因此容易理解和掌握。

⑤利用孕妇本身的母爱，激发出对婴儿的疼爱之情和对分娩的自信心。

⑥在睡觉之前的意识状态下，充分地松弛或收缩子宫，因此分娩时间较长时，能减少疲倦感。

⑦采用瑜伽的呼吸方法，因此有助于"体内气体"的排出，因此受催眠分娩教育的产妇的pH值普遍高于普通产妇。

⑧充分地松弛产道，因此胎儿能顺利地经过产道。另外，能提高会阴部的伸缩能力，因此很少出现会阴部裂伤的情况。

⑨据统计，催眠分娩的大部分产妇在分娩时能得到满足感。在剖宫产的情况下，大部分孕妇认为跟胎儿一起经受阵痛，因此能减少挫折感。

⑩让孕妇知道分娩时的阵痛是分娩婴儿的重要组成部分，而且分娩是产妇与胎儿的首次合作。

随着科学技术的不断进步，出现了各种分娩方式，并都有各自的优点，只有选择了适合自己的最佳分娩方式，才能使分娩过程更加顺利，并能减轻孕妇和婴儿的痛苦。

## ❻ 球分娩

球分娩是利用分娩球帮助分娩的方法。

在球分娩中，利用柔和弹性的球持续地活动孕妇的身体，因此能减轻分娩时的阵痛。

一般情况下，孕妇利用"分娩球"采取舒适的姿势，或者使胎儿采取有利于在骨盆内下降或旋转的姿势，因此能减轻痛症和缩短分娩时间。目前，利用球分娩的医院甚少。

### （1）球分娩的优点

**能缓解阵痛**：球分娩可促进孕妇的骨盆松弛和胎儿的下降。在胎儿倒立的情况下，还有助于胎儿的旋转。在分娩第二期，如果利用分娩球采取蹲坐姿势，就能扩大骨盆空间，因此能缓解分娩时的阵痛。

**产后恢复较快**：在分娩过程中，不会压迫孕妇的会阴部，因此产后恢复较快。另外，能保持臀部、大腿、腹部肌肉的弹

利用分娩球缓解阵痛的各种姿势

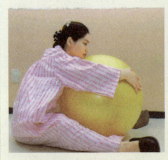

分开双腿而坐，然后抱住分娩球。将脸部舒适地依靠在分娩球上面。

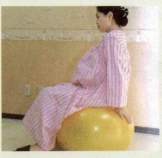

以舒适的姿势坐在分娩球上面。在剧烈的阵痛时，应该注意防止从分娩球上滑落。

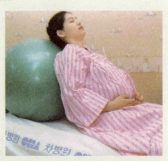

为了防止分娩球移动，贴着床头或墙壁摆放分娩球，然后以舒适的姿势靠背而坐。

力，因此有利于分娩后的体型恢复和体重管理。

**能轻松地掌握**：利用分娩球的分娩费用低廉，而且能有趣、安全地分娩。另外，根据孕妇的状况选用合适的分娩球，因此容易掌握。

### （2）分娩球在妊娠期间的作用

**妊娠初期**：提高身体重力中心的变化，因此能保持良好的姿势，而且能预防腰痛。

**妊娠中期**：能灵活地使用腹部肌肉，而且有助于骨盆的活动。

**妊娠后期**：有助于腿部与横隔膜肌肉的稳定。

## ❼ 芳香分娩

芳香分娩法是在分娩过程中利用芳香疗法的分娩方法。芳香按摩分娩利用两种以上的芳香油消除分娩中的各种压力，稳定情绪和身体状态。

另外，通过持续的芳香按摩强化子宫肌肉的紧张，放松精神紧张，因此能减轻痛苦，和缩短分娩时间。

### （1）芳香分娩的优点

没有特别综合征的所有孕妇都能采用芳香分娩法。即芳香分娩是没有副作用的自然疗法。

如果和丈夫或家人一起按摩，能提高芳香油具有的精神松弛效果，而且能加强参与分娩的丈夫或家人的作用。

孕妇和丈夫一起练习，能增强夫妻感情。

### （2）在分娩中使用的芳香油

茉莉花、薰衣草、mandarin、Rosemari、天竺葵（Geranium）等芳香油中，按照一定的比例混合2~3种芳香油，就能得到比一种芳香油更好的效果。

选择芳香油时，不仅要考虑芳香油的效果，还应该考虑孕妇的喜好。在分娩后，为了彻底排出体内废弃物，应该多喝温水，并充分地休息。

### （3）芳香疗法 (Aromatherapy) 的使用方法

**利用发香器**：利用喷雾器或芳香发香器喷洒用水稀释的芳香油，不仅能起到缓解紧张的作用效果，还能起到对分娩室的抗菌、杀菌作用。

**经常按摩**：用芳香油按摩腰部下方的臀骨部位、脊椎部位、腹部和小腿内侧。手上倒一点芳香油，然后按摩相应的部位。一般情况下，进入分娩室开始实施芳香按摩。

**湿敷**：用纱布或毛巾沾适当的芳香油，然后敷在腹部或腰部。

### （4）分娩后使用的芳香按摩

在分娩后，也可以用芳香油有效地进行产后管理。如果用芳香油按摩腹部，能促进子宫的收缩。如果用芳香油按摩会阴部切割部位，就能加快伤口的愈合。

此外，还可以利用芳香油促进乳汁分泌或停止乳汁分泌，增强乳房弹性和消除乳房的瘀血症状。另外，在产前和产后，利用芳香油能预防妊娠纹，还能预防肥胖症和浮肿。

### （5）芳香疗法的其他效果

古往今来，芳香疗法对各种疾病具有显著的疗效。不仅能缓解紧张的神经和肌肉，而且能稳定情绪。尤其能有效地治疗呼吸道疾病、阴道炎、无月经症期综合征、便秘、膀胱炎。另外，能刺激性激素的分泌，有助于消除性功能障碍，而且能提高手术患者的免疫力，缩短恢复期。

## ❽ 无痛分娩法

无痛分娩是指用各种方法使分娩时的疼痛减轻甚至使之消失。目前通常使用的分娩镇痛方法有两种：一种方法是药物性的，是应用麻醉药或镇痛药来达到镇痛效果，这种就是我们现在所说的无痛分娩。另一种方法是非药物性的，是通过产前训练、指导子宫收缩时的呼吸等来减轻产痛。

### (1)选择无痛分娩的人群

有些孕妇对分娩过于恐惧或耐受疼痛的能力弱,有时就会妨碍分娩的进行,这时就可以选择无痛分娩。当产妇身体紧张时可使通过胎盘的血流量减少,导致输送给胎儿的氧气不足,这时也需选择无痛分娩。另外,容易紧张的人、不会放松的人、初产是难产的人等,都可以选择无痛分娩来使分娩顺利进行。

还有,合并有妊娠中毒症、高血压、心脏病、糖尿病等的产妇,过度的疼痛可能会使病情恶化,而麻醉药物有降压的作用,所以对有血压高方面疾病的孕妇格外有效。

不过,对于快要生产时胎位还没有纠正的孕妇、上次生产前行剖宫产术的孕妇、对局部麻醉过敏的孕妇,不适合采用无痛分娩方式。

### (2)无痛分娩的优缺点

无痛分娩可以减轻疼痛,减少产妇分娩时的恐惧和产后的疲惫,所以产妇可以在身心更加放松的状态下分娩。它让产妇在时间最长的第一产程得到休息,当宫口开全该用力时,因积攒了体力而有足够力量完成分娩。

无痛分娩的经过是医生和产妇一起参与并共同制订计划的,有利于医生和产妇的沟通,还能够使医生及护理人员更多地关注产妇的变化,如果母体或胎儿一旦发生异常,就可以及早被发现而得到及时治疗。整个过程产妇一直处于清醒的状态,有条件的甚至能够下床走动,产妇可以比较舒适、清晰地感受新生命到来的喜悦。

无痛分娩一般采用的是硬膜外麻醉,这种麻醉总体来说是安全的。有极少数人可能会感觉腰疼、头疼或下肢感觉异常等,但发生率很低,而且这些不适都不会很严重,短时间内就可以自然消失,并不会对身体造成太大的影响。理论上讲,更严重的并发症的可能性是存在的,比方说低血压等等,但发生概率都非常低,而且医生一定会在孕妇选择无痛分娩的时候就开始采取有效的措施来预防。

### (3)无痛分娩的流程

在无痛分娩中,最常见的就是硬膜外麻醉下的分娩,就是在分娩的第一产程,在产妇头脑清醒的情况下,由麻醉医师在产妇背后大约腰部的高度,插入一支注射针至一定的深度,然后经由此针头,将一条非常精细且柔软的导管置入产妇的硬膜外腔,在脊椎的硬膜外腔注射麻醉药,阻断产妇腰部以下的痛觉神经传导,很大程度上减轻产痛,产妇可以活动正常,轻松愉悦地度过分娩过程。

一般来说这个过程约需10分钟来完成,药物注射至硬膜外腔也需要10~15分钟让药物发生作用。接着采用持续性滴注的方式至生产完成,婴儿娩出,母子均安。一切稳定后再移除导管。

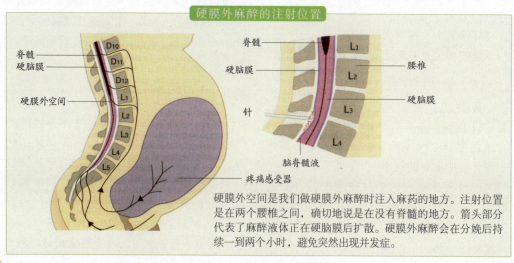

**硬膜外麻醉的注射位置**

硬膜外空间是我们做硬膜外麻醉时注入麻药的地方。注射位置是在两个腰椎之间,确切地说是在没有脊髓的地方。箭头部分代表了麻醉液体正在硬膜后扩散。硬膜外麻醉会在分娩后持续一到两个小时,避免突然出现并发症。

## ❾ 家庭分娩法

通过家庭分娩室，产妇的丈夫和家人能参与分娩过程，陪伴妻子分娩，亲手为新生的婴儿剪断脐带，一起经历迎接宝宝诞生的过程，体会那份喜悦与幸福。如果决定让丈夫陪伴生产，那么就要提前了解有丈夫陪伴生产的成功要点。

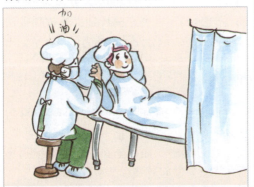

● 通过家庭分娩室，产妇的丈夫和家人能参与分娩过程，陪伴产妇分娩。

### （1）生产前的准备

丈夫和家人可以利用从医护人员那里学来的照顾技巧，对产妇进行照顾，借由亲人间的亲密互动给予产妇支持的力量，也能在同一时间与产妇一起体验新生命诞生的喜悦。准爸爸若已经有心理准备陪产的话，要事先询问就诊医院如何协助。另外，在产前也要详细咨询医生或护理人员，在手术室陪产时所站立的位置，以及协助产妇的方法，才能达到陪产的最大功效。

当妻子入院后，丈夫和家人可以陪伴在妻子身边进行照顾和聊天，可以帮助产妇消除紧张与不安。当阵发性腹痛开始时，丈夫和家人可以帮忙记录腹痛时间与间隔时间，帮助妻子进行缓慢的长呼吸，以缓解疼痛，还可以按照妻子的意思，给她按摩或是在阵痛间歇给她喝点饮料。

### （2）生产时家人的作用

进入分娩室，丈夫和家人要在妻子头部附近站好，并握住妻子的手，给予鼓励。丈夫要把胎头娩出时的情况讲给妻子听，让妻子以此为鼓励，将分娩进行到最后。如果妻子大声喊叫或哭闹，这时要让妻子紧紧抓住自己的手，并尽力配合接生者的工作。

宝宝全身都娩出后不久，即可听到宝宝的哭声。丈夫和家人可以一边犒劳辛苦的妻子，一边感受增添家庭新成员的喜悦。第一次看到宝宝的脸，爸爸要抱抱宝宝，并把这种喜悦传递给妻子。

## ❿ 真空吸入器分娩

人类很早就知道真空吸入分娩的原理，但是1950年才研制出有助于分娩的真空吸入器。

该吸入器由吸入胎儿头部的大小不一的金属杯组成。根据子宫收缩频率，小心翼翼地拉动该金属杯。

金属杯的大小有很多种。一般情况下，子宫颈部完全开启之前使用小型金属杯。

如果使用真空吸入器，就不需要实施剖宫产，而且在分娩第一期能顺利分娩，但是使用真空吸入器时，需要耐心和孕妇的协助。

使用真空吸入器时，在分娩过程中，胎儿的头部能独自回转，但是金属杯吸入头部20分钟以上，就容易损伤头皮。如果金属

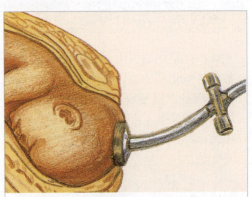

● **利用真空吸入器的分娩** 真空吸入器由大小不一的金属杯组成。使用时用金属杯吸住胎儿的头部，然后小心翼翼地拉动胎儿。但是使用真空吸入器时，需要耐心和孕妇的协助。如果金属杯吸入头部20分钟以上，就容易损伤头皮。在分娩过程中，必须准确地测量血压，以免血压过高或过低。

杯脱落一次以上，就应该放弃该方法，最好实施钳子分娩或剖宫产手术。

### ⑪ 其他分娩法

除了上述分娩方法外，还有以下自然分娩方法。所有分娩方法各有优缺点，因此要选择适合孕妇的分娩方法。

#### （1）经络分娩

人体的生命能源的流动称为"气"，而"气"流动的通道称为"经络"。经络分娩是用手指刺激经络，以此促进"气"的流动，

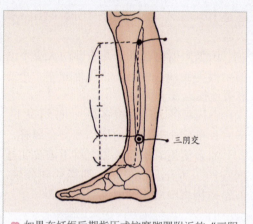

● 如果在妊娠后期指压或按摩脚踝附近的"三阴交"，就能加快分娩速度，缓解阵痛

缓解痛症的分娩方法。如果在妊娠后期指压或按摩脚踝附近的"三阴交"，就能加快分娩速度，缓解阵痛。为了消除分娩过程中发生的不便或痛症，最好和联想法、松弛法和呼吸法一起运用。

#### （2）Doula分娩

从分娩前到分娩结束为止，称为"Doula"的分娩辅助者帮助分娩的分娩方法。分娩辅助者"Doula"根据产痛周期，通过呼吸法和松弛法有效地分配孕妇的力量。在孕妇出现痛症时，通过全身按摩缓解产痛。

#### （3）Swing Chair分娩

该方法又称为坐式分娩。出现阵痛时，如果采取坐式，骨盆就能多开启1~2厘米。在分娩过程中，如果坐在摇椅上持续摇晃身体，就能减轻阵痛和加快分娩速度。

#### （4）气胎教分娩

通过适合孕妇的身心训练，培养健康的身体和克服分娩时阵痛的能力。气胎教分娩由有助于胎教、分娩、产后管理的气体操和冥想组成，因此能预防孕妇常见的腰痛、浮肿和肥胖，而且能稳定孕妇的身体和情绪，促进婴儿的情绪发育。

## 入院待产包，全面搜罗生孩子备用物品

待产包是产妇为生产住院及坐月子而准备的各类物品的总称，一般从怀孕七个月开始准备，包括妈妈用品、宝宝用品、入院重要物品等。准妈妈要在孕期提前做好功课，以免临产时慌乱，最好先列出清单，方便整理。

### ❶ 入院的相关资料

孕期保健手册、身份证、病历卡、医保卡、准生证、夫妻双方身份证和户口本、住院押金、手表（计算阵痛间隔）、笔和笔记本、手机、充电器。（其他特殊资料可事先咨询医院）。

### ❷ 准妈妈的生活用品

**衣物**：开襟外套1件，天气较凉的季节或早晚时分，穿在病服外面，在病房或医院走动就不怕着凉了；出院衣服1套；哺乳式文胸2~3个、哺乳衬垫（方便给孩子喂奶）；棉内裤3条；束缚带1条；拖鞋1双；如果天冷加上棉袜2双。

**卫生巾**：产妇垫巾；特殊或加长加大卫生巾、产后卫生棉、面巾纸。

**食具**：杯子、饭盒、汤匙、吸管。

**食品**：可以适当地准备一些人参、巧克力为生产加油；血燕对于产后补身体也非常理想。

**梳洗用品**：牙膏、牙刷、漱口杯；香皂、洗面奶；毛巾 3 条（分别用来擦脸、身体和下身）；擦洗乳房的方巾 2 条；脸盆 3～4 个；梳子、镜子、发卡。

**记录用品**：录音设备、照相机、摄像机，给宝宝、妈妈拍照、摄像留念，注意要确保电量够用。

### ❸ 宝宝的生活用品

**衣物**：纯棉内衣 4～5 套；帽子、手套各 2 套；口水巾 2～3 个；如果是冬天，

## 新生儿用品选购指南

### 新生儿衣服类

| 品名 | 推荐数量 | 购买数量 |
|---|---|---|
| 肚兜 | 3～5 | |
| 白大褂 | 2～3 | |
| 新生儿宇宙服 | 2 | |
| 内衣 | 2～3 | |
| 围脖 | 3 | |
| 手套、脚套 | 1 | |
| 尿布 | 30～40 | |
| 尿布套 | 3～5 | |
| 新生儿帽子 | 1 | |
| 新生儿袜子 | 1 | |

### 哺乳用品

| 品名 | 推荐数量 | 购买数量 |
|---|---|---|
| 奶瓶（大、小） | 5～7 | |
| 奶瓶刷子 | 1 | |
| 奶瓶夹子 | 1 | |
| 奶嘴（含备用） | 5～7 | |
| 玩具奶嘴 | 1 | |
| 奶粉盒 | 1 | |
| 消毒器 | 1 | |
| 挤奶器 | 1 | |

### 床上用品

| 品名 | 推荐数量 | 购买数量 |
|---|---|---|
| 被褥 | 1 | |
| 毛毯 | 1 | |
| 薄包布 | 2～3 | |
| 厚包布 | 1 | |
| 包囊 | 1 | |
| 枕头（棉枕头、小米枕头） | 1 | |
| 床 | 1 | |

### 沐浴用品

| 品名 | 推荐数量 | 购买数量 |
|---|---|---|
| 浴巾 | 2 | |
| 纱巾 | 20～30 | |
| 防水套 | 2 | |
| 棉棒 | 1～2 | |
| 爽身粉盒 | 1 | |
| 湿纸巾 | 1 | |
| 体温计 | 1 | |
| 浴缸 | 1 | |
| 沐浴用秋千 | 1 | |
| 牙刷 | 1 | |

### 卫生用品

| 品名 | 推荐数量 | 购买数量 |
|---|---|---|
| 婴儿用指甲剪 | 1 | |
| 鼻屎吸入器 | 1 | |
| 婴儿爽身粉 | 1 | |
| 婴儿护肤霜 | 1 | |
| 婴儿护肤油 | 1 | |
| 婴儿洗发水 | 1 | |
| 婴儿香皂 | 1 | |
| 婴儿洁面乳 | 1 | |

### 发育器具

| 品名 | 推荐数量 | 购买数量 |
|---|---|---|
| 婴儿背带 | 1 | |
| 包布 | 1 | |
| 抽屉柜 | 1 | |
| 蚊帐（夏季用） | 1 | |
| 摇床 | 1 | |
| 保温瓶 | 1 | |
| 步行机 | 1 | |
| 婴儿车 | 1 | |

需准备棉衣棉裤 3～4 套。

**尿布**：尿不湿、尿片、隔尿垫布、纸尿裤。

**食具**：奶瓶 2 个，奶嘴 4～5 个，奶瓶刷子 1 个，消毒锅 1 个；婴儿碗、勺一套。

**梳洗用品**：洗脸盆 2 个；浴盆 1 个；洗澡带 1 个；毛巾 2～3 条；水温计 1 个；护肤品、洗衣液。

## 分娩前的检查

为了优生优育，每个孕妇都不可忽略分娩前的检查。但也不要太紧张，产前的检查是为了让医生了解情况，选择适合孕妇的分娩方式，让孕妇们顺利安全地将宝宝生下，迎接新生命的诞生的，所以意义重大。分娩前需做一下检查。

### ❶ 彩超检查

主要是最后看看胎儿有没有脐带绕颈，脐脑动脉的血流好不好等情况，最后确定一下胎位。

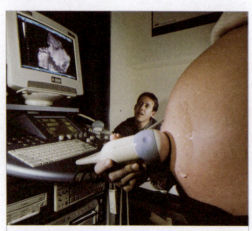

● 通过分娩前检查，医生可明确产妇是否确已破膜，以及胎儿的情况。

### ❷ 阴道检查

这是必须要做的检查项目，主要是对宫颈、阴道、外阴进行检查，从外而内，先是看外阴，然后检查阴道和宫颈。阴道内的检查，主要看是否有湿疣、血管扩张、阴道畸形、阴道横膈、阴道纵隔、双阴道等与分娩相关的情况。目的是确认准妈妈是否临产，产程进展如何，胎位是否正常，有无难产可能，骨盆是否足够宽大等。

### ❸ 测宫高与腹围

分娩前通过测量宫高和腹围，可以估计胎儿的体重。同时根据宫高妊娠图曲线以了解胎儿宫内发育情况，比如是否发育迟缓或巨大儿。

### ❹ 血压、心率、体重测量

在分娩期间，应定时测量血压、心率，发现两者变化。测量体重，是为了了解水肿情况，预防妊娠高血压综合征等出现。孕晚期体重增加比早期明显。从表面看水肿不明显，但测体重时，如发现重量较上周测量时增加超过 0.5 千克以上，就可能是隐性水肿，应提高警惕，预防产前惊厥等问题的产生。

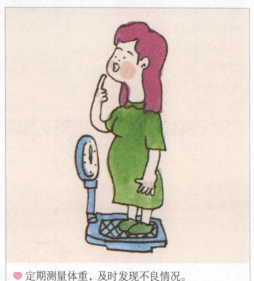

● 定期测量体重，及时发现不良情况。

# 分娩时刻

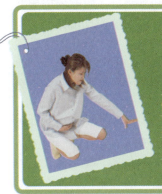

应对分娩的时刻，每个女人都会感到无比幸福和骄傲，但同时又会有些不安。临产有哪些征兆？分娩疼痛是否能忍受？怎样才能顺利分娩……就让我们一起来学习如何更好地度过这生命中最重要的时刻吧！

## ♥ 临产时身体的变化和标志

生产究竟是怎样开始，又是怎样进行的呢？如果知道一些概况，那么真正生产时，就不会惊慌。临产前产妇和胎儿都会出现一些变化，了解了这些知识后，相信孕妇就能沉着地面对生产了。

### ❶ 产妇身体的变化

接近生产时，产妇的身体会出现各种变化，形成自然地完成生产准备的征兆。这些征兆可以由母体自己感受到，也可由医生检查加以确认。

最明显的征兆就是骨盆有下降的感觉，产妇还会感到频繁腹胀，这属于生理性腹胀，不需担心，只需躺一会儿就可以缓解。这时，作为子宫出口的子宫颈管，为了胎儿的出生逐渐柔软起来。因为子宫颈管黏液分泌旺盛，所以阴道分泌物也会增加。另外，胎儿一旦入盆，常会引起脚跟痛，膀胱受压导致尿频。同时，由于胃部受压减轻，所以有些准妈妈会食欲大增。

上述的种种变化是因人而异的，准妈妈有的早早就感觉到的，也有直至生产开始也没能感受到，千万不要过于神经质地等待生产，而应以冷静的心态，做好万全的心理准备。一旦出现生理的变化，应及时前往医院。

### ❷ 胎儿的变化

进入妊娠最后1个月，胎儿的平均体

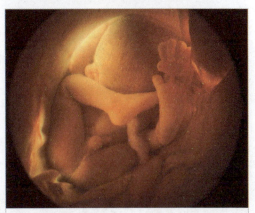

● 进入妊娠最后一个月，胎儿的体重增加到2500克左右。

重达到2500克左右。到了预产期，胎儿的皮下脂肪增加，身体变得圆乎乎的，平均体重在3000克左右。这时的胎儿在为能在母体外顺利生活而积蓄能量。

胎儿身体外面有一层叫作胎脂的脂肪，胎儿的肌肉被胎脂覆盖，整个身体也被胎脂包围。胎脂具有避免体内热量散失，保持体温恒定的作用。这时，胎儿已经做好了出生的准备。随着生产一天天临近，胎头也开始入盆。因为胎头被固定，所以胎动就变少。实际上，只有一半的产妇在生产前胎头入盆，很多产妇在阵发性腹痛出现后，胎头才入盆。

### ❸ 临产的标志

妊娠后期接近预产期的时候，夫妻都

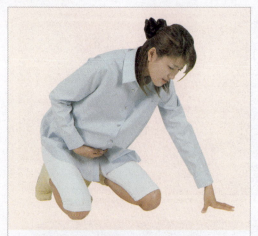

● 妊娠后期，当孕妈妈出现规律的子宫收缩、见红、破水等症状时，可能是宝宝要出生了。

关心着分娩时刻的到来。那么，怎样才能知道快要临产了呢？一般来说，准妈妈在足月前后出现以下情况之一者，说明已近临产，应该住进医院待产。

**出现规律的子宫收缩**：孩子出生的日子快要到时，准妈妈会感到腹部有比较频繁的子宫收缩的感觉，他的特点是收缩力弱，持续时间短而不规则，收缩的强度并不逐渐加强，没有阴道流血和流水，有时休息后，子宫收缩可以完全停止，这种不规律的子宫收缩并不是临产，所以称为"假临产"，不必马上去医院待产。当出现有规律的子宫收缩，每隔10~15分钟1次，每次收缩持续时间为几十秒钟，即使卧床休息后宫缩也不消失，而且间隔时间逐渐缩短，持续时间渐渐延长，收缩的强度不断增强，这才是临产的开始，应该立即去医院待产。

**见红**：分娩开始之前的24小时内，阴道会排出一些血性黏膜，俗称"见红"。所以，当产妇"见红"时，表示23小时内即将临产，应该立即去医院待产。

**破水**：由于子宫收缩不断加强，子宫内羊水压力增高，羊膜囊破了，"胞浆水"流出，此时称为破膜。应立即平卧送医院待产，一般在破膜24小时内临产。以往有急产、过期产的产妇，应根据具体情况决定住院的日期。

## 了解分娩全过程

产程，指妇女生产分娩婴儿的全过程。总产程在临床上分为三个阶段，也就是三个产程。现在，有些医学专家主张把产后2小时也纳入产程，称为"第四产程"。因产后出血大多发生在这2小时内，在这段时间里产妇仍需留在产房观察。

### ❶ 第一产程及产妇的配合

第一产程是指从子宫出现规律性的收缩开始，直到子宫口完全开大为止。第一阶段期间，常规的子宫收缩使宫颈扩张，先变短，然后全部消失，以让孩子通过。宫颈完全扩张的时候能够打开到10厘米宽。收缩过程是分娩最长的阶段，可能会花15~20个小时。但对于经产妇（有生产经历的妇女）来说，这一过程往往会快得多。在这一阶段，孩子的头部（或臀部）也会以旋转的动作向骨盆底挤压。

在此阶段，宫口未开全，产妇用力是徒劳的，过早用力反而会使宫口肿胀、发紧，不易张开。在刚开始的几个小时，产妇起床活动，然后休息，这是很有益的，因为很多产妇在每次收缩的间隙都会感到轻微的疼痛，站起来走动可以让收缩良好地进行，在地心引力的作用下会让孩子头部挤入宫颈和骨盆底。

**此时产妇应做到：**

**思想放松，精神愉快**：紧张情绪可以直接影响子宫收缩，而且会使食欲减退，引起疲劳、乏力，影响产程进展。做深慢、均匀的腹式呼吸大有好处，即每次宫缩时深吸气，同时逐渐鼓高腹部，呼气时缓缓下降，可以减少痛苦。

**注意休息，适当活动**：利用宫缩间隙休息、节省体力，切忌烦躁不安消耗精力。如果胎膜未破，可以下床活动，适当的活动能促进宫缩，有利于胎头下降。

**采取最佳体位**：除非是医生认为有必要，不要采取特定的体位。只要能使你感觉减轻阵痛，就是最佳体位。

**另外产妇要趁机补充营养和水分**：尽量吃些高热量的食物，如粥、牛奶、鸡蛋等，多饮汤水以保证有足够的精力来承担分娩重任。

**勤排小便**：膨胀的膀胱有碍胎先露下

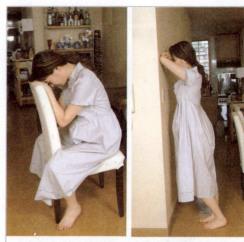

● 如果子宫开始收缩，就应该马上休息。比如，分腿坐在椅子上，并把头放在双臂上面，或者在站立状态下靠墙休息。

降和子宫收缩。应在保证充分的水分摄入前提下，每2～4小时主动排尿1次。

## ❷ 第二产程及产妇的配合

第二产程是指从宫口开全到胎儿娩出的阶段，又叫"排出阶段"。宫口开全，胎儿随着宫缩逐渐下降，当胎先露部下降到骨盆底部压迫直肠时，产妇便不由自主地随着宫缩向下用力，胎儿从完全开大的子宫口娩出。

婴儿有时会在强烈的子宫收缩后出生，但通常排出的阶段会慢一些。排出时间通常少于两个小时，如进行硬膜外麻醉，时间可能延长。而第一次生产的妇女则需要更多的耐心。在这个时候，各有关人员（母亲、丈夫、医生、助产士）之间的合作便显得十分必要。

有时医护人员会在位于阴道口和肛门之间的会阴处切一个小口，这样可以加速产子的过程，并且降低撕破会阴的风险。不过所谓的外阴切开术也做得越来越少，因为自行撕破的女性在产后几天的状态通常都比做过外阴切开术的女性好。另一个用于加速产子过程的技术是真空抽吸，即把一个用金属或橡胶类物质做成的抽吸杯放在胎儿的头上，

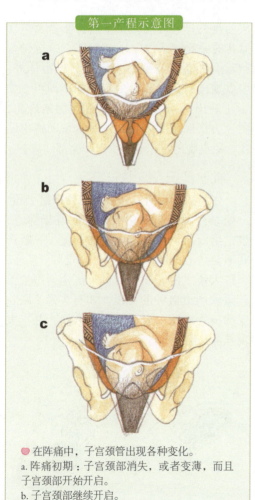

**第一产程示意图**

a

b

c

● 在阵痛中，子宫颈管出现各种变化。
a. 阵痛初期：子宫颈部消失，或者变薄，而且子宫颈部开始开启。
b. 子宫颈部继续开启。
c. 子宫颈部完全开启。为了顺利地经过骨盆，旋转胎儿的头部。

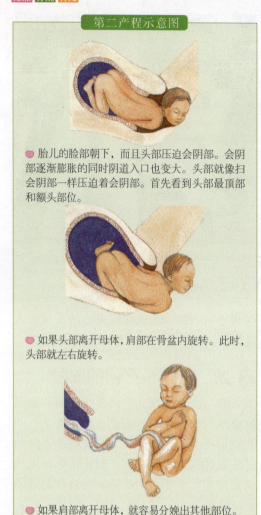

**第二产程示意图**

● 胎儿的脸部朝下,而且头部压迫会阴部。会阴部逐渐膨胀的同时阴道入口也变大。头部就像扫会阴部一样压迫着会阴部。首先看到头部最顶部和额头部位。

● 如果头部离开母体,肩部在骨盆内旋转。此时,头部就左右旋转。

● 如果肩部离开母体,就容易分娩出其他部位。

在泵的压力作用下,医生或助产士可以慢慢地、小心翼翼地,跟子宫收缩同步,沿着产道的方向将胎儿向外拉动。以这种方式出生的孩子最初几周可能会有个杯印留在头上,不过抽吸法通常被认为是无害的。另一种方法就是助产镊子,它有两个可以夹住头部而不伤害孩子的叶片,用它拉动孩子也可以帮助产妇产出孩子。

### 此时产妇应做到:

在这一阶段中,产妇积极地用力排胎是十分重要的。第二产程时间最短。宫口开全后,产妇要注意随着宫缩用力。当宫缩时,两手紧握床旁把手,先吸一口气憋住,接着向下用力。在子宫收缩间歇尽量放松,

平静地深呼吸,放松,喝点儿水,准备下次用力。当胎头即将娩出时,产妇要密切配合接生人员,不要再屏气向下用力,避免造成会阴严重裂伤。

## ❸ 第三产程及产妇的配合

第三产程是指从胎儿娩出直至胎盘娩出。这时胎儿产出,医生剪断脐带,接着孩子第一声的哭泣将空气吸入肺腔,哭泣咳嗽反射会排出那里的黏液。医生会对孩子第一次的呼吸、皮肤颜色、肌肉力量做仔细的记录。

尽管此时母亲更关心她的孩子怎么样了,也需要先完成产后阶段的工作,即排放胎盘的过程。胎儿生下后,胎盘及包绕胎儿的胎膜和子宫分开,通常在30分钟内胎盘会随着子宫收缩而完整地排出体外。胎盘娩出时,只需接生者稍加压即可。如胎儿娩出后45~60分钟胎盘仍未娩出,则应听从医生的安排,由医生帮助娩出胎盘。胎盘娩出意味着整个产程全部结束。

### 此时产妇应做到:

在第三产程时,产妇要保持情绪平稳。分娩结束后2小时内,产妇应卧床休息,进食半流质饮食补充消耗的能量。一般产后不会马上排便,如果产妇感觉肛门坠胀,有排大便之感,要及时告诉医生,医生要排除软产道血肿的可能。如有头晕、眼花或胸闷等症状,要及时告诉医生,并早发现异常并给予处理。

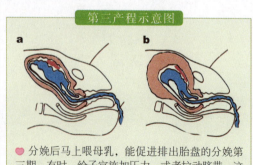

**第三产程示意图**

● 分娩后马上喂母乳,能促进排出胎盘的分娩第三期。有时,给子宫施加压力,或者拉动脐带,这样就能缩短胎盘的娩出时间。

### ❹ 第四产程

第四产程的概念是从娩出到产后2小时之内这个时间。

第四产程是指产后1~2小时内的期间，是母亲身体生理再调适的开始。分娩时，血液丧失可达500毫升，随着血液丧失及子宫对血管压力的解除，血液会重新分布到静脉床。结果出现红细胞积压中度下降及脉搏压增加、中度频脉、中度心跳加快。

胎盘剥离娩出后，由于子宫仍然继续收缩，子宫低位于肚脐和耻骨联合之间。由于子宫肌肉的强力收缩，促使因胎盘剥离而开放的大血管封闭，即宫缩如结扎血管般，达到控制出血的目的。若子宫肌肉收缩乏力，将导致产后大出血。

因此，分娩后1~2小时是个重要时刻，护理人员需仔细评估子宫肌肉收缩力及因分娩压力而造成的全身性反应，以预防产后大出血感染。当母子亲密关系尽速建立后，应立即安排睡眠和休息。

### ❺ 准爸爸应该了解的产程护理知识

**第一产程的护理**：此时宫缩疼痛刚刚开始，产妇的精力还比较充沛，应该多与她进行语言交流。

**第二产程的护理**：多在产妇身边称赞与鼓励，使她增强信心。准爸爸要指导产妇配合宫缩屏气用力，对她的进步及时给予肯定和鼓励。宫缩间歇期，产妇应该坚持进行活动，如站立、走动、下蹲等。随时满足产妇的生理需要，如饮水、擦汗等。

**第三产程的护理**：当产妇分娩时，孩子爸爸通常不会守在身旁。所以这个时候就要靠妈妈自己努力了。

**第四产程的护理**：当胎儿娩出后，孕妇和新生儿会一同回到病房。此时的孕妇自觉腹内空空，产道如释重负，身心疲惫不堪，但内心充满了幸福及自豪："我终于顺利地把小宝贝带到这个世界了！"此时爸爸不仅要共同分享产妇的喜悦，同时还要协助产妇进食、饮水、排尿，尽早对新生儿进行早接触、早吸吮。

## 缓解分娩疼痛

分娩是人类繁衍生息的自然过程，但是这种由子宫收缩和紧张恐惧的心理引起的分娩疼痛，对于大多数产妇尤其是初产妇而言是极其痛苦的。学习一些缓解分娩疼痛的方法，不仅仅在于降低产妇分娩时的痛苦，更重要的是，它能够减少产妇不必要的耗氧量和能量消耗，防止母婴代谢性酸中毒的发生，提高产程进展的速度，降低产后出血率。同时，它还可以避免子宫胎盘血流量的减少，从而改善胎儿氧合状态，降低胎儿缺氧及新生儿窒息状况的出现。

### ❶ 合理地利用体力

所有活动都需要能量。休息的秘诀就在于合理地利用体力。此时，可以采用舒适的姿势，也可以采用紧张的姿势。为了便于理解这一点，请大家伸直双腿，然后肩部、颈部和手腕用力。另外，放松膝盖和肩部，同时放松颈部和手腕。此时，如果能感受到特殊肌肉的紧张或松弛状态，就能容易把握消除紧张的方法。疲倦和紧张只能加重分娩中的痛苦，而且严重地降低孕妇的控制能力。精神和肉体有密切的关系，因此身体越放松，精神就越能得到休息。

### ❷ 缓解疼痛的正确站姿

①放松的姿势

妊娠 分娩 育儿

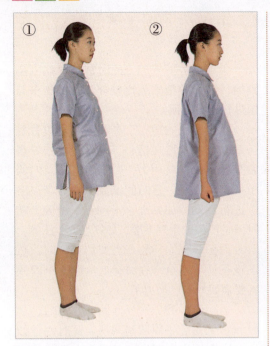

放松腿部、肩部和颈部。此时，必须挺直脊椎。

②紧张的姿势

如果根据紧张与放松的差异反复训练正确的呼吸方法，就能缓解分娩时的痛症。在站立状态下用力伸直双腿，然后肩部和颈部用力。

## ❸ 缓解疼痛的正确坐姿

①正确的姿势

即使短时间休息，也应该挺直后背，放松肩部。在上班的情况下，特别要注意坐姿，这样才能减轻身体压力。

②错误的姿势

如果倾斜后背，就容易导致腰痛症状。

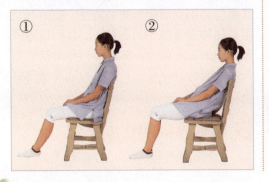

孕妇以倾斜的姿势坐在椅子上面，只会加重身体负担。

## ❹ 严重阵痛时的三阶段呼吸法

减轻分娩阵痛的方法很多，而且非常复杂，但是呼吸方法便于掌握，而且在子宫收缩时能集中精神，因此能轻松地摆脱剧烈的阵痛。为了掌握这种技巧，必须把阵痛当成诞生宝宝的重要过程。当然，呼吸方法不一定能彻底消除分娩时的痛症，只是提高忍痛的承受力，使孕妇顺利地克服分娩时的痛苦而已。另外，正确的呼吸方法能减轻孕妇的紧张感。

只要消除紧张情绪，静静地呼吸，在强烈的刺激下，孕妇也能做出非常沉着的反应。如果孕妇过于紧张，就不能正常地发挥功能，因此会影响子宫的收缩。

在实施呼吸法时，有些孕妇喜欢闭上眼睛全神贯注，或者慢慢地数数。在这种情况下，如果把注意力转移到屋内的物品，则更有助于呼吸法的练习。

下面分三个阶段详细地介绍基本呼吸方法，而这些呼吸方法与阵痛的程度有密切关系。阵痛程度具有一定的主观性，因此要选择适合自己的呼吸程度和时间。

如果初期的子宫收缩没有严重的痛症，就只需要第一阶段的呼吸方法。随着分娩第一期的结束，逐渐进入第二阶段和第三阶段的呼吸方法。

### （1）第一阶段呼吸方法

在分娩初期，如果子宫收缩频繁，而且收缩间隔特别长，或者收缩程度较弱，大部分孕妇只需要第一阶段的呼吸方法。稍微张开嘴，然后通过嘴和鼻子呼吸（不能张大嘴，只用嘴呼吸，也不能合嘴只用鼻子呼吸）。这种呼吸方法不需要大量的呼吸量，因此容易持续呼吸。在吸气时，应该稍微加大力量，这样空气就能自然地进入肺部。如果吸气过强，吸入的空气就会很强。另外，如果"呼哧呼哧"地呼吸，

## 第三章 产前准备、产程和分娩

### （3）第三阶段呼吸方法

第三阶段呼吸方法是强烈、短暂地呼吸。在这个阶段，子宫的收缩很强烈，收缩时间较长，而且非常痛苦，因此最好使用第三阶段呼吸方法。该呼吸方法是第二阶段呼吸方法的改进型，能适当地提高呼吸强度。首先轻轻地呼吸两次，然后快速、强烈地呼吸两次，这样空气就能柔和地进

### 缓解阵痛的三阶段呼吸方法

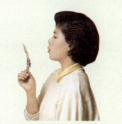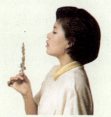

● **第一阶段呼吸方法**
非常柔和地呼气，并勉强地吹动羽毛。请不要有意识地吸羽毛，应该自然地吸气。吸气时，羽毛不能偏向脸部。

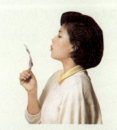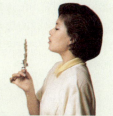

● **第二阶段呼吸方法**
短暂地呼气，使羽毛稍微弯曲。吸气时，应该使羽毛自然地回到原位，但是不能弯向脸部。

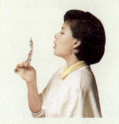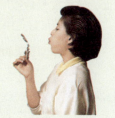

● **第三阶段呼吸方法**
更强烈、短暂地呼气。呼哧呼哧的方式呼吸两次（左图），然后把嘴型变成"O"字形，并深呼吸两次（右图）。

就容易使子宫收缩产生紧张感。孕妇最好利用腹部上方，即下肋骨周围有规律地、柔和地呼吸。

### （2）第二阶段呼吸方法

子宫的收缩逐渐强烈时，适合使用第二阶段呼吸方法。此时，必须按照收缩节奏控制呼吸速度。随着收缩节奏的加快，应该适当地加快呼吸速度，并逐渐摆脱第一阶段呼吸方法。如果子宫收缩消失，就应该慢慢地、深深地呼吸。第二阶段呼吸方法能帮助孕妇顺利地度过不同的收缩期。

### 有助于分娩的按摩

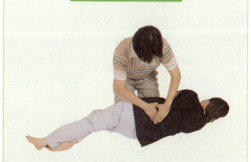

● **后背出现子宫收缩感时**
如果用力按压后背下方的天骨部位，能有效地消除痛症。此时，孕妇不能平躺，必须倾斜地侧卧。只有这样，才能顺利地把胎儿向子宫颈管方向推动。

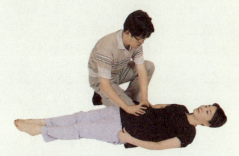

● **阵痛强烈时**
沿着圆圈抚摸腹部，这样就能缓解痛症。一般情况下，孕妇也能独自完成此动作。

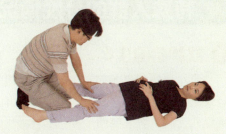

● **大腿附近出现子宫收缩感时**
把一只手放在膝盖内侧，然后向大腿内侧用力按压到臀部，把手移到膝盖上面，然后反复地按摩。

入肺部。换句话说，轻轻地呼吸两次后，再快速地呼吸两次。

## 5 有助分娩的按摩法

为了轻松地分娩，除了基础呼吸法以外，还可以练习各种辅助动作。最好是在丈夫或家人的帮助下进行这些动作。

### （1）指压后背脊骨有助于分娩

在后背出现子宫收缩感的情况下，如果用力按摩脊椎下部，就能缓解疼痛。在实施这种方法时，必须用力按摩。如果使用指尖，效果会更好。按摩时，孕妇不能平躺，最好倾斜地侧卧，只有这样才能靠重力的作用把胎儿推到子宫颈管方向。

当后背或腹部出现收缩感时，可以采用用力指压后背的方法。

如果开始阵痛，就应该用力按摩后背下方的天骨部位（骨盆后的分界部位）。用力按摩后背的同时，如果抚摸下腹部，会有助于减轻疼痛。孕妇也能独自使用这种方法。如果子宫第一次收缩，就可以把一只手放在天骨部位，然后叠放另一只手，并靠墙而站，这样就能有效地缓解阵痛。

### （2）如果阵痛强烈就轻轻地抚摸腹部

在子宫收缩非常严重的情况下，这种方法非常有效。下面详细地介绍两种按摩方法。

不管是平躺还是侧卧，孕妇、丈夫或其他保护者都可以实施第一种方法。

第一种方法是用一只手把下腹部分一半，然后沿着半圆抚摸。

第二种方法是，利用双手从下腹部开始按摩到臀部，然后在腹部外侧周围画两个圆圈。此时，还可以向反方向按摩。这种办法孕妇在平躺状态下能独自完成。当孕妇的子宫收缩时，丈夫可以帮孕妇持续按摩腹部。

独自实施这种方法时，只有在子宫收缩最严重时才使用。子宫收缩刚开始时，最好在皮肤上涂抹婴儿用的爽身粉，这样就能防止摩擦。在抚摸腹部时，不能用力过猛，以免孕妇的腹部受到压力，但是如果用力过轻，孕妇就容易发痒。所以，要掌握好力度。

### （3）腿部按摩也有效

子宫收缩出现在大腿附近时，以下方法比较有效。把一只手放在膝盖内侧，然后沿着大腿内侧用力按压到臀部。把手移到膝盖上面，然后反复地按摩。这个动作孕妇也能独自按摩，但最好是由丈夫帮忙。

### （4）腿部痉挛时应该刺激脚趾

有时，在分娩第二期会出现腿部痉挛现象。尤其是把双腿放在分娩台上面时，容易引起腿部痉挛现象。在这种情况下，最好放松痉挛的肌肉。如果小腿部位痉挛，就应该向外侧伸直腿部。如果腿部前侧痉挛，就应该伸直腿部，并刺激脚趾。

# 特殊人群的分娩情况

## 1 双胞胎的生产

现在年轻的准爸妈们，都梦想着生一对双胞胎，这样宝宝在妈妈肚子里就有了玩伴儿，出生后又能给一家人带来双份的喜悦。如果你已经幸运地怀上了双胞胎宝宝，更要双倍地关注自己和宝宝的健康，多向医生咨询。

### （1）双胞胎的位置和生产方式

**头位和臀位的组合**：如果接近宫口的第一个胎儿是头位，就有行经阴道分娩的可能；如果第一个胎儿胎位不正，就要依据具体胎位，确定生产方式。

**两个胎儿均为臀位**：如果行经阴道分娩，就会是臀部、膝盖先露，所以要行剖宫产术。如果其中一个胎儿是横位，也要行剖宫产术。

**两个胎儿均为头位**：行经阴道分娩可以比较顺利地进行，靠近宫口的一个胎儿先娩出。

**多胞胎实施剖宫产的概率极高。**在即将分娩时，由于胎儿处于活跃状态而相互拥挤，容易造成胎盘紧缩和脐带缠绕，严重时会对胎儿生命构成威胁，也令母亲极度痛苦。在这种情况下，就必须立即实施剖宫产。

如果是早产，新生儿一般必须立即进行比正常胎儿更加详细的检查，并且需要特别的护理。

### （2）预防流产与早产

双胎妊娠由于子宫腔相对狭窄造成胎盘血液循环障碍，其流产发生率较单胎妊娠高2～3倍，因此应加强孕期保护与监护。若一胎发生死胎，另一胎仍可继续生长发育，死亡的胎儿将被吸收或挤压成纸样儿随正常胎儿娩出，不必担心害怕，更不要引产终止妊娠。

双胎妊娠孕妇的子宫比单胎明显增大，且增速较快，特别是在24周以后，尤为迅速。这不仅增加了孕妇的身体负担，同时由于对其心、肺及下腔静脉造成压迫，还会使其产生心慌、呼吸困难、下肢浮肿及静脉曲张等压迫症状，在孕晚期更为明显。因此，在孕晚期，孕妇要特别注意避免劳累，多卧床休息，这对减轻压迫症状，增加子宫的血流量，预防早产都有好处。

另外由于双胎导致子宫过度膨大，往往难以维持到足月而提前分娩。所以，有条件的双胎孕妇最好提前住院待产，以保证安全顺利分娩。

### （3）双胞胎孕妇需要注意的问题

双胞胎孕妇需要更多的热量、蛋白质、矿物质、维生素等营养素，以保证两个胎儿的生长发育，而且双胎妊娠妇女的血容

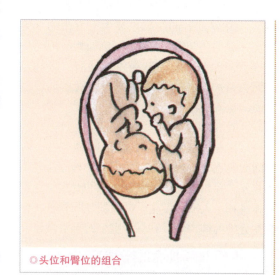
◎ 头位和臀位的组合

◎ 两个胎儿均为臀位

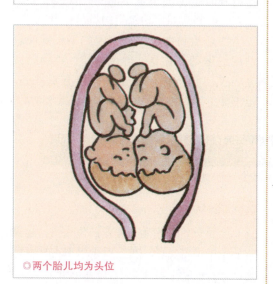
◎ 两个胎儿均为头位

量比单胎妊娠明显增大，铁的需求量也增大，所以往往在早期即出现贫血症状。为防止贫血，双胞胎孕妇除加强营养、食用新鲜的瘦肉、蛋、奶、鱼、动物肝脏及蔬菜水果外，还应每日适当补充铁剂、叶酸等。

早产的诱发因素主要是休息不当和房事不节制。因此，双胞胎孕妇更要特别注意，妊娠28～30周后应多卧床休息，宜采取左侧卧位。左侧卧位可以增加子宫血流量，减少胎儿对宫颈的压迫和扩张。

## ❷ 30岁以后产妇的生产

现在，30岁以后妊娠、生产的人在逐渐增多。这个年龄的女性生产时和20多岁时有什么不同呢？有什么危险呢？该怎么度过这段时间呢？那么就让我们来了解一下关于这方面的知识吧。

### （1）生产的危险和产后的恢复

由于30岁以后孕妇的宫颈一般比较坚韧，开宫口慢，产道伸展性差，所以自然生产比较困难，根据胎儿情况，医生会建议实行抬头吸引或剖宫产术。随着医学技术的发展，剖宫产手术技术已比以前有了很大的提高，而且手术时间也由以前的1～2小时缩短到现在的几十分钟。因此，进行剖宫产的孕妇不需要太多顾虑。

随着年龄的增长，女性在怀孕的时候容易出现并发症，例如妊娠期糖尿病和流产，高龄初产妇的妊娠高血压综合征发病率约为年轻初产妇的5倍。专家指出，到了40岁，产妇患并发症的危险性会更高。

30岁以后的孕妇想要生下健康的小宝宝，必须比20多岁的孕妇更加精心地呵护自己和胎儿。要注意身体的健康，最好定期去看妇产科医生，这样即使推迟怀孕时间，也不必担心。

对30岁以后怀孕分娩的新妈妈来说，产后恢复过程比年轻的新妈妈要难一些，时间久一点儿。因此正确的产后护理方法尤其重要。新妈妈要注意观察体温的变化，注意休息和个人清洁卫生，同时要加强营养，补充分娩的体力消耗和保证宝宝的奶水供给。

### （2）愉快地度过妊娠期

30岁以后的生产尽管充满了危险与不安，但孕妇也应以积极乐观的心态正确对待，准备迎接健康宝宝。

首先，30多岁的孕妇对于妊娠、生产的心理已经成熟，所以在激素分泌紊乱，神经过敏的妊娠期间，大多数都可以愉快地度过。其次，周围的妈妈朋友比较多，可以比较容易地得到一些关于妊娠、生产的资料和经验。

30～35岁的孕妇，在心理和身体方面与20多岁时没有太大差别，所以没有必要过于强调自己已是30多岁了。而35岁以后的孕妇，因为意识到自己是高危产妇，所以在日常生活中多半需要经常接受健康检查，严格遵照主治医生的指示行事。

为了顺利生产，30多岁的孕妇要注意适度的运动和休息，养成规律、正确的饮食习惯。有工作的孕妇，即便有责任心，也不能过于勉强自己。

## 💚 生产时可能会遇到的问题

分娩开始了，宝贝就要出生了，这是多么令准妈妈激动的时刻！可在这个过程中，却常常会发生一些意外，导致不良结果。下面讲解一些分娩时可能遇到的意外以及如何处理。

### ❶ 臀位分娩

臀位分娩是指胎儿先露部位为臀，是异常胎位中最常见的一种，其发生率占分娩总数的3%～4%。在子宫内，胎儿的臀部朝下，

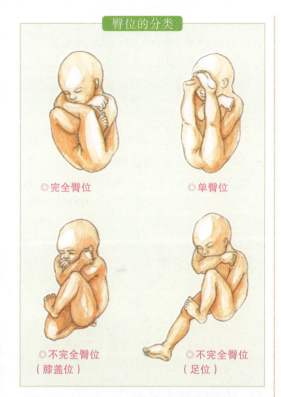

臀位的分类
◎完全臀位　◎单臀位
◎不完全臀位（膝盖位）　◎不完全臀位（足位）

头部朝上的姿势称为臀位。大部分情况下，胎儿的头部朝下，这种姿势称为头位。

在胎儿的身体部位中，臀围比头围小，头不但大而且硬。正常情况下，分娩时胎儿呈头位，这样头先露分娩，就有充足时间使胎头塑形，以适应骨盆的内腔而娩出，当胎头一经娩出，胎体的其他部分亦随之迅速娩出。而臀位分娩则不然，如果臀先娩出，最大的胎头后出，而胎儿的肩部和头部的娩出，又必须适应产道的各种不同条件方能娩出，因而分娩时，容易发生难产。一般情况下，用超声波可诊断胎位是臀位还是头位。

**完全臀位**：胎儿的头部和大腿部完全弯曲，而且脊椎和手臂也适当弯曲。

**单臀位**：胎儿的大腿部完全弯曲，但是伸直膝盖，并伸向胸前。

**不完全臀位（膝盖位）**：胎儿弯曲一侧膝盖，并伸直大腿部，因此先娩出膝盖部分。

**不完全臀位（足位）**：胎儿弯曲一侧大腿部和膝盖，但是向下伸直另一侧腿部，因此先娩出脚部。

臀位分娩比较危险，因此在妊娠后期可以实施改变胎儿姿势的外回转术。在实施外回转术的过程中，可能出现缠绕脐带、胎盘提前脱离等现象。而在妊娠32周之前，容易改变胎儿的位置，因此不需要实施外回转术。从妊娠32周到出现阵痛之前，只要胎儿周围有很多羊水，而且孕妇的腹部肌肉充分地松弛，就容易实施外回转术。

实施外回转术的方法是：首先把双手放在孕妇的腹部上面，然后轻轻地按压腹部，同时用一只手推动腹部，并慢慢地向上抬起臀部，然后用另一只手，向骨盆方向推动胎儿的头部。

如果实施外回转术比较困难，或者孕妇感到疼痛，就应该马上停止回转。如果盲目地实施外回转术，就容易损伤胎盘，因此影响胎儿的健康。

如果产妇的骨盆过小，或者胎儿的头部过大，最好实施剖宫产手术。只要胎儿的头部能顺利地经过骨盆，也可以正常进行臀位分娩。

如果孕妇患有高血压等综合征，或者怀有低体重儿（相对于妊娠时间，胎儿的体重偏低的情况），臀位分娩的危险性比较高。在这种情况下，医生会建议实施比较安全的剖宫产手术。随着麻醉技术和输血技术的发展，剖宫产手术是比较安全的分娩方法之一。

假如宝宝在分娩前利用外倒转不能矫正臀位的话，医生也会建议使用剖宫产。这是因为大约有5%的产妇通过自然分娩的方式分娩臀位宝宝，可能会出现严重的并发症，例如婴儿出现残疾等，但也有95%通过自然分娩的新生婴儿没有任何严重问题。相比之下，使用剖宫产的话宝宝出现严重问题的概率只有1%。

## ❷ 产程延长

初产妇平均分娩时间为8～16小时。不过每个人的分娩进度不同，医学上人为的把产程全过程分为潜伏期、活跃期、分娩期等，每个阶段有一定的时限，但如果超出平均时间过多胎儿仍未娩出，就是产程延长。

最常见的原因就是宫缩乏力；其次是软产道坚韧或骨盆狭窄使胎头无法下降；第三是胎头进入骨盆腔的方向异常造成胎位异常，或脐带缠绕妨碍了分娩进行。

产程延长会使胎儿在产道长时间遭受挤压，造成胎儿宫内缺氧，产妇因长时间不能分娩而造成体力过度消耗、产后出血、产后感染。因此当出现产程延长时，医生会积极寻找产程延长的原因，积极处理。如果是宫缩乏力可以采取前面说的措施加强宫缩。若是产妇极度疲劳，可以通过休息和供给能量进行调整。如果采取相应措施后分娩仍无法进展，就可能是胎头与骨盆不一致（头盆不称），就要选择其他分娩方式。

### ❸ 宫颈口打不开

分娩的第一阶段，也就是宫颈口打开3指之前的速度是非常慢的，但它并不是单纯地打开这么简单。宫颈在打开的同时会变得越来越薄，从厚厚的变成薄薄的一层，变得像纸一样薄。假如你还处于分娩第一阶段，而且还没有破水，那么医生一般都会建议你等待。这样可能会消磨你的意志，但如果医生采取行动介入的话，到最后很可能就得动手术了。

不过，如果准妈妈已经进入分娩第二阶段（宫颈打开3指以上），而宫颈打开的速度不够稳定（正常情况下，应该是每小时打开1指），医生首先会了解宫颈没有打开的原因，是胎位不正，宫缩不够强烈，还是准妈妈的用力姿势不正确。有时医生会采用催产素来加快分娩的速度。

### ❹ 子宫收缩乏力

良好的子宫收缩应该是宫缩间隔2～3分钟一次，持续40秒左右，宫腔压力大于50毫米汞柱（指压子宫肌壁不出现凹陷）。如果宫缩持续时间短，间歇时间长且不规律，宫缩高峰时用手指压子宫底部肌壁仍可出现凹陷，就称之为"子宫收缩乏力"。这是最常见的一个问题，尤其是高龄产妇更容易出现。

产力是分娩的动力，它同时又受胎儿、产道及产妇精神心理因素的制约。对分娩有顾虑的产妇，尤其是35岁以上的初产妇，精神过度紧张易使大脑皮层功能紊乱，再加上睡眠减少，进食不足以及过多的体力消耗，均可导致宫缩乏力；胎儿大小不相适应或胎位不正，如臀位，则胎儿先露部位下降受阻，不能紧贴子宫下段及宫颈内口，因而不能引起反射性子宫收缩也会导致宫缩乏力。由于缺乏有效的产力，又使得宫口扩张缓慢及胎头下降延缓，也会出现产程异常导致难产。

### ❺ 胎盘早期剥离

胎盘是从母亲那里供给胎儿养料——气的器官，因此胎盘和宫壁紧密相连，以保证胎盘功能正常。但是当一些原因，如妊娠高血压综合征引起的血管痉挛，或外伤等使胎盘提前从子宫壁剥离，医学上称为"胎盘早期剥离"，是非常危险的。这种情况会危及母儿性命，必须引起警惕。孕妇虽无法知道胎盘已剥离，但当有妊娠高血压综合征或外伤的孕妇出现腹部不间断的疼痛，阴道有出血症状时，应该考虑有可能发生了胎盘早期剥离。

一旦有以上情况，应立即到医院就诊。为了挽救胎儿的生命，医生会实行急诊手术。因此孕期要加强产前检查，积极预防和治疗妊娠高血压综合征，对合并高血压病、慢性肾炎等高危妊娠孕妇应加强管理，妊娠晚期此类孕妇应避免仰卧位及腹部外伤。

### ❻ 胎儿不沿产道下降

胎儿不沿产道下降的原因主要有头盆

输送充足的氧气，胎心率下降，就要行胎头吸引、产钳分娩或剖宫产术。

### ❼ 羊水栓塞

羊水栓塞是分娩过程中，羊水及其内有形物质进入母体血液循环，引起肺栓塞、休克、凝血障碍以及多脏器功能衰竭的严重产科并发症。临床上较少见，但死亡率较高，产妇病死率达80%以上。病因多为子宫收缩过强或呈强直性，宫内压力高，在胎膜破裂或破裂后不久，羊水由裂伤的子宫颈内膜静脉进入母血循环所致。

羊水栓塞的病因多为子宫收缩过强或呈强直性，宫内压力高，在胎膜破裂或破裂后不久，羊水由裂伤的子宫颈内膜静脉进入母血循环所致。羊水栓塞起病急，病势凶险，多于发病后短时间死亡，避免诱发因素，及时诊断，尽早组织抢救、治疗，是抢救存活的关键。要预防羊水栓塞，主要需要做到：不在宫缩时行人工破膜。人工破膜时不兼行剥膜，以减少子宫颈管的小血管破损。对死胎、胎盘早期剥离等情况，应严密观察。避免产伤、子宫破裂、子宫颈裂伤等。

### ❽ 产后出血

产后出血包括胎儿娩出后至胎盘娩出前，胎盘娩出至产后2小时以及产后2小时至24小时3个时期，多发生在前两期。如果生产时产妇阴道流血过多，产后24小时内流血量超过500毫升，继发出血性休克及易于发生感染，就叫作"产后大出血"。产后大出血为产妇重要死亡原因之一，发生率占分娩总数的1%～2%，在我国目前居首位。

大量失血会使产妇抵抗力降低，容易导致产褥感染，休克时间过长还可因脑垂体缺血坏死，以后出现综合征，即产后大出血后遗症。因此，产妇要和医生协作，互相配合，以预防产后大出血的发生。

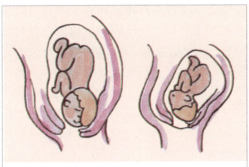

● 胎儿回旋异常：指胎儿沿产道下降时，胎头俯屈，改变方向即回旋不能顺利进行。

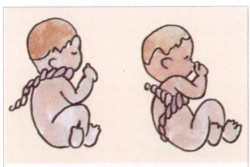

● 胎儿脐带缠绕：指脐带缠在胎儿的脖子或身体上。

不适、回旋异常、脐带缠绕等。

头盆不适是指准妈妈的骨盆狭窄或胎头发育过大，以致胎儿不能沿产道下降。当骨盆和胎头大小差不多时，也有尝试经阴道分娩的，但有可能途中会改换胎头吸引或剖宫产术。

在生产时，胎儿的先露部位为配合骨盆的形状，会将身体一边回旋一边通过狭窄的产道。当这个回旋不能正常发生时称为回旋异常。有可能造成分娩暂停，也可能变成持续的微弱阵痛致使分娩过程拖长。在这种情况时，通常使用催产素来增强产妇的阵痛，让分娩能持续进展下去。不过，如果分娩时间过分拖长，胎儿的状态将逐渐恶化，这时就要行产钳术或真空吸引分娩、剖宫产等。

脐带缠绕是指脐带环绕胎儿身体，通常以绕颈最为常见。如果脐带太长或胎儿表现活跃，胎儿被脐带缠绕的可能性就大。如果在分娩途中脐带受压迫，不能给胎儿引发产后大出血的主要原因有：产妇精神过于紧张，胎盘滞留，凝血功能障碍等。

产后出血有时候很难预先估计，往往突然发生，所以做好预防很重要。做好产后出血的预防工作，可以大大降低其发病率。预防工作应贯穿在妊娠的各个环节中，首先，孕妈妈要做好孕前及孕期的保健工作，孕早期开始产前检查监护，不宜妊娠者及时在早孕时终止妊娠。另外，多孕、多产及曾有多次宫腔手术者，高龄初产妇或低龄孕妇，有子宫肌瘤剔除史，生殖器发育不全或畸形，妊高征，合并糖尿病、血液病等具有较高产后出血危险的产妇，应提前入院待产，查好血型，备好血，以防在分娩时发生万一。

## 9 子宫破裂

子宫破裂是指子宫体部或子宫下段在妊娠期或分娩期发生破裂，这个问题多发生在分娩生产时，个别发生在妊娠晚期。子宫破裂为产科最严重的并发症之一，常引起产妇和胎儿死亡。

子宫破裂的发生，多与阻塞性分娩、不适当难产手术、滥用宫缩剂、妊娠子宫外伤和子宫手术瘢痕愈合不良等因素有关。据最新的调查显示，多次的剖宫产，发生子宫破裂的概率越高，这可能与子宫伤口愈合的程度比较有关系。多次的剖宫产切口愈合，主要是纤维组织而非肌肉，纤维组织较无弹性，无法像子宫肌肉般收缩及伸展，因此破裂的概率比较高。

因此，前胎剖腹及子宫有过手术的产妇，在分娩时，要严密观察产程进展情况，及时发现异常，如有不舒服的感觉马上告诉医生。同时要注意观察腹部是否有病理性缩复环的出现，如果有这种情况要及时告知医生，以防子宫过于强烈收缩而使胎宝宝下降受阻，从而造成子宫破裂。

另外，产妇进行剖宫产手术时，尽量采取子宫下段切口，这样的切口再次妊娠时发生子宫破裂的概率要小。而前次做过剖宫产的产妇，则应试着自然分娩。但其产程时间如果过长，发现有先兆子宫破裂的征象时，切不可再坚持进行自然分娩。因为在娩出的过程中，有可能促使子宫破裂的发生，应该分秒必争地做剖宫产来挽救母婴，避免任何阴道操作，以防子宫破裂。

## 10 羊水混浊

羊水是胎儿的生命之水，在妊娠初期它是透明、无色的，进入妊娠晚期变成乳白色。当胎儿宫内缺氧时可以造成肠部蠕动亢进，排出胎便，进入羊水，使羊水污染，因此羊水的性状直接反映胎儿在宫腔是否缺氧和是否安全。胎儿缺氧越严重，羊水颜色越深，轻度缺氧时羊水是淡黄色的，重度缺氧时羊水就是黏稠深绿色的。以上说的统称为羊水浑浊。

缺氧会导致胎儿窘迫，在产程中医生会根据羊水的性状，了解胎儿在宫内的安危。因此可以通过胎心监护仪监测胎儿的心率变化，并根据胎儿羊水的性状、污染程度，决定分娩时机。如果宫口开大，短时间可以分娩，医生就会促进宫缩，必要时采取胎头吸引或产钳助产。如果羊水重度污染，胎儿严重缺氧，医生会果断决定施剖宫产，使胎儿在最短的时间迅速脱离恶劣的环境。

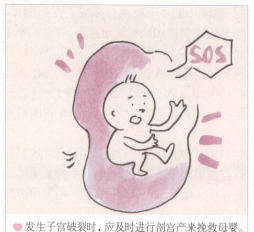

● 发生子宫破裂时，应及时进行剖宫产来挽救母婴。

# 第四章
# 产后恢复期

产妇在经过长达280天的怀孕过程后,一朝分娩,生下了小宝宝。那么,在分娩后的8周就是产后的恢复期。在这期间,产妇要注意了解产后生活护理与保健、哺乳、饮食调养以及产后体形恢复等方面的知识。只有进行多方面的呵护,才能让产妇恢复得更好、更健康。

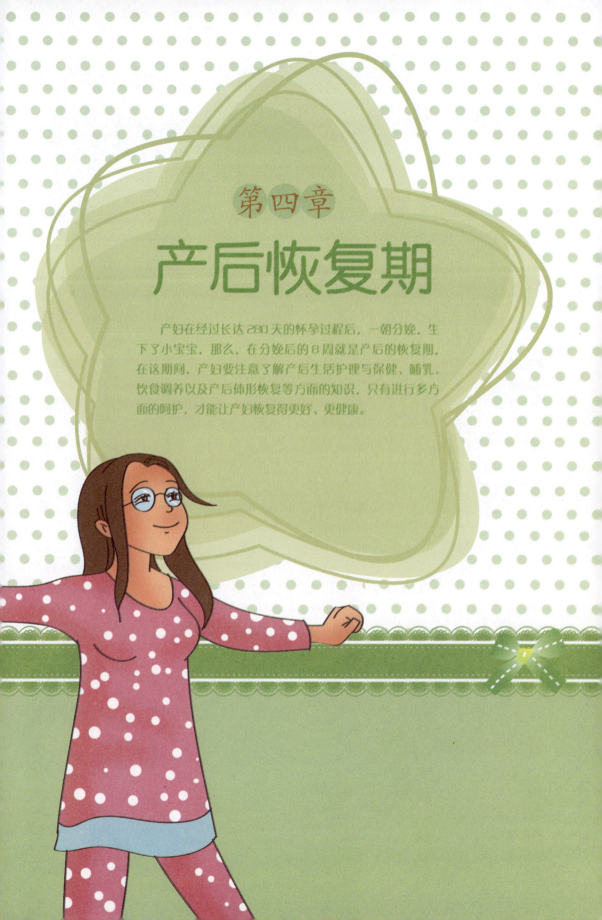

# 产后生活护理与保健

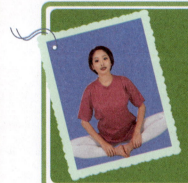

◎生孩子确实是一项相当艰苦的体力劳动。这里我们总结了一些护理和保健细节，以帮助新妈妈在结束这项艰苦的工作之后在身体和精神上都尽快找回最佳状态。

## 产后24小时自我护理

产妇在生产后的24小时内，要非常注重自我的护理，包括观察出血量，多喝水，多吃蔬菜水果，走一走，动一动，关注初乳的情况等，这些小细节都能决定产妇的身体状态。

### ❶ 观察出血量

产后出血是产妇第一天最需要关注的问题。此时，产妇不管再疲乏、再虚弱，观察自己的出血量也是非常必要的。产妇在分娩后两小时内最容易发生产后出血，凡产后2小时出血400克，24小时内出血500克都可诊断为产后出血。产后出血的问题可大可小，但出血过多可导致休克、弥漫性血管内凝血，甚至死亡，所以，孕妇在分娩后仍需在产房内留心观察。此时要注意的是，子宫收缩乏力也会引起产后出血。另外，产妇在上厕所时应注意把卫生护垫等收集起来，不要丢弃，如出血量较多，或阴道排出组织都应及时告知医生。

### ❷ 定时量体温

产妇生产后，一定要养成定时量体温的好习惯。若是出现产后发热，千万不要以为只是头痛脑热而等闲视之。此时发热最常见的原因是产褥感染。引起感染的原因很多，有产道感染、泌尿系统感染、乳房感染等。女性因为在产后体力要比平时差很多，又伴有子宫出血，且子宫口松弛，所以，阴道本来就有的细菌或外来的细菌就容易在此时滋生，并蔓延到生殖道或侧切伤口，这时恶露有味，腹部会有压痛。如果治疗不及时，可能会转为慢性盆腔炎，且会长期不愈。毒性大的细菌，还可能引致对人体危险很大的腹膜炎或败血症。因此，产妇要注意观察自己的体温，同时多喝水，注意摄入营养，如果高热连续不退就得赶紧找医生了。

值得注意的是，由于过度疲劳，产妇在刚生产后的24小时内，也有可能发热，但之后，体温都应该恢复正常。如有发热，必须查清原因，适当处理。另外，个别妈妈乳胀也可能引起发热，但随着奶汁排出，

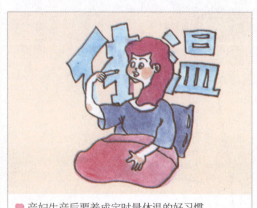

● 产妇生产后要养成定时量体温的好习惯。

体温将会下降；如果奶汁排出后仍不退热，就可能是别的原因。

### ❸ 多喝水

如果是顺产的产妇，那么下了产床后要多多地喝水，因为在生产过程中，胎头下降会压迫膀胱、尿道，使得膀胱麻痹以及产后腹壁肌肉松弛，而排不出尿。膀胱过度充盈会影响子宫的收缩，也会导致产后出血。此外，由于产程中失血，以及进食过少也会导致体液丢失，因此要注意多喝水补液。

### ❹ 适当活动

很多产妇在生产后的第一天基本上是躺着度过的。其实，如果是顺产的话，产妇可以在产后 6~8 小时，剖宫产的产妇在术后 24 小时都可以坐起。

产妇生产后要多坐少睡，不能总躺在床上。因为躺在床上不仅不利于体力的恢复，还容易降低排尿的敏感度，这就有可能阻碍尿液的排出，引起尿潴留，并可能导致血栓形成。因此，如分娩顺利，产后可根据体力恢复情况下床，适当活动一下。一般情况下，产后 24 小时可以随意活动，但要避免长时间站立、久蹲或做重活，以防子宫脱垂。

### ❺ 多吃蔬果

产妇生产后，特别是第一天的 24 小时内，应该吃一些稀软但含有丰富营养的食物，如肉、蛋、鱼和豆腐之类。同时，富含膳食纤维的新鲜蔬菜和水果，不仅能让产妇增加维生素的摄入，而且对防止便秘也有帮助。另外，要注意荤素搭配，膳食多样化，以帮助产妇开胃口。若是产妇有贫血症状，就要多吃些猪肝、鸭血和菠菜；若是产妇有抽筋和关节痛症状，则要继续服用钙片。此外，为了泌乳正常，晚上产妇也可以再进食一次半流质或点心一类的夜宵。

### ❻ 注意休息

产后 24 小时，产妇除了要观察出血量、多喝水、定时量体温、适当活动、多吃蔬菜水果之外，由于分娩的过程耗尽了其体力，因此，在这段时间里，对于产妇来说，最重要的还是休息，以确保体力的恢复。现在很多都是母婴同室（宝宝与母亲在一起），每隔 3~4 小时产妇就要哺乳，又要给孩子换尿布，孩子一哭闹，母亲就更没时间睡觉，所以产妇应争取时间休息。

有的产妇在产后 24~28 小时内，常会感到心慌、胸闷、不能平卧、气急，这是因为妊娠时，随着胎儿逐渐长大，子宫也跟着增大，从而使得横膈上升，将心脏推向了上方，无形中，心脏的工作量逐渐加大，心脏会略有肥大和心率加快的现象。等到了临产时，每一次子宫收缩都会增加心脏的负担。而胎儿娩出后，胎盘排出，子宫又骤然缩小，原来子宫与胎盘之间建立起来的血循环也一下子停止，导致子宫内的血液会突然都进入母体的血循环。这一系列的变化，都是对新妈妈心脏的严峻考验，因此，若是生产后产妇发现心脏不适等异状，一定要及时告诉医生。

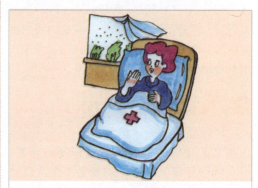

● 产后 24 小时，产妇要多休息，以确保体力的恢复。

### ❼ 关注初乳

产妇生产后，体内激素水平发生变化，乳房即开始分泌乳汁。但泌乳有一个质与量的逐渐变化过程：一般把生产后4～5天以内的乳汁称作初乳，生产后6～10天的乳汁称作过渡乳，产后11天到9个月的乳汁称为成熟乳，10个月以后的乳汁叫晚乳。

母乳第一天会分泌少量黏稠、略带黄色的乳汁，这就是初乳。初乳含有大量的抗体，可以保护婴儿免受细菌的侵害，所以这个时候应尽可能地给婴儿喂初乳，以减少新生儿疾病的发生。其次，哺乳的行为可刺激产妇大脑发出信号增加乳汁的分泌。因此，在产后第一天尽早地给孩子哺乳，可形成神经反射，增加乳汁的分泌。妈妈也可多吃一些增加乳汁分泌的食物，如花生煲猪蹄、鱼汤等。总之，初乳不可浪费，一般来说，当宝宝脐带处理好后，妈妈就可以尝试给孩子喂奶了。

## ♥ 产后检查

很多女性对孕前检查、产前检查都十分重视，而对产后检查却较易忽视，甚至不以为然。其实，一次体贴全面的产后检查对产妇的身体健康非常重要。因为产后检查能细致地排查出新妈妈身体中的异常现象，可以及早进行处理，以防患于未然，还能避免因新妈妈患病而对新生儿健康造成不良影响。

### ❶ 产后检查的必要性

在分娩后，产妇的身体开始慢慢地恢复，但与妊娠期间相比，在身体功能、内分泌调节、新陈代谢等方面都发生了巨大的变化。而其恢复的情况，则需要通过产后妇检来判断。常规情况下，产后6～8周要到医院进行一次全面的产后妇检，目的是发现产妇全身和生殖系统有无异常情况。

### ❷ 产后检查的六个项目

经过坐月子的休息和调养，产妇身体各器官的功能都得到了一定程度的恢复，但究竟恢复得怎么样，需要做1次认真的产后检查才能了解。产后检查时间最好是在产后42～56天完成。

#### （1）测体重

体重是人体健康状况的基本指标，过重或过轻都是非正常的表现。产妇在产下宝宝后，体重会发生阶段性的变化，正常

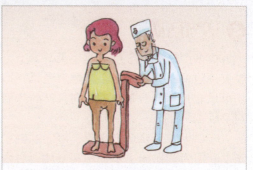

● 测量时要注意将测出的体重值与产前和孕前的体重进行对比。

情况下，会在2个月内逐渐恢复到孕前水平。但由于"坐月子"的习惯，产后丰富的营养和太少的活动量往往会使产妇的体重不减反增，这对产妇的健康是不利的，一旦超过限度会带来很多健康隐患。体重测量可以监测产妇的营养摄入情况和身体恢复状况，时刻提醒新妈妈注意控制体重，以避免不均衡的营养摄入和活动量的不协调危害自己的健康。

**检测内容**：测量体重非常简单，新妈妈们可以在家里用脚踏秤自行测量。测量时要注意将测出的体重值与产前和孕前的体重进行对比。在产后1个月（即坐月子期间），体重应基本保持稳定，增减以不超过2千克为宜。产后2个月后，体重回落，正常情况应减少5～8千克，接近孕前体重值。如果体重不减反增，且增长得很快，就要注意适当调节饮食，同时增加活动量；

如果体重降低的速度过快也要引起注意，一方面加强营养，另一方面可考虑进行代谢系统的检查。

**注意事项**：测体重的最佳时间是午饭后两小时左右，这时测出的体重值最能体现身体的真实状况。另外，由于产后的体重检查不是单单要一个测量数字，而是要与产前和孕前进行对比，所以，保留好产前和孕前的体重测量值是很关键的。

### （2）量血压

血压的变化会对身体产生多方面的严重影响：血压升高时间长容易导致全身血管痉挛，使有效循环的血量减少，而缺血和携氧量的降低则可能危害到全身的器官、组织的正常。如果一旦威胁到脑、心脏、肝、肾等重要器官，其病理、生理变化可能导致患者出现抽搐、昏迷、脑水肿、脑溢血等症状，重者甚至可致死。而定期测量血压可以对产后血压增高及时采取措施进行控制，以防止以上危险的发生，把握血压的波动规律，减少由血压变化带来的健康危害。

**检查内容**：定期到医院测量和家中自测相结合。可在家中自测（需自备测压仪），按照测压仪的说明进行，最好每天都能观察一次，并尽量保证在同一时间、相同部位、固定同一侧手臂，这样结果更为可靠。去医院测量一般两周一次，如多次测量血压正常可改为一个月一次。一般3个月后可以不用去医院测量了。

**注意事项**：新妈妈在测血压时一定要处于安静的状态，如果刚刚做过轻微的活动，要稍微休息10~15分钟，否则，立即测血压，会使血压读数虚高。测压前半个小时内最好不要进食、吸烟，也不能憋尿，紧张、焦虑、过冷、过热等情况也应该尽量避免，这些因素都会影响测量的准确度。

### （3）乳房检查

产妇生产后，乳房会充满乳汁，变得非常丰满。由于担负着喂养宝宝的重任，每天和宝宝嫩嫩的脸蛋和小嘴接触，乳房的外表也非常柔弱，所以，常常抵不住外部哪怕轻微的伤害，以致乳胀、乳房疼痛、阻塞等常常会困扰新妈妈，严重的可能会感染乳腺炎，威胁乳房健康，还会影响泌乳系统，造成乳汁滞流，新妈妈身体发热，同侧淋巴结肿大，白细胞增高等症状。而乳房分泌的乳汁又直接影响着宝宝的健康，因此，给乳房做体检，不仅是对新妈妈的保护，也是对宝宝能够健康成长的保障。

**检查内容**：乳房检查的方法有很多，常见的有触诊、X线和彩超。产后可以进行一次乳房彩超检查，全面了解乳房组织情况，检查是否有乳房组织疾病。平时通过触诊或自检即可，主要检查乳房皮肤表面、乳头乳晕、乳房肿块、乳头溢液等情况。乳房皮肤表面主要检查色泽，有无水肿、浅静脉怒张、皮肤皱褶等。如果皮肤发红或存在上述现象要注意是否有乳管阻塞现象。乳头很容易发生疼痛，严重的还会皲裂，因此要及时检查乳头是否有畸形、抬高、回缩、凹陷、糜烂及脱屑等，提前预防治疗；乳晕颜色以粉红色为佳。乳头溢液情况的检查包括，检查乳头是否溢液，并详查其是自行溢出还是挤压后溢出，单侧还是双侧，溢液的性状如何等。

**注意事项**：在检查乳房前要注意保持乳房的清洁。以棉球沾水或婴儿油清洁乳房，尽量避免使用碱性的清洁液，因为碱

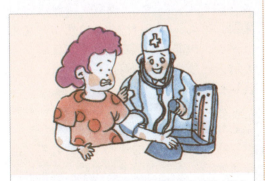

● 除了去医院测量血压外，也可在家中自测（需自备测压仪），按照测压仪的说明进行测试。

性物质会同时洗去乳房上天然的油脂，这些油脂是用于保护皮肤免于干燥及龟裂的，是很有用的。清洗后切忌用力擦干，要轻轻拍打，自然风干即可。

### （4）子宫、妇科检查

盆腔内的器官是使准妈妈变成新妈妈最大的功臣，除了要经历10个月孕育的艰辛，分娩时刻被撑开的疼痛更是让它们"历经磨难"，也是产后恢复的重中之重。产后盆腔器官恢复的好坏与新妈妈日后得妇科病的概率密切相关，因此进行全面的妇科检查绝对必要。

**检查内容**：包括子宫复原、会阴和阴道的裂伤或缝合口、子宫颈口恢复情况、骨盆底肌肉托力、双侧输卵管及卵巢、产后恶露等。经由内诊及超声波检查同时进行，诊断及治疗效果最好。

**注意事项**：在进行妇科检查前（至少3天内）最好不要进行阴道灌洗，也不要使用阴道药物，因为这样会把一些可能存在的潜在病变细胞冲洗或覆盖掉，影响检查的有效性。即便不进行妇科检查，大部分医生也不赞成灌洗，因为一方面灌洗会冲去一些可预防感染的有益菌群，另一方面也无法保证灌洗是绝对清洁的。需要提醒的是，妇科检查前必须排空膀胱，大便干燥或排便困难者要提前一天服少量泻药以促进排便。因为膀胱位于子宫前方，直肠位于子宫后方，如果不能将其中的废物清理干净，会干扰检查结果，甚至误将其当作盆腔包块。

### （5）血、尿常规检查

新妈妈刚刚生下小宝宝，身体的解剖结构、生理系统及免疫系统均处于恢复变化期，非常容易引发感染，易给各种疾病以可乘之机。通过血、尿常规检查可以检测新妈妈身体的各种系统的运作情况，在微观上为身体健康把关。另外，不要以为血常规检查只是在检测血液病时才需要，其实，其测量数据也是对其他系统疾病进行诊断和鉴定的重要依据。同样，尿常规检查也是临床最常用的检查方法之一，可以直接、迅速地反映泌尿系统的情况。尤其对于妊娠时有妊娠高血压综合征、小便中有蛋白等情况的新妈妈，这两种检查就更不能忽视了。

**检查内容**：血常规检验是指对血液中白细胞、红细胞、血小板、血红蛋白及相关数据的计数检测分析。尿常规数据主要有尿蛋白、尿糖、尿三胆、尿量、尿比重和尿沉渣等。

**注意事项**：这种常规检查简便易行，对检查者的要求也不是十分苛刻，新妈妈只要遵循平时的生活规律，何时开始检查都可以。当然，如果能在饭后两个小时后进行会更好，因为这时摄取的食物营养已经通过循环系统进入到身体的各个部分了。另外，在进行尿常规检查时，如果没有尿意，也可以多喝些水，这对检查的结果不会有影响。

### （6）腹部检查

腹腔内有消化系统、泌尿生殖系统的重要器官，是体格检查的重要组成部分。通过腹部检查可以进一步了解子宫的复位情况，以及生产后腹腔内其他器官的情况。

**检查内容**：主要检查子宫和其他腹腔内器官的复位情况。剖宫产的新妈妈还要查看刀口的愈合情况，是否有感染等。检查方法有视、触、叩、听等，以触诊最为重要。另外，由于腹腔内器官很多，又相互重叠，内部的生理功能和病理反映也相互联系，故有必要时可以采用X线、超声波检查技术。

**注意事项**：检查前可以进食，但最好吃七分饱，少量饮水，避免胃胀。

特别需要提醒的是剖宫产的妈妈，由于手术会对腹腔内的消化系统、泌尿生殖系统器官带来非正常的挤压，复位自然也会困难些。所以新妈妈在手术后伤口恢复情况也是其中重点，也需要检查。

剖宫产后阴道流血常多于阴道分娩者，因此更要鼓励母乳喂养，以减少阴道出血，促进子宫缩复。但必须注意，回家后一旦流血量增多，超过以往月经量，必须及时与医生联系，查找原因，积极治疗。剖宫产后，刀口在逐渐愈合的过程中会出现严重的瘙痒，这时新妈妈应该注意查看是不是有感染的情况，如果发现感染，就要及时到医院进行治疗。平时新妈妈尽量不要隔着衣服去磨蹭刀口处，或用热水进行擦洗以减轻瘙痒，这样将增加感染的概率。

### ❸ 产后检查要带上宝宝

产后检查可以带上宝宝，此时可通过检查测量宝宝的身高、体重、胸围、头围等。此时宝宝可能会大哭。另外，其他的检查还包括看看宝宝是否有股关节脱臼的现象，脖子是否有倾斜导致脸的左右大小不同等现象，但这不需要太担心，因为大多有这种情况的孩子在一岁过后会自然痊愈。

## ● 产妇的生活保健护理细节

新妈妈在生产后，除了在生产后的24小时内要非常注重自我的护理外，在产后的恢复期间，也需要注意一些生活保健护理的细节。诸如产后能否下床活动，产后能不能洗头，怎样预防产后乳房下垂，产后会阴伤口如何自我呵护，产后为何掉头发，产妇怎样看电视有利于保健等，这些知识都是需要新妈妈们有所了解和掌握的。

### ❶ 产后要适当下床活动

为了促使身体早日复原，顺产的产妇在生产后8～12小时就可以自己到厕所大小便，并在室内行走活动，但应以不疲劳为度。产妇下地活动，有助于产妇身心恢复，减轻疲劳；下地活动还可预防子宫后倾、感染，有利于子宫的恢复和恶露的排出。此外，还能增进肠管功能的恢复和肠蠕动，以促进消化，减少便秘，并能促进盆底肌肉及筋膜、韧带的功能恢复。

剖宫产无并发症者产后第2天可以试着在室内行走，这样能预防肠粘连，但活动量必须以不疲劳为度。

产后1周，如果天气晴朗，产妇可到户外活动。在户外呼吸新鲜空气，晒晒太阳会使精神愉快，心情舒畅。天气不好如刮风或下雨就不要出去。应该提醒产妇注意的是：不要着凉或过度疲劳，要量力而为，开始每天出屋1～2次，每次不超过半小时，以后再逐渐增多。产后8周即可逐渐恢复正常工作。并且产后可尝试做做轻缓的体操，有助于形体恢复。

### ❷ 产后如何精心休养

中西医对于新妈妈产后的护理与调养各有说法，新妈妈应各取所长，从多方面入手合理安排月子生活。

#### （1）保证吃好、休息好

产后一定要在家里静养，注意睡眠，不要让自己疲劳。月子里和哺乳期都应吃

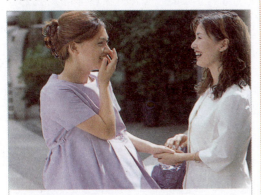
● 产后1周，天气好的情况下，产妇可到户外活动，有助于形体恢复。

高营养、高热量、易消化的食物，以促使身体迅速恢复及保证乳量充足。

### （2）注意子宫恢复情况

产后要注意观察子宫的恢复情况，也就是要观察恶露的颜色逐渐由红变白，数量由多渐少，由血腥味到无味。一般一个月后应排净，若恶露不净或出现异常，就要及时看医生。要记得在产后6~8周后去医院做产后检查。

### （3）适当运动助恢复

关于运动对产妇身体恢复的益处前面已有述及，此处不赘，但应注意不要受凉并避免冷风直吹。也可以在医护人员指导下，每天做一些简单的锻炼或产后体操，有利于恢复器官功能，并保持良好的体形。

### （4）不要吹风、受凉

如果室内温度过高，产妇可以适当使用空调，室温一般以25~28℃为宜。产妇应穿长袖衣和长裤，最好再穿上一双薄袜子。产妇坐月子期间不可碰冷水，以防受凉或产生酸痛的现象。

### （5）保持精神愉快

产妇生产后，由于生理上的变化，精神比较脆弱，加之压力增大，有可能患上产后抑郁症。因此，一定要让家里保持欢乐的气氛。同时，为产妇及新生儿创造一个舒适、安静、明亮、清洁的环境，也有益于母婴身心健康。

## ❸ 避免患上产褥热

产褥热又称"产褥中暑"，是指产妇在坐月子间，由于室内高温、高湿、通风不良，使其体内余热不能及时散发而引起的中枢性体温调节功能障碍的急性热病。特别在中国，由于受传统观念影响，很多产妇都深居卧室不出屋，关门关窗不通风。处于高温高湿闷热的环境，产妇头上戴帽，身盖厚被，穿长衣长裤，使本来已很虚弱的身体出汗散热的途径受到严重影响，导致体温调节中枢功能衰竭而出现高热、意识丧失和呼吸循环功能衰竭。当人体处于超过自身散热机制能力的极度热负荷时，就会因体内热积蓄过度而引起高热，发生产褥中暑。

新妈妈们在坐月子期间，要预防产褥热，需要保持室内通风和充分的休息，保证摄入充足的水分，注意清洁卫生，伤口保持干燥，饮食注意营养。

**保持室内通风**：如果是在夏季的高温季节，新妈妈的卧室及家里其他房间一定要开窗通风；如果是在秋冬寒冷季节，怕新妈妈偶感风寒而生病，可关闭卧室的窗户，但要开启其他房间的窗户，以保证室内空气的新鲜。因为关窗闭门，会使室内病毒、细菌滋生，更会加大新妈妈感染的概率。

**保证充分的休息**：生产之后新妈妈就要放宽心，多休息。感觉身体不适的话，尽量把宝宝交给家人照顾，新妈妈应专心休息，这样才能加速体力恢复。

**摄入充足的水分**：有些新妈妈因为坐月子的禁忌而不愿意多喝水，但对于已经发生产褥热或是排尿不畅的新妈妈而言，水分的补充是非常重要的。新妈妈最好每天摄入2000克左右的水。

**注意清洁卫生**：应注意恶露的排出及勤换卫生棉垫，通常医院会教导新妈妈如厕后以温水冲洗会阴部，以减少感染发生，等到恶露结束就不需要再进行冲洗了。

**伤口保持干燥**：如果是剖宫产，那么在产后7~10天后新妈妈才可以开始淋浴。之前可先以毛巾擦拭身体，以减少伤口发炎的可能。平时伤口应该随时保持干燥清洁。

**饮食注意营养**：产后营养很重要，但要讲究摄取适度，这样才有助于新妈妈的体力恢复及增加抵抗力，进而减少发炎情况，降低产褥热的发生概率。如果已经发生产褥热，那么最好停止吃过于油腻的食物，以免加重感染。

## ❹ 分娩后请别过早瘦身

正常情况下，女性怀孕后的体重是一定会增加的，通常比怀孕前增加 10～15 千克，而宝宝降生后，产妇体重也会比怀孕前重 5 千克左右。这些增加的重量包括增大的乳房、子宫和部分增加的脂肪，在度过产后的 42 天和哺乳期后这些重量会逐渐消失，所以新妈妈分娩后不要急于将这部分增加的体重减去。

在怀孕期间，孕妇盆腔内的韧带、肌肉、阴道黏膜等都被拉长，变得松弛，以利于宝宝的分娩。宝宝出生后，这些松弛的组织可以逐渐恢复到产前的状态。如果新妈妈在产后早早地节食，参加运动，必然要影响母乳的质和量，从而间接地影响宝宝的健康。并且，通常健美运动主要侧重于躯干和四肢的运动，在运动的过程中，腹肌紧张增加腹压，会使盆腔内的韧带、肌肉承受来自上方的压力，加剧了松弛的状态。过早、长时间的健美运动使盆腔韧带发生严重松弛后，会导致子宫、膀胱、直肠突向阴道，造成子宫脱垂、尿失禁和排便困难。这些症状在产后往往不会马上出现，而常常在十年后逐渐明显，致使这些妈妈们不得不到医院就诊。

一般情况下，产后运动（包括臀部上提、收缩肛门、仰卧起坐等方法）可以在产后 7 天进行（剖宫产后 10 天），每天运动 1～3 次，每次 3～10 分钟。另外，在怀孕后产妇要注意自己的饮食，不要过早地进食甜食和小糕点、饼干等食品。

## ❺ 产后减重须知

产后护理对产妇恢复身体健康、婴儿健康成长都是非常重要的。虽然我们主张产妇不要过早地瘦身，但是许多产妇在产后往往摄取过多的热量、脂肪、胆固醇，致使腰围不降反升，造成产后肥胖，所以，产后减重也成为产妇生产后一个主要的倾向。那么，怎样小心护理才能帮助产妇们顺利减重呢？请参考下面的几点来进行。

### （1）产后减重黄金时期

一般来说，产后肥胖的定义与一般人肥胖的定义并无不同，通常医生或营养师建议，怀孕期间以增加 11 千克的体重为原则，怀孕前体重较轻的妇女，所增加的体重应该稍多一些；体重较重的妇女，则不要增加太多的体重。

产后有没有及时减重，和以后体重的增加多少有至关重大的关系。产后 6 个月是控制体重的黄金时期，如果产后 6 个月内能够恢复到怀孕之前的体重，则 8～10 年后，体重平均增加 2.4 千克；如果产后体重无法下降，则 8～10 年后，平均体重会增加 8.3 千克。产后参加运动和哺喂母乳的妇女，体重一般不会增加，如果能哺喂婴儿到 3 个月以上，则减重的效果将会更好。

### （2）产后摄入理想的热量建议

如果是工作劳动量低的妇女，一天摄入热量大约 6.488 千焦就足够了；如果是从事较重劳力工作的妇女，其一日的热量大约也只需要 9.753 千焦。怀孕的第二期和第三期，每天要多摄取 1.255 千焦热量，哺乳期则每天要多摄取 2.092 千焦热量。另外，有许多的报告发现，产后每天摄取 8.371～9.627 千焦的热量，不但有利于控制体重，而且

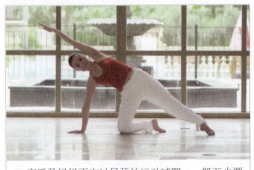
● 产后孕妈妈不宜过早开始运动减肥，一般至少要在产后 7 天方能进行。

不会影响哺喂母乳。以一天少摄取 1.674 千焦来说，一个月大概可以减少 1.5 千克体重。哺乳期的妇女如果每天少摄取 2.092 千焦热量，每星期做 4 次运动，每次运动 45 分钟，每个月可以减少 2 千克的体重，且不会影响宝宝的成长。

### （3）使用减肥药的注意事项

产后瘦身最好从饮食与运动着手，不要有快速减肥的期待，哺乳的妇女以一星期减少 0.5～1 千克最适宜，6 个月内减少 10% 的体重是最理想的情况。至于减肥药物，医生则会建议体重过重[标准体重（BMI）> 27，BMI =体重的千克数÷身高米数的平方]的妇女才考虑使用，对于产后身体恢复情况不是很好的产妇，医生通常都不建议在产后使用。理论上来说，医生处方的减肥药并不会对哺乳有影响，使用者并不需要太过担心，但减肥药所产生的副作用因人而异，再加上坊间有许多不合法的减肥药，使用后会对身体造成伤害，因此最好经过医生的评估与建议之后再使用，而且坐月子和哺乳期间最好不要使用药物。

### （4）参加产后体重控制班

针对产后体重过重的妇女，可以借由减肥班的课程，达到健康瘦身的目的。现在很多私人妇产医院已经提供了相关的课程，结合了减重医学、女性内分泌学、减重心理学、营养学及有氧运动的知识，让参与者不但可以达到有效且健康地减重，饮食及心理观念的校正，并可使复胖的概率降到最低。

## ❻ 产妇要走出不能洗头、洗澡的误区

传统的观点认为，产后一个月，也就是我们常说的"坐月子"期间，产妇是不能洗头、洗澡的；如真的要清洁身体，也要在产后一周，煲姜皮水来洗身，至于洗头，老人家更认为是不可能的事，产后坐月子

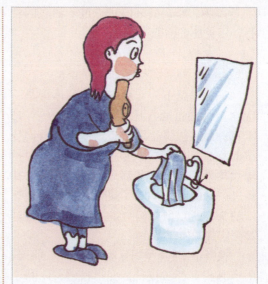

● 产妇在产后一周可以洗头，洗头时可用指腹按摩头皮，洗完后立即用吹风机吹干。

那三十天，绝对不可洗头。其实，在炎热的夏天，一个月不洗头不但不卫生，还可能造成头皮发炎。不洗澡汗液在皮肤停留会堵塞毛孔，造成皮肤发炎，长痱子，不洗澡还可使会阴部滋生细菌，易使会阴伤口感染。

一般情况下，产妇身体健康的，在产后一周就可以洗澡、洗头了，但必须坚持擦浴，不能洗盆浴，以免洗澡用过的脏水灌入生殖道而引起感染。正常的情况，在保证室内温度适宜的情况下，在产后 6 天就可以洗淋浴。

产后更应注意保持皮肤和会阴的清洁，可使用弱酸性的沐浴用品清洁外阴。在坐月子期间，在沐浴完和洗完头后，最好赶快在房间内擦干，以免着凉，沐浴后穿好衣服，衣物应宽松柔软，注意保暖。同时，产妇在坐月子期间，洗头、梳头还应该注意以下几点：

洗头时可用指腹按摩头皮，洗完后立即用吹风机吹干，避免受冷气吹袭。

洗头时的水温要适宜，不要过凉，最好保持在 37℃左右。

一般来讲产后头发较油，也容易掉头

发，不要使用太刺激的洗发用品。

洗完头后及时把头发擦干，再用干毛巾包一下，避免湿头挥发水时带走大量的热量，使头皮血管在受到冷刺激后骤然收缩，引起头痛。

洗完头后，在头发未干时不要结辫，也不可马上睡觉，避免湿邪侵入体内，引起头痛和脖子痛。

不要去美容院洗头，那里往往冷气较强，而且美容师也不一定立即给产妇吹干头发，容易发生受凉。

梳理头发最好用木梳，避免产生静电刺激头皮。

## ❼ 产妇哺乳期内衣的选择和洗护

哺乳期是个非常时期，妈妈的乳房既要成为孩子成长的粮仓，同时也要保持以往的美观，此时，对内衣的选择有一定的要求。

内衣罩杯的角度明显上扬而且有深度，应是四分之四全罩杯，最好为较薄，有弹性的纯棉针织面料。

要选择前扣的或是罩杯可打开的款式，这样有利于哺乳婴儿。

罩杯的底边有钢丝托衬，它可给乳房一个向上的托起力，且钢托是用纯棉织物包裹制成。

内衣的肩带方向应垂直，而且要宽一些，这样不会因丰满的乳房造成肩部酸痛。

罩杯的下方底边要宽，由有弹性的面料制成，可以是棉加莱卡，在型号的选择上可稍大点儿，这样腋下及后背部就不会形成扎肉型的凹沟。

内衣的颜色不应选择纯白色的，因为纯白色含有漂白剂会使皮肤产生不适，对婴儿的健康不利。

选择了合适的内衣后，在内衣的洗护上也有一定的要求。养成了良好的洗护习惯，能在很大程度上保护产妇的健康。

不要使用漂白剂、洗衣粉、洗衣液等含某种化学药品的洗涤剂，应使用除菌消毒的香皂。在洗净后，完全冲干净并浸泡在清水中一会儿，特别是新买的内衣一定要经过此过程浸泡1小时以上。

内衣应单独洗涤，在阳光下晒半小时后转到通风处晾干。晾干后内衣应单独存放，不与其他衣服混合。

内衣洗净后，在穿着之前，最好用力抖去附着在内衣上的游离纤维，以免刺激乳头，造成乳腺管阻塞。

产妇产后身材的恢复没有那么迅速及时，除了内衣选择的方法要正确外，选择内裤时也需要注意。由于产后妇女形体改变较大，如腰、臀、大腿等部位与产前有很大不同，所以每个人都应根据自身的条件，选择收腰提臀高腰中腿束裤，高腰收腰束裤，提臀修腿束裤，平角内裤等。另外需要提醒产妇注意的是，切不可束得过紧。内裤的质地也应是有弹性的，支数高而精密的纯棉针织面料，如棉加莱卡面料，这种面料具有较强的支撑力与衬托力。

## ❽ 产后应注意刷牙

产妇分娩时，体力消耗很大，犹如生了一场病，体质下降，抵抗力降低，口腔内的条件致病菌容易侵入机体致病。此外，由于产妇在产后坐月子期间，进食的多是富含维生素、高糖、高蛋白的营养食物，尤其是各种糕点和滋补品，都是含糖量很高的食品，如果吃后不刷牙，食物残渣长时间地停留在牙缝间和牙齿的点、隙、沟凹内，发酵、产酸后，会促使牙釉质脱矿（脱磷、脱钙），牙质软化，口腔内的致病菌趁虚而入，导致牙龈炎、牙周炎和多发性龋齿的发生。

为了产妇的健康，产妇不但应该刷牙，而且必须加强口腔护理和保健，做到餐后漱口，早、晚用温水刷牙；另外，还可用些清洁、有消毒作用的含漱剂，在漱口或刷牙后含漱，每次15克左右，含1～1.5

分钟，每日3～5次。含漱后15～30分钟内勿再漱口或进食，以充分发挥药液的清洁、消炎作用。

### ❾ 及时预防产后乳房下垂

乳房下缘和躯干表面相交之处称之为乳房下皱襞，正常情形下，尤其是年轻的妇女，乳头的水平位置是在乳房下皱襞之上，若掉在其下就是所谓的"乳房下垂"，下垂得越严重，乳房就掉得越低。一般情况下，乳房下垂最常见的有减肥后乳房下垂和产后乳房下垂两种。

怀孕后由于受激素的影响，乳房内的脂肪组织及乳腺组织皆会增生，而使得乳房明显变大。当然此时乳房表面的皮肤也会被撑开。而产后，激素量会减低，若加上没有哺乳，则产妇的脂肪及乳腺组织皆会快速减少，已被撑大的乳房皮表在内容物减少的情况下，自然就松垮了下来。原本乳房较大的妇女，若加上没有穿戴胸罩的习惯，乳房下垂的情形会更严重。

乳房较大的妇女为避免产后乳房下垂，在怀孕期间应该随着乳房的增大，选择适当尺寸的胸衣，绝不可不穿，否则乳房容易下垂。产后也要随着乳房的缩小，换穿较小尺寸的胸衣，才足以提供适当的支撑。生产后最好能够喂哺母乳，因为母乳是婴儿最完美的营养品，其次，经由哺乳也可避免乳房缩小太快，而减少乳房下垂的机会。

### ❿ 产后束腹有弊无利

很多妈妈喜欢在产后用收腹带束紧腰腹部，来帮助恢复体形，但是这并不科学。一般情况下，产妇分娩后，其子宫在10天左右降入骨盆内，经过6周恢复到正常大小；而固定子宫的韧带，因孕期的过度伸展、扩张及损伤，其弹性降低，短时间内尚不能恢复到产前状态。其次，受孕期子宫膨胀的影响，产后腹壁松弛，需6～8周才能恢复正常。所以，产妇在坐月子期间束腹，

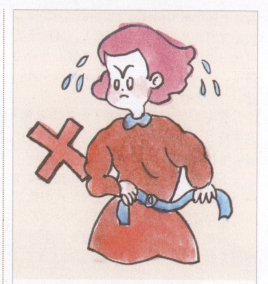

● 产妇在坐月子期间最好不要束腹，以免影响健康。

不仅无助于恢复腹壁的紧张状态，反而会使腹压增加，从而使盆底支持组织及韧带对生殖器官的支撑力减弱，进而导致子宫下垂、子宫严重后倾、阴道前后壁膨出等。且由于生殖器官不能正常复位易导致盆腔血流不畅，还易引起盆腔炎、附件炎、盆腔瘀血综合征等各种妇科疾病，严重影响产妇健康。

一般情况下，孕妇身体会蓄积5千克左右的脂肪，这些脂肪分布于胸、腹、臀部，为将来分娩特别是哺乳提供能量，这些脂肪并不会因束腹而消失。要恢复体形，一是产后锻炼，多做抬腿运动、仰卧起坐等，可增强腹肌张力，而最重要的是哺乳。据法国科学家研究发现，蓄积在臀股部的脂肪几乎是专为哺乳准备的，因此产后哺乳不但可促进子宫的复原，还有助于恢复体形。且母乳喂养对新生儿的生长发育大有益处，而束腰紧腹是不可取的。

### ⓫ 产妇切忌一满月就恢复性生活

从医学角度来看，产妇不要一满月就恢复性生活。因为产后产妇全身各个器官和生殖系统有个逐渐恢复的过程，子宫一

般要到产后 6 周才恢复到妊娠以前的大小，而胎盘附着处的子宫内膜，在正常情况下，需要 6～8 周才能完全恢复。

过早同房可能会影响产妇的身体健康。如果产妇分娩时有会阴部分的损伤，或曾实施会阴侧切术，4 周内是不能完全愈合的，此时恢复性生活可能会引起阴道口的疼痛或破裂。因此，产后至少要 42 天才能恢复正常的性生活，而且一般要经过产后检查，确认产妇已恢复健康后方能同房。

值得注意的是，恢复性生活时，首先要采取避孕措施，其次还要注意性交时动作要轻柔，切忌粗暴。因为产妇机体内分泌尚未恢复到孕前状态，阴道上皮菲薄，动作粗暴容易造成裂伤，甚至大出血。最后，能不能恢复正常性生活，还要看产妇的心理准备情况。产后，产妇的注意力常常转移到婴儿身上来，又兼身心疲惫，因此，在此期间性欲非常淡漠，所以做丈夫的切勿操之过急而鲁莽行事，以免对妻子造成身心伤害。

## ⑫ 产妇哺乳期的避孕措施

人们往往认为，哺乳有助于避孕，即使不喂母乳的女性，也认为产后短时间内不易受孕，这种传统观念是不正确的。孕妇分娩后，脑垂体会分泌大量的催乳素，促进乳房分泌乳汁。由于体内催乳素增高，卵巢对促性腺激素反应较差，致使卵泡停止发育因而不排卵，也没有月经。此外，产后婴儿哺乳，经常吮吸乳头也能刺激脑垂体分泌催乳素，从而抑制卵巢排卵，并持续数月之久，有些妇女可能长达 1 年或 1 年以上，所以哺乳具有一定的避孕作用，但这并不代表对所有产妇都一样，也会视身体情况而又所不同。

国际家庭计划研究所指出，采用哺乳作为避孕措施，妇女必须完全或接近完全哺乳，她们应该做到以下几点：

在产后 4～6 个月内单用母乳喂养。

婴儿饥饿时，无论白天或夜间应随时哺乳。

需添加食物时，先哺乳，后加食物。

母亲或婴儿生病时，必须坚持哺乳。

避免给婴儿奶瓶、橡皮奶头或其他仿造奶头。

如果达不到上述这些规定标准时，就不适宜采用哺乳方式避孕。因为产后满 6 个月后，由于给婴儿逐渐添加辅食，致使婴儿吸乳减少，产妇体内催乳素的分泌也减少，有些产妇的卵泡就开始发育，这时虽然还在哺乳期，如不采取其他避孕措施，就容易怀孕。目前就我国广大哺乳期妇女来说，一般难以达到采用哺乳避孕的各项要求。所以，不宜采用哺乳避孕方法。

国内有关专家的研究结果显示，大约有 50% 的妇女于产后两个月内恢复了排卵功能。而母乳喂养的产妇排卵恢复时间平均为 59 天，没有采用母乳哺乳的产妇排卵恢复时间平均为 36 天。由此可见，哺乳并不能长时间阻止排卵，也就是说，靠哺乳不能完全达到避孕的目的。

产后避孕的确已成为不容忽视的问题。产妇在产后恢复阶段，其身体的各器官功能尚未恢复至孕前水平，还有哺育孩子的重担，尤其是经过剖宫产手术后的产妇，需要相当长一段时间才能康复，此时若是因为怀孕而做人工流产术，不仅增加了手术的难度，甚至会出现子宫破裂、危及生命的情况，所以，产后也应该积极避孕。由于几乎所有的口服避孕药都有人工合成的激素，服用后会通过乳汁进入婴儿体内，影响婴儿性器官的正常发育，因此建议女性产后选择避孕套或节育器避孕。适合大多数人的方法是先用避孕套避孕，过几个月再去医院上节育器。另外，如果男方同意，确定不再要孩子了，输精管结扎是很好的避孕方法；如果排卵期规律的话，也可以用短效避孕药避孕。

## ⑬ 产后丰胸的技巧与方法

很多新妈妈都有这样的感受，怀孕十周左右，就感觉到胸部涨大了，到了临产前，胸部起码比原来大了两个码。但在断奶之后，胸部就迅速下垂、萎缩，尤其是胸部原本就比较小的妈妈，萎缩得更厉害，这也许是由于哺乳方式不正确引起的，此时新妈妈们要好好地呵护自己的胸部，掌握产后丰胸技巧，重新建立自信。

### （1）注意哺乳后的清洁护理

在哺乳结束后，新妈妈要用温水将乳房和乳头擦拭干净，忌用香皂和酒精类的化学用品，否则会因乳房局部防御能力下降、乳头干裂而导致细菌感染。可以先用温水将乳晕和乳头擦洗干净，然后把毛巾稍稍拧干，环绕敷在乳房上。可两条毛巾交替使用，每2~3天更换一次毛巾，每次反复做约15分钟，敷至皮肤呈微微的红色，即达到效果。新妈妈如果还没有分泌乳汁，则早晚各进行1次。如果已经开始泌乳，则每次于哺乳前半小时进行。

### （2）适当按摩胸部

正确的按摩方式可以使胸部保持美好的形状，这几乎是地球上女人共知的秘密。新妈妈可以在每晚临睡前或是起床前按摩乳房。方法是：仰卧床上，摘除乳罩，由乳房周围向乳头旋转按摩，先顺时针方向，后逆时针方向，直到乳房皮肤微红。用双手手指，包住整个乳房，按压周围组织，每次停留3秒钟。双手张开，分别从乳沟处往下按压直到乳房外围。在双乳之间做8字型按摩。这种按摩方法可以促进局部的血液循环，增加乳房的营养供给，并有利于雌激素的分泌，是简单可行的丰胸方法。

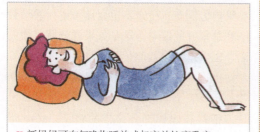

● 新妈妈可在每晚临睡前或起床前按摩乳房。

### （3）坚持给宝宝哺乳

哺乳过程中，婴儿吮吸乳头的动作会不断刺激母亲乳房内分泌乳汁的乳腺组织，乳腺组织接受外界刺激越多就越发达，这与肌肉运动越多便越结实的道理一样。因此，坚持母乳喂养的母亲在哺乳期后，乳房会变得更大、更坚挺，而不会松弛、下垂。如果怕断奶后乳房出现下垂、松弛等状况，新妈妈可以配合运动和按摩，以保证乳房的美好形状。当然，在给宝宝哺乳过程中，正确的哺乳方法也相当重要。新妈妈要保持两个乳房交替喂奶，当宝宝吃空一只乳房时，要将另外一侧的乳房用吸奶器吸空，保持两侧乳房大小对称，同时在喂奶时不要让宝宝牵拉乳头。

### （4）坚持适量运动

健胸运动需要长期坚持才能使乳房看上去更坚挺、结实和丰满。新妈妈可以在产后坚持每天做扩胸运动，这样能够帮助锻炼胸部肌肉。

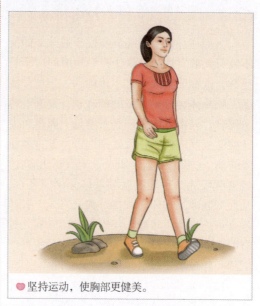

● 坚持运动，使胸部更健美。

### （5）选择大小合适的内衣

不论是在孕期还是哺乳期，选择大小合适的内衣非常重要，它能有效地预防乳房下垂。产后新妈妈可以穿戴专门的哺乳内衣，这样除了能让哺乳变得更方便以外，还能起到保护和修饰的作用。产后半年以后，宝宝已经进入相对安全期，新妈妈也可以开始丰胸运动了，这时，可以选择那种有修饰胸部曲线、使胸部挺立、防止胸部下垂的内衣，这种内衣能够很好地修饰和保持乳房形状。

## 14 产后会阴伤口的自我呵护

会阴部是指女性外阴部，尤指阴道与肛门之间的区域，它是胎宝宝从妈妈腹中娩出的下出口部。会阴位于尿道口、阴道口、肛门交汇这一特殊部位，很容易被尿便污染，加之又有产后恶露通过，非常易于发生感染，使伤口不易愈合。因此，产妇回家后要在护理上多加注意，可通过下面的方法进行自我呵护。

### （1）保持会阴部清洁

不论是自然撕裂，还是切开的伤口，产妇会阴部的伤口一般都可在3～5天愈合。为了保持会阴部的清洁，每天要用温开水冲洗两次；为防止伤口污染，每次便后要用消毒棉擦拭冲洗外阴，大便后切忌由后向前擦，应该由前向后，还须再次冲洗；注意勤换卫生护垫，避免浸湿伤口。

### （2）防止会阴切口裂开

发生便秘时，不可进气用力扩张会阴部，可用开塞露或液状石蜡润滑肛部，尤其是拆线后头2～3天，更要避免做下蹲、用力动作；解便时宜先收敛会阴部和臀部，然后坐在马桶上，可有效地避免会阴伤口裂开。坐立时身体重心偏向右侧，既可减轻伤口受压而引起的疼痛，也可防止表皮错开。避免摔倒或大腿过度外展而使伤口裂开。不宜在拆线当日出院，伤口裂开多发生在伤口拆线的当天，回家后伤口裂开会给处理带来不必要的麻烦。

### （3）避免伤口发生血肿

产后最初几天，产妇宜采取右侧卧位，促使伤口内的积血流出，不致内积而形成血肿，影响愈合，也可防止恶露中的子宫内膜碎片流入伤口，日后形成子宫内膜异位症；待4～5天后伤口长得较为牢固，并恶露难以流入时，便可采取左右轮换卧位；注意会阴切口的情况，术后1～2小时内伤口出现疼痛，且越来越剧，应马上与医生联系，及时进行处理。

### （4）避免会阴切口感染

当会阴部伤口出现肿胀、疼痛、硬结，并在挤压时有脓性分泌物时，应在医生的指导下服用抗生素，拆除缝线，以利脓液流出；局部可采用1∶5000高锰酸钾温水坐浴，每天两次，每次10～15分钟；或用清热、解毒、散结的中药煎液清洗伤口；使用台灯进行局部理疗，也可促进伤口愈合。

### （5）水肿伤口小心护理

伤口水肿时，在拆线前因缝合线勒得很紧，疼痛会持续不减。可用95％的酒精纱布或50％硫酸镁溶液进行局部热敷、湿敷，每天两次；卧位时，尽量将臀部抬高一些，以利于体液回流，减轻伤口水肿和疼痛。

### （6）饮食特别注意事项

术后一周内，最好进食少渣的食物，如牛奶、蛋藕粉、藕粉、蛋汤、米汤、稀粥等半流质食物，以防形成硬便难以排出，影响会阴伤口的愈合。便秘时，多吃些香蕉有利于通便。饮食上注意补充蛋、瘦肉，促进伤口修复。多吃新鲜青菜和水果，多喝猪蹄汤等汤饮。除细粮外应吃些粗粮。不吃辛辣及刺激性食物。在伤口未愈合前要少吃鱼类，因鱼中含有的有机酸物质，具有抑制血小板凝集的作用，因此不利于伤口愈合。

## 15 产后流血不止的防治措施

产后流血不只是较为危险的症状，可分为两种情况，一是产后出血，二是晚期产后出血。

### (1) 产后出血的症状与防治

在分娩后 24 小时内，阴道出血量达到或超过 500 克者，这种现象就被认为是产后出血。这是一种常见但较为危险的产后并发症，是导致产妇死亡的主要原因之一。产后出血的发生率约占分娩总数的 2%。产后出血会使产妇的抵抗力下降，易发生产褥感染，遗留后遗症，严重时会造成产妇休克。如果医治不及时，还会夺去产妇的生命。因此，必须积极预防这种产后并发症的发生。

导致产后出血的原因有很多，如子宫收缩乏力、胎盘滞留、软产道裂伤、凝血功能障碍等，其中最常见的就是子宫收缩乏力，这多是由产程过长、胎儿过大、新妈妈思想紧张与产前没有好好休息引起过度疲劳所致。因此，最好的防治工作就是新妈妈要放松心情，不要过度紧张。在分娩过程中，听从医生的指导，尽量保持体力，在阵痛间歇，可以适量吃一点儿东西。对有可能出现子宫收缩乏力的产妇，在胎儿娩出后要注射缩宫素，以帮助子宫收缩。如果是胎宝宝过大，会阴发育不良，急产或手术助产，则可出现软产道裂伤，对出现这类现象的产妇，必要时要采取会阴侧切手术，若有裂伤应尽快缝合止血。另外，有些新妈妈，特别是经历了多次流产的女性，分娩后可能会出现胎盘娩出困难，或有部分胎盘滞留于宫腔内的情况，这就需要医生协助剥离胎盘或实施刮宫术。

### (2) 晚期产后出血的症状与防治

女性正常分娩后，2 小时内阴道流血量较多，2 小时后流血会逐渐减少。如果在分娩 24 小时以后阴道大量出血，并且超过 400 克者，被称为晚期产后出血。这种病症非常严重，多见于产后 1~2 周，也有产妇在 6~8 周才发病。阴道流血可持续或间断，也可表现为急剧大量出血，可伴有低热，患者常常因失血过多导致严重贫血或失血性休克。

导致晚期产后出血的原因主要有：产后子宫收缩乏力；胎盘或胎膜未完全排出，体内有残留；胎盘附着部位恢复不全，局部创伤不能及时修复；实施剖宫产手术后，子宫切口部位血管内血栓脱落出血；黏膜下子宫肌瘤、绒毛膜癌出血；凝血功能障碍。因晚期产后出血的原因较多，治疗方法也要因病而异。如果是少量或中量阴道出血，应使用足量广谱抗生素、子宫收缩剂。如果是有胎盘、胎膜残留或胎盘附着部位复旧不全，在注射抗生素的同时要控制感染，应做清宫手术，刮出物送病理检查，以做明确诊断。如果是出现急性大量出血，应及时送往医院做输血等治疗。

为了预防产后大出血，新妈妈及其家人都要做积极的准备工作。在孕期，备孕女性要多食用含钙丰富的食物，这可以预防分娩时子宫乏力。如果曾在孕期出现贫血症状，准妈妈要补充含铁丰富的食物，以提高分娩时对失血的耐受力。在怀孕期间，准妈妈要适当活动，科学饮食，防止胎儿过大过重，因为这都会增加分娩的困难。最后，准妈妈的家人要多多鼓励她，家中老人尽量少在分娩前对准妈妈说一些"女人生产就是到鬼门关走一遭"的话，这会给本已紧张的准妈妈更添心理压力。此外，分娩后，家人要及时关注新妈妈的变化，一旦发现新妈妈血流量过多，应及时送往医院治疗。

## 16 产后掉头发的原因

产后掉头发是很多产妇都存在的普遍的问题，通常情况下来讲，产后容易掉发与以下这三方面因素密切相关。

### (1) 激素的改变

在怀孕过程中，孕妇体内的雌激素会增多，使妊娠期间的头发成为一生中最美的头发。但是，一旦身体中的那个小天使降临人间，体内的雌激素量就开始慢慢减少，并恢复到怀孕前的正常平衡状态，同时会使那些"超期服役"的头发纷纷退役，而此时新发又不能一下子生长出来，所以就会形成产后掉发。

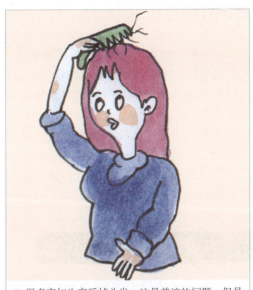

● 很多产妇生产后掉头发,这是普遍的问题,但是也要注意预防。

### (2) 营养不足

众所周知,产妇一个人进食,但供养的是两个人,所以产妇的营养一定要十分丰富才行。但是,现如今有许多产妇担心产后发胖影响体形,所以就对饮食有一定节制。但这样会使蛋白质、维生素、无机盐和微量元素缺乏,从而影响头发的正常生长与代谢,最终引起掉发。

### (3) 精神因素

任何疾病与精神因素都有密切的关系,即使是掉发也不例外。如有些产妇想要个男孩,结果生了女孩就会失望,内心也会有些不愉快。这种负面情绪会使毛发脱落,而掉发又会对产妇形成新的精神刺激,如此循环下去,掉发就会越来越严重。

掉发并不是分娩后立即发生的,一般情况下,发生在产后的2~7个月。此外,只要你注意饮食营养,并保持乐观的心态,掉发现象就会逐渐减轻。

## ⑰ 产后应怎样读书看报

产妇在生产后经过一段时间的休息,可使因妊娠引起的各种生理负担减轻或消失,体力逐渐恢复到妊娠以前的状态。如果产妇体力已完全恢复,当然可以读书看报。但前提是产妇在孕期没有合并妊娠高血压综合征,且血压正常,眼底没有改变,也没有其他疾病。但应注意下述事项,以利于产妇保健。

### (1) 姿势正确

读书姿势要正确。产后最初几天最好是半坐起来,选择舒适的位置看报读书,不要躺着或侧卧阅读,以免影响视力。

### (2) 适时适量

阅读时间不宜太长,以免引起视力疲劳;尤其晚上不能看得太晚,以免影响睡眠,睡眠不足会使乳汁分泌量减少。

### (3) 亮度适中

光线不要太强,以免刺眼,但也不要太暗,以免影响阅读,保持亮度适中即可。

### (4) 书籍内容温和健康

不要看惊险和带有刺激性内容的书籍,以免造成精神紧张,影响身体的康复。

## ⑱ 产妇怎样看电视更保健

在坐月子期间,为了调剂生活,解除抚养孩子的劳累,新妈妈可以听听音乐,读读有趣的书,或轻松愉快地看看电视,这些都是很好的休息放松方式。

女性生产后,眼睛本身并没有发生太大的变化,说产妇看电视会"花眼"或"落下眼病"等说法等都是不科学的。以前的说法主要是针对电视辐射而言的,现在大多数电视在制造时都不再使用阴极射线管,所以对眼睛的辐射量并不大,如果是液晶或平板电视就更没有问题了。

但产妇在月子里要注意用眼卫生,不管是看书还是看电视,时间都不能太长,否则眼睛容易疲劳。如果眼部肌肉长期处于紧张状态,调节过度就会出现头痛、胸闷、恶心、眼睛胀痛、畏光等眼病。同时,坐月子看电视时,应注意与电视机的距离不要太近。因为如果看电视时间太长,产妇长时间保持一种姿势会感觉很累,所以应该多起来走走,活动一下。

下面是几点产妇在看电视时的注意事项。

产妇与电视机的距离应在2米以上。

一次看电视时间不宜超过2小时,避免过度使用眼睛。

忌室内空气不流通。

忌看恐怖、紧张、悲剧性节目,因为这些节目会使产妇情绪紧张,影响产后心情。

产妇要注意休息,保证充足的睡眠。

饭后食物需要消化,看电视需要用脑,这样势必使人体内供给胃肠的血液相对减少,不利于产后的恢复。

不要边看电视边吃零食,或蜷着身体看电视,这会使腹腔内压增大,胃肠蠕动受限,不利于食物的消化吸收,也不利于产后的恢复。

# 产后疾病防治

现在很多人都在说"月子坐得好,以后没烦恼",其实,这话也不无道理。产后恢复得好坏,关系终生的健康。产妇在生产后,一定要注意一些产后疾病,如产后尿潴留、腰腿痛、产后抑郁症、子宫复旧不良、母乳喂养造成乳房疼痛、哺乳期乳头皲裂等,早预防、早治疗非常必要。

## ❶ 预防尿潴留

一般来说,女性在顺产后4~6小时内就可以自己小便了,但是由于外阴存在创伤,所以她会因惧怕疼痛而不敢用力排尿,这样极易导致尿潴留。一旦发生了尿潴留或尿不彻底,则可能让细菌侵入,引发尿路感染。如果在分娩6~8小时后甚至在月子中,仍然不能正常地将尿液排出,并且膀胱还有饱胀的感觉,就可能已经患上尿潴留了,因此,尽快排第一次小便很重要。

产妇除了要多喝水,还有一些辅助方法帮助排尿,如可以听流水声,利用条件反射解除排尿抑制意识,使人产生尿意,促使自己主动排尿。

另外,产妇在产后的24小时里,还可以尝试热水治疗法,可用温水冲洗外阴;也可以用开水熏下身,让水汽充分熏到会阴部。注意不要让身体接触水,以免烫伤。或者可在下腹正中放热水袋刺激膀胱收缩。这些方法都可以促进膀胱肌肉的收缩,有利于排尿。

## ❷ 产后抑郁症

产后抑郁症也叫产后忧郁症,是妇女在生产后由于生理和心理因素造成的抑郁症,临床表现为紧张、疑虑、内疚、恐惧等,极少数严重的会有绝望、离家出走、伤害孩子或自杀的想法和行动。

从心理方面分析,妇女妊娠后,特别

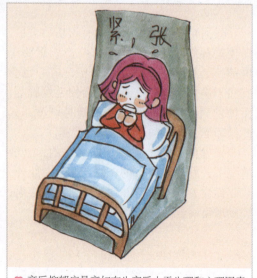

● 产后抑郁症是产妇在生产后由于生理和心理因素造成的抑郁症,临床表现为疑虑、恐惧等。

是第一次妊娠，精神上会有较大的压力，会担心分娩是否会疼痛，生产后自己的身体能否恢复到过去的状态，老公有否趁机出外拈花惹草，生的是男孩还是女孩，小宝宝会不会很健康等。在生产后，产妇从兴奋转入疲倦，情绪从高亢转入比较低落，部分产妇会出现感情脆弱、焦虑，有时候有失眠、头痛等症状。严重的可能日日以泪洗面，甚至有自杀倾向。一般产后两三天会出现上述症状，十天左右症状将自动减轻或消失。倘若症状持续恶化，需要注意是否患有产后忧郁症。

引起产后抑郁症的病因比较复杂，一般认为是多方面的，但主要是产后神经内分泌的变化和社会心理因素与本病发生有关。

**生物学方面**：妊娠后期体内雌激素、黄体酮显著增高，皮质类固醇、甲状腺素也有不同程度增加，分娩后这些激素突然迅速撤退，黄体酮和雌激素水平下降，会导致脑内和内分泌组织的儿茶酚胺减少，从而影响高级的脑活动。

**社会因素**：家庭经济状况不佳、夫妻感情不和、住房困难、婴儿性别未达期望及健康状况不良等都是重要的诱发因素。

**产妇心理因素**：对母亲角色不适应、性格内向、保守固执的产妇好发此病。

如果产妇患上了产后抑郁症，丈夫应该尽量陪伴，分担育婴责任，减轻产妇的劳累和心理负担，忍耐妻子的挑剔与野蛮行为，因为她是病人；到孕妇学校听课使孕妇得到足够的相关知识，减轻产前的焦虑因素；产后由经验丰富的助产护士上门指导，及时传授护理和育婴技巧，有利于帮助产妇度过产后的情感脆弱阶段。

归结起来，要缓解产后抑郁症，还可从以下几个方面入手：

**创造健康的产后恢复环境**：当产妇从医院回家时要限制探望人群，关掉电话，为产妇创造一个安静、闲适、健康的休养环境。

**饮食合理**：合理安排膳食，不饮酒，不吃含咖啡因的食物，摄取清淡而有营养的产后饮食，享受被亲人照顾的亲情。

**适度运动，放松心情**：做适量的家务劳动和体育锻炼，不仅能够转移注意力，使产妇不再将注意力集中在宝贝或者烦心的事情上，更可以使体内自动产生快乐元素，使产妇心情从内而外地快乐起来。不要用传统的方式对待和要求产妇，如不能下地，不能出门，不能干活，连电视也不能看，这些都会使产妇越发地感觉到生活乏味单调，加剧抑郁情绪。

## ❸ 产后腰腿痛

许多产妇分娩后或多或少都会感到腰腿痛，究其原因则要从怀孕说起。产妇怀孕期间，胎儿发育使子宫增大，同时腹部也变大，体重增加，变大的腹部则向前突起。为适应这种生理改变，身体的重心就必然发生改变，腰背部的负重加大，所以孕妇的腰背部和腿部常常感到酸痛。而且现在产妇分娩时多采用"仰卧截石位"，产妇在产床上时间较长，且不能自由活动，分娩时要消耗掉许多的体力和热量，致使腰部和腿部酸痛加剧。另外，在坐月子期间，有的产妇不注意科学的休养方法，活动锻炼不得法，有的产妇则过早地参与劳动，还有的产妇产后睡弹簧床，这也不利于腰腿部的恢复。以上种种情况都可以引起产妇在产后，感到腰腿部疼痛较重。

产后腰腿痛的主要临床表现，多以腰、臀和腰骶部疼痛日夜缠绵为主，部分患者伴有一侧腿痛。疼痛部位多在下肢内侧或外侧，可伴有双下肢沉重、酸软等症。产妇在产后感到腰腿痛一般说是属于生理性的变化，是可以恢复的，如果属于怀孕和分娩引起的疼痛，一般在产后1周后疼痛就会减轻。在坐月子期间，新妈妈们要注意劳逸结合，这样身体将会恢复得很好。如果疼痛不见减轻，就要去看医生了。

新妈妈们要预防产后腰腿痛，在怀孕期间就应均衡合理地进食，避免体重过于增加而增大腰部的负担，造成腰肌和韧带的损伤，同时，产后避免经常弯腰或久站久蹲，要注意充分休息，不要过早持久站立和端坐，更不要负重。在坐位时可将枕头、坐垫一类的柔软物经常垫在腘窝下，使自己感到很舒服，以减轻腰部的负荷。还应注意避风寒、慎起居，每天坚持做产后操，能有效地预防产后腰腿痛。

## ❹ 子宫复旧不良

产妇在生完小孩后，如果恶露经久不净，腹部一直有隐痛，尤其哺乳时加剧，尤其是用热水袋局部敷后疼痛会得到纾缓，那么就要注意了，产妇有可能患上子宫复旧不良症，以致产后宫缩引起疼痛。

产妇若有子宫复旧不良症，或有胎盘、胎膜残留时，可用宫缩剂如麦角新碱、益母膏等，必要时要刮宫腔，清除残留的胎盘胎膜。

产妇尽早适当运动及做保健操，有利于子宫复旧。从产后两周开始可以参加运动，以锻炼已变得衰弱的盆底肌肉和腹部的肌肉。

**增强盆底肌运动**：练习盆底肌收缩，每天尽可能多做，它可帮助消除不能控制的溢尿行为；如果孕妇分娩时外阴有缝合，进行增强盆底肌的训练还可帮助伤口愈合。

**脚踩踏板运动**：这项运动可防止腿部肿胀并改善血液循环。具体做法是，踝部用力将两脚向上弯，再向下弯，随时都可练习。以上两种运动对曾接受剖宫产手术的产妇也是适合的。

**增强腹部肌肉的练习**：呼气时紧缩腹部的肌肉，维持数秒钟后放松，尽可能经常做此练习。

产后2～3周，如果感觉很好，还要进行以下练习，每日两次。其动作为：首先，产妇仰卧，用两个枕头撑住头及两肩，两腿弯曲并少许分开，两臂在腹部上面交叉。抬起头及两肩时，呼气并用两手掌分别轻压腹部的两侧，好像把腹部的两侧紧压在一起一样。这种姿势要持续数秒钟，然后吸气，并且放松，重复做3次。

## ❺ 母乳喂养造成乳房疼痛的原因

乳房疼痛是母乳喂养的一个常见问题，但不同的妈妈乳房疼痛的原因和程度可能各有不同。以下是母乳喂养乳房疼痛的常见原因：

### （1）泌乳反射

当乳汁从乳房中喷出，产妇可能会感到短暂的疼痛。泌乳反射也叫乳汁喷出反射，是在催产素的作用下产生的反应。催产素能刺激乳腺周围的肌肉收缩，挤压出乳汁。在产后头几天里，宝宝吮吸妈妈的乳头，催产素就会反应性的释放。之后，有什么事情使产妇想到宝宝，或者在给宝宝喂奶时，都会促使催产素释放。在泌乳反射发生时，有些妈妈还会出现漏奶的情况。对于泌乳反射，不同妈妈的感受也不同。有些人有轻微的刺痛感觉；有些人除了轻微的疼痛或不适感外，还会感到巨大的压力；但也有些人没有任何感觉。然而，在产后给宝宝喂奶的最初几天里，大多数妈妈都不会察觉到这种泌乳反射，都会感觉到"产后痛"。

### （2）乳汁分泌过多

有些乳汁分泌量大的妈妈在给宝宝喂奶之后会感觉乳房深处有刺痛感。如果你的宝宝每次都能够正确地含住乳头，你的乳汁分泌量就会很快降到宝宝实际需要的水平。

### （3）鹅口疮

如果酵母菌进入了乳管（这是宝宝患鹅口疮的结果），可能会使产妇在喂奶时感觉到疼痛。这和泌乳反射造成的短暂疼痛不一样，产妇会在喂奶过程中一直有这种疼痛感，而且通常在喂奶之后会变得更加严重。不过，乳管被酵母菌感染的情况也很罕见。

### （4）胀奶

胀奶可能导致乳房中泌乳细胞过度膨胀，造成泌乳困难，这种情况有时也会引起乳房疼痛。

### （5）乳腺炎或乳管阻塞

乳腺炎或乳管阻塞会导致乳房的某个地方发红、变硬、发炎和疼痛。

## ❻ 哺乳期应预防乳头皲裂

开始喂奶的头几天，新妈妈们会觉得乳头有些刺激的感觉，持续几秒后就会消失，这是正常现象。但如果感觉乳头疼痛始终不退，逐渐加重，说明乳头上可能有裂口。乳头是人体敏感的部位，一旦出现裂口，会感觉异常疼痛，有的妈妈则会因忍受不了疼痛而放弃母乳喂养。

要预防乳头皲裂，首先要注意保持正确的喂哺姿势，以防止乳房疼痛。首先，妈妈的状态要放松，腰后、肘下、怀中都要垫上枕头，让宝宝横躺在怀中，脸对着妈妈的乳房，处于一个浑身舒坦的状态。妈妈用一只手握住乳房，拇指在上方，另外四指捧住下方，形成一个"C"字。注意

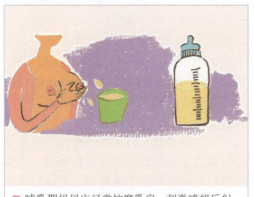
● 哺乳期妈妈应经常按摩乳房，刺激喷奶反射，避免乳腺堵塞。

手指要离开乳晕一段距离；用乳头逗引宝宝下唇，当宝宝嘴张得最大时，迅速搂紧，让宝宝含住乳头。乳头应该压住舌头，乳晕也应至少含入2.5厘米，这样可以有效地避免出现乳头皲裂。另外，确保宝宝的鼻尖和下巴都接触到乳房，但并不影响呼吸。一旦发现宝宝的衔乳方式不正确，应用小指伸进宝宝下唇和乳房之间，断开衔接，重新尝试。

同时，还应注意，不要在婴儿特别饥饿时喂养；要经常按摩乳房，刺激喷奶反射；每次哺乳之后将乳头晾干后挤几滴奶均匀地涂在乳头上，可起到保护乳头的作用；在乳头上面不能使用肥皂；哺乳完毕后切勿从婴儿口里强拉出乳头，可用手指轻压婴儿下巴，阻止婴儿吸奶后再轻轻退出乳头；产妇应穿宽松的棉制品内衣并戴胸罩，当胸罩潮湿时，应及时更换。

## ❼ 防治哺乳期乳腺炎

哺乳期得乳腺炎并不奇怪，10个哺乳期的妈妈里就有1个会得乳腺炎，有些给宝宝吃配方奶的妈妈也会得乳腺炎。如果是第一次当妈妈，哺乳期得乳腺炎的可能性会更大，不过有母乳喂养经验的妈妈对乳腺炎也并没有免疫性。乳腺炎可能发生在哺乳期的任何时候，但是在生完宝宝的头一个月，产妇刚刚开始母乳喂养时最常见。

乳腺炎是一种乳房发炎的病症，表现为乳房有些地方发红、发硬、疼痛，或者感觉乳房发烫并且发炎的地方肿胀，通常被称为"乳管阻塞"，一般也能摸到其中的肿块。虽然这并不是真的阻塞，而是乳汁进入输乳管以外的组织中所引起的，但也会导致患处发炎肿胀。乳腺炎的其他严重表现还包括产妇会打寒战、头疼、发热38.5°以上和筋疲力尽。这些症状一般不是由于感染所引起的，而是由于乳汁进入到乳房中的毛细血管中，产妇的身体将其当作"外来蛋白质"来抵抗而引起的炎性反应。

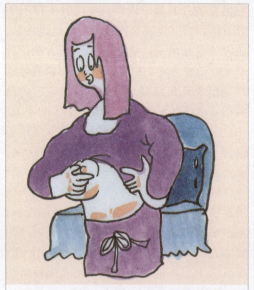

● 哺乳后及时清洗乳头，有助于预防产后乳腺炎。

目前大都认为妈妈们在哺乳期得乳腺炎大多是因为"乳汁淤积"。乳汁淤积是由于乳汁分泌的速度比排出的速度要快，宝宝吃奶时不能很好地吸空乳房所致。这种情况最常见的原因就是宝宝含住乳头的方法不正确。如果宝宝和产妇都不知道怎么正确地含住乳头，产妇的乳汁就无法被有效吸空。其他导致哺乳期乳腺炎的原因还包括胀奶、喂奶时间过于固定或者乳房受到外伤等。

女性产后最要预防的疾病就是乳腺炎，所以应及早预防，具体需要注意下面几点：

哺乳后应清洗乳头。乳头如有破损皲裂，应及时治疗，注意婴儿口腔卫生，及时治疗其口腔炎症。

避免乳汁淤积，防止乳头损伤，并保持其清洁。乳头内陷者可经常挤捏、提拉矫正。

养成定时哺乳、不让婴儿含乳头睡觉的良好哺乳习惯。每次哺乳应将乳汁吸空，如有淤积，可借助吸乳器或按摩帮助排出乳汁。乳汁淤积是引发乳腺炎的重要因素，一定要保持乳汁通畅。

少吃刺激性的食物，如葱、姜、蒜等。

中医认为，急性乳腺炎是由于内有蕴热、热毒壅结而成。因此在饮食上要少吃热性食物，以免助火生疮。

产妇虽然在哺乳期得乳腺炎的可能性比较大，但是两边乳房同时得的机会很小。治疗乳腺炎一定要使用抗生素，此时妈妈们可以暂时不要给宝宝吮吸发炎的一侧，必要时需要断奶。建议吸奶前局部热敷按摩，一定要吸通乳腺管，若局部有硬块说明有乳汁淤积，这样不利于乳腺炎的恢复。同时要注意饮食调节，不要摄入太多的汤类。

## ❽ 产后身体的中式调理法

坐好月子除了让产妇身体更健康，还能调整体质。如果坐月子的观念与婆婆和妈妈的想法不同，建议在清洁与感染的部分用现代的方式照顾产妇，如会阴部的伤口、身体清洁等；至于保暖、不吹风、膳补等传统观念，因为蕴含中医的理论，都是基于产妇的健康而做的，还请产妇适当遵循。

一般产妇在生产后，都可以进行体质的调整，此时可针对产妇不同的类型来进行，如久坐办公室的产妇与从事体力劳动的产妇，调理方法是不同的，而对于生产多胎的产妇，方法又有所不同。

**久坐办公室型**：怀孕期间工作以文书类为主者，因坐在办公桌前的时间较长，产后易出现腰酸背痛等症，可用黄芪四物汤治疗；若工作性质是以思考为主，如计算机工程师等，可用黄芪四物汤加天麻、钩藤治疗；若因久坐导致下半身循环不良而造成下肢水肿严重者，可以黄芪四物汤加茯苓、白术炖补服用。

**生产多胎型**：妇女生产超过三胎者即可归属此型，产后若出现面色晦暗、腰膝酸软、小便清长者为肾阳虚，可服用济生肾气丸，或六味地黄丸加肉桂及炮附子；若出现头眩耳鸣、失眠健忘等症状者为肾阴虚，可用六味地黄丸治之；平时可以人参、黄芪、山药粉泡茶饮用。

**体力劳动型**：产前以体力劳动工作为主之妇女，如长期搬运重物、家事烦多者，若产后易腰酸背痛，可以当归芍药汤补之。

## ❾ 建议坐月子药膳

生产会消耗产妇大量的体力和精力，为了让产妇的身体快速恢复健康，可以通过药膳来调理。

### （1）薏香豆浆

**功用**：有利尿消肿、行血的功效，含有丰富的蛋白质，可增加抵抗力、抗过敏能力。

**材料**：薏米30克，豆浆600克

**做法**：将薏米洗净，加入600克水蒸熟，加入豆浆打成汁，即可饮用。

### （2）当归四逆汤

**功用**：益气养血，改善末梢循环，治疗腰酸背痛、四肢酸痛。

**材料**：当归4克，桂枝4克，芍药4克，细辛2克，甘草3克，木通3克，红枣6粒。

**做法**：将材料洗净，用5碗水煮成3碗饮用。

### （3）山药芝麻茶

**功用**：滋阴、润肤、润肠、预防落发。

**材料**：山药粉10克，即溶燕麦片20克，黑芝麻粉15克，糖适量

**做法**：将材料冲入400克热开水，即可饮用。

### （4）顺畅麻仁饮

**功用**：润滑肠道助排便。

**材料**：火麻仁粉5克（炒过）、蜂蜜适量。

**做法**：将火麻仁粉冲入350克热开水，加入适量蜂蜜即可饮用，每日1杯。常拉肚子者禁服。

### （5）麦枣宁心茶

**功用**：益气安神，缓解产后神经衰弱、情绪不佳。

**材料**：红枣12粒，甘草6克，浮小麦3克，黑糖适量

**做法**：红枣、甘草、浮小麦洗净，与600克水同煮，水滚后再煮5分钟，去渣加入黑糖饮用。

## ❿ 产后并发症调理

身体调理要视产妇身体恢复的情况而定，若是在产后恢复的过程中，有一些特殊情况的，调理的方法就又不相同了。

**产后便秘**：中医称为"产后大便难"，孕产妇便秘的比例极高，因为坐月子期间过度摄取肉类食物，加上许多坐月子禁忌的影响，亦无多加摄取蔬菜、水果、水分等，使大便干结。坐月子餐中可以加入几道润肠通便的药膳，如火麻仁、桃仁、杏仁等油脂含量较多的中药材，具有润肠通便之功效。

**产后水肿、尿闭**：这是由于膀胱括约肌与膀胱壁的伸缩蠕动功能突然发生麻痹造成不能泌尿，因而形成水肿症状。在药补调养方面宜以"补气"为主，可用补中益气汤、当归补血汤、归芪建中汤等。

**产后抑郁症**：产后抑郁症已成为现代妇女常见的产后症状之一，这类病人在中医称为"脏躁证"，多发生于初产妇女，或家中有生男孩压力等的妇女身上。关于此病的成因前面已有述及，此处只是简介中药的辅助治疗方面。中药可用天王补心汤或桂枝龙骨牡蛎汤治疗；平时以人参、党参、黄芪等开水冲泡饮用。这类产妇可多吃些甘甜的食物，如红枣、黑枣、龙眼干、黑糖、葡萄干。

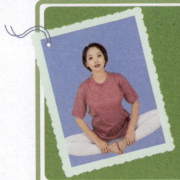

# 新妈妈哺乳指导

◎生产后,新妈妈面临的问题之一便是给宝宝喂奶,也就是哺乳。如何喂养初生婴儿是每个新妈妈都提心吊胆也必须要面对的事。下面为你详细解答母乳喂养的方法和常见问题,为新妈妈正确喂养宝宝提供指导。

## ♥ 母乳喂养的方法

宝宝在出生后还没有自主进食的能力,而且没有与新妈妈进行直接沟通的能力,只会通过哭声来表达自己的情感。此时,新妈妈们要更多地了解一些母乳喂养的常识,才能更好地喂养宝宝。

### ❶ 母乳喂养前的准备

在给宝宝喂养母乳前,应适当地进行准备,这样既能保证宝宝能顺利地吃奶,也能保证妈妈的健康。新妈妈们在哺乳前最好将双手洗净,并用毛巾蘸清水擦净乳头及乳晕,然后再开始给宝宝喂乳。哺乳时妈妈们最好选择吸汗、宽松的衣服,这样才方便。同时,用于擦乳房的毛巾、水盆要专用。另外,要备一个稍矮的椅子,供产妇哺乳时用。母婴用品要绝对分开使用,以免交叉感染。还要准备吸奶器,以备母乳过多,在婴儿吃饱后,吸出剩余乳汁,这更有利于乳汁分泌,并且不易患乳腺炎。

### ❷ 母乳喂养的姿势

母乳喂养虽然是世界上最自然的行为之一,但也需要进行练习。练习的第一步就是找到最适合的母乳喂养的姿势,下面是常见的几种抱孩子的方式,供大家参考。

### (1) 摇篮式

这是一种典型的哺乳姿势,它需要妈妈用臂弯托住宝宝的头部,坐在有扶手的椅子或床上(靠着枕头),把脚放在矮凳、咖啡桌或其他高些的平面上,以避免身体向宝宝倾斜。把宝宝放在大腿(或大腿上的枕头)上,让他可以侧面躺着,脸、腹部和膝盖都直接朝向妈妈。把宝宝下面的胳膊放到妈妈胳膊的下面。

如果宝宝吮吸妈妈的右侧乳房,就把他的头放在妈妈右臂的臂弯里,把前臂和手伸到宝宝后背,托住他的颈部、脊柱和臀部。让宝宝的膝盖顶在妈妈的身上或左胸下方。宝宝应该是水平的或以很小的角度平躺着。

摇篮式往往最适合顺产的足月婴儿。有些妈妈说这种姿势很难引导新生儿找到

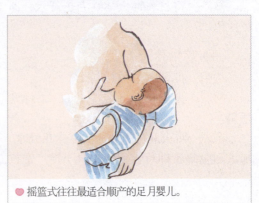

● 摇篮式往往最适合顺产的足月婴儿。

乳头，所以妈妈可能更愿意等到宝宝1个月左右颈部肌肉足够强壮之后，才采用这个姿势。若是剖宫产的妈妈，可能会觉得这种姿势对腹部造成的压力过大。

### （2）交叉式

这种姿势也叫作交叉摇篮式，它与摇篮式的不同之处在于：宝宝的头部不是靠在妈妈的臂弯上，而是靠在妈妈的前臂上。如果妈妈用右侧乳房喂奶，就用左手和左臂抱住宝宝，使宝宝的胸腹部朝向妈妈。用手指托住宝宝头部后侧及耳朵下方，引导他找到乳头。

这种姿势可能更适合很小的宝宝和含乳头有困难的婴儿。

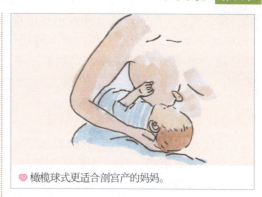
● 橄榄球式更适合剖宫产的妈妈。

因为可以避免宝宝压到其腹部。另外，如果宝宝很小或含奶头比较困难，这种姿势也可以让妈妈帮他找到乳头。橄榄球式还适合乳房较大、乳头扁平的妈妈。

### （4）侧卧式

这是侧躺在床上喂奶的姿势。妈妈可以请先生或其他帮手在其身后放几个枕头作为支撑，也可以在头和肩膀下面垫个枕头，在弯曲的双膝之间再夹一个，其目的是要使后背和臀部在一条直线上。

让宝宝面朝妈妈，妈妈用身体下侧的胳膊搂住宝宝的头，把他抱近自己。或者也可以把身体下侧的胳膊枕在自己头下，以免碍事，而用身体上侧的胳膊扶着宝宝的头。如果宝宝还需要再高一些，离妈妈的乳房更近一点儿，可以用一个小枕头或叠起来的毯子把宝宝的头垫高。如果姿势正确，宝宝应该不费劲就能够到妈妈的乳房，妈妈也不需要弓着身子才能让宝宝吃到奶。

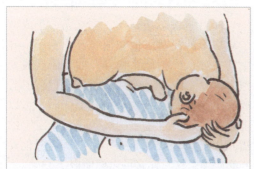
● 交叉摇篮式可能更适合很小的宝宝和含乳头有困难的婴儿。

### （3）橄榄球式

"橄榄球式"又称为侧抱式，就是把宝宝夹在胳膊下面，与哺乳的乳房同一侧的胳膊，就像夹着一个橄榄球或手提包一样。首先，把宝宝放在体侧的胳膊下方，让宝宝面朝妈妈，鼻子到妈妈的乳头高度，宝宝双脚伸在妈妈的背后。把妈妈的胳膊放在大腿上（或身体一侧）的枕头上，用手托起宝宝的肩、颈和头部。另一只手呈C形托住乳房引导他找到乳头，这时候他的下巴会首先碰到乳头。不过，要小心，不要太用力地把宝宝推向妈妈的胸部，他会因为抗拒而向后仰头，顶着妈妈的手，妈妈要用前臂撑住宝宝的上背部。

剖宫产的妈妈会比较喜欢橄榄球式，

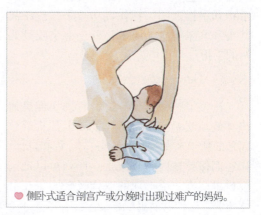
● 侧卧式适合剖宫产或分娩时出现过难产的妈妈。

如果妈妈是剖宫产或分娩时出现过难产，坐着不舒服，白天晚上都在床上喂奶，她可能会更愿意采用这种方式躺着喂养宝宝。

## 3 母乳喂养的6个小窍门

在母乳喂养中，不管新妈妈们采用哪种姿势给宝宝喂奶，有两点是最关键的，一是妈妈们要舒服，二是宝宝也要舒服。以下母乳喂养的6个小窍门，既能帮助你舒舒服服地喂奶，也能让宝宝舒舒服服地吃奶。

### （1）妈妈要坐得舒服

选择一把舒适的、有扶手的椅子，再用枕头支撑好产妇的后背和胳膊。大多数沙发都不能提供足够的支撑，让产妇舒服地喂奶，所以得靠枕头的帮助。还可在脚下垫几个枕头，以免身体向宝宝倾斜，也可以把脚放在脚凳、咖啡桌或一摞书上。在大腿上放个枕头或叠起来的毯子，就不用弯腰了。无论产妇采用哪个姿势喂奶，都一定要把宝宝抱向自己的乳房，而不是用乳房去贴近宝宝。

### （2）托好乳房

母乳喂养期间产妇的乳房会变得更大、更沉重。所以，在喂奶的时候可以用空着的那只手以C形（4个手指托在乳房下面，大约在时针9点钟的位置，大拇指在上面3点钟的位置）或V形（把乳房托在分开的示指和中指之间）托住乳房。手指应距离乳头和乳晕至少5厘米，以免宝宝咬到妈妈的手指。

### （3）固定好宝宝

让宝宝感到安全舒适，有助于他更愉快有效地吃奶。用胳膊、手加上枕头或叠起来的毯子来支撑宝宝的头、颈、背和臀部，让它们保持在同一直线上。产妇可以把宝宝包裹起来，或把他的双臂轻轻固定在身体两侧，这样就能更轻松地给宝宝喂奶了。

### （4）先放松，再喂奶

做几次深呼吸，闭上眼，冥想一些宁静的画面。在手边放一大杯水、牛奶或果汁，准备在喂奶的时候喝。别忘了，补充足够的水分能帮帮助妈妈分泌更多乳汁。

### （5）经常变换姿势

尝试不同的喂奶姿势，有助于找到最舒服的姿势。很多妈妈发现避免乳管阻塞的最佳方法就是有规律地变换喂奶的姿势。因为每种姿势都会使乳头的不同部分承受压力，也可能会帮你避免乳头疼痛。每次喂奶轮流用不同的乳房先喂，妈妈的奶量会大大增加。

### （6）正确地让宝宝停止吃奶

理想的状态是，当宝宝吃完一个或两个乳房里的奶时，他知道自己吃饱了，并主动把嘴从你的乳头松开。如果需要改变抱宝宝的姿势，让他换吃另一个乳房的奶，或者出于某些原因需要停止喂奶时，可以把手指轻轻伸进宝宝的嘴角里，当宝宝的嘴发出一声轻轻的"啪"后，就表明他停止吃奶了，这时你就可以把他抱开了。

## 4 掌握哺乳步骤的技巧图示

哺乳就是给宝宝喂奶，这不单单只是把宝宝往胸口一塞，任凭宝宝自行其是就万事大吉了。下面5个简单步骤可以让新妈妈们掌握哺乳的步骤。

①开始先把乳头放在宝宝的上嘴唇和鼻子之间（高于图片显示的位置），然后用乳头轻触宝宝的上嘴唇，刺激他把嘴张大。

②等宝宝张开嘴寻找乳房时，把他抱近乳房。注意不要反过来让妈妈的乳房去

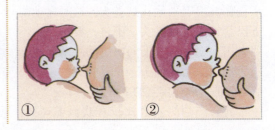

靠近他的嘴巴。

③确保宝宝嘴巴含住一大口乳晕，最好是乳晕下面的部分多含一些，上面的部分少含一些，而不要上下均等。

④宝宝的嘴唇应该在乳晕周围张得大大的。宝宝含乳头的最佳效果是，妈妈们不觉得疼，他也能吃到母乳（注意倾听宝宝吞咽的声音）。当宝宝满足地吃奶时，妈妈要把他抱紧。有可能妈妈还需要把乳房托住，特别是如果妈妈的乳房比较大的话。

⑤对新妈妈和宝宝来说，建立母乳喂养的习惯需要时间。如果有什么问题也别灰心，只要一起努力，母乳喂养对妈妈和宝宝都是件愉快的事。

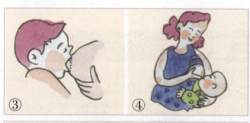

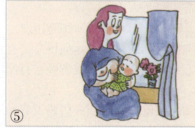

## ❺ 勿让宝宝吃着母乳入睡

让宝宝吃着母乳睡看起来似乎是健康的，而且简单轻松，对产妇和宝宝来说也都是令人愉快的睡前时光。但这种习惯却可能导致宝宝养成不良的睡眠习惯，并进而影响宝宝睡整觉的能力，因此切勿让宝宝吃着母乳睡觉。

所有的宝宝一晚上都要醒来很多次，如果你总是让宝宝吃着母乳入睡，那么他晚上每次醒来就都需要吃母乳才能再次入睡。不管宝宝是睡在小床上还是和大人睡在一起都是如此。虽然妈妈和宝宝一起睡，晚上给他喂奶可能更容易，但这也会增加

你们两人夜里醒来的次数，也容易影响睡眠的质量。

吃母乳的宝宝比吃配方奶的宝宝需要更多的时间来养成睡整夜觉的习惯。这是因为母乳比配方奶更容易消化，所以宝宝在夜里饿得更快，醒得更频繁。其次，由于母乳喂养除了营养好以外，还有安抚和镇静的作用，因此宝宝不需要花太长时间就会把吃奶和睡觉联系起来。在吃着母乳睡几个星期之后，他就不会知道或者也不想知道其他的入睡方式了。

如果宝宝已经把吃母乳与睡觉联系在一起，也不要灰心，任何时候开始教宝宝良好的睡眠习惯都不晚。下面是一些让宝宝学习自己入睡的方法，妈妈只需在睡觉时间做好这些事情，一旦宝宝能够在该睡觉的时候自己入睡，他很快就能在半夜醒来时也靠自己重新入睡。

如果妈妈不想把吃母乳当作宝宝睡前程序的一部分，那么晚上就早点儿给他喂奶。

宝宝吃完奶后，给他讲一个故事，唱一首歌，或者给他最后换一次尿布。如果把喂奶和入睡的行为分离开来，即使只有几分钟时间，他也就不必非得吃着母乳睡了。

## ❻ 判断宝宝是否吃饱的方法

在宝宝刚出生的头一两周里，不太好判断宝宝是否吃饱了，特别是当宝宝不停地找奶吃，或吃完奶仍安静不下来的时候。等总是睡不醒的头一两天过去之后，宝宝就会经常显得很饿。由于母乳在一两个小时内就消化完了，所以宝宝很可能真的是饿了。

大多数新生宝宝在度过最初的三四天后，会每天需要吃8～15次奶。到第一周结束的时候，这个吃奶频率多半会稳定到每天6～8次。需要提醒你的是，只要你的宝宝想吃，就要给他吃，千万不要按照固定时间，卡着点儿给他喂奶。

在宝宝出生的头几天，测量体重往往

不是一个判断宝宝是否吃饱的标准，因为新生儿的体重一般在头三天会比出生体重减轻5%～10%，不过，如果等到他出生5～7天后再称体重，你应该就能看出他开始长大了。

## ❼ 给双胞胎喂母乳的方法

在给宝宝喂奶时，可以用卷起来的毛巾或枕头支撑住宝宝，就能同时给两个宝宝喂奶。如果有条件，可以买一个V形的双胞胎专用哺乳枕，这种枕头表面大而结实，可以同时支撑两个宝宝，这样妈妈的双手就得以解放出来调整位置或给宝宝拍嗝。

借助枕头，还能改变母乳喂养的姿势，此时可以从"摇篮式"转换为"橄榄球式"，或者可以结合起来使用这两种方法。最好每次喂母乳时都换换乳房，特别是如果一个宝宝比较能吃的话。如果妈妈很难记住上一次谁吃了哪一边，不妨每天交换一次。定期两个宝宝来回换着吃有助于两边乳房均衡泌乳，减少乳管阻塞的可能。让宝宝轮换着吃奶，也能帮助他们的眼睛得到平等的锻炼和刺激。

如果双胞胎是早产儿，并且一个宝宝不得不在医院多待一些时间，妈妈可以在用一个乳房喂奶的同时，把另一个乳房的奶挤出来，以便保证乳汁分泌正常。

# 新妈妈哺乳常见问题及注意事项

宝宝在出生后的很长一段时期都没有与人进行直接沟通的能力，只会通过哭声和行为来表达自己的情感。这就需要妈妈主动积极地去了解哺乳过程中会出现的问题与解决方法，以确保宝宝的健康。

## ❶ 宝宝为什么会拒奶

宝宝拒奶是指宝宝还没有断奶，但却拒绝吃母乳的情况，这种情况可能发生在母乳喂养的习惯建立之前，也可能发生在之后。所有的妈妈都有可能遭遇宝宝拒奶的情况，即使是那些最热衷于母乳喂养的妈妈。宝宝拒奶是他在以自己的方式告诉妈妈有些事情不对劲。最有可能引起宝宝拒奶的原因有如下几点：

宝宝没有正确地含住妈妈的乳头，因此不能充分并有效地吮吸乳汁。此时可以向医生或有经验的妈妈咨询，了解改善这一状况的方法。

宝宝由于出牙或感染（比如鹅口疮）等引起嘴部疼痛而拒奶。

妈妈因为宝宝咬乳头而发出叫喊，宝宝听到后就不愿意再吃奶。

宝宝耳朵被感染，吃奶时耳朵里产生压力或疼痛。

宝宝因感冒或鼻塞，吃奶时呼吸困难。

在给宝宝喂奶的过程中，周围总是有让宝宝分心的事情或声音，或者经常打断宝宝吃奶。

在宝宝想要吃奶的时候，妈妈没有及时喂他，总是让他哭闹不止。

宝宝的日常生活发生了重大改变，比如搬家。

宝宝与妈妈长时间分离，有些认生。

## ❷ 宝宝拒奶怎么办

宝宝拒奶多少会让妈妈既担心又沮丧，但这也是完全可以克服的。有些人一看到宝宝拒奶就认为是他自己想要断奶了。然而，对于之前一直吃母乳很顺利的1岁以下的宝宝来说，他还不太可能有这种能力说断就断。所以，你还是要继续坚持让你的宝宝吃母乳。有了耐心和坚持，你们会慢慢恢复到以前那种正常的状态的。

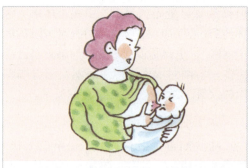
● 宝宝拒奶时，妈妈可尝试换一个姿势，再进行喂奶。

此时妈妈们需要做的，除了鼓励宝宝继续吃奶外，还要每隔几个小时（和给宝宝喂奶的时间间隔相似）用手或吸奶器把奶挤出来。这有助于缓解胀奶或避免引起乳腺炎，而且挤出来的母乳还可以用来喂宝宝。此外，以下几种方法也会有助于解决宝宝拒奶的问题：

试着在宝宝睡着了或很困时给他喂奶，很多醒着时拒奶的宝宝在困了的时候反而会吃奶。

带宝宝去医院检查以排除疾病因素（比如耳部感染或鹅口疮）引起的拒奶。

尝试不同的喂奶姿势。

边喂奶边走来走去。有些宝宝更喜欢你边摇晃着他或边走着给他喂奶，而不喜欢妈妈坐着或是站着不动。

找个安静的房间给宝宝喂奶。6~9个月大的宝宝经常会出现拒奶的情况，因为他们总想多看看周围的世界。这个阶段的宝宝很容易分散注意力，他们更喜欢"吃一口"，而不是安稳地吃上一顿。此时可以尝试把灯光调暗，远离收音机或电视机，让宝宝专心吃奶。

多与宝宝进行皮肤接触，可以尝试不穿上衣或是在盆浴的时候给宝宝喂奶。另外，使用婴儿背巾或背带可以让你在不喂奶的时候也能够和宝宝保持亲密接触。

## ❸ 妈妈感冒后是否能哺乳

抗体是我们体内的免疫系统制造的一种蛋白质，能够帮助人体抵御疾病。妈妈感冒后之所以还能喂奶，是因为宝宝不仅不会因为母乳而传染感冒，而且还能够通过母乳获得抗体，增强自身的抗病能力，这也是为什么说母乳是0~6个月宝宝最佳食物的一个原因。

一般来说，在妈妈发现疾病症状之前，宝宝多半就已经接触到妈妈身上的病毒了。这时候如果继续让宝宝吃母乳，他就能够从妈妈的母乳中获得抗体，这比停止喂奶的好处要大，当然，如果情况比较严重，则需要视具体情况咨询医生意见。通常妈妈也不需要因为感冒而把母乳挤出来用奶瓶喂给宝宝，如果使用吸奶器、奶瓶等物品，宝宝接触病毒和细菌的机会，可能会比让他直接吃你的乳汁更大。此时妈妈可以在感冒时戴上口罩给宝宝喂奶，以防病毒通过唾液飞沫传染给宝宝。另外，抱宝宝和接触宝宝的用品之前，一定要先把手洗干净，而且无论何时，都不要直接对着宝宝打喷嚏。

值得注意的是，如果妈妈感冒后打算吃感冒药，就一定要先去看医生，并告诉他自己正在哺乳期，因为很多处方和非处方感冒药，包括中药在内，都会通过母乳影响宝宝，所以不能擅自用药。虽然大多数口服的药物只有少量能够进入母乳，对宝宝的影响不会很大，但也一定要向医生详细询问他所开的药物是否会对宝宝产生副作用，以便权衡到底该不该吃。

## ❹ 哺乳期胀奶怎么办

哺乳期的妈妈胀奶时，乳房会变得比平时硬挺，有胀痛和压痛，甚至还有发热的感觉，乳房表面看起来光滑、充盈，乳晕也变得坚挺而疼痛。为了解除妈妈胀奶的疼痛感，可以进行热敷或按摩来缓解胀奶的疼痛感。

### （1）热敷

当妈妈胀奶疼痛时，可自行热敷乳房，

使阻塞在乳腺中的乳块变得通畅，乳房循环也会变得通畅一些。但热敷时注意避开乳晕和乳头部位，因为这两处皮肤较嫩。热敷的温度也不宜过热，以免烫伤皮肤。

### （2）按摩

热敷乳房后，即可按摩乳房。乳房按摩的方式有很多种，一般采用双手托住单边乳房，从乳房底部交替按摩至乳头，再将乳汁挤在容器中的方式。

## ❺ 哺乳期健康饮食的原则

产妇哺乳期的健康饮食需要考虑两个因素，一个是产妇的健康，一个是宝宝的健康。在哺乳期间，坚持健康的饮食对妈妈和宝宝的健康都是大有益处的。

### （1）注意补铁

分娩之后，妈妈也许觉得自己不用像孕期那样补充铁质了，但很多健康指导专家都建议妈妈在哺乳期间继续服用铁质。另外，如果血液检查结果显示体内的铁含量偏低，医生可能也会为新妈妈推荐铁补充剂。

### （2）要均衡进食

哺乳期间一定要注意饮食的均衡，虽然饮食不良不会影响到吃奶的宝宝，但会对产妇的身体带来影响。为了保证有足够的精力照顾宝宝，妈妈们要注意摄入充足的维生素和其他营养物质，多吃全麦及谷类食品、新鲜的蔬菜水果，以及富含蛋白质、钙和铁的食物。

### （3）注意多喝水

在母乳喂养期间，妈妈的身体会流失很多水分。虽然这并不会影响乳汁的分泌，但仍然要尽量做到每天至少喝8杯水（每杯约250克），以保证体内水分充足。建议"渴了就喝"，也就是说，只要产妇感觉自己有需要，就随时喝水。但注意不要喝含咖啡因的饮料，因为这反而会让妈妈脱水。

### （4）要慢慢节食

哺乳期可以节食，但一定不能太快。健康的低脂肪类饮食，再加上适度的运动可以帮助你逐渐降低体重，每周减重0.5~1千克最理想。如果妈妈的体重在短时间内急速下降，则会对宝宝造成伤害，因为那些通常储存于脂肪中的毒素会被释放出来，进入血液循环，最终提高乳汁中污染物的含量。如果在最初6周后，妈妈每周降低的体重超过1千克，就需要多补充一些热量了，也就是说要多吃一点儿了。最好计划用10个月到1年的时间来恢复到怀孕前的体重，毕竟这些重量也是慢慢长出来的。

## ❻ 哺乳期能否摄入咖啡因

哺乳期摄入咖啡因是否会伤害宝宝，要视摄入的咖啡因的量，因为咖啡因的确会进到妈妈的血液里，饮食中的一部分咖啡因也会因妈妈进食而出现在母乳里。如果妈妈一天摄入的咖啡因超过400毫克（大概是从4大杯咖啡中吸收的咖啡因量），就可能会伤害宝宝。因此，最好在哺乳期控制咖啡因的摄入量。

虽然一两杯咖啡、茶或可乐不太可能影响到宝宝，但多于这个量也许就会使产妇或宝宝变得急躁、神经质、不安和失眠了。如果想在哺乳期一天喝一两杯咖啡或茶，要有意识地尽量每天至少喝8杯水。如果咖啡因让宝宝不舒服，那妈妈就需要暂时戒掉，等断奶后再摄入咖啡因。

# 产妇的健康饮食

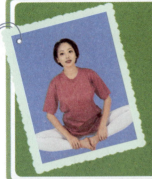

◎产妇生产后，身体非常虚弱，需要好好地进行饮食调养，才能更好地恢复到产前的状态。下面为你详解新妈妈饮食调养中的问题和月子餐，为家人合理安排新妈妈的饮食提供指导，使产妇和宝宝的营养达到最佳理想状态。

## 新妈妈饮食细调养

产妇的营养主要是依靠饮食调养补充的。在产后的几个月内产妇需要调养自己的身体，提高抵抗力，同时还要将营养加以转化，通过乳汁输送给婴儿。因此妇女产后的营养需要比妊娠期多，所以必须加强饮食调养，进食营养丰富的食物，科学配餐，补充足够的营养素，以满足体质需要。

### ❶ 剖宫产妈妈月子饮食要点

对于剖宫产的妈妈，在月子期间的饮食比起顺产的妈妈们，要更加注意，其饮食有五大要点。

#### （1）主食种类多样化

粗粮和细粮都要吃，而且粗精营养价值更高，比如小米、玉米粉、糙米、标准粉，它们所含的维生素 B 都要比精米、精面高出好几倍。

#### （2）多吃蔬菜和水果

蔬菜和水果既可提供丰富的维生素、矿物质，又可提供足量的膳食纤维素，以防产后发生便秘。

#### （3）饮食要富含蛋白质

应比平时多摄入蛋白质，尤其是动物蛋白质，比如鸡、鱼、瘦肉、动物肝、血所含的蛋白质。豆类也是必不可少的佳品，但无须过量，那样会加重肝肾负担，反而对身体不利，每天摄入 95 克即可。

#### （4）不吃酸辣食物及少吃甜食

酸辣食物会刺激妈妈虚弱的胃肠而引起诸多不适；过多吃甜食不仅会影响食欲，还可能使热量过剩而转化为脂肪，引起身体肥胖。

#### （5）多进食各种汤饮

汤类味道鲜美，且易消化吸收，还可以促进乳汁分泌。如红糖水、鲫鱼汤、猪蹄汤、排骨汤等，但须汤肉同吃。红糖水的饮用时间不能超过 10 天，因为时间过长反而使恶露中的血量增加，使妈妈处于一个慢性失血状态而发生贫血。但是，汤饮的进量要适度，以防引起妈妈胀奶。

### ❷ 新妈妈月子饮食九大禁忌

分娩的辛苦使新妈妈们热量消耗很大，身体变得异常虚弱，如果产后不能及时地补充足够的高质量的营养，就会影响新妈妈的身体健康。产后新妈妈还要承担起给新生儿哺乳的重任，营养状况会直接影响到宝宝的发育、成长。因此新妈妈首先必须对产后的营养予以足够的重视，对自己的一些弊多利少的饮食习惯要注意戒忌。

#### （1）忌急于服食人参

有的新妈妈产后急于服食人参，想补

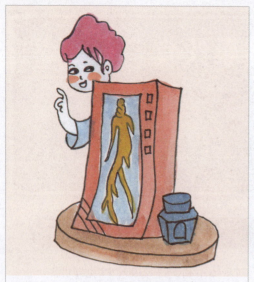

● 新妈妈在生完孩子的一个星期之内,不要服食人参。

一补身子。其实新妈妈急于用人参补身子是有害无益的。因为人参含有多种有效成分,这些成分能对人体产生广泛的兴奋作用,其中对人体中枢神经的兴奋作用能导致服用者出现失眠、烦躁、心神不安等不良反应。而刚生完孩子的新妈妈,精力和体力消耗很大,十分需要卧床休息,如果此时服用人参,反而因兴奋难以安睡,影响精力的恢复。

另外,人参是补元气的药物,能促进血液循环,加速血的流动。这对刚刚生完孩子的新妈妈十分不利。因为分娩过程中,内外生殖器的血管多有损伤,服食人参,有可能影响受损血管的自行愈合,造成血流不止,甚至大出血。因此,新妈妈在生完孩子的一个星期之内,不要服食人参,而分娩7天以后,新妈妈的伤口已经愈合,此时服点儿人参,有助于新妈妈的体力恢复。但也不可服用过多。人参属热物,会导致新妈妈上火或引起婴儿食热。其实,新妈妈食用多种多样的食物来补充营养是最好的进食办法。

### (2) 忌过多吃鸡蛋

分娩后数小时内,最好不要吃鸡蛋。因为在分娩过程中,新妈妈体力消耗大,出汗多,体液不足,消化能力也随之下降。若分娩后立即吃鸡蛋,就难以消化,增加胃肠负担,甚至容易引起胃病;分娩后数小时内,应以半流质或流质饮食为宜。同时,在整个坐月子期间,也忌多吃鸡蛋,因为摄入过多蛋白质,会在肠道产生大量的氨、酚等化学物质,对人体的毒害很大,容易出现腹部胀闷、头晕目眩、四肢乏力、昏迷等症状,导致"蛋白质中毒综合征"。蛋白质的摄入量应根据人体对蛋白质的消化、吸收功能来计算。根据国家给出的孕妇、产妇营养标准,产妇每天仅需要蛋白质100克左右,因此,每天吃鸡蛋3～4个就足够了。

### (3) 忌过多进食味精

为了避免婴儿出现缺锌症,新妈妈应忌食过量味精。一般而言,成人进食味精是有益无害的,而婴儿,特别是12周内的婴儿,如果哺乳期间的妈妈在摄入高蛋白饮食的同时,又食用过量味精,对其则不利。因为味精内的谷氨酸钠会通过乳汁进入婴儿体内,它能与婴儿血液中的锌发生特异性的结合,生成不能被机体吸收的谷氨酸,而锌却随尿排出,从而导致婴儿锌的缺乏,这样,不仅婴儿易出现味觉差、厌食,而且还可造成其智力减退,生长发育迟缓等不良后果。

### (4) 忌多吃红糖

红糖营养丰富,释放能量快,营养吸收利用率高,具有温补性质。新妈妈分娩后,由于丧失了一些血液,身体虚弱,需要大量快速补充铁、钙、锰、锌等微量元素和蛋白质。红糖还含有"益母草"成分,可以促进子宫收缩,排出产后宫腔内瘀血,促使子宫早日复原。新妈妈分娩后,元气大损,体质虚弱,吃些红糖有益气养血、健脾暖胃、驱散风寒、活血化瘀的功效。但是,新妈妈切不可因红糖有如此多的益处,就一味多吃,认为越多越好。因为过多饮用红糖水,不仅会损坏新

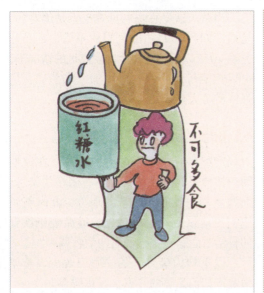

● 产妇体质虚弱，吃些红糖有益气养血、健脾暖胃等功效，但切忌一味多吃。

妈妈的牙齿，而且红糖性温，如果新妈妈在夏季过多喝了红糖水，必定使出汗加速，使身体更加虚弱，甚至中暑。此外，喝红糖水时应煮开后饮用，不要用开水一冲即用，因为红糖在贮藏、运输等过程中，容易产生细菌，有可能引发疾病。

### （5）忌坚硬粗糙及生冷食物

新妈妈脾胃功能尚未完全恢复，过于寒冻的食物会损伤脾胃，影响消化，且生冷之物易致瘀血滞留，可引起新妈妈腹痛、产后恶露不绝等。另外，新妈妈尽可能不要吃存放时间较长的剩饭菜。新妈妈也最好不要吃容易引起过敏的食物，如海鲜等，否则容易引起过敏或是细菌感染，会直接影响到接受母乳喂养的宝宝健康。但是新鲜的水果，不包括在禁忌之内。水果有促进食欲、帮助消化与排泄的作用，不必因太凉而忌食。而且一般在室内放置的水果不会凉到刺激新妈妈消化器官而影响健康的程度。

### （6）忌酸咸食物

酸性的咸味食物容易使水分积聚，而影响身体的水分排出，此外咸味食物中的钠离子更易使血液黏稠度增加，而让新陈代谢受到影响，造成血液循环减缓。而且过咸的食品有回奶作用，新妈妈坐月子期间最好避免酸咸的食物。

有的新妈妈为了迅速瘦身，喝醋减肥。其实这样做不太好。因为新妈妈身体各部位都比较虚弱，需要有一个恢复过程，在此期间极易受到损伤，酸性食物会损伤牙齿使新妈妈日后留下牙齿易于酸痛的遗患。但因食醋中含醋酸3%～4%，若仅作为调味品食用，与牙齿接触的时间很短，所以不至于在体内引起什么不良作用，还可以促进食欲，因此醋作为调味品食用，就不必禁食。

### （7）忌食辛辣燥热之物及巧克力

产后新妈妈大量失血、出汗，同时组织间液也较多地进入血循环，故机体阴津明显不足，而辛辣燥热食物均会伤津耗液，使新妈妈上火，口舌生疮，大便秘结或痔疮发作，而且会通过乳汁使婴儿内热加重。因此新妈妈忌食韭菜、葱、大蒜、辣椒、胡椒、小茴香、酒等。

产妇整天在嘴里嚼着巧克力，会影响食欲，使身体发胖，而必需的营养素却缺乏，这当然会影响产妇的身体健康。所以产妇最好不要吃巧克力。研究还证实，如

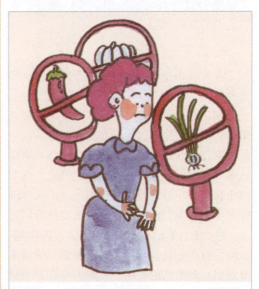

● 产妇忌食韭菜、葱、大蒜、辣椒、胡椒、小茴香、酒等。

果过多食用巧克力，对婴儿的发育会产生不良的影响。这是因为巧克力所含的可可碱，会渗入母乳并在婴儿体内蓄积，能损伤神经系统和心脏，并使肌肉松弛，排尿量增加，结果会使婴儿消化不良、哭闹不停、睡眠不稳。

### （8）忌食油腻食物

由于产后新妈妈胃肠胀力及蠕动均较弱，故过于油腻的食物如肥肉、板油、花生米等应尽量少食以免引起消化不良。同样道理，油炸食物也较难以消化，新妈妈也不应多吃。并且，油炸食物的营养在油炸过程中已经损失很多，比面食及其他食物营养成分要差，多吃并不能给新妈妈增加营养，倒是增加了肠胃负担。

新妈妈饮食宜清淡，尤其在产后5～7天之内，应以米粥、软饭、蛋汤、蔬菜等为主，不要吃过于油腻之物，如鸡、猪蹄等。产后5天若胃的消化功能正常，可进补鱼、肉、鸡、猪蹄、排骨等食物。每日4～6餐，但不可进食过饱或过于油腻。

### （9）忌食大麦及其制品

大麦及其制品，如大麦芽、麦乳精、麦芽糖等食物有回乳作用，所以产后仍在哺乳期的新妈妈应忌食。

### （10）忌吃老母鸡

在生活中发现，不少产妇产后即使立即进补老母鸡，再加上其他营养丰富的食品，仍出现奶水不足或泌乳很少，不能满足婴儿需要的现象。这是因为妇女分娩以后，血中雌激素与孕激素水平大大降低，这时只有泌乳素才能发挥作用，促进乳汁的形成。母鸡肉中含有一定量的雌激素，因此，产后立即吃老母鸡，就会使产妇血中雌激素的含量增加，抑制泌乳素的效能，以致不能发挥作用，从而导致产妇乳汁不足，甚至回奶。雄激素具有对抗雌激素的作用，公鸡肉中含有少量雄激素，若产妇立即吃上一只清蒸小公鸡，将会使乳汁增多。

当然，这里忌吃老母鸡也不是绝对的，是指产妇产后7～10天以内不宜吃，当然分娩10天以后，在乳汁比较充足的情况下，可以炖老母鸡吃，这对增加产妇营养、增强体质是大有好处的。

## ❸ 摒弃坐月子的旧观念

产妇坐月子是中国人的传统，在这期间，按照民间的说法，产妇有诸多的禁忌，而这些禁忌确有不科学的地方，此时新妈妈们更应该更新这些观念，遵循健康饮食的科学观念，来进行产后的饮食调养。

以下均为坐月子的一些旧观念，希望引起产妇们足够的注意，注意摒弃。

### （1）红枣桂圆能给产妇补血

分娩时大量出血和产后持续数周的恶露不断让"补血"成为产妇的必修功课。但传统认为的补血食物红枣桂圆不但不能补血，反而还会增加出血量，这不是危言耸听。因为桂圆和红枣都有活血作用，所以吃了反而会造成恶露淋漓不尽。此外，人们通常认为能补血的赤豆，也绝对不是补血佳品，因为赤豆有利水的作用，如果产妇有浮肿或乳汁郁积不畅，喝些赤豆汤倒是绝对不错的选择。补血即补铁，由动物肉类而来的铁质才应该是最适合的，吃红枣桂圆只会适得其反。另外，当归、阿胶、红糖这些传统认为产后补血的食物，也因其有活血作用，营养专家都不赞成产妇进食。至于排恶露，要靠坚持哺乳，配合服用医生开的排恶露药物，千万不要盲目按照传统做法来。

### （2）早喝汤，早出奶

有的妈妈非常重视母乳喂养，唯恐奶水不足饿坏了宝宝，分娩后就迫不及待地开始喝汤，以为这样可以促进乳汁分泌。喝汤应该没错，却有点儿操之过急，因为分娩后3日内，乳汁分泌并不十分多，乳腺管也没有完全通畅，如果大量喝汤水，刺激了乳汁分泌，就会全部堵在乳腺管里，

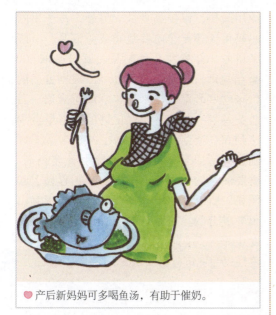
● 产后新妈妈可多喝鱼汤，有助于催奶。

容易引起乳腺炎，这时应该让宝宝把乳腺管全部吮吸通畅，再配合不油腻的汤汤水水，乳汁就会源源不断了。

### （3）月子里绝对不能吃水果

长一辈的人会在月子里给产妇定下许多"规矩"，比如不能让产妇吃生冷食物就是其中一条，据说如果吃了以后会经常牙痛。其实，水果是补充维生素和矿物质的重要途径，特别是像维生素C这种水溶性维生素，当煮熟了以后基本就流失了，只能生吃才可以补充。分娩后的几天产妇身体比较虚弱，胃肠道功能未恢复，可以不吃寒性的水果，如西瓜、梨，但过了这几天，水果还是一定要吃的，牙齿不好等口腔问题，和水果不一定完全有关。

### （4）火腿长伤口，产后要多吃

火腿一直被认为有促进伤口愈合的作用，所以也经常出现在产妇的食谱中。但是，伤口的愈合和优质蛋白有关，只要是含蛋白质丰富的食物都能促进伤口愈合，而火腿是腌制品，其中含有的大量的食盐反而不利于伤口愈合，还会通过母乳加重宝宝的肾脏负担，另外，其所含大量的亚硝酸盐不仅影响产妇的健康，还会随着妈妈的乳汁对宝宝造成危害。

### （5）产后吃素，恢复苗条

年轻妈妈们都很注意保持苗条的身材，所以宝宝还在腹中时，因怕宝宝营养不够就拼命吃，等宝宝出生了就马上吃素，甚至不吃主食，恨不得马上恢复怀孕前的身材。其实，这两种做法都不对，怀孕时为了控制体重和宝宝的大小，并不能随便多吃，分娩后为了哺乳和自己的身体恢复，也不能少吃。而且刚生完孩子的这段时间内对饮食的要求比怀孕期间还要高，每怀孕一次，分娩后的体重就会比原先增加2.5千克，这应该是正常的，不可能一下子瘦下来，吃素或不吃主食反而会使营养结构失衡，不利于产后身体的恢复和乳汁的分泌，进而影响宝宝的生长发育。

## ❹ 催奶饮食的选择要因人而异

从中医的角度出发，产后催奶应根据不同体质进行饮食和药物调理。如鲫鱼汤、豆浆和牛奶等平性食物属于大众皆宜，而猪脚催奶就不是每个人都适宜的。这里推荐一些具有通乳功效的食材，如猪蹄、鲫鱼、章鱼、花生、黄花菜、花胶、木瓜等；通络的药材则有通草、漏芦、丝瓜络、王不留行等。这里我们针对不同体质的女性，对生产后的催奶饮食的注意点进行介绍。

**气血两虚型**：如平素体虚，或因产后大出血而奶水不足的新妈妈可用猪脚、鲫鱼煮汤，另可添加党参、北芪、当归、红枣等补气补血药材。

**痰湿中阻型**：肥胖、脾胃失调的产妇可多喝鲫鱼汤，少喝猪蹄汤和鸡汤。另外，可吃点陈皮、苍术、白术等具有健脾化湿功效的食材。

**肝气郁滞型**：平素性格内向或出现产后抑郁症的妈妈们，建议多泡玫瑰花、茉莉花、佛手等花茶，以舒缓情绪。另外，用鲫鱼、通草、丝瓜络煮汤，或猪蹄、漏芦煮汤，可达到疏肝理气通络的功效。

**血瘀型**：可喝生化汤，吃点儿猪脚姜（姜醋）、黄酒煮鸡、客家酿酒鸡等。还可用益母草煮鸡蛋或煮红枣水。

**肾虚型**：可进食麻油鸡、花胶炖鸡汤、米汤冲芝麻。

**湿热型**：可喝豆腐丝瓜汤等具有清热功效的汤水。

## ❺ 月子里应注意补钙

产后妈妈特别是哺乳的妈妈，每天大约需摄取1200毫克钙，才能使分泌的每升乳汁中含有300毫克以上的钙。乳汁分泌量越大，钙的需要量就越大。同时，哺乳的妈妈在产后体内雌激素水平较低，泌乳素水平较高，因此，在月经未复潮前骨骼更新钙的能力较差，乳汁中的钙往往会消耗过多身体中的钙。这时，如果不补充足量的钙就会引起妈妈腰酸背痛、腿脚抽筋、牙齿松动、骨质疏松等这样的"月子病"；还会导致婴儿发生佝偻病，影响牙齿萌出、体格生长和神经系统的发育。

根据日常饮食的习惯，产后的妈妈每天要喝奶至少250克，以补充乳汁中所需的300毫克的优质钙，妈妈们还可以适量

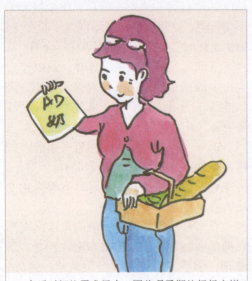

● 产后对钙的需求量大，因此月子期的妈妈应增加钙的补充。

饮用酸奶，以提高食欲。另外，月子里的妈妈每天还要多吃些豆类或豆制品，一般来讲吃100克左右豆制品，就可摄取100毫克的钙。同时，妈妈也可以根据自己的口味吃些乳酪、海米、芝麻或芝麻酱、西蓝花及羽衣甘蓝等，保证钙的摄取量至少达到800毫克。由于食物中的钙含量不好确定，所以最好在医生指导下补充钙剂。需要注意的是，产后妈妈们补钙容易引起便秘，所以在选用补钙产品时首选带有山梨醇成分的，可有效润滑肠道，降低便秘发生率。妈妈也可以多去户外晒晒太阳，这样也会促进骨密度恢复，增加骨硬度。

## ❻ 催乳汤饮用注意事项

为了尽快下乳，许多产妇产后都有喝催乳汤的习惯。但是，产后什么时候开始喝这些"催乳汤"是有讲究的。产后喝催乳汤一般要掌握两点。

第一，要掌握乳腺的分泌规律。一般来说，初乳进入婴儿体内能使婴儿体内产生免疫球蛋白A，从而保护婴儿免受细菌的侵害。但是，有的产妇不知道初乳有这些优点，认为它没有营养而挤掉，这是极为错误的。初乳的分泌量不很多，加之婴儿此时尚不会吮吸，所以好像无乳，可是若让婴儿反复吮吸，初乳就通了。大约在产后的第四天，乳腺才开始分泌真正的乳汁。

第二，注意产妇身体状况。若是身体健壮、营养好，初乳分泌量较多的产妇，可适当推迟喝催乳汤的时间，喝的量也可相对减少，以免乳房过度充盈造成乳汁淤积而引起不适。如产妇各方面情况都比较差，就喝得早些，量也多些，但也要根据"耐受力"而定，以免增加胃肠的负担而出现消化不良，走向另一个极端。

此外，若为顺产的产妇，第一天比较疲劳，需要休息才能恢复体力，不要急于喝汤，若是剖宫产的产妇，下乳的食物可适当提前供给。

### 7 产后正确的进食顺序

产妇在进食的时候，最好按照一定的顺序进行，这样食物才能更好地被人体消化吸收，更有利于产妇身体的恢复。

正确的进餐顺序应为：汤—青菜—饭—肉，半小时后再进食水果。

饭前先喝汤。饭后喝汤的最大问题在于会冲淡食物消化所需要的胃酸。所以产妇吃饭时忌饭后喝汤，或一边吃饭，一边喝汤，或以汤泡饭吃，这样容易阻碍正常消化。米饭、面食、肉食等淀粉及含蛋白质成分的食物需要在胃里停留1～2小时，甚至更长的时间，所以要在喝汤后吃。

在各类食物中，水果的主要成分是果糖，无须通过胃来消化，而是直接进入小肠就被吸收。如果产妇进食时先吃饭菜，再吃水果，消化慢的淀粉、蛋白质就会阻塞消化快的水果。如果饭后马上吃甜食或水果，最大害处就是会中断、阻碍体内的消化过程。胃内腐烂的食物会被细菌分解，产生气体，形成肠胃疾病。

## 营养月子餐

月子餐就是产妇在坐月子的时候吃的餐点，中国坐月子的习惯古已有之。这是因为，经过生产后，产妇的身体通常处于比较虚弱的状态，需要调理。另外，无论是母乳喂养还是选择人工喂养，产后的新妈妈都需要充足的营养来维持自身身体的健康，以及胎儿的营养需求。

总的来说，产妇的膳食要清淡，食品种类要丰富，经常变换花样，多做高营养的汤水，少用煎、炸不利于产妇消化的烹调方法。饭菜要做得细软，以便于消化吸收。下面为你推荐一些适合月子期妈妈的食谱，让新妈妈们吃得营养，吃得健康。

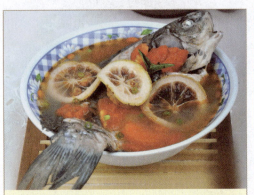

### 鲫鱼西红柿煲柠檬

**原材料** 鲫鱼1条，西红柿1个，柠檬3片。
**调味料** 精盐5克。
**做法** ①将鲫鱼洗净斩块焯水冲净浮沫，西红柿洗净切片，柠檬洗净切片备用。②煲锅上火倒入水，下入鲫鱼、西红柿、柠檬，调入精盐煲至成熟即可。

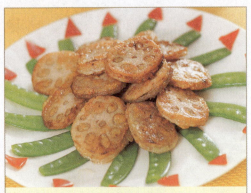

### 荷兰豆煎藕饼

**原材料** 莲藕250克，猪肉200克，荷兰豆50克。
**调味料** 盐3克，味精1克，白糖3克。
**做法** ①莲藕去皮，切成连刀块。②猪肉剁成末，拌入调味料；荷兰豆去筋，焯水。③将猪肉馅放入藕夹中，入锅煎至金黄色，装盘，再摆上荷兰豆即可。

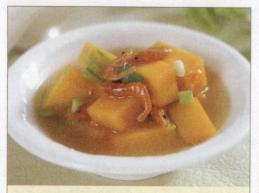

## 南瓜虾皮汤

**原材料** 南瓜400克、虾皮20克。
**调味料** 食用油、盐、葱花、汤各适量。
**做　法** ①南瓜洗净切块。②食油爆锅后，放入南瓜块稍炒，加盐、葱花、虾皮，再炒片刻。③添水煮成汤，即可吃瓜喝汤。

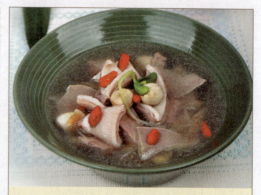

## 莲子枸杞煲猪肚

**原材料** 熟猪肚350克，水发莲子、枸杞各适量。
**调味料** 精盐6克。
**做　法** ①将熟猪肚洗净、切片，水发莲子、枸杞洗净备用。②净锅上火倒入水，调入精盐，下入熟猪肚、水发莲子、枸杞煲至成熟即可。

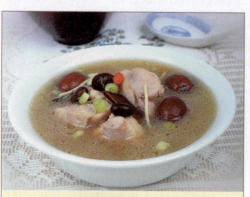

## 养颜老鸭煲

**原材料** 老鸭、黑豆、灵芝、桂圆各适量。
**调味料** 盐少许，葱末、姜末各5克。
**做　法** ①将老鸭洗净，汆水斩块备用。②黑豆洗净；灵芝浸泡洗净；桂圆去外壳。③炒锅上火倒入油，将姜、葱炝香，倒入水，下入老鸭、黑豆、灵芝、桂圆，调入盐，煲至熟即可。

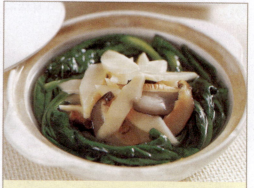

## 笋菇菜心汤

**原材料** 冬笋200克，水发香菇50克，菜心150克。
**调味料** 入盐、鸡精和蚝油调味，起锅装盘。
**做　法** ①冬笋洗净，斜切成片；香菇洗净去蒂，切片；菜心洗净稍焯，捞出。②炒锅加油烧热，分别将冬笋片和菜心下锅过油，随即捞出沥油。③净锅加素鲜汤烧沸，放入冬笋片、香菇片、油，数分钟后再放入菜心，加盐、味精调味，用水淀粉勾芡即可。

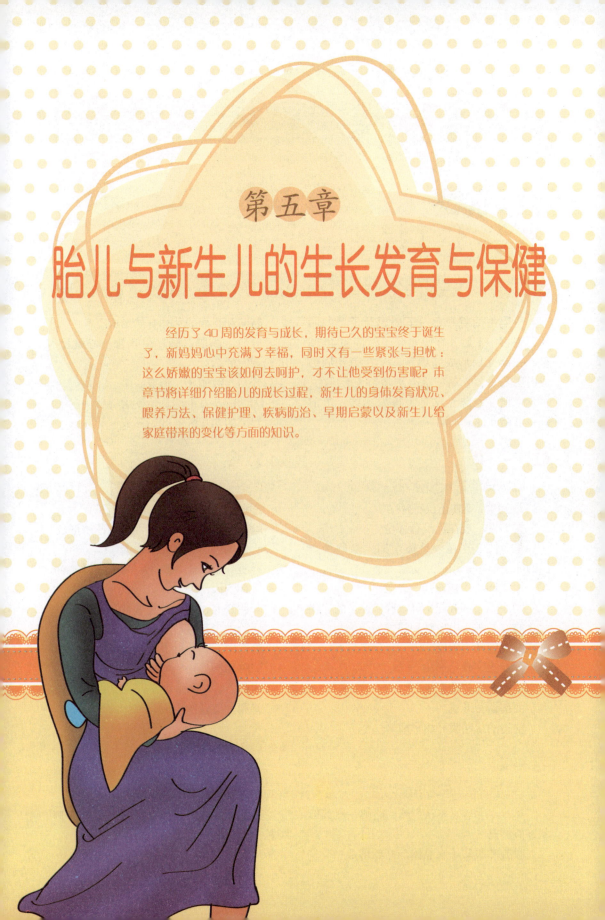

# 第五章
## 胎儿与新生儿的生长发育与保健

经历了40周的发育与成长，期待已久的宝宝终于诞生了。新妈妈心中充满了幸福，同时又有一些紧张与担忧：这么娇嫩的宝宝该如何去呵护，才不让他受到伤害呢？本章节将详细介绍胎儿的成长过程、新生儿的身体发育状况、喂养方法、保健护理、疾病防治、早期启蒙以及新生儿给家庭带来的变化等方面的知识。

# 胎儿的成长过程

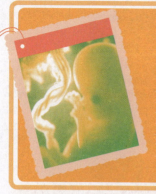

◎这一节包含了从受精到着床、及此后40周里胎儿每周变化的一切情况，如给胎儿提供营养的脐带和胎盘，保护胎儿的羊水等有关胎儿的全部信息。同时还介绍了预防胎儿的畸形及其检查的方法。

## 40周胎儿成长过程速查表

每隔一周就观察一下妈妈肚子里的胎儿，观察一下胎儿在妈妈肚子里待的40周里，在第几周形成脑细胞，又在第几周形成内脏器官，骨骼和肌肉又是怎么形成的，视觉、听觉、味觉又是怎样发达的，提前画一下胎儿的成长图。

### ❶ 1~5周

**脑细胞的生长和神经系统的形成**

第1周：现在还没有怀孕

第2周：现在仍没有怀孕

第3周：现在才是怀孕期（输卵管排出的卵子与精子相遇并受精）

第4周：受精卵开始着床

第5周：从B超中可以确认怀孕的症状
能容易辨认出大脑和腿部
脑细胞开始生成
神经系统开始形成
血管系统开始形成
面部器官形成
眼睛的视网膜开始形成

### ❷ 6周

**大脑变大，开始形成内脏**

第6周：容易辨认大脑、胳膊、尾部形状好似尾巴
眼胞和眼球（水晶体）开始形成
胳膊和腿部的芽体开始形成
肝脏、胰脏、肺、甲状腺、心脏已有了初步的形态
开始血液循环，形成心脏
大脑的左右半球开始变大
胃部的初步脏器开始形成

### ❸ 7周

**心脏完全形成并开始形成眼睛**

第7周：四个纤细的肢芽已发育
脸部开始形成鼻孔，舌头也开始形成
看似黑点的眼睛开始形成
肾脏开始形成
头部变大，眼皮开始形成
胚胎变大，并开始舒展
胚胎中央开始形成盲肠和胰脏
脑部中央开始形成脑垂体
脾脏和肝脏开始形成
内脏器官均已发育，可以看见大脑皮层
胃和食道开始形成

### ❹ 8周

**上肢和下肢已形成，骨骼与软骨组织已发育**

第8周：从腿芽中开始长出腿、脚和脚趾
从臂芽中开始长出腕、手指和臂部

生殖腺和睾丸（卵巢）已发育
软骨组织与骨骼已发育
从臂芽中长出来的手可以触碰到心脏
两只脚能在中心线触碰在一起
眼皮能包住眼球
头部微微抬起，颈部变长
眼睛里形成色素
为嗅觉技能做准备
能分辨出脑干

### ❺ 9周

视网膜的神经细胞已生成，开始有胎动

第9周：腹腔与胸腔出现分离
面部肌肉和嘴唇已成型并继续发育
通过B超首次看见胎动
视网膜的神经细胞已生成
耳朵里形成半球型导管
鼻孔向外露出
连接脑部和身体的颈部逐渐明显
手指和脚趾已完全成型
尿道与直肠完全分离

### ❻ 10周

味觉器官和生殖器官逐渐成形

第10周：眼睛从脸部侧面逐渐向脸部中央位移
软骨组织逐渐被骨骼替代
上腭开始形成
味觉器官逐渐形成
颈部肌肉开始形成
当胎儿的性别为女性时会出现阴蒂并开始形成卵巢
左右两侧的肺叶开始以许多微小的导管扩大展开
横膈膜把心脏、肺、胃分离

### ❼ 11~12周

皮肤上开始出现毛囊，肝脏也开始活动

第11周：头部占胎儿身长的一半
外部生殖器官开始形成
皮肤上开始出现毛囊
耳朵在头的侧面较高的位置，仍没有完全成型
牙齿胚芽开始形成

第12周：此时的骨骼都还是软骨
肝脏开始分泌胆汁
已形成完整的肺
甲状腺和胰腺已完全形成
头部感到不适时能够运动
肝脏开始制造血细胞

### ❽ 13~15周

男女生殖器有了明显的区分

第13周：手指甲开始生长并开始形成指纹
20颗乳牙的根开始形成
声带开始形成
器官、肺、胃、肝脏、胰腺等内脏进入到能够发挥功能的状态

第14周：耳朵从颈部逐渐向头部位移
男女生殖器有了明显的区别
消化腺和声带完全形成
味蕾伸长，开始形成唾液腺

第15周：透过薄薄的皮肤可以看见血管
能看出腿比臂长

### ❾ 16~17周

听觉逐渐形成，内脏器官发挥各自的功能

第16周：胎儿可以握紧拳头，张开嘴唇，咽东西
开始会吸吮自己的手指
头上开始长出绒毛
胃开始分泌消化液
肾脏开始分泌尿液

第17周：开始形成褐色的皮下脂肪
生长速度开始放慢
白色的脂肪质包围脊椎的神经纤维
听觉开始发达

### ⑩ 18~19 周

**骨骼变得明显，胎动逐渐强烈**

第 18 周：通过 CT 可以明显看出骨骼
耳朵向头部上移
绒毛开始覆盖全身

第 19 周：腿部与身体其他器官成比例增长
胎儿开始有明显的脚踢和手动
妈妈能感觉到胎儿的手指和脚趾的运动

### ⑪ 20~24 周

**胎儿的成长变化明显，血管开始发达**

第 20 周：为了保护皮肤开始形成胎质
长出纤细的眉毛

第 21 周：胎儿身体的各个部位、组织、器官仍持续生长

第 22 周：眼皮开始发达
手指甲开始发达

第 23 周：睫毛开始形成
嘴唇越加明显
眼睛和眼皮完全形成
肢体外观变化明显

第 24 周：肺部血管开始发达
头部还是占体积的很大部分

### ⑫ 25~27 周

**胎儿的身体略显微胖，并开始呼吸**

第 25 周：胎儿的身体开始发胖
皮肤开始起褶
开始练习呼吸
味蕾已完全形成

第 26 周：头部和身体从整体上与新生儿相差无几
肚子里虽然没有空气，但胎儿仍做呼吸的动作
当胎儿受到外界干扰时能够做出反应

第 27 周：通向耳朵的神经网已完成
胎儿开始呼吸
仍没有形成视网膜

### ⑬ 28~29 周

**脑组织发达，并能感觉到子宫外的光线**

第 28 周：脑组织继续发达
胎儿开始做梦
开始眨眼睛
胎儿的睡眠开始有规律
虽然胎儿的肺部没有完全发达，但能够制造氧气维持生命

第 29 周：当感觉到有光时，面向光
继续形成皮下脂肪
开始形成手指甲

### ⑭ 30~31 周

**肺与消化系统将要完全形成**

第 30 周：胎儿为男孩时，睾丸从肾脏附近移向阴囊
胎儿为女孩时，阴蒂变大，由于没有形成阴唇，阴蒂露出原貌

第 31 周：肺与消化系统基本上已完全形成
胎儿在子宫内有微弱的视力（往孕妇的肚子实施照明时，胎儿移动头部，有时为了触摸光线而伸手）
眉毛和睫毛将完全形成

### ⑮ 32~34 周

**胎儿的体型逐渐匀称，头部骨骼变硬**

第 32 周：继续形成皮下脂肪
相对头部，四肢生长均匀。膀胱输出尿液
由于胎儿的活动空间逐渐变小，胎动也随之减少

第 33 周：为了进行肺部运动，胎儿会吸入羊水并练习呼吸
头发可能完全生长，也可能尚未完全生长
胎儿为男孩时，睾丸移向阴囊

第 34 周：头部骨骼逐渐变硬

皮肤的皱纹逐渐减少，皮肤为红褐色并加深

脚趾甲开始形成，手指甲长到手指末端

## ⑯ 35~40周

**胎儿的各个器官均已完全形成，并等待分娩**

第35周：肺部充分发达，假如早产也能治疗成功

第36~37周：为了出生后调节体温，胎儿身上的绒毛和杂毛开始脱落

胎儿的各个器官均已准备好分娩

肺是最后成熟的器官

第38~40周：是预计胎儿出生的时间怀孕到42周仍属正常，但之后则属于晚产

## 认识胎盘和脐带

脐带和胎盘的功能是给胎儿提供营养和保护胎儿：脐带把母体的养分输送给胎儿，胎盘则从外部提供保护。

### ❶ 胎盘是连接母体和胎儿的生命线

着床时的受精卵是呈细胞球状的没有分化的胚胎细胞。着床后的细胞球继续成长为空心状，细胞球的中心部位有很多特殊的细胞群，而这些细胞群将成长为胎儿。未分化的胚胎细胞的外部细胞被一群称为绒毛膜的像手指一样的突触包围着。这些绒毛侵入到子宫内层，并依附在子宫内的血管里，从而在母体的血管里摄取养分。此时绒毛将中断侵入，转而开始复制，并形成枝条。形成胎盘基础的就是这些绒毛，而这些绒毛将继续生长到其表面与母体血管有大面积接触为止，并最后形成枝条。就这样，胎盘发挥了连接母体和胎儿的生命线的作用。

### ❷ 随着胎盘的成熟，绒毛将母体的养分传送给胎儿

随着胎盘的成熟，绒毛内会形成血管。周边的血管仍连接在一起，直到血管形成

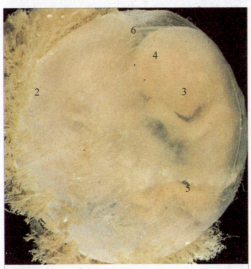

● 9周的胎儿被绒毛裹着的样子
胎盘在胚胎着床的附近形成。胎儿通过脐带接受母体养分，并漂浮在羊膜内的羊水中，而羊膜被绒毛包裹着。

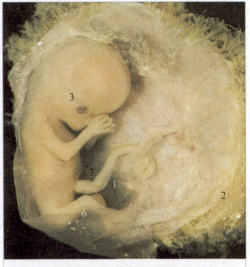

● 除去绒毛膜后只剩下羊膜的胎儿图
1. 羊膜，2. 绒毛，3. 眼睛，4. 大脑，5. 腿，6. 绒毛膜，7. 脐带。

## 胎盘的变化过程

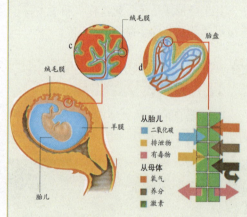

a. 当胚胎细胞的外层侵入到子宫壁内部后，胎盘才开始发育。含有血管的胚胎内层开始向外形成许多手指般的突触。

b. 母体中的有些血管被尚未分化的胚胎外层施加的外力所溶解，从而使母体血液流出并形成血泡。这时含有胎儿血管的突触向外部形成枝条，而这些枝条将形成更多的枝条。

c. 尚未分化的胚胎细胞的突触（又称为绒毛膜，也可以称为只有在受精卵发育时期可以看见的胚被膜外层的囊杂膜）将形成树条，从而形成更复杂的血管。就这样，胎盘成为一个构造体，我们可以在怀孕过程中看见类似的现象。

d. 子宫壁内的血管和胚绒毛膜内的血管之间形成了血液循环，而通过血液循环，胎盘具备了十分重要的交换功能。如图所示，胎儿通过与母体的血液循环，将自身的二氧化碳、排泄物、有毒物质等输出给母体，又从母体里摄取氧气、养分、激素，某些药物可以通过母体输给胎儿。

体传送到胎儿，又把胎儿的毒素等传送到母体。在绒毛内形成血管时，尚未分化的胚胎细胞内的细胞群（在这个阶段称之为胚）会形成其他血管。同时胚胎中形成三条血管，成为脐带的基础。虽然这时的胚胎还不到 1 毫米，但胚胎中开始分化出心脏，并从受精后的第 5 周开始有搏动。随着时间的推移，胎盘无论是从形状还是从功能上都有显著的变化。这时，绒毛也将继续生长，并形成许多枝条，从而让胚胎更容易附着在子宫内膜上。分离胎儿血液与母体血液的细胞层将逐渐变薄，但在正常的状态下，就是因为有了这层细胞，胎儿的血液和母体的血液才没有混合在一起。怀孕 12 周后，胎盘将成为一个独立的器官，并成为胎儿体外的一层膜，从而把发育中的胎儿和羊水包裹在里面。这时，胎盘的重量将达到 500 克，这是胎儿体重的 1/6。

### ❸ 胎盘通过脐带将母体的养分传送给胎儿

胎盘不仅把母体的养分传送给胎儿，同时还把胎儿体内的废物传送给母体，从而在母体和胎儿之间形成循环，而这种循环是在胎盘的绒毛上进行的。随着母体心脏的搏动，含有营养和氧气的母体血液会进入到循环中，同时含有二氧化碳和毒素的胎儿血液也会从胎盘进入到循环中。随着胎儿心脏的搏动，含有二氧化碳和排泄物的胎儿血液会沿着脐带进入到胎盘中，并通过循环再把含有营养和氧气的母体血液传送给胎儿。

### ❹ 胎盘从外部保护胎儿

当母体服用药物时，某些药物可能会进入到胎儿体内，从而给胎儿造成不良影响。而胎盘就发挥防止这些药物进入胎儿体内的作用。怀孕期间，有些药物应该禁止服用。到底有多少药物成分能进入胎儿体内，这取决于药物分子的大小，一般来说，

广泛的体系为止。这些血管被胚胎的细胞层所包围，而到了后一阶段，细胞层会分离母体血管和胎儿，并把氧气和养分从母

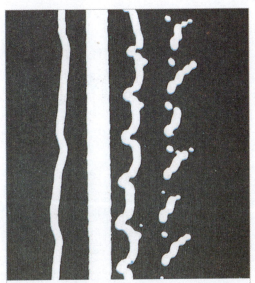

● 怀孕 7 周后能听见胎儿心跳的声音。胎儿的心跳波形图。

分子越小就越容易通过胎盘。大部分药物的分子都很小，所以很容易通过胎盘。母体血液中的蛋白质和血细胞则比药物分子大一些，所以很难通过胎盘。通过胎盘进入到胎儿体内的物质中也含有母体的抗体，而这些进入到胎儿体内的抗体能使胎儿对某些疾病具有免疫能力。这种免疫能力会持续到婴儿出生后的 6 个月，而此时的婴儿也能靠自身产生抗体。

## ❺ 胎儿和母体分泌的羊水

怀孕期间，胎儿一直待在羊膜内的羊水中。传统医学认为羊水在怀孕期间是没有变化的，但现代医学已证明羊水会不断的变化，而这种变化会持续到分娩之前。除了母体分泌的一小部分羊水外，绝大部分羊水都是由胎儿分泌的。在怀孕初期，胎儿的皮肤上存在着气孔，羊水就是从气孔通过，并随着胎儿体重的增加而增加。怀孕 16 周以后，胎儿皮肤上的气孔会自动消失，进而羊水无法通过气孔排到羊膜内，这时胎儿会排出积累在肾脏的尿液，而这种尿液会在怀孕中期成为羊水的重要成分。到了怀孕的第 3 阶段，一小部分羊水是由胎儿的肺排出的。怀孕的 12~40 周里，就算羊水增加 10 倍，也会通过很多方式吸收掉多余的羊水。如胎儿、脐带、囊膜等都能吸收多余的羊水。羊水有多种功能。第一，能维持胎儿正常发育所需的体温，从而给胎儿提供舒适成长的环境。第二，胎儿可以把小便排到羊水中。第三，能抵挡一定程度的外界冲击。第四，羊水有助于器官的成长，能使胎儿进行呼吸运动。最后，羊水能抑制细菌的生长，从而防止胎儿受感染。

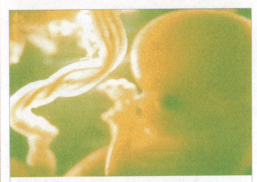

● 怀孕的 40 周里，胎儿一直在羊水中成长。

## ● 1~3 个月，胎儿重要器官形成的关键时期

怀孕后的前 3 个月对胎儿来说是一个形成身体各个器官的十分重要的时期。之后的胎儿虽然体积小，但具有完整的人形。

怀孕的第 1 期是指怀孕的前 13 周，在这一期胎儿将发生重大变化，从肉眼无法看见的单细胞将成长为一个肾脏形、长度约 75 毫米的胚胎，有些器官也将在这一期形成，其中一些器官已开始发挥功能。这时期的胎儿的成长过程大致如下。

### ❶ 3 周时的胎儿

月经周期平均为 28 天，而受精发生在

前3周的初期，受精的第7天，受精卵在子宫腔着床。一般着床时，阴道内会出2～3滴的血，这种现象称之为"着床出血"。

## ❷ 4周时的胎儿

怀孕4周以后，就能用肉眼确认怀孕。胚胎继续发育，而绒毛膜开始接触母体的血管，并最后发育为胎盘。怀孕初期的胎盘会分泌绒毛性腺激素（是一种中断月经、刺激怀孕的激素）。

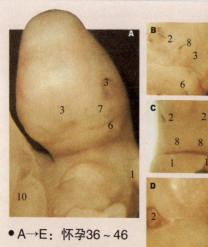

● A→E：怀孕36～46天，胎儿脸部的变化过程

怀孕期间，胎儿的形状不断变化。头部两侧出现眼睛；不仅鼻孔大，鼻孔之间的距离也较宽，鼻子较扁；耳朵长在颈部两侧。但随着时间的推移，这些器官的大小和位置将发生变化，眼睛和鼻子移向脸部中心，耳朵移向头部两侧。

★ A、B：怀孕36～38天的胎儿
★ C、D：怀孕38～40天的胎儿
★ E：怀孕41～46天的胎儿

| | | |
|---|---|---|
|1臂|2眼睛|3形成鼻尖的部位|
|4手|5腿|6上颚　7下颚|
|8形成鼻孔的部位|9鼻孔|10脐带|

## ❸ 5周时的胎儿

这时期，从胚的里面形成组织的突触，而这个初期神经组织的大部分组织将成长为大脑神经，少部分组织将成长为脊椎神经。同时，羊膜囊将含有几毫升的流动液体。这时的胚胎大小约为2毫米。

## ❹ 6周时的胎儿

胚胎成长为5毫米，形成身体器官。6周末期，将开始形成脊椎、大脑、眼睛、耳朵。最早形成的器官是：胃、肝脏、胰脏、肾脏，而最晚形成的器官是肺，这时只形成肺的组织。同时，肢芽（以后成长为手臂和腿）也开始形成。受精后的第28天开始，虽然心脏尚不具有完整形态，但开始有心跳。这时期的孕妇，可以在月经预定日的两周后通过利用小便测试的早孕试纸测出自己是否为怀孕，如果呈现阳性，就说明已怀孕。最近研发出一种新试纸，可把检测时间提前1～2周。这时期的孕妇会出现乳房肿痛、尿频、呕吐或恶心等怀孕初期症状，并可以通过B超确认怀孕。

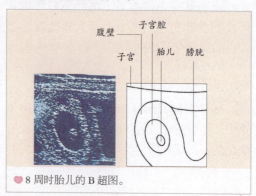

● 8周时胎儿的B超图。

## ❺ 7周时的胎儿

胚胎的主要器官继续发育，特别是头部变化十分明显，胎儿初具人形。虽然这时的眼睛被皮肤（以后发育成眼皮）所覆盖着，但实际上已形成。开始出现嘴和腭，鼻子尚未形成，鼻孔还是小黑点。头部向胸部靠近，胚胎从整体上呈C字形。胚胎

继续发育,形成手臂和腿,而手臂和腿的末端出现微弱的裂纹,在以后的时间里这些末端会发育成手指和脚趾。肌肉开始发达,软骨也开始形成。血管组织更加复杂,肝脏和肾脏虽然已发达,但仍没有开始"工作"。甲状腺、胆囊、胰脏等器官已开始形成。这时期的肺小而坚固,并已形成胸部。形成卵巢或睾丸的组织已开始发育,但仍然无法鉴别性别。7周末期可通过B超检测出胚胎的心跳约为每分钟160次。

## ❻ 8周时的胎儿

胎儿的一切器官已基本形成,胆囊和胰脏是最晚形成的器官。心脏从2周前开始搏动,某些器官虽然未成熟,但已开始"工作"。中耳(控制听力和平衡)明显成长,外耳尚未形成。相对肾脏,头部明显变大。头部下面出现小浅窝,而这个小浅窝以后会成为颈。嘴和鼻孔也开始形成。由于头部的迅速成长,脸部比例相对之前明显减小。通过B超可发现胎儿开始有微弱的运动。8周末期,胚胎的大小为17毫米,体积占子宫的2/3。由于子宫的成长,医生能容易确诊出是否为怀孕。虽然身体的各个部分都已存在,但仍没有完全形成。从此刻到怀孕末期,胎儿将继续成长,与此同时身体的各个器官变得更加复杂也更加成熟。

## ❼ 9～12周时的胎儿

怀孕10周后,胎儿的耳朵内部已完全形成,并开始形成耳朵外部,直到12周末期才完全形成。肌肉继续形成,到了12周末期,手臂和腿能开始运动。怀孕12周后,胎儿的头部占身体的很大部分,此时的身体仍然很小,但还是能用肉眼辨认。虽然手臂和腿容易识别,但手指间和脚趾间仍然连接在一起呈鸭蹼状。由于胎儿的性别从受精时就已决定,所以卵巢或睾丸已完全形成,但胎儿的外阴尚未完全形成。心脏已完全形成,开始向自身体内和脐带中的两个大动脉输出血液。

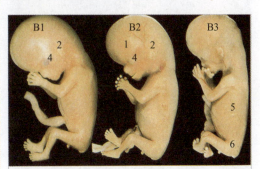

● 9周时的胎儿:B1:胎儿的身高为4.4厘米,头部约为身高的一半。随着头部的增大,靠近胸部的颚逐渐抬高,并形成颈。眼皮开始形成,但仍与皮肤连接在一起。B2:身高4.6厘米,开始形成手指甲。B3:身高5厘米,外阴逐渐明显。
1 大脑,2 耳朵,3 尚未分化的外阴,4 眼睛,5 肋骨,6 尾椎,7 脐带。

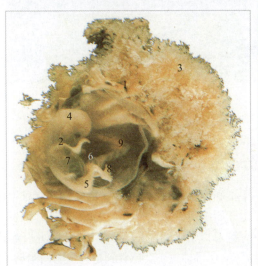

● 8周时的胎儿,胎儿的一切器官已基本形成,胆囊和胰脏是最晚形成的器官。10周后,胎儿拥有完整的人形,一切内部器官都各就各位。
1 羊膜,2 手臂,3 绒毛膜,4 头部,5 腿,6 流出脐带的肠(胎儿的肠),7 肋骨,8 脚趾,9 脐带。

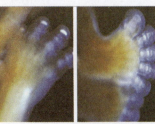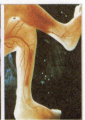

● 怀孕8周后,开始分离形成手指和脚趾。而在17周时骨骼呈软骨状。

● **手的形态变化**：手指和脚趾在怀孕第1期迅速发育

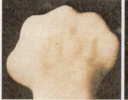
6 周时的手

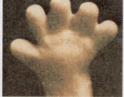
7 周时手的鼓包

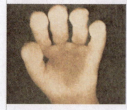
8 周时开始看见手指

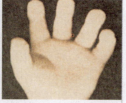
13 周时类似成人的手指

● **脚的形态变化**

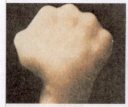
7 周时的脚趾

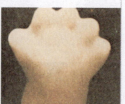
2 天后可看见鼓包

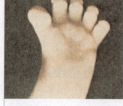
9 周时可以看见脚踵和脚趾

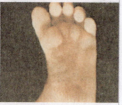
13 周时类似成人的脚趾

### ⑧ 12 周时的胎儿

虽然头部仍然占身体的很大部分，但胎儿还是能做一些抬头、挺胸的动作。鸭蹼状的手指和脚趾开始各自分离，最后分离出形成手指甲和脚趾甲的部位。这时期的羊水约为 100 毫升，而这些羊水将有助于胎儿的运动和成长。同时，母体的子宫将扩大到耻骨附近。虽然胎儿在怀孕的第1期还很小，但已具备了人形，体重是 30 克，身高是 7.5 厘米。

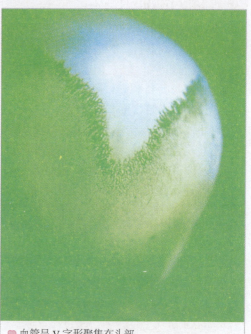

● 血管呈 V 字形聚集在头部。

## 4~9 个月，胎儿完全发育的时期

怀孕 3 个月后，胎儿的各个器官都明显变大，并开始为了产后生活而做分离母体的准备。

### ① 16 周时的胎儿

这时期胎儿的身高为 15 厘米，体重为 120 克，透过胎儿半透明的淡红色皮肤可以看见血管。纤细的绒毛开始长满全身，并开始形成睫毛和眉毛。四肢的关节能开始运动，手指和脚趾开始各自分离，手指甲和脚趾甲也开始出现，并形成完整的手和脚。外阴发育到可以辨认性别的程度。虽然胎儿开始运动，但母体仍不会感觉到这种微弱的胎动。这时的羊水约为 150 毫升。胎儿偶尔还会运动一下肺，如同呼吸一样，而这种运动会逐渐频繁，并带有规律性。至于为什么会出现这种运动，医学上还无法解释。怀孕 18 周后，

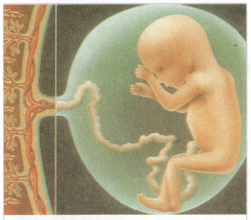

● 怀孕 16 周的胎儿与胎盘。

## ❷ 20 周时的胎儿

怀孕的 16～20 周,羊水和体重呈 2 倍增长。胎儿偶尔会吸入羊水,同时肾脏会分泌大量的淡红色尿液,并开始长出头发。在怀孕的过程中,头部、四肢等各种器官的比例将发生明显变化。这时期,胎儿的头部占身体的 33%(怀孕的第 1 期为 50%),腿部占身体的 33%。到了分娩期,头部占身体的 25%,腿部占身体的 40%。怀孕初期,胎盘要比胎儿大得多,怀孕 16 周后两者的体重基本相同,但胎儿的成长速度比胎盘快一些。

可通过听诊器听见胎儿的心跳。在怀孕的 7～8 周,也可通过 B 超检测出胎儿的心跳。如果是早产,则在怀孕的 19～20 周就可以感觉到胎动。如果是惊产,则比早产提前两周感觉到胎动。母体起初感觉到的胎动会因人而异,但绝大部分孕妇都会感觉到胎儿有时会踢自己的腹部,同时这种感觉会随着时间的推移而变得更加明显。

## ❸ 24 周时的胎儿

这时期的胎儿体重约为 500 克,在美国把这时期的胎儿称作"活体"(liable,即有可能生存的肉体),但是胎儿实际出生的话,存活率是十分渺小的。虽然胎儿的四肢肌肉已开始发达,但身体仍然很瘦小。由于皮下脂肪仍没有形成,胎儿的皮肤上布满皱纹。眼皮已分离,但仍然合着。胎儿的皮下腺体中会分泌一种类似奶酪的物质,我们称之为"胎脂"。胎脂能使长时间泡在羊水中的胎儿皮肤免受伤害。母体能感觉到微弱的胎动,子宫稍微移向肚脐的上面。在母体不过于肥大的前提下,有经验的医生能确定胎儿在子宫内的位置。在以后的检查中可以确认胎儿和胎儿心脏的位置,同时胎儿可在羊水中移动,因此胎儿的位置并不是一成不变的。

## ❹ 28 周时的胎儿

胎儿开始形成皮下脂肪,身体的成长速度相对比大脑快一些。从怀孕的 24 周开始形成的胎脂,此时会附着在身体的各个部分,胎儿的体重也将增加到约为 1 千克。如果胎儿这时出生的话,存活率仅为 60%,因此新生儿需要十分细致的照顾。母体的腹部偶尔会出现间隔为 2～3 秒的规律性

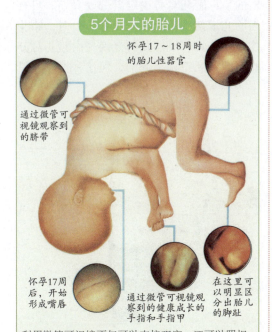

利用微管可视镜不仅可以直接观察,还可以照相。通过微管可视镜可以看见怀孕 17～18 周的胎儿的血管,还可以看见胎儿的其他部位。如果直接观察的话效果更佳。

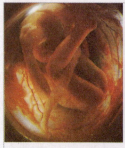
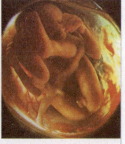

● 羊水中的胎儿全貌图。这时已怀孕5个月，胎儿的大小为25厘米。

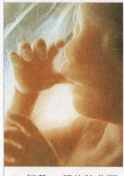
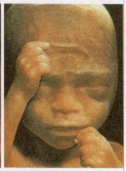

● 怀孕18周的胎儿图。这时的胎儿仅有18厘米。胎儿开始吸吮手指，这是为了生存产生的反射。

● 24周时，胎儿的大小为30厘米，会用手去挠皮肤上的胎脂，但由于指甲还很小，所以不会伤到皮肤。

轻微疼痛。这种轻微的疼痛是因胎儿打嗝引起的。疼痛的持续时间一般都很短，有时也长达30分钟，但这些都是正常的，因此不必担心。

## ❺ 32周时的胎儿

胎儿在怀孕的29～32周里迅速成长，就算早产，只要采取适当的措施，也能救活。头部和身体的比例与新生儿基本相同。肺逐渐成熟。胎儿的体重约为1.9千克，胎盘的重量约为450克，羊水的重量约为170克。

## ❻ 36周时的胎儿

头部与身体的比例与新生儿相同，并形成大量的皮下组织。肾脏充分成熟，肝脏开始处理体内的毒素。如果胎儿为男性，则睾丸移向阴囊里。头盖骨比较柔软，这有助于早产的胎儿通过产道。这时期的肺部已充分成熟，新生儿的存活率为95%。胎儿将充满子宫腔，并采取最佳的姿势，96%的胎儿都把头朝下。早产儿的半数都将在这时期进入骨盆，而其余的都将在2周后进入骨盆。如果是惊产，只有出现阵痛后，胎儿才进入骨盆。

## ❼ 40周时的胎儿

随着胎儿的成长、羊水的减少，胎儿可以运动的空间也逐渐变小。胎儿身上的大部分绒毛开始消失，除了背和肩以外。在怀孕的期间，胎儿会形成一层新的皮肤，而胎脂会随着旧皮层一起脱落，但仍有少部分胎脂留在背、腋和胯上。尤其是在分娩的前几周，这种脱皮现象特别明显，而脱落的旧皮层和胎脂会使透明的羊水变得浑浊。一般怀孕的平均时间为280天或40周，但由于胎儿的成长速度的差异，怀孕时间为38～42周。到底是身体的哪个组织在引导分娩，我们不得而知，但可以肯定的是，胎儿自身决定着分娩日期。只有当胎儿成熟到可以在子宫外生存时，胎儿才决定分娩。早熟儿的分娩是由胎儿对分娩期的判断错误引起的，但这种现象一般

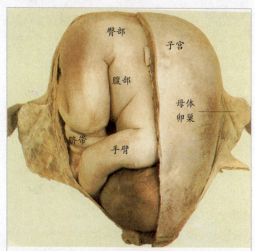

● 怀孕38周后的胎儿与子宫
胎儿呈椭圆形，腹部上的绒毛基本消失。皮肤基本被胎脂所包裹，脐带位于腹部的中央。与此同时，胎儿开始进入母体骨盆。

很少，只有7%的胎儿会出现早熟现象。其他的哺乳动物在分娩时，都是腿部先出来，而人类却是从头部开始出来。胎儿的平均体重约为3.4千克，分娩时胎儿的正常体重范围一般很广，从2.8千克到4千克都属于正常的体重。毛发的长度一般为2~4毫米，手指甲的长度则没有范围。眼球的前房为淡蓝色，而晶体状的部分为纯白色。这是因为眼睛的色组仍没有完全形成的缘故，在出生的几周内，经过阳光的照射后，眼睛逐渐变色。在怀孕的第3期，胎儿开始从母体吸取抗体，这种抗体对母体生过的病具有一定的免疫力，从而使胎儿对红疹、流行性腮腺炎、百日咳、风疹等具有一定的免疫能力。但这种免疫能力只是暂时的，在婴儿开始自己制造抗体的6个月内逐渐消失。

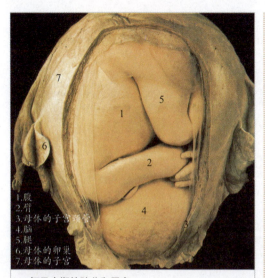

1. 股
2. 肾
3. 母体的子宫颈管
4. 脑
5. 腿
6. 母体的卵巢
7. 母体的子宫

● **怀孕末期的胎儿和子宫**
一般怀孕的平均时间为40周，但由于胎儿的成长速度的差异，怀孕时间为38~42周。随着阵痛的出现，母体的子宫门逐渐打开。

## 正常胎儿的体重

胎儿体重的变化与胎儿的成长状况有着密切的联系。在怀孕初期，胎儿成长得十分迅速，但从分娩期的前几周到分娩后，幼儿的成长速度会相对缓慢下来。假如胎儿按34周时的速度持续成长，那么幼儿刚满1岁时的体重将达到88千克。

虽说胎儿出生时的体重不能决定其以后的健康成长，但也会对其发挥重要作用。胎儿出生时的体重受多种因素的影响，而这些因素都不是母体所能控制的。其中一个因素就是父母的遗传因子，遗传因子的载体即染色体决定胎儿的性别，而男婴一般要比女婴重一些。

40周时出生的男婴与女婴的体重平均相差150克，而每个人的遗传因子都各不相同。到现在人们仍不得而知遗传因子到底对胎儿体重起多大的影响。除此之外，母体的健康状况和周围的生活环境也是影响胎儿体重的重要因素。

母体的身高与体重是影响胎儿体重的最重要的因素。只要在这基础上保证充足的营养和适当的睡眠，还有定期的检查，那么母体就能生一个健康的胎儿。母体体重的变化量也能影响胎儿体重。孕妇的体重在怀孕过程中平均增加10~13千克，而体重基本不变的母体所生的婴儿相对比体重增加20千克以上的母体所生的婴儿平均轻300~400克。现在还无法估量怀孕期母体的饮食习惯到底对胎儿的体重起多大影响。因为，就算母体无法给胎儿提供充足的营养，胎儿也会向母体摄取自己成长所需的营养。例如，就算母体因缺铁而出现贫血，胎儿也不会出现贫血。因为胎儿不惜影响母体的健康也要从母体摄取自己成长所需的铁元素。但是，母体的健康状况也会影响胎儿的成长。如果母体过度吸烟，不仅将减少胎儿的体重，还会给胎儿带来精神上和肉体上的负面影响。除此之外，如果母体患有某些疾病，也能影响胎儿的健康成长。

# 新生儿喂养与健康

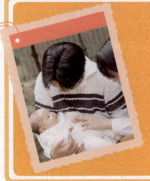

◎恭喜你当妈妈了！接下来就要学习这些新生儿的喂养与护理技巧了，如何给宝宝喂奶、怎样给宝宝换尿布、洗澡等等，与此同时还要注意新生儿容易出现的一些疾病。本节从宝宝的日常饮食、穿衣、运动以及疾病护理等各个方面给予翔实的指导。

## 新生儿哺乳时刻

新生儿的喂养是一个充满艰辛与困难的历程，但同时又是充满快乐与幸福的过程，怎样才能正确喂养新生儿，让他健康成长呢？本书详细介绍了新生儿喂养的知识和技巧，为家长提供最全的实用知识，让新手爸爸妈妈学会育儿！

### ① 新生儿所需的营养素

新生儿期，比其他各时期需要的营养素相对较多。新生儿营养是否充足关系到新生儿的生长发育，关系到新生儿的体质和患儿的康复。因此，为了保证新生儿营养的供给，减少或避免新生儿生理性体重减轻，新妈妈应注意新生儿的营养需求。

### ② 珍惜宝贵的初乳

在妊娠期间，由于孕妇体内的激素变化，乳房会逐渐增大，而且在分娩之前就形成初乳。初乳是一种富含蛋白质的黄色液体。在母亲还没有乳汁分泌之前的头几天，初乳不仅可以保证新生儿的营养需要，而且其中含有非常宝贵的抗体，还能帮助新生儿预防诸如脊髓灰质炎、流行性感冒和呼吸道感染等疾病。另外，初乳还附带有轻泻的作用，能帮助婴儿及早排出胎粪，因此，一定要给新生儿喂初乳。

### ③ 母乳喂养的好处

俗话说："金水、银水，不如妈妈的奶水。"母乳喂养不仅对婴儿身心的健康发展意义重大，而且也有利于母亲产后尽快恢复。

母乳，尤其是初乳，最适合新生儿生长发育的需要。它含有新生儿生长所需的全部营养成分。

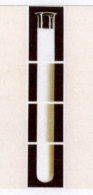

● 随着月龄的增加，泌乳的状态不断地变化。最上层是牛奶，最底层是柔和的高浓度初乳。

母乳中含有促进大脑迅速发育的优质蛋白、必需的脂肪酸和乳酸，其中，在脑组织发育中起着重要作用的牛硫酸的含量也较高，所以说母乳是新生儿期大脑快速发育的物质保证。

母乳中含有大量抵抗病毒和细菌感染的免疫物质，可以增强新生儿的抵抗能力，母乳喂养的婴儿一般来说抗病能力较强，这是母乳所独有的好处。

母乳中含有帮助消化的酶，有利于新生儿对营养的消化吸收。

吃母乳的孩子，不会引起过敏反应，如湿疹。

母乳清洁无菌，温度适宜，经济方便，

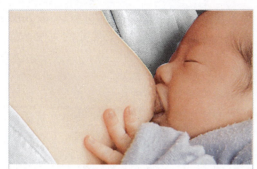

● 喂母乳是婴儿在子宫内通过妈妈的脐带摄取营养的延续。

可根据婴儿的需要随时喂哺，可省去煮奶、热奶、消毒奶具等烦琐的家务。

母乳还可以在一定月龄内随着婴儿的生长需要而相应变化其成分和数量，满足不同月龄婴儿生长发育之需。

在哺乳过程中，母子间肌肤密切接触，互相凝视，可以增进母子间的感情。母亲哺乳时对婴儿的爱抚动作，能使婴儿充分感受到母爱的温暖，从而获得心理的满足及安全感。母乳喂养不仅为孩子提供物质营养，还提供了一种必不可少的"精神营养"。

婴儿对乳房的吮吸刺激，能反射地促进催产素的分泌，有利于产后母亲子宫的收缩和恢复健康。

母乳喂养时间，母亲不易怀孕。有报道说，喂母乳的母亲比不喂母乳的母亲患乳腺癌的机会更少。

## ❹ 喂奶前的准备工作

为了保证成功的哺乳，每次喂奶前应做好以下的准备工作：先把已湿的尿布换掉，使婴儿舒适地吃奶，吃奶后可立即入睡。母亲在换完尿布后，把手洗净，以免污染乳头和乳晕。哺乳时，应使婴儿把乳头和乳晕都含入口内，这样既可使婴儿的两侧口角没有空隙，防止吞入空气，又可使婴儿的吮吸动作有效地压缩和振动位于乳晕下的乳腺集合管，使更多的乳汁吸入口内。

## ❺ 喂奶的正确姿势

喂奶时，母子都应该采取较舒适的姿势。婴儿在3个月前母亲采取一边躺着一边哺乳的姿势是不安全的。因为在哺乳中，母亲一旦迷迷糊糊睡着了，乳房就有可能堵住婴儿的鼻子和嘴，使婴儿窒息。只有婴儿长到4个月后有了抵抗力，做出抵抗动作，才能使母亲惊醒，采用这种喂奶的姿势才安全。

妈妈喂奶的姿势以盘腿坐和坐在椅子上为好。哺乳时，将婴儿抱起略倾向自己，使婴儿整个身体贴近自己，用上臂托住婴儿头部，将乳头轻轻送入婴儿口中，使婴儿用口含住整个乳头并用唇部贴住乳晕的大部或全部。妈妈要注意用示指和中指将乳头的上下两侧轻轻下压，以免乳房堵住婴儿鼻孔影响呼吸，或因奶流过急呛着婴儿。奶量大，婴儿来不及吞咽时，可让其松开奶头，喘喘气再吃。

正确的喂奶姿势能促进哺乳、保证乳汁的分泌量及预防奶胀和乳头痛。如果姿势不正确，婴儿只吸住乳头，不仅不易吸出奶汁，而且还会吮破乳头或使乳头破裂，

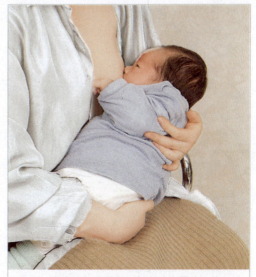

● 喂母乳的理想姿势是，舒适地抱婴儿，然后用一只手支撑婴儿的头部，或者弯曲手臂抱婴儿，并贴近胸部。

而且婴儿每次吮吸的奶水不多，还会导致乳房滞乳而继发奶水不足。

## ❻ 母乳喂养的时间和次数安排

"不要看表，应该看婴儿。"喂母乳的时间跟数学公式不同，没有唯一的正确答案。新生儿刚出生的前几周内，由于吮吸母乳的速度和次数无规律，有时哺乳次数仅间隔1小时左右。在现实生活中，经常看到婴儿含着乳头睡30分钟后继续吮吸母乳的情况。

出生后6周内，最好间隔两个小时哺乳一次。随着月龄的增加，再逐渐减少哺乳次数。在前几周内，未确定合适的哺乳次数和婴儿所需的摄取量之前，只要婴儿想吃奶，就应该随时喂母乳。

## ❼ 判断新生儿是否吃饱

喂母乳1个月之后，大部分妈妈都能知道婴儿是否吃饱了，但是出生后几周内，很难判断婴儿的吃奶情况。下面为第一次当妈妈的产妇介绍几种判断婴儿吃奶状态的方法。

**检查排尿量**：出生后3天内，如果充分地喂母乳，婴儿每天能用6～8张（纸质尿布4～6张）尿布。如果婴儿能充分地排尿，就不用担心脱水症状。

**注意观察大便的颜色变化**：婴儿的大便会从黏糊糊的黑色大便转变成绿色、褐色大便。如果母乳变成深乳白色，婴儿的大便也会变成黄色。只要婴儿的大便呈黄色，就说明婴儿充分地吃奶了。

**根据产妇的身体状态判断**：喂母乳后，如果哺乳前较重的乳房变轻了，就说明婴儿充分地吃奶了。另外，如果哺乳后还流出母乳，就说明母乳的分泌正常。

## ❽ 新生儿打嗝与溢奶

让新生儿打嗝的益处是将吸入的空气排出来。孩子可能会因为吃奶时或吃奶前啼哭而吸入空气，因此，哺乳后，应该立起婴儿，并轻轻拍打后背，这样就可以减少孩子的不舒服感。

新生儿经常发生溢奶现象，这是由于下食管、胃底肌发育差，胃容量较少，呈水平位所致。要防止溢奶，应于喂奶后将孩子竖直抱起，轻轻拍背部，使孩子打个嗝，把吃奶吸进胃里的空气排出来。假如溢奶不严重，婴儿体重在增加，又未发现其他不良现象，就不必紧张，随着婴儿胃容量的逐渐增大，在出生后3～4个月后溢奶会自行停止。

## ❾ 怎样保证母乳充足

怎样保证有充足的奶水，这是许多母亲和即将做母亲者最关心的问题。首先，自怀孕之日起，母亲要有自信心，相信自己有足够的奶水喂哺婴儿，这是极其重要的内在动力。

婴儿吮吸乳头是促进乳汁分泌的最好生理刺激。所以产妇要做到尽早喂（即要在感到奶胀前就让婴儿吸奶）、勤喂、坚持喂，早晚奶水才会源源不断。这可以说是保证奶水充足的窍门。

**注意夜间喂养**。因为夜间产生的泌乳素是白天的50倍。夜间哺乳可以保证乳汁持续的分泌。

饮食要保持平衡和富含蛋白质，孕期不宜吃大量过精的和经过加工的碳水化合

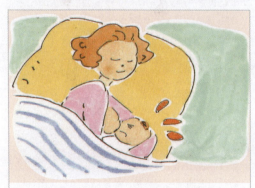

● 宝宝消化系统尚未发育完全，消化功能差，学会判断宝宝是否吃饱非常重要。

物，还需适量进食粗粮。

产妇应尽可能多休息，应与孩子保持"同步"。也就是说，孩子饿了，就喂哺；孩子睡了，产妇就应把握时间休息，特别是在产后前几周更是如此。

采用母乳喂养孩子时，每天应多喝些液体补充水分。

如果由于外出或者生病不能给孩子喂奶时，应该把乳汁挤出，以保持乳腺管畅通。

在哺乳期间避孕时最好不要服避孕药，它会减少乳汁供应，避孕方法则可咨询医生。

## ⓾ 每次哺乳时间多长为宜

正常情况下，给新生儿喂奶的时间是每侧乳房10分钟，两侧20分钟最佳。这是因为就一侧乳房喂奶10分钟来看，最初2分钟内新生儿可吃到总奶量的50%；最初4分钟内可吃到总奶量的80%~90%；8~10分钟后，乳汁分泌极少，故每次喂奶时间不宜超过10分钟。

虽然就新生儿从一侧乳房补充到的总奶量来说只需4分钟就够了，但后面的6分钟也是必需的。这是因为通过新生儿吸吮可刺激催乳素释放，增加下一次母亲的乳汁分泌量，而且可增加母婴之间的感情。此外，从心理学的角度来看，它还能满足新生儿在口欲期口唇吸吮的需求。

## ⓫ 促进母乳分泌的乳房管理

母乳喂养是哺乳婴儿的最佳方法，母乳中的营养物质可保证出生后6个月内婴儿的营养需要，母乳中含多种抗体，能增强婴儿抵抗疾病的能力。为确保产后进行良好的母乳喂养，产前的乳房护理及产后的乳房按摩尤为重要。

### （1）分娩第二天开始按摩乳房

一般情况下，从妊娠期间开始按摩乳房，但是在分娩后，为了促进乳汁的分泌，必须全面地按摩乳房。

首先，用同一侧的手抓住乳房，然后用另一侧手的拇指和示指按住乳晕，向乳房的内侧用力按压。按摩时就像挤奶一样，向外拉乳晕。以上动作需要重复4次，然后改变手指位置，并反复按摩。

### （2）母乳不足时，按摩乳房促乳分泌

如果婴儿吮吸困难，每天按照以下方法按摩一两次，而且每侧乳房按摩15分钟。

首先需在乳房上面敷热毛巾，把另一侧手（按摩右侧乳房时，用左手）放在乳房侧面，并把同侧手放在上面。然后用双手向内侧压乳房。再把下方的手指放在乳房下面，然后从下往上推乳房。用手托住乳房，然后用双手推乳房。

### （3）如果出现硬块，就应该终止按摩

当缺乏母乳时，上述按摩方式非常有效。但是当乳管的出口堵塞时，如果乳汁的分泌过多，聚集在乳腺里的乳汁就容易形成硬块，因此导致乳房痛症，在这种情况下，应该中止按摩，并涂抹护肤油，然后尽量挤掉乳房内的母乳。另外，出现乳腺炎时，绝对不能按摩乳房。

## ⓬ 夜间喂奶应注意的问题

夜间喂奶是每个新妈妈们所必然面临的问题。由于宝宝在夜间对于母乳的需求，在其一天所需营养中占有相当大的比重，而且晚上妈妈体内泌乳素的产量非常大，所以，对于很多刚生产不久的新手妈妈来说，夜间喂养宝宝是件辛苦而又非常必要的事情。

但是，在给宝宝夜间喂奶时需要注意一些问题。首先，不要让宝宝整夜含着奶头，这样会造成宝宝不良的吃奶习惯，另外，在妈妈熟睡翻身的时候，乳房可能会盖住宝宝的鼻子，导致宝宝呼吸困难甚至窒息。其次，夜间给宝宝喂奶，很容易感冒，所以，在给宝宝喂奶前，要用条较厚的毛毯把宝宝裹好。最后，夜间要按需喂养宝宝，逐渐调整夜间授乳的次数，同时，在喂奶的

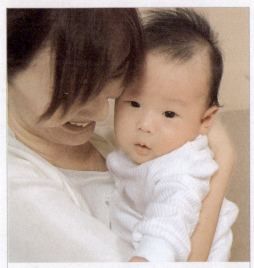

● 喂母乳不仅能使婴儿摄取丰富的营养，而且能在妈妈和婴儿之间建立亲密的纽带。

时候，尽量把灯光调到最低程度，不要刺激宝宝。

## ⑬ 喂母乳能提高妈妈的成就感

喂母乳是妈妈与婴儿互动适应的育儿过程。即喂母乳是婴儿在子宫内通过妈妈的脐带摄取营养的延续，因此分娩并不是妊娠的终结点，一般情况下，断奶才是真正地结束妊娠过程。

看着认真吃奶的婴儿，妈妈就能够得到很大的成就感。虽然很多女性感到疲劳，有时还会惧怕，但是在掌握喂养母乳要领的过程中，能逐渐形成习惯。

只要根据育儿习惯适当地调节生活节奏，很快就能熟悉喂母乳的要领。在这个时期，婴儿的发育速度很快，因此会让妈妈欣喜若狂。

## ⑭ 新生儿喂奶前不宜喂糖水

过去，很多人主张在母亲来奶之前，给婴儿用奶瓶喂些糖水，以防婴儿饥饿和脱水。近来的研究认为这样做不必要。因为婴儿在出生前，体内已贮存了足够的营养和水分，完全可以维持到母亲初乳产生的时候，而且只要尽早给婴儿哺乳，少量的初乳就能满足刚出生的正常婴儿的需要，不需再另外补充营养。

如果开奶前就用奶瓶给新生儿喂糖水，婴儿用过橡皮奶头后，就不愿再吮吸母亲的乳头了，而且由于糖水比母乳甜，也会影响婴儿对吃母乳的兴趣。婴儿不吮吸母亲的乳汁就得不到初乳内丰富的免疫物质，而发生感染或疾病的概率就会增加，母亲不喂奶也容易发生奶胀或乳腺炎。因此，在非常有必要给婴儿补充水分时，不宜喂糖水，宜用小勺喂少量的白开水即可。

## ⑮ 喂母乳时常见问题的解决方法

对妈妈和婴儿来说，喂母乳是非常幸福的事情。如果了解了喂母乳时常见的问题，将有利于母乳的喂养。

### （1）哺乳过程中婴儿哭闹

有些妈妈不知道婴儿不舒服的原因，在哺乳过程中，经常遇到婴儿哭闹的情况。一般来说，只要抱着婴儿说话，就能使他平静下来。如果婴儿的腹部充满气体，就会导致严重的腹痛，因此引起他强烈的哭闹。在这种情况下，如果到医院诊察，医生就会开镇静剂等药物。

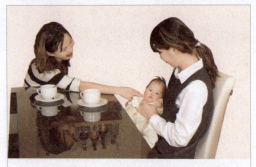

● 在哺乳过程中，有些婴儿会出现严重的腹痛症状。在这种情况下，妈妈最好跟朋友或亲戚商议。

### （2）乳头干裂或疼痛

如果母亲用不自然的姿势哺乳，容易导致乳头干裂或疼痛的症状。如果乳头疼痛严重，就应该向医生咨询，然后采用正确的姿势喂乳。只要采取正确的姿势，大部分情况下乳头干裂或疼痛的症状都能好转。另外,喂母乳时,如果吃奶姿势不舒服,婴儿就会咬乳头,因此最好让婴儿用硬口盖和舌头挤压乳晕部位,而且把乳头深深地放入婴儿的口腔内。

乳房严重地肿胀时,也会出现乳房痛症。一般情况下,妈妈的乳头进入婴儿的口腔之前,即准备哺乳时会出现严重的痛症。在这种情况下,最好用手或挤奶器挤掉部分母乳。

### (3) 流下母乳

婴儿吃一侧乳房内的母乳时,有些妈妈的另一侧乳房也会流下母乳。在这种情况下,应该用吸水纸擦拭乳头,或者在文胸内放纱布。如果听到婴儿的哭声(或者听到其他婴儿的哭声),或者到了哺乳时间,有些妈妈的乳房就会出现这些症状。一般情况下,在哺乳初期容易出现这种情况,之后会逐渐消失。

### (4) 乳房严重肿胀

在婴儿出生后一周内,第一次生成母乳时,流向乳房的血液会急剧增多,因此母乳的生产量和婴儿的摄取量不平衡。在这种情况下,容易出现乳房肿胀的现象,也说明母乳的分泌量远远超过婴儿的摄取量。换句话说,乳晕下方的乳房组织内充满了乳液。

出现这种情况时,可用拇指和示指轻轻地挤压乳晕内侧,就能挤出乳晕部位的母乳。一般情况下,可用手或者电动挤奶器挤出母乳。如果乳房疼痛,就可以用热水洗澡,这样能促进母乳的分泌。另外,还可以在乳房上面敷冷水或冰块。

### (5) 哺乳过程中必要的营养素

长期的经验表明,海带汤、绿豆粥、鲫鱼汤是促进母乳分泌的食品。分娩后,应该多摄取生成母乳所需的热量。

100毫升母乳的热量为255焦耳,因此产妇每天得消耗3.348千焦热量生成母乳。

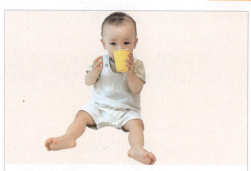

● 随着营养状态的不同,婴儿的发育状态也有明显的差异。

这相当于妊娠前消耗量的4%。为了正常地喂母乳,每天要多摄取一顿饭的热量。即使摄取同样的418千焦热量,也应该选择不影响肠胃,而且效率高的食品。即应该摄取高热量、容易消化、富含水分的食品,而且要多摄取分解葡萄糖所需的维生素$B_1$、跟皮肤相关的维生素A、维生素C,血液成分中的铁。另外,富含胡萝卜素的绿黄色蔬菜含有大量的维生素C和促进肠胃功能的纤维质,因此每天都要食用绿黄色蔬菜。

虽然奶粉的质量不断地提高,但是始终无法完全替代母乳。婴儿所摄取的营养不同,发育状态会有明显的差异。要想培养健康的婴儿,母亲应该充分地摄取营养,用母乳帮助婴儿成长发育。

## 16 婴儿患病时如何进行母乳喂养

当婴儿生病时,家长除了对疾病本身关心和着急外,另一件关心的事一定是婴儿的喂养问题。生病后多数婴儿都会不思饮食,这时家长就会不知所措。专家建议婴儿患病时,只要宝宝想吃,就可以坚持用母乳喂养。

### (1) 腹泻

母乳喂养的婴儿患腹泻者较少,即使患有腹泻,其程度要比人工喂养者轻得多,痊愈也较快,体力恢复得较好。

婴儿患轻度腹泻时,应该坚持母乳喂养。如有轻度脱水现象时,在两次喂奶期间可添加糖盐水。只有在婴儿拒绝吃奶并伴有呕吐时，才可暂停母乳喂养12～24小时。但在此期间母亲必须把奶挤出来，以保持乳腺管的畅通。待婴儿能饮水时，即可恢复母乳喂养。

### （2）发热

母乳喂养的婴儿由于不断从母乳中得到许多人工喂养儿所不能得到的免疫物质，所以受感染的机会相对减少，发热的发生率也低，程度也低，恢复健康也快。因此当孩子即使发热时也完全不必停止母乳喂养，反而应该增加哺乳次数。虽然发热时往往会出现婴儿拒奶现象，但此时是最需要补充液体的时候，所以作为母亲要耐心地、尽可能多给予婴儿充分地喂奶。同时须注意把余奶挤出，以使日后乳汁的分泌量不至于减少。退热后婴儿常感口渴，这时须抓紧时机勤喂奶。由于母乳营养丰富，水分充足（87%），只要增加喂奶次数，不必再添加其他液体。

### （3）上呼吸道感染

婴儿主要用鼻子呼吸，当鼻子堵塞时就会发生呼吸困难，尤其是哺乳时，婴儿往往啼哭、拒绝，有时候甚至会出现青紫症状。

引起上呼吸道感染最常见的原因是感冒。感冒时鼻黏膜分泌物增多，从而堵塞鼻腔而引致呼吸困难。这时，应将母乳50～100毫升挤在小碗中，隔水蒸5～10分钟（可闻到葱香味），凉后用小匙喂给婴儿有解毒通窍，治疗感冒、鼻塞的作用。

### （4）肠绞痛

肠绞痛在乳儿中较多见，一般多发生在出生3个月以内的健康婴儿中。主要表现为：在特定的时期内无明显诱因的阵发性哭闹。一般多见于晚上，哭闹时两腿屈曲，轻度腹胀，并可听到较响的肠鸣音。新生儿肠绞痛不是一个很严重的问题，在婴儿出生3个月后会自然消失。一旦发生肠绞痛，父母应抱着婴儿做些活动，轻抚婴儿，使他安静下来。还可用手掌在孩子的腹部按顺时针方向慢慢地揉动，或用手指按揉肩胛区的天宗穴，以消除痉挛，帮助肠内气体排出。

## ⑰ 特殊情况下的母乳喂养

母乳是宝宝最好的营养食物，可是在我们的日常生活中，难免出现一些特殊情况，遇到这些情况年轻的妈妈们往往会不知所措，以致影响母乳喂养。那么特殊情况下母乳喂养的妈妈需要注意什么呢？

剖宫产手术后，如果母亲和婴儿都很健康的话，仍可以进行母乳喂养。但母亲有心脏损害或有其他生命危险的情况下，就不能进行母乳喂养。剖宫产婴儿常常因麻醉剂作用而显得无生气，不过除非药物过量，一般婴儿不会受到影响。但是，如果在婴儿出生48小时后，母亲仍需止痛药，就应该在哺乳后服用，这样才能使母乳中的药物含量减少。

早产儿不成熟的程度及机体的健康程度会影响哺乳喂养的效果，从而不得不考虑采取相应的喂养措施。母亲应该用手挤奶或用吸奶器来维持供奶，直到婴儿能够在乳房上进行正常吮吸。被挤出或吸出的奶应妥善贮存，以准备透过软管或者小匙、小杯喂养婴儿。早产儿要尽量由母亲自己好好哺乳，因为早产儿母亲的乳汁比足月婴儿母亲的乳汁中蛋白质含量高80%，因

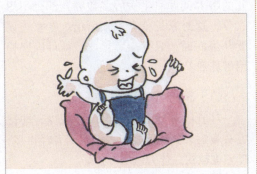

● 孩子生病后，最好不要与母亲分开，这样母乳喂养才容易坚持下去。

此这种乳汁特别适合早产儿的需要。

对双胞胎也能成功地进行母乳喂养。有些母亲可以同时喂养两个婴儿（双乳房同时供氧），这时喂养姿势显得尤其关键。无论母亲坐着或躺着，要保证婴儿能够靠着母亲腹部垫的枕头支撑着。如果生下双胞胎，那么关于宝宝的喂养，可以请教一下保健医生。

# 细心呵护新生宝宝

对初产妇来说，看护新生儿是非常劳累的事情。要想熟悉换尿布、哄婴儿睡觉、换衣服、洗澡等看护新生儿的方法，需要比较长的时间。在这种情况下，需要家人的帮助与参与。

## ❶ 小心对待宝宝的囟门

婴儿囟门指婴儿出生时头顶有两块没有骨质的"天窗"，医学上称为"囟门"。一般情况下，婴儿头顶有两个囟门，位于头前部的叫前囟门，位于头后部的叫后囟门。前囟门于1～1.5岁时闭合；后囟门于生后2～4个月自然闭合。囟门是人体生长过程中的正常现象，用手触摸前囟门时有时会触到如脉搏一样的搏动感，这是由于皮下血管搏动引起的。

很多人把新生儿囟门列为禁区，不摸不碰也不洗。其实，必要的保护是应该的，但是连清洗都不允许，反而会对新生儿健康有害。新生儿出生后，皮脂腺的分泌加上脱落的头皮屑，常在前后囟门部位形成结痂，若不及时洗掉反而会影响皮肤的新陈代谢，引发脂溢性皮炎，对新生儿健康不利。

正确的保护是要经常地清洗，清洗的动作要轻柔、敏捷，不可用手抓挠；要保证用具和水清洁卫生，水温和室温都要适宜。

婴儿囟门平时不可用手按压，也不可用硬物碰撞，以防碰破出血和感染。

## ❷ 不宜给新生儿刮眉

有些父母希望新生儿将来的眉毛长得更浓密，更好看，于是想给新生儿刮掉眉毛。这是不适当的，因为眉毛的主要功能是保护眼睛，防止尘埃进入，如果刮掉眉毛，短时间内会对眼睛形成威胁。其次，由于新生儿的皮肤非常娇嫩，刮眉毛时，好动的宝宝未必能安静地配合，稍有不慎就会伤及新生儿的皮肤。新生儿抵抗力弱，如果眉毛部位的皮肤受伤没有得到及时处理，很容易导致伤口感染溃烂，使周围的毛囊遭到破坏，以后就不能再长眉毛了。再者，如果眉毛根部受到损伤，再生长时，就会改变其形态与位置，从而失去原来的自然美。况且，新生儿的眉毛一般在5个月左右就会自然脱落，重新长出新眉毛来，因此完全没有必要给宝宝刮眉毛。

## ❸ 新生儿口腔、眼睛的护理

新生儿刚出生时，口腔里常带有一定的分泌物，这是正常现象，无须擦去。妈妈可以定时给新生儿喂一点儿白开水，就可清洁口腔中的分泌物了。

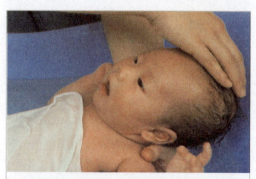

● 囟门是反映宝宝身体健康的一个重要窗口，妈妈要细心观察这个小窗口，并做好相关的护理工作。

新生儿的口腔黏膜娇嫩，切勿造成任何损伤。不要用纱布去擦口腔，牙齿边缘的灰白色小隆起或两颊部的脂肪垫都是正常现象，切勿挑割。如果口腔内有脏物时，可用消毒棉球进行擦拭，但动作要轻柔。

新生儿的眼部要保持清洁，每次洗脸前应先将眼睛部分擦洗干净，平时也要注意及时将分泌物擦去，如果分泌物过多，可滴氯霉素眼药水进行护理，每眼每次滴药1滴，每日4次。

## ④ 新生儿的脐带护理

新生儿出生后必须密切观察脐部的情况，每天仔细护理，包扎脐带的纱布要保持清洁，如果湿了要及时换干净的。要注意观察包扎脐带的纱布有无渗血现象。渗血较多时，应将脐带扎紧一些并要保持局部干燥；脐带没掉之前，注意不要随便打开纱布。

脐带脱落后，就可以给婴儿洗盆浴。洗澡后必须擦干婴儿身上的水分，并用70%的酒精擦拭肚脐，保持清洁和干燥。根部痂皮须待其自然脱落，若露出肉芽肿就可能妨碍创面愈合，可用5%～10%的硝酸银水或硝酸银棒点灼一下，再擦点儿消炎药膏。脐带根部发红或是脱落以后伤口总不愈合，脐部湿润流水，这常是脐炎的初期症状。这时可擦点儿1%的紫药水，

以消毒纱布包扎。为了防止细菌感染，不能用手指摸婴儿的肚脐。若脐眼有些潮湿或血痂，可用牙签卷消毒棉蘸75%酒精擦拭，再覆盖消毒纱布。

## ⑤ 新生儿的皮肤护理

宝宝刚生下来时皮肤结构尚未发育完全，不具备成人皮肤的许多功能，因此妈妈在照料时一定要细心护理，有时稍有不慎，便会惹出不少麻烦，给妈妈和宝宝的生活带来很大的烦恼。

**脸部皮肤**：新生儿经常吐口水及吐奶，平时应多用柔软湿润的毛巾，替新生儿擦净面颊，秋冬时更应该及时涂抹润肤膏，增强肌肤抵抗力，防止肌肤红肿或皲裂。

**耳朵护理**：耳朵内的污垢也采用棉签旋转的方法取出，但注意，限于较浅的部位，不能插进过深，防止损伤鼓膜和外耳道。

**臀部护理**：新生儿的臀部非常娇嫩，要注意及时更换尿片。更换尿片时最好用小儿柔润湿纸巾清洁臀部残留的尿渍、屎渍，然后涂上儿童专用的护臀霜。

**身体和四肢**：给宝宝更换衣服时，发现有薄而软的小皮屑脱落，这是皮肤干燥引起的。浴后在皮肤上涂一些润肤露，可防止皮肤皲裂、受损。夏季要让宝宝在通风和凉爽的地方进行活动，浴后在擦干的身上涂抹少许爽身粉，预防痱子。

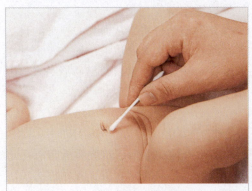
● 为婴儿洗澡后，要用棉签擦干肚脐的水分。此时，不能用力压肚脐。

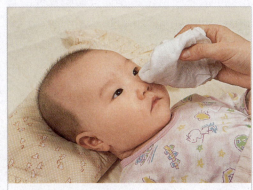
● 婴儿皮肤娇嫩，洗脸时应用柔软的毛巾轻轻擦洗。

## ❻ 新生儿的生殖器护理

男婴包皮往往较长，很可能会包住龟头，内侧由于经常排尿而湿度较大，容易隐藏脏物，同时还会形成一种白色的物质（称为包皮垢），具有致癌作用。因此，在为宝宝清洗生殖器时，需要特别注意对此处的清洗。清洗时动作要轻柔，将包皮往上轻推，露出尿道外口，用棉签蘸清水绕着龟头做环形擦洗。擦洗干净后再将包皮恢复原状。阴囊与肛门之间的部位叫会阴，这里也会积聚一些残留的尿液或是肛门排泄物，也须用棉签蘸清水擦洗干净。

在为女婴清洗生殖器时要将其阴唇分开，用棉签蘸清水由上至下轻轻擦洗。在清洗新生婴儿生殖器时忌用含药物成分的液体和皂类，以免引起外伤、刺激和过敏反应。

## ❼ 新生儿的指甲护理

新生儿的指甲长得非常快，有时一个星期要修剪两三次，为了防止新生儿抓伤自己或他人，应及时为其修剪。洗澡后指甲会变得软软的，此时也比较容易修剪。修剪时一定要牢牢抓住宝宝的手，可以用小指甲压着新生儿手指肉，并沿着指甲的自然线条进行修剪，不要剪得过深，以免刺伤手指。一旦刺伤皮肤，可以先用干净的棉签擦去血渍，再涂上消毒药膏。另外，为防止新生儿用手指划破皮肤，剪指甲时要剪成圆形，不留尖角，保证指甲边缘光滑。如果修剪后的指甲过于锋利，最好给婴儿戴上手套。

## ❽ 抱新生儿的方法

新生儿娇嫩的躯体会给初为人母者带来无所适从的感觉。父母既想亲近新生儿，却又怕姿势不当弄伤了新生儿。正确的姿势应该是，抱新生儿时，以一手托住头的颈部，另一只手托住臀部。可让新生儿侧卧于自己的胸腹前，也可将新生儿以直立

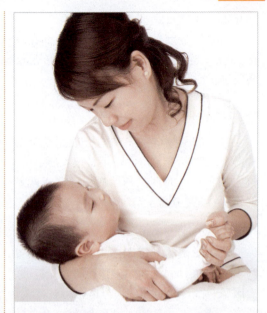

● 抱着宝宝活动，可以增加与宝宝的亲密度，同时对宝宝的大脑发育也很有好处。

的姿势抱于怀中。不过最好还是采用侧抱的方式，要注意的是，新生儿肌肉力量弱，不足以支撑头和躯体，所以一定要托住新生儿的头部。另外，宜经常变换姿势，不要总是侧向一边，这样会不利于新生儿骨骼的发展。

## ❾ 不宜久抱新生儿

有些父母喜欢抱孩子，认为这是一种乐趣，同时能培养同婴儿的感情。其实，抱着孩子去室外晒晒太阳，呼吸新鲜空气，对促进宝宝的健康成长是非常有益的。但是，如果长时间把孩子抱在怀里，这对孩子的正常发育有很大危害。新生儿的骨骼发育非常快，可塑性很强，经常抱着新生儿会使他的肢体活动量减少，血液流通受阻，影响各种物质的输送，严重妨碍骨骼肌肉的发育。常抱新生儿走路还容易使新生儿大脑受到震动，加上强烈的光线、色彩和噪声等刺激，使新生儿长期处于兴奋状态，心肺负担加重，身体抵抗力下降，很容易导致疾病发生。另外，新生儿的胃呈水平位，如果喂奶后立即抱起，则会引

起吐奶。

新生的宝宝每天大部分的时间都在睡觉,所以,除了喂奶、换尿布等特殊情况下,不要过多抱宝宝。

## ⑩ 给新生儿洗澡

初产妇最烦恼的事情之一就是给宝宝洗澡。其实,给宝宝洗澡也不是很难的事情,只要从容易洗的部位开始慢慢地洗,就能轻松地给宝宝洗澡。

### (1) 洗澡前的准备

首先要做的是将洗浴中需要的物品备齐。例如消毒脐带的物品,预换的婴儿包被、衣服、尿片以及小毛巾、大浴巾、澡盆、冷水、热水、婴儿爽身粉等。同时检查一下自己的手指甲,以免擦伤宝宝,再用肥皂洗净双手。

新生宝宝是娇嫩的,他刚离开最安稳的母亲子宫不久,所以得十分细心地为他创造一个理想的环境和适宜的温度。最好使室温维持在一般人觉得最舒适的26~28℃,水温则以37~42℃为宜。可在盆内先倒入冷水,再加热水,再用手腕或手肘试一下,使水温恰到好处。

值得注意的是,沐浴时要避免阵风的正面吹袭,以防着凉生病。沐浴时间应安排给婴儿哺乳1~2小时后,否则易引起呕吐。

### (2) 洗澡的顺序

先洗头面部,将婴儿用布包好后把身体托在前臂上置于腋下,用手托住头,手的拇指和中指放在婴儿耳朵的前缘,以免洗澡水流入耳道。用清水轻洗面部,由内向外擦洗。头发可用婴儿皂清洗,然后再用清水冲洗干净。洗完头面部后,脐带已经脱落的新生儿可以撤去包布,将身体转过来,用手和前臂托住新生儿的头部和背部,把婴儿身体放入水中,注意头颈部分不要浸入到水里,以免洗澡水呛入口鼻。清洗时由上向下,重点清洗颈部、腋下、肘窝和腹股沟等处。洗完腹面再洗背面,用手托住婴儿的胸部和头,由上到下清洗背部,重点洗肛周和腘窝。洗毕立即用干浴巾包裹,然后在皮肤皱褶处涂少许爽身粉。

刚出生的新生儿尤其是早产儿,体温调节功能差,体温调节中枢发育未成熟,当环境温度改变程度超越机体调节能力时,则会造成新生儿发热,或体温过低。

## ⑪ 新生儿不宜与母亲同睡

有些母亲为了夜间喂养方便,或是出于对孩子的疼爱,总是喜欢和新生儿睡在一张床上。爱子之心可以理解,这种做法却有很多不合理和不科学的地方。首先,母亲与新生儿同睡一张床时,母亲会习惯性地紧靠在其身边,这样就会限制其睡眠时的空间,影响其正常的生长发育;其次,由于母亲和新生儿的距离很近,母亲呼出的气体会被新生儿吸入,这样会严重影响新生儿的健康;再次,母亲和新生儿同睡,容易使新生儿养成醒来就吃奶的坏习惯,从而影响新生儿的食欲和消化功能,更为严重的是,母亲的奶头有可能会堵塞新生儿的鼻孔,造成新生儿窒息而发生意外。因此,如果条件允许,最好为新生儿准备一张独立的小床。

## ⑫ 新生儿衣物的清洗

新生儿的皮肤娇嫩,如果不注意对衣物的清洁与保存,就容易引发小儿皮肤发

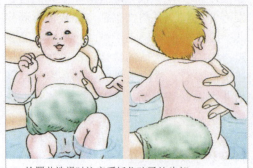

● 给婴儿洗澡时注意手托住孩子的头部。

痒、红疹、脂溢性皮肤炎。正确清洗新生儿的衣物，需注意以下几点。

### （1）新生儿的衣物买回来就要清洗

新购买的宝宝衣物一定要先清洗，因为为了让衣服看来更鲜艳漂亮，衣服制造的过程，可能会加入苯或荧光制，因此对宝宝的健康产生威胁，清洗一方面能减少服装加工过程中的化学品残留，另一方面可以通过紫外线杀菌消毒。

### （2）成人与宝宝的衣服要分开洗

要将宝宝的衣物和成人的衣物分开洗，避免交叉感染。因为成人活动范围广，衣物上的细菌也更多，同时洗涤细菌会传染到孩子衣服上。这些细菌可能对大人无所谓，但婴幼儿皮肤稚嫩，抵抗力差，稍不注意就会引发宝贝的皮肤问题，因此孩子的内衣最好用专门的盆单独手洗。

### （3）用洗衣液清洁宝宝衣物

宝宝的贴身衣物直接接触宝宝娇嫩的皮肤，而洗衣粉含有磷、苯、铅等多种对人体有害的物质，长时间穿着留有这些有害物的衣物会使宝宝皮肤粗糙、发痒，甚至引起接触性皮炎、婴儿尿布疹等疾病。并且这些残留化学物还会损害衣物纤维，使宝宝柔软的衣物变硬。因此建议使用洗衣液代替洗衣粉来清洗宝宝衣物，因为使用洗衣液不仅能彻底清洁污渍而无残留，并且能减少衣物纤维的损害，从而保持宝宝衣物柔软。

### （4）漂白剂要慎用

借助漂白剂使衣服显得干净的办法并不可取，因为它对宝宝皮肤极易产生刺激，漂白剂进入人体后，能和人体中的蛋白质迅速结合，不易排出体外。长期接触皮肤会使婴儿不舒服，甚至引起疹子、发痒等现象。

### （5）要洗的不仅是表层污垢

洗净污渍，只是完成了洗涤程序的三分之一，而接下来的漂洗绝对是重头戏，要用清水反复过水洗两三遍，直到水清为止。否则，残留在衣物上的洗涤剂或肥皂对孩子的危害，绝不亚于衣物上的污垢。

### （6）要在第一时间清理污垢

孩子的衣服沾上奶渍、果汁、菜汁、巧克力是常有的事。洒上了马上就洗，是保持衣物干净如初的有效方法；如果等一两天，脏物深入纤维，花上几倍的力气也难洗干净。另外，也可以把衣服用苏打水浸一段时间后，再用手搓，效果也不错。

### （7）阳光是最好的消毒剂

阳光是天然的杀菌消毒剂，没有副作用，还不用经济投入。因此，享受阳光，衣物也不例外，宝宝衣服清洗后，可以放在阳光下晒一晒。衣物最佳的晾晒时间为早上十点到下午三点，如果连日阴雨，可将衣物晾到快干时，再拿去热烘个十分钟的时间。天气不好时，晾过的衣服摸起来会凉凉的，建议在穿之前用吹风机吹一下，让衣服更为干爽。

## ⓭ 新生儿衣物忌放樟脑丸

新生儿皮肤角质较薄，皮下毛细血管丰富，体表血流量多。新生儿如果穿上留有樟脑丸粉末的衣服，或闻到樟脑丸挥发出来的气味，就能经过呼吸道和皮肤黏膜的吸收而引起新生儿急性溶血。临床表现为急性贫血、重度黄疸，持续很长时间不退。

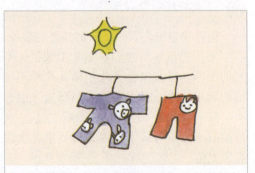

● 阳光能杀死残留在衣物里的细菌，同时能提高衣物的触感。

严重的患儿会出现口唇发绀、嗜睡、精神呆钝等症，甚至出现惊厥、抽风等神经症状，医学上称为"核黄疸"。如不及时救治，往往会危及生命。

## ⑭ 给新生儿正确穿脱衣裤

给宝宝穿衣脱衣是父母每日的必修课。通常小宝宝不喜欢穿衣脱衣，他会四肢乱动，不予配合。妈妈在给宝宝穿脱衣服时，可先给宝宝一些预先的信号，先抚摸他的皮肤，和他轻轻说说话，与他交谈："宝宝，我们来穿上衣服"或"宝宝，我们来脱去衣服"等，使他心情愉快，身体放松。然后轻柔地开始给他穿脱衣服。

穿衣服时，让宝宝躺在床上，先将你的左手从衣服的袖口伸入袖笼，使衣袖缩在你的手上，右手握住婴儿的手臂递交给左手，然后右手放开婴儿的手臂，左手引导着婴儿的手从衣袖中出来，右手将衣袖拉上婴儿的手臂。脱衣服时，同样先用一只手在衣袖内固定婴儿的上臂，然后另一手拉下袖子。穿脱裤子的方法与上相同，也是需要一手在裤管内握住小腿，另一手拉上或脱下裤子。

婴儿的衣服宜选购质软保暖透气的，内衣裤最好选购棉布质地的，服式宽松舒适。穿衣服时不要用长带子绕胸背捆缚，也不要穿很紧的松紧带裤子，以免穿着不当，阻碍胸部发育。

## ⑮ 正确包裹新生儿

优质的包裹是新生儿保温必要的装备。其实不当的包裹只会给新生儿带来很多不利的影响。很多家长喜欢把婴儿严严实实地包起来，外面再用布带子将新生儿捆起来，像一根蜡烛一样，俗称"蜡烛包"。这样抱起来是挺容易了，但是对新生儿来说有害无益。

新生儿离开母体后，四肢仍处于外展屈曲的状态，强行将新生儿下肢拉直，不仅妨碍其活动，也影响皮肤散热，汗液及粪便的污染也易引起皮肤感染。很多人认为将伸直的两下肢包起来，再结结实实地捆上带子，可以防止发生"罗圈腿"。其实"罗圈腿"发生的原因是体内缺乏维生素D和钙。相反地这样做会引起新生儿髋关节脱位。因此，应提倡让新生儿四肢处于自然放松的体位，任其自由活动。新生儿如需包裹，应以保暖舒适、宽松舒适为原则。

## ⑯ 新生儿发热的处理

新生儿发热时，不要轻易使用各种退热药物，应当以物理降温为主。

首先应调节婴儿居室的温暖，若室温高于25℃，应设法降温，同时要减少或解开婴儿的衣服和包被，以便热量的散发。当新生儿体温超过39℃时，可用温水擦浴前额、颈部、腋下、四肢和大腿根部，促进皮肤散热。有人主张新生儿不宜使用酒精擦浴，以防体温急剧下降，反而造成不良效果。

新生儿发热时，还应经常喂些白开水。如经上述处理仍不降温时，应及时送医院做进一步的检查治疗。

## ⑰ 给新生儿测体温

父母要经常给宝宝量体温，使用体温计是最简单易行的方法。其中有一种儿童专用的液晶体温计，只需在宝宝的前额或颈部轻轻一压，保持15秒，液晶颜色停止变化，即可读取温度；此外，一些数字型的电子体温计也非常适合宝宝使用。可电子体温计也有一些不足之处，精确度不够高，有些用电池的体温计因电量过低，也会影响数据的阅读。

除电子体温计外，传统的水银玻璃体温计由于测量结果较准确，许多家庭还在使用。使用水银玻璃体温计前，先将读数甩到35℃以下，用75%的乙醇消毒。在量

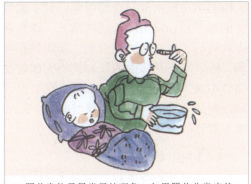
● 婴儿发热是最常见的现象。如果婴儿非常痛苦，就应该到医院就诊。

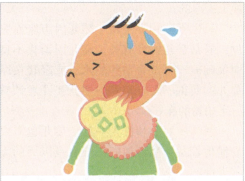
● 新生儿呕吐有很多原因，家长应根据具体情况进行护理。

体温前，不要让宝宝剧烈活动，以免影响测量结果。

## ⓲ 新生儿呕吐的原因及处理

新生儿呕吐的原因很多，类型也不一样，常见的有以下几种情况。

孕期胎儿胃中进入羊水过多，可导致婴儿呕吐。这种呕吐多在婴儿出生后1～2天内发生，呕吐物为白色黏液或血性咖啡样物。主要原因是由于临产时胎儿吸入过多羊水，或产道血性物进入胃内刺激胃黏膜所致。这种呕吐并无其他异常症状，过两三天即可自愈。

吸奶时母亲的乳头凹陷会致使新生儿吃奶费劲，吸入较多空气；或用奶瓶喂奶时，奶汁未能充满这个奶嘴，而使婴儿吸入空气，从而导致婴儿呕吐。预防的办法是，喂奶后将婴儿竖直抱起，轻拍其背部，让他打出嗝来。

食量过大、奶汁太凉、喂奶次数过于频繁或一次喂奶量过多，都会对新生儿的胃增加刺激，导致呕吐。

新生儿的胃呈水平位，贲门部较松弛，若喂奶姿势不当，致使婴儿体位不当，也会使其胃中奶汁倒流，导致生理性呕吐。

如果宝宝有食道闭锁、食道气管萎缩、无肛门等先天性畸形，新生儿往往在出生后就出现频繁呕吐的现象，不能进乳，且无胎便。这就是消化道先天畸形引起的呕吐，需经手术方能缓解。

如果新生儿发生胃肠道感染及其他部位感染，均能引起消化道功能紊乱而发生呕吐，此类呕吐常伴有发热，需做抗感染治疗。

服药后呕吐。由于药液对舌、咽、胃黏膜等都有刺激作用，新生儿服用后容易引起反射性呕吐。

## ⓳ 正确对待新生儿哭泣

哭对于新生儿的生存十分重要，对一个哭叫着的婴儿决不能置之不理，随他去哭。婴儿哭泣的原因很多，大致有以下几种，有心的母亲只要仔细观察分辨，很快就会熟悉婴儿用哭声发出的种种信号。

**饥饿是最普遍的原因**：宝宝一哭，首先要检查一下他是否饿了，如果不是，再找其他原因。

**寻求保护**：婴儿哭泣只是想要你把他抱起来。这种寻求保护的需要对婴儿来说，几乎与吃奶一样必不可少，妈妈应尽量满足婴儿的这种需要，以使他有一种安全感。

**不舒服**：太热或太冷都会使婴儿哭泣。妈妈可用手摸摸宝宝的腹部，如果发凉，说明宝宝觉得很冷，应该给他加盖一条温暖的毛毯或被子。如果气温高，宝宝看上去面色发红，烦躁不安，可以给他扇扇子或用温水洗个澡。此外，如果尿布湿了也会使宝宝觉得不舒服而哭泣，应马上给他换上干净的。

**消化不良和腹绞痛**：婴儿因腹胀而哭泣，通常都与饮食有关。婴儿因消化不良而哭闹时，可试着喂些热水，或轻轻按摩婴儿的腹部。人工喂养的婴儿要注意调整一下奶粉的配方。

**感情发泄**：和成人一样，婴儿也需要发泄他们的情感，他们一般也是以哭的方式进行。

此外，蚊虫叮咬、婴儿睡床上有异物，甚至母亲紧张、烦躁的情绪，都会引起婴儿啼哭。

## 20 早产儿的护理

胎儿未满37周，体重小于2500克，身长不足45厘米的婴儿，称为早产儿。宝宝提前降生到世间，各种器官和生理功能都不成熟，因此，需要父母非常小心地加以护理。

### （1）注意呼吸

早产儿因呼吸中枢未成熟，故呼吸不规则，常会出现停止现象，如果停止时间超过20秒以上，伴有发绀，就是局部或全身因血液中低氧，皮肤和黏膜变成了青色的症状。这是早产儿出现的危险信号，父母要特别地留心，如有这种情况时，要及时到医院就诊，千万不要耽搁。

### （2）注意保暖

早产儿因体温调节中枢发育不全，皮下脂肪少，易散热，加上基础代谢低，因此体温常为低温状态，因此特别要注意维持体温正常，同时要注意洗澡时的室内温度和水温。

### （3）注意喂养

哺乳早产儿以母乳为最佳，如果实在不能进行母乳喂养，可用蒸发乳代替。一份蒸发乳加一半水，再加5%～10%的蔗糖，比较适宜，母乳化奶粉也可使用。母乳喂养不可限次数，按需喂哺。对不能吮乳的早产儿，可用滴管缓缓滴入，待有能力吮乳后，再直接喂哺母乳，或用奶瓶喂养。由于早产儿体内的铁和钙均无储备或储备不足，因而出生不久即可出现贫血或佝偻病，故早期对宝宝一定要增加维生素A、维生素D的补充。

### （4）防止感染

由于早产宝宝全身各个器官的发育不够成熟，故对各种感染的抵抗力极弱，即使轻微感染也可能会发展为败血症。因此，在护理时，除了专门照看宝宝的人外，最好不要让其他人接近早产儿，减少病毒传播的机会。专门照看宝宝的人，在给宝宝喂奶或做其他事情的时候，要换上干净清洁的衣服，洗净双手后再接触宝宝，以避免交叉感染。

## 21 拍照避免强光刺眼

新生儿出生后，父母或家人都想拍些照片作为纪念。由于室内光线较弱，有人便借助于电子闪光灯为新生儿拍照。

其实，这种做法是很不可取的，对新生儿的危害很大。因为新生儿对光的刺激非常敏感，而且新生儿的视觉系统还没有发育完全，对于较强光线的刺激还不能进行保护性的调节，所以，新生儿遇到直射的强光，如电子闪光灯的灯光等，可能会

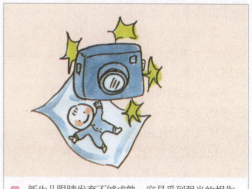

● 新生儿眼睛发育不够成熟，容易受到强光的损伤。给新生儿照相时，最好不要使用闪光灯。

导致眼底视网膜和角膜灼伤,甚至有失明的危险。

## 22 新生儿易发生的意外事故

新生儿没有一点儿自卫能力,时刻需要成人的精心照料,稍有疏忽,就可能发生意外。但只要稍加注意,是完全可以避免的。

### (1) 防止窒息

最常见的新生儿窒息是妈妈搂着孩子睡觉,乳房压住了婴儿的口鼻造成窒息;或者是家长带新生儿外出或去医院看病时,用被子包得太严,密不透气,造成新生儿窒息;也可能婴儿仰卧吐出的奶呛进气管。以上几种情况均可引起窒息死亡。

### (2) 防止外伤

有宝宝的家庭最好不要养小动物,因为动物有可能会抓伤、咬伤宝宝,另外,

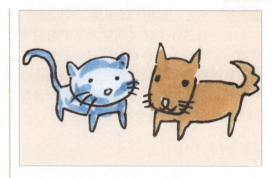

动物的某些疾病也会传染给宝宝。

### (2) 防止烫伤

新生儿的皮肤很娇嫩,对温度的适应能力较低。如果保暖使用的热水袋,由于疏忽瓶盖未拧紧,热水流出时就极易烫伤宝宝皮肤。或由于热水袋太烫、太近也会烫伤宝宝。所以,暖水器中的水温应小于60℃,暖水器外要包布。在给宝宝洗澡时,水温要合适,洗澡中途加热水时,应先抱出宝宝,调好温度再给宝宝洗澡。

## ♥ 从小培养宝宝良好的行为习惯

虽然新生儿出生不久,每天只知道吃奶、睡觉、玩耍,但是父母要从这时开始利用宝宝最初的条件反射,让宝宝逐渐养成一些良好的生活习惯。

### ❶ 培养新生儿的睡眠习惯

白天睡觉要定点,对于精力旺盛的宝宝来说,睡觉不是件容易的事情,白天要适当让宝宝活动一下,翻翻身,抬抬头,做做操,每次时间不要太长,这样,体力被消耗了的宝宝就很容易睡觉,但注意不要让宝宝玩得太累。晚上睡觉要定点,不要抱着睡或边拍边睡、摇晃床、口含乳头或吮吸手指。

另外,新生儿睡眠时最好采取左侧卧的姿势。因为新生儿出生时会保持在胎内的姿势,四肢仍屈曲,为了使其把出生时

吸入的羊水等顺着体位流出,应让宝宝采用左侧卧的姿势,头部可适当放低些,以免羊水呛入呼吸道内。但是,如果新生儿有颅内出血症状,就不能把头放低了。

如果将新生儿背朝上俯卧,他会将头转向一侧,以免上鼻道受堵而影响呼吸。

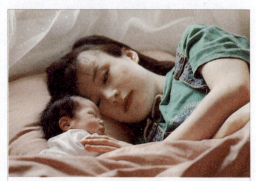

● 新生儿睡眠时最好采取左侧卧的姿势,头部可适当放低些。

如果让其仰卧,将其上肢伸展,然后放松,新生儿会自然让上臂又回复到原来的屈曲状态。了解新生儿喜欢的卧姿,平时就不应该勉强将新生儿的手脚拉直或捆紧,否则会使新生儿感到不适,影响睡眠、情绪和进食,健康当然就得不到保证了。

## ❷ 培养良好的卫生习惯

从新生儿开始就要培养定时洗澡、清洁卫生习惯。一个月的新生儿新陈代谢很快,每天排出的汗液、尿液与流液等会刺激他的皮肤,而新生儿的皮肤十分娇嫩,表皮呈微酸性。如果不注意皮肤清洁,一段时间后,在皮肤皱褶处如耳后、颈项、腋下、腹股沟等处容易形成溃烂甚至感染。臀部包裹着尿布,如不及时清洗,容易患尿布皮炎。因此,要经常替他洗去乳汁、食物及汗液、尿液与粪便。当然,最好能每天洗澡,也应每天洗脸、手及臀部。在冬天每周可洗澡1~2次。开始宝宝可能不适应水,会吵,而你也会紧张,渐渐地他会喜欢水,见到水就会露出愉快的表情。

婴儿对疾病的抵抗力很弱,易感染各种疾病。从小培养宝宝爱清洁的好习惯,可以使婴儿少生病,保持身体健康。保持良好的卫生习惯,才能让宝宝感觉到清爽舒适。

## ❸ 培养良好的饮食习惯

婴儿消化系统薄弱,胃容量小,胃壁肌肉发育还不健全,从小培养婴儿良好的饮食习惯,使其饮食有规律,吃好吃饱,更好地吸收营养,才能满足身体的需要,促进生长发育。

母乳的前半部分富含蛋白质、维生素、

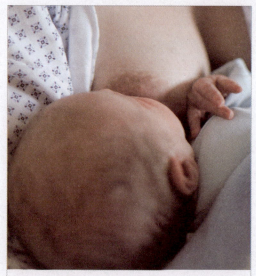

● 应从小培养宝宝良好的饮食习惯,每天至少要按规定的时间哺乳一次。

乳糖、无机盐,后半部分则富含脂肪,他们是新生儿生长发育所必需的营养物质。因此,平时应该坚持让宝宝吃空一侧的母乳再吃另一侧,这样既可使婴儿获得全面的营养,又能保证两侧乳房乳汁的正常分泌。

另外,如果奶水充足,宝宝在一侧再也吃不到的时候,也就知道哺乳过程结束了,就会渐渐睡去。倘若来回换着吃,反而会弄醒宝宝。这样,容易让宝宝变得敏感,很难睡着,妈妈也会觉得疲劳。如果晚上宝宝饿醒了,要及时抱起喂奶,但尽量少和他说话。

## ❹ 训练新生儿的排便习惯

新生儿大小便次数多,可以有意识地进行训练,定时把大小便,还可以用声音刺激排便。同时,要注意清洁新生儿的屁股,保持干爽卫生。

## 锻炼体格,强健身体

宝宝的运动能力始于胎儿时期,在新生儿期也表现出很复杂的运动能力,这时父母应该给孩子足够的活动空间,给孩子进行适当的体格锻炼,才能使宝宝更加活跃，身体更强健。

## ❶ 新生儿体格锻炼有助于生长发育

婴儿体质的好坏，不仅受先天因素的影响，而且受后天营养和锻炼的影响。体格锻炼是利用自然因素和体育、游戏活动来促进儿童生长发育，增进健康、增强体质的积极措施。

新生儿满月后可抱到户外接触新鲜空气，晒一下太阳。晒太阳时应避免直晒头部，避免强光刺眼，夏季出生后2～4周即可开始抱到户外，户外活动不仅有更多的机会接触大自然，并且机体不断受到自然因素的刺激，从而达到促进生长发育，预防佝偻病的目的。

## ❷ 如何进行体格锻炼

抱、逗、按、捏是婴儿健身简便易行的有效方法，对婴儿的身心健康有着良好的作用。

抱是传递母子感情信息、对婴儿最轻微得体的活动。当婴儿在哭闹不止的情况下，恰恰是最需要抱，从而得到精神安慰的时候。为了培养婴儿的感情思维，特别是在哭闹的特殊语言的要求下，不要挫伤幼儿心灵，应该多抱抱婴儿。

逗可以活跃气氛，丰富感情，是婴儿一种最好的娱乐方式。逗可以使婴儿高兴得手舞足蹈，使全身的活动量进一步加强，而且，对周围事物的反应也显得更加灵活敏锐。

按是指家长用手指对婴儿做轻微按摩。按不仅能增加胸背腹肌的锻炼，减少脂肪细胞的沉积，促进全身血液循环，还可以增强心肺活动量和肠胃的消化功能。

捏是家长用手指对婴儿进行捏揉，较按稍加用力，可以使全身和四肢肌肉更紧实。一般先从上肢至两下肢，再从两肩至胸腹，每行10～20次。在捏揉过程中，小儿胃激素的分泌和小肠的吸收功能均有改变，特别是对脾胃虚弱，消化功能不良的婴儿效果更加显著。

除了抱以外，逗、按、捏均不宜在进食当中或食后不久进行，以免食物呛入气管，时间一般应选择进食2小时后进行。操作手法要轻揉，不要过度用力，以让婴儿感到舒适为宜，并且不要让婴儿受凉，以防感冒。在逗戏婴儿时，笑态表情自然大方，不要做过多的挤眉、斜眼、歪嘴等怪诞不堪的动作，以避免婴儿模仿形成不良的病态习惯，将来不好纠正。

## ❸ 新生儿按摩

当妈妈和新生儿互相熟悉时，就可以做按摩。一般情况下，从抚摸头部或后背的动作开始，第一次按摩时，把身体的主要部位按摩几分钟。熟练之后，就慢慢地按摩其他部位。在按摩过程中，应该继续跟婴儿说话，如果婴儿感到不舒服，就应该停止按摩。

### （1）抚摸头部

在盘腿的状态下，让婴儿靠着大腿仰卧，然后用一只手支撑婴儿的头部，用另一只手沿着顺时针方向柔和地抚摸婴儿的头部。

### （2）按摩胸部

把左手放在婴儿的胸部上方，然后用

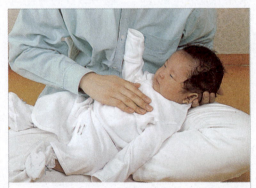

◎按摩能满足需要身体接触的新生儿的欲望，而且能锻炼皮肤，促进血液循环，是父母了解婴儿的最有效方法。

手指沿着顺时针方向按摩胸部和肋骨。另外，上下活动支撑婴儿的腿部。

### （3）肩部和手臂

用一只手轻轻地抬起婴儿，并用手臂抬起婴儿的头部、后背和臀部。用另一只手揉婴儿的肩部和手臂，然后上下活动抱婴儿的手臂。用同样的方法反复按摩4～5次。

### （4）按摩后背

让婴儿趴在妈妈的手臂和大腿上面，然后用另一只手沿着顺时针方向轻轻地抚摸婴儿的后背。此时，上下活动妈妈的腿部，并摇晃婴儿。

### （5）按摩侧腰

用按摩后背的姿势上下摇晃婴儿，然后用手按摩婴儿的侧腰。沿着顺时针方向轻轻地抚摸后背，然后按摩连接脊椎和盆骨的部位，以及侧腰部位。在脐带完全脱离之前，不能触摸肚脐部位。

## ④ 新生儿户外运动

抱新生儿到户外去，可以呼吸到新鲜空气。新鲜空气中氧气含量高，能促进宝宝新陈代谢。同时，室外温度比室内低，宝宝到户外受到冷空气刺激，可使皮肤和呼吸道黏膜不断受到锻炼，从而增强宝宝对外界环境的适应能力和对疾病的抵抗能力。新生儿在户外看到更多的人和物，在观察与交流中可促进他的智力发育。

一般夏天出生的婴儿出生后7～10天，冬天出生的宝宝满月后就可抱到户外。刚开始要选择室内外温差较小的好天气，时间每日1～2次，每次3～5分钟。以后根据宝宝的耐受能力逐渐延长。应根据不同季节决定宝宝到户外的时间。夏天最好选择早、晚时间；冬天选择中午外界气温较高的时候到户外去。出去时衣服穿得不要太多，包裹得也不要太紧。如果室外温度在10℃以下或风很大，就不要抱宝宝到户外去，以免受凉感冒。

# ♥ 能力训练，让宝宝更聪明

新生儿能力训练是按照宝宝大脑发展的规律通过游戏和训练得到最适宜的锻炼，让宝宝在最适当的时期学到应掌握的本领，从而开发宝宝的潜能。还可以通过新生儿在能力训练时的表现来判断新生儿是否出现一些异常情况。

## ① 新生儿早期教育的必要性

早期教育必须从0岁开始，这是由婴儿发育的特殊性决定的。这些特殊性表现为大脑发育的可塑性。大脑的可塑性是大脑对环境的潜在适应能力，是人类终身具有的特性。年龄越小，可塑性也越大。3岁前，尤其是出生的第一年是大脑发育最迅速的时期，从0岁开始的外部刺激，将成为大脑发育的导向。早期形成的行为习惯，将编织在神经网络之中，而将来若改变已形成的习惯却要困难很多。

据国内外研究表明，孩子刚出生时大脑发育已经完成了25%，而5岁时大脑的发育将达到90%，因此，现在的家长特别注重孩子的早期教育。婴儿以上的特性也使0岁教育成为可能和必要。

在新生儿时期，可以锻炼宝宝的听觉、视觉、情绪反应，妈妈可以通过喂奶时的话语或对着新生儿唱歌，肢体动作的训练，良性的刺激等来开发新生儿大脑的潜能。

## ② 新生儿视觉能力训练

新生儿的视力虽弱，但他能看到周围的东西，甚至能记住复杂的图形，喜欢看鲜艳有动感的东西，所以家长这时要采取一些方法来锻炼宝宝的视觉能力。宝宝在吃奶时，可能会突然停下来，静静地看着妈妈，甚至忘记了吃奶，如果此时妈妈也深情地注视着宝宝，并面带微笑，宝宝的眼睛会变得很明亮。这是最基础的视觉训练法，也是最常使用的方法。

宝宝喜欢左顾右盼，极少注意面前的东西，可以拿些玩具在宝宝眼前慢慢移动，让宝宝的眼睛去追视移动的玩具。宝宝的眼睛和追视玩具的距离以 15～20 厘米为宜。训练追视玩具的时间不能过长，一般控制在每次 1～2 分钟，每天 2～3 次为宜。

除了用玩具训练宝宝学习追视外，还可以把自己的脸一会儿移向左，一会儿移向右，让宝宝追着你的脸看，这样不但可以训练宝宝左右转脸追视，还可以训练他仰起脸向上方的追视，而且也使宝宝的颈部得到了锻炼。

## ❸ 新生儿听觉能力训练

胎儿在妈妈体内就具有听的能力，并能感受声音的强弱、音调的高低和分辨声音的类型。因此，新生儿不仅具有听力，还具有声音的定向能力，能够分辨出发出声音的地方。所以，在新生儿期进行宝宝的听觉能力训练是切实可行的。

除自然存在的声音外，我们还可人为地给婴儿创造一个有声的世界。例如：给婴儿买些有声响的玩具——拨浪鼓、八音盒、会叫的鸭子等。此外，可让婴儿听音乐，有节奏的、优美的乐曲会给婴儿安全感，但放音乐的时间不宜过长，也不宜选择过于吵闹的音乐。

母亲和家人最好能和婴儿说话，亲热和温馨的话语，能让婴儿感觉到初步的感情交流。新妈妈可以和新生儿面对面地谈话，让他注视你的脸，慢慢移动头的位置，设法吸引新生儿视线追随你移动。

## ❹ 新生儿触觉能力训练

触觉是宝宝最早发展的能力之一，丰富的触觉刺激对智力与情绪发展都有着重

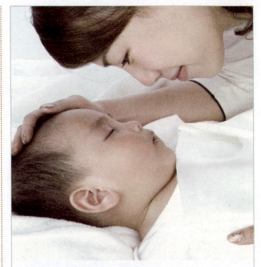

● 新生儿触觉灵敏，应从婴儿出生后就开始进行触觉训练。

要影响。爸爸妈妈应该多与宝宝接触，这样不但能增进亲子关系，更能为宝宝未来的成长和学习打下坚实的基础。

越是年龄小的宝宝，越需要接受多样的触觉刺激。父母平时可以多给宝宝一些拥抱和触摸，一方面传递爱的讯息，一方面增加宝宝的触觉刺激。还可以用不同材质的毛巾给宝宝洗澡，让宝宝接触多种材质的衣服、布料、寝具等，给宝宝不同材质的玩具玩。在大自然里有许多不同的触觉刺激，那是一般家庭环境所缺乏的，如草地、沙地、植物等。父母不妨多找机会带宝宝外出，充分接触大自然，这对触觉发展大有帮助。

## ❺ 新生儿动作能力训练

新生儿已经具有很复杂的运动能力，但是包裹在襁褓中，极大地限制了新生儿运动能力的正常发育，应该让新生儿有足够的活动空间，这样才能促进运动能力的发展。

### （1）新生儿抬头训练

宝宝只有抬起头，视野才能开阔，智力才可以得到更大发展。不过，由于新生儿没有自己抬头的能力，还需要爸爸妈妈的帮助。

一种方法是当宝宝吃完奶后，妈妈可

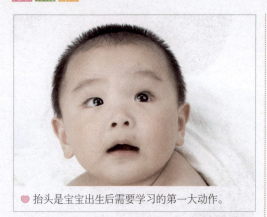
● 抬头是宝宝出生后需要学习的第一大动作。

以让他把头靠在自己肩上，然后轻轻移开手，让宝宝自己竖直片刻，每天可做四五次。另一种方法是，让宝宝自然俯卧在妈妈的腹部，将宝宝的头扶至正中，两手放在头两侧，逗引他抬头片刻。也可以让宝宝空腹趴在床上，用小铃铛、拨浪鼓或呼宝宝乳名引他抬头。

平时，可以在室内墙上挂一些彩画或色彩鲜艳的玩具，当宝宝醒来时，爸爸妈妈把宝宝竖起来抱抱，让宝宝看看墙上的画及玩具，这种方法也可以锻炼宝宝头颈部的肌肉，对抬头的训练也有积极作用。

当宝宝锻炼后，应轻轻抚摸宝宝背部，既是放松肌肉，又是爱的奖励。如果宝宝练得累了，就应让他休息片刻。

### （2）新生儿迈步训练

宝宝在新生儿期就有向前迈步的先天条件反射，宝宝如果健康没病，情绪又很好时，就可以进行迈步运动的训练。

做迈步运动训练时，爸爸或妈妈托住宝宝的腋下，并用两个大拇指控制好宝宝的头，然后让宝宝光着小脚丫接触桌面等平整的物体，这时宝宝就会做出相应而协调的迈步动作。尽管宝宝的脚丫还不能平平地踩在物体上，更不能迈出真正意义上的一步，但这种迈步训练对宝宝的发育和成长无疑是有益的。所以，在进行训练时，你要表现得温柔一点儿，时间控制在每天3～4次，每次3分钟较为适宜。如果宝宝不配合，千万不要勉强，以免弄伤宝宝。

## ❻ 新生儿语言能力训练

虽然这时的宝宝还没有说话的能力，但父母要经常和宝宝讲话，听到父母的声音，宝宝会感到舒适愉快。经常给孩子微笑的表情，注视孩子的眼睛。孩子发出咿呀的声音时，要给孩子积极的回应，还要经常让孩子适当地哭一哭。

宝宝啼哭时，父母要发出与其哭声相同的声音。这时宝宝会试着再发声，几次回声对答，宝宝喜欢上这种游戏似的叫声，渐渐地学会了叫而不是哭。这时父母把口张大一点儿，用"啊"来诱导宝宝对答，对宝宝发出的第一个元音，家长要以肯定、赞扬的语气用回声给以巩固强化，并记录下来。

## ❼ 为新生儿选购开发智能的玩具

有的父母可能会认为，新生儿不会玩，没有必要买玩具。其实，玩具对新生儿来说，并不是意味着玩，而是提供对视觉、听觉、触觉等的刺激。新生儿可以通过看玩具的颜色、形状、听玩具发出的声音，抚摸玩具的软硬等，向大脑输送各种刺激，促进脑功能的发育。因此，家长应从婴儿大脑发育的需要以及开发大脑功能方面，来认识新生儿选购玩具的重要性和必要性。为新生儿选择玩具应注意以下几点。

**应选购既能看又能听的吊挂玩具**：颜色要鲜艳，最好是以红、黄、蓝三种颜色为基本色调，并且能发出悦耳的声音，同时造型也要精美。这种同时刺激视觉与听觉的玩具，对婴儿的发展十分有益。

**刚出生的婴儿最需要母爱和安全感**：因此，父母可为新生儿购买一些造型简单、手感柔软温暖、体积较大的绒布或棉布制填充玩具，这样会给他一种温暖与安全感。

**婴儿最喜欢看的图案是人脸**：所以，父母可以准备一些大娃娃放在小床周围及新生儿能看得到的地方。

## 新生儿急诊室

新生儿期容易出现一些常见的疾病与症状。常见的疾病中有很多急需到医院接受治疗，但是过一段时间，大部分症状都能自然地消失。本书详细介绍了新生儿常见疾病的主要症状，以及相应的治疗方法。

### ❶ 产伤

新生儿产伤是指分娩过程中因机械因素对胎儿或新生儿造成的损伤。主要包括以下两种：

#### （1）产瘤（先锋头）

产瘤是头部先露部位头皮下的局限性水肿，又称为头颅水肿或先锋头。主要是由于产程过长，先露部位软组织受压迫所致。最常见的表现为头顶部形成一个质软的隆起，产瘤在数日内可消失，无须特殊治疗，更不用穿刺，以免引起继发感染。

#### （2）头颅血肿

头颅血肿是头颅骨膜下出血形成的血肿。是由于分娩时胎头与骨盆摩擦，或负压吸引时颅骨骨膜下血管破裂，血液积留在骨膜下所致。表现为新生儿出生后数小时到数天颅骨出现肿物，迅速增大，数日内达极点，以后逐渐缩小。头颅血肿不需治疗，一般数月后会自行消失。

### ❷ 肚脐炎症

分娩时剪切的脐带留在婴儿的肚脐上，但是过几天就会脱落。一般情况下，脐带脱落的部位有很小的伤痕，但是很快就会痊愈。

如果脐带周围被细菌感染，肚脐会潮湿，而且流出分泌物。大多数能自然地恢复，但感染严重时就需要进行治疗。在日常生活中，必须保持肚脐周围的清洁，如果被细菌感染，最好到医院就诊。

### ❸ 新生儿黄疸

50%的新生儿出生后可出现黄疸，常常是因为婴儿肝脏不能快速代谢胆红素所致。黄疸首先出现在头部，随着胆红素水平升高，可扩展到全身。如果分娩时有产伤，婴儿可能会患上黄疸，因为大量血液在损伤处分解会形成更多胆红素。早产儿则是因为肝脏不成熟，容易出现黄疸。其他原因如感染、肝脏疾病、血型不相容等也会引起黄疸，但并不常见。

黄疸又分为生理性和病理性黄疸。生理性黄疸（即暂时性黄疸）在出生后2～3天出现，4～6天达到高峰，7～10天消退，早产儿黄疸持续时间较长，除有轻微食欲不振外，无其他临床症状。但个别早产儿血清胆红素过低也可发生胆红素脑病，对生理性黄疸应警惕以防对病理性黄疸的误诊或漏诊。

若生后24小时即出现黄疸，2～3周仍不退，甚至继续加深加重，或消退后重复出现，或生后一周至数周内才开始出现黄疸，均为病理性黄疸。病理性黄疸严重时均可引起核黄疸（即胆红素脑），其愈后差，可造成神经系统损害，严重的可引起死亡。

黄疸可以用光纤疗法和酶诱导剂治疗，最新的治疗方法则是胆红素包裹法。需进行换血疗法时，应及时做好病室空气消毒，备齐血及各种药品、物品，严格操作规程。

### ❹ 新生儿硬肿症

新生儿硬肿症是一种综合征，由于寒冷损伤、感染或早产引起的皮肤和皮下脂肪变硬，常伴有低体温，甚至出现多器官功能损害，其中寒冷损伤最多见，以皮下脂肪硬化和水肿为特征。

新生儿硬肿症多发生在寒冷季节，但由于早产、感染等因素引起者亦可见于夏季。绝大多数发生于出生后不久或生后7～10天内。

### ❺ 新生儿败血症

新生儿败血症多在出生后1～2周发病，是一种严重的全身性感染性疾病。此病主要是因细菌侵入血液循环后繁殖并产生毒素引起，常并发肺炎、脑膜炎，危及新生儿生命。造成新生儿败血症的原因很多，如果家长粗心大意，往往被忽视。病情严重时常是肺炎、脐炎、脓疱疹等多方面的感染同时存在，出现发热持续时间较长或体温不升、面色灰白、精神萎靡、吃奶不好、皮肤黄疸加重或两周后尚不消退以及腹胀等症状。目前对新生儿败血症的治疗比较有效，如无综合征，治疗效果比较好，不会留下后遗症。

### ❻ 新生儿肺炎

新生儿肺炎是临床常见病，四季均易发生，以冬春季为多。如治疗不彻底，易反复发作，影响孩子发育。小儿肺炎临床表现为发热、咳嗽、呼吸困难，也有不发热而咳喘重者。根据致病原因可分为吸入性肺炎和感染性肺炎。

新生儿在患肺炎后，多出现拒乳、拒食现象，因此要注意为患儿补充营养，保证摄入足够的热能及蛋白质等。要注意多给新生儿喂水，以弥补机体脱失的水分。特别是在喂奶的时候更要注意。由于患儿容易出现呛奶、溢奶现象，所以要控制吃奶速度，不要采取平卧方式喂奶。同时喂奶不要过饱，喂奶之后不要过度摇晃婴儿。

### ❼ 新生儿窒息

新生儿窒息，是指胎儿娩出后仅有心跳而无呼吸或未建立规律呼吸的缺氧状态。严重窒息是导致新生儿伤残和死亡的重要原因之一。

新生儿窒息与胎儿在子宫内环境及分娩过程密切相关，凡影响母体和胎儿间血液循环和气体交换的原因都会造成胎儿缺氧而引起窒息。

**出生前的原因**：母亲患妊娠高血压综合征、先兆子痫、急性失血、心脏病、急性传染病等疾病；子宫因素，如子宫过度膨胀、痉挛和出血；胎盘原因，如胎盘功能不全、前置胎盘等；脐带原因，如脐带扭转、打结、绕颈等。

**难产**：如骨盆狭窄、头盆不对称、胎位异常、羊膜早破、助产不顺利等。

**胎儿因素**：如新生儿呼吸道堵塞、颅内出血、肺发育不成熟以及严重的中枢神经系、心血管系畸形等也可导致新生儿窒息。

### ❽ 新生儿便秘

喂母乳的健康婴儿一周排便一次。婴儿大便坚硬，排便困难，或者排便次数很少的情况称为便秘。如果排出坚硬的大便，婴儿就会很疼痛，而且偶尔导致肛裂、出血等症状。

目前还没有发现导致便秘的真正原因，但是在以下情况下，容易出现便秘症状。比如，母乳的摄取量不足，或者因呕吐等原因大量地损失水分。另外，先天性巨大结肠是直肠下部局部闭锁的疾病，这种病也是导致便秘的主要原因之一。

如果出现便秘症状，就应该找出根本原因。如果找不出便秘的原因，新生儿首先要补充足够的水分。比如，给婴儿喂白糖水，或者单独喂蔬菜汁、果汁。另外，可以使用专治便秘的药。

### ❾ 新生儿湿疹

新生儿，特别是人工喂养者，易在面部、颈部、四肢，甚至是全身出现颗粒状红色丘疹，表面伴有渗液，即为新生儿湿疹。湿疹十分瘙痒，会致使新生儿吵闹不安。

湿疹在出生后10～15天即可出现，以2～3个月的宝宝最严重。病因多与遗传或过敏有关，患湿疹的宝宝，长大后可能对某些食物过敏，如鱼、虾等，家长要留心观察。

一般不严重的湿疹，可不做特别的治疗，只要注意保持宝宝皮肤清洁—只要清水清洗就可以了。如果宝宝的湿疹比较严重，父母可用硼酸水湿敷。

第五章 胎儿与新生儿的生长发育与保健

# 新生儿给家庭带来的变化

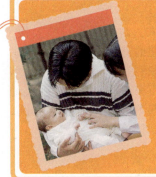

◎孩子的降临给家庭带来了翻天覆地的变化，整个家庭从此围着宝宝转。究竟怎样才能形成适合宝宝生活的家庭环境呢？夫妻又该如何完成由伴侣到为人父母的转变，并维护好夫妻感情呢？本节将为你详细介绍这些方面的内容。

## ❤ 新生儿的日常用品

宝宝刚刚出生，日常生活中哪些用品是必不可少的呢？要为新生儿准备什么呢？每一个妈妈在孕期都在考虑这个问题，只有详细地了解了这方面的内容才能更好地照顾宝宝。

### ❶ 新生儿衣服的选择

准备衣服时，必须注意以下两点。第一，婴儿成长的速度很快，因此要尽量买大一点儿的衣服。第二，根据自己的生活水平购买合适的婴儿衣服。

第一次购买婴儿衣服时，最好准备稍微大一点儿的衣服。亲手给婴儿制作衣服时，最好制作出生6个月的婴儿能穿的衣服。虽然大衣服好，但是给新生儿穿一岁婴儿的衣服，新生儿就会被埋在衣服里面，因此要选择合身的衣服。

如果室内温度较高，可以不穿毛衣。最好选择便于穿戴的衣服，比如，系纽扣的衣服或系带的衣服。另外，棉料衣服比毛料衣服好。毛料衣服不仅价格昂贵，而且会刺激婴儿的皮肤。

在幼儿期，如果头部暴露在外面容易失去热量，因此外出时最好戴帽子。另外，没有必要给婴儿穿刚好合身的衣服，但是一定要穿内衣。一般情况下，要准备开襟内衣。

### ❷ 新生儿尿布的选择

婴儿新陈代谢旺盛，大小便次数多，尿布是新生儿和小婴儿必备的日常用品，因此新生宝宝尿布的选择不可忽视。

应选用柔软、吸水性强、耐洗的棉织品，旧布更好，如旧棉布、床单、衣服都是很好的备选材料。也可用新棉布制作，经充分揉搓后再用。新生宝宝尿布的颜色以白、浅黄、浅粉为宜，忌用深色，尤其是蓝、青、紫色的。尿布不宜太厚或过长，以免长时间夹在腿间造成下肢变形，也容易引起污染。尿布在宝宝出生前就要准备好，使用

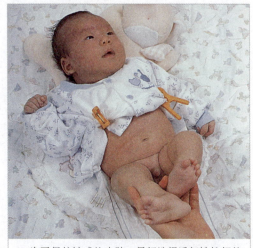

● 为了保护敏感的皮肤，最好选择透气性较好的尿布。

前要清洗消毒，在阳光下晒干。而选用纸尿裤，一定要选择透气性好的，且符合宝宝身材大小合适的纸尿裤。

在外出或晚上睡觉时，最好使用一次性尿布。使用布料尿布时，为了防止尿液渗漏，最好使用能防水的尿布套。

### ❸ 新生儿尿布的使用

在给宝宝换尿布前，先要在宝宝下身铺一块大的换尿布垫，防止在换尿布期间宝宝突然撒尿或拉屎，把床单弄脏，并一手将宝宝屁股轻轻托起，一手撤出尿湿的尿布。把尿布外罩打开，如男孩则把尿布多叠几层放在会阴前面，若女孩可在屁股下面多叠几层尿布，以增加特殊部位的吸湿性。把尿布前片折到宝宝肚子上，尿布的长度不要超过肚脐，再折上尿布兜粘好粘扣。穿戴完毕后，要检查调整腰部的粘扣是否合身，松紧以妈妈的两个手指能放进去为宜。再检查大腿根部尿布是否露出，松紧是否合适，太松会造成尿液侧漏。不过需要提醒的是，在给宝宝扎尿布时不宜过紧或过松，过紧不仅有碍宝宝活动，也影响宝宝的呼吸，过松粪便会外溢污染周围。

### ❹ 新生儿尿布的清洗

在洗尿布之前，最好用热水浸泡一段时间。为了彻底洗净尿布上的斑痕，要尽量马上洗尿布，而且每周用开水消毒两次。

沾有大便的尿布，首先要刮掉大便，然后再用热水清洗。洗尿布时，最好用香皂或婴儿专用洗涤剂彻底地搓洗大便痕迹，然后用开水消毒。

洗尿布时，如果使用香皂，必须彻底地冲洗干净。冲洗尿布的目的是为了彻底地洗掉残留在布料尿布里面的氨细菌。

为了提高尿布的触感，有些人使用纤维柔顺剂，但是纤维柔顺剂容易导致皮肤湿疹，因此要避免使用。

### ❺ 纸质尿布的处理

对于纸质尿布，也应该先抖掉大便，然后把沾有大小便的部分向内侧折叠，并用胶带固定。折叠得越小，垃圾量越少。

折叠好的纸质尿布，可以直接放入垃圾袋内。不过，最好用报纸再包裹一次，这样就能防止气味外泄。

### ❻ 婴儿床和褥子

婴儿用床分为新生儿用床和大孩子用床，而且垫子也有高矮之分。如果使用高床垫，就会便于看护婴儿；如果使用低床垫，等婴儿稍微长大后，能防止婴儿爬出床外。有些婴儿床还有收藏婴儿物品的空间。不管怎么样，最好购买较高的床垫。

大部分婴儿不需要枕头，而且新生儿讨厌枕头。布置婴儿床时，只要能让婴儿舒服就可以了。

### ❼ 婴儿的沐浴用品

婴儿的沐浴用品包括婴儿浴缸，无刺激性的婴儿香皂、沐浴露、洗发水，婴儿用护肤霜。洗澡用毛巾可以利用纱布或海绵毛巾。另外，为了保持合适的水温，应该准备体温计。

可以购买一个简单的婴儿用浴缸，也可以购买带有辅助装置的浴缸，或者便于使用的沐浴用秋千。

### ❽ 婴儿车和其他携带婴儿的用品

为婴儿购买重要物品时，必须选择适合婴儿生活模式的用品。在婴儿经常随父母坐车的情况下，最好使用折叠式婴儿车。

另外，必须选择又轻又坚固，而且带有篮子的婴儿车。篮子里可以携带简单的婴儿用品和喂奶用品。大部分婴儿车都自带厚厚的垫子和安全带，如果没有这些物品，应该单独购买。使用婴儿车时，必须使用垫子。在春季，最好购买带有遮阳板的婴儿车。

如果在汽车座椅上安装了固定装置，就能用安全带固定婴儿，因此可以放心地开车。选择固定装置时，必须购买带有安全装置的固定装置。

在外出时，可以方便地使用婴儿背带或包布。背婴儿时，可以从前面或后面系婴儿背带。另外，在家中哄宝宝睡觉时，可以使用包布。

购买步行器材时，应该选择根据婴儿的身高可以调节高度的步行器。如果有轮子自锁装置，在危险的地方能防止婴儿到处走。

刚出生的婴儿喜欢环顾四周，尤其是喜欢看妈妈。因此最好准备能便于移动的摇椅。

### ❾ 婴儿用品储藏柜

如果有能单独储藏尿布、衣服等婴儿用品的箱子或篮子，将会非常方便。婴儿用品储物柜能储藏被褥、衣服或沐浴用品，因此便于管理。

另外，必须准备两三个塑料箱子。其中，购买一个带有盖子的箱子，这样就能非常干净地保管尿布等婴儿用品。

### ❿ 婴儿房的装饰

#### （1）父母和婴儿共用一个空间的情况

有些父母认为，应该睡在婴儿身旁，这样便于换尿布或哺乳。在这种情况下，就要把婴儿床放在父母床旁边，或者利用厚被褥单独准备婴儿睡觉的空间。一般情况下，家中的矮柜子可以作为婴儿用品储物柜，等婴儿稍微长大后，还可以利用其他家具。

#### （2）利用帘子分割空间的情况

没有多余房间时，可以利用父母的卧

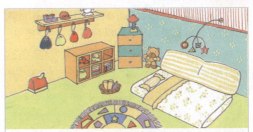

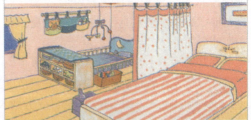

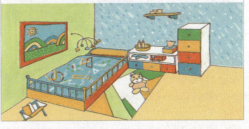

室给婴儿准备单独空间。如果没有婴儿床，可以用厚被褥或床垫铺床，然后在墙壁上安装支架，这样就形成了很好的婴儿房。给婴儿铺床时，为了防止婴儿撞墙，应该用被子隔离墙壁与婴儿。

#### （3）给婴儿准备单独空间的情况

即使给婴儿准备单独空间，床铺也应该布置在开门就能看到的地方。另外，婴儿房最好布置在距离父母的卧室最近的地方，这样父母才能安心地睡觉。

购买婴儿用品时，最好选择长大后也能继续使用的大床，以及较大的储藏柜。

## 🧡 家有宝宝的新生活

期待已久的宝宝终于顺利出生了，接下来将是幸福无比的产后育儿生活，同时，育儿的一些烦恼和夫妻关系的变化也相继出现，但是因为只有这样才是完整幸福的家庭生活，所以，新爸爸，新妈妈！加油吧！

### ❶ 在固定的时间哺乳

给婴儿哺乳是消耗最多精力和时间的事情。一般情况下，要根据妈妈和婴儿的状态选择哺乳方式。

首先尝试母乳喂养的方法。根据一天的日程，每天至少按时喂母乳一次。比如，计划在早上9点钟哺乳，然后每天都在这个时间喂婴儿。

如果婴儿能按时醒过来当然最好，如果过了9点钟婴儿还继续睡觉，最好轻轻地叫醒孩子，然后给他/她洗脸洗脚，而且在他/她睡觉之前充分地哺乳。相反，如果婴儿提前睡醒，比如8点就想吃奶，就应该哄婴儿忍耐1小时。此时，家人应该帮妈妈哄宝宝玩，或者帮妈妈背婴儿。一般情况下，由于妈妈在身边，婴儿暂时能忍耐饥饿。

如果各种方法都无效，婴儿还继续哭闹，就应该先哺乳，然后改天再尝试。大部分婴儿会逐渐适应一定的规律，因此能固定喂母乳的时间，但是也有些婴儿不能适应有规律的生活，在这种情况下，妈妈就应该耐心地诱导和教育婴儿。

## ❷ 根据婴儿的睡眠时间调节生活节奏

母乳喂养不仅会导致其他一系列问题，甚至母亲连睡觉习惯也会随之改变。在育儿过程中，几乎所有的妈妈都为婴儿半夜起过床。

在出生满1个月之前，大部分的婴儿会在夜间睡醒几次。只要给婴儿喂母乳，孩子很快就能重新入睡。此时，喂母乳比喂奶粉方便。

喂奶粉的情况下，为了让白天辛苦的妻子多休息，最好由爸爸给婴儿喂奶粉。当然，白天丈夫在单位工作，可能比妻子还要疲倦，因此除了周末外，会产生很大的压力。

## ❸ 请周围的人帮忙做家务

一般情况下，爸爸和妈妈都在孩子出生1个月后比较稳定的情况下实施大扫除。刚分娩后，不能过于劳累，只有充分地休息后才能做家务。

如果经济条件允许，可以根据计划雇佣保姆，或者推迟做沉重家务的时间。丈夫可以帮妻子购物、买菜、做饭，使妻子能集中全部精力看护宝宝。在分娩前后，如果丈夫能休假几周，会给妻儿的实际生活带来很多帮助。

育儿的父母如果能得到亲戚朋友的帮助，自然会非常高兴。其中，能给他们最大帮助的还是育儿经验丰富，而且了解产妇的妈妈(或婆婆)，或者正在养孩子的年轻妈妈。这些人非常了解分娩后的各种问题，因此能轻松地解决产妇将面对的复杂问题。

## ❹ 爸爸要积极地参与育儿的过程

当婴儿从医院回到家，家人、朋友、亲戚、妈妈的关心全部都集中在婴儿身上。丈夫应该跟妻子一起积极地参与育儿过程。在日常生活中，尽量跟妻子一起学习育儿知识，同时建议丈夫积极地帮助妻子看护婴儿。

给婴儿喂奶粉、换尿布、洗澡的过程中，爸爸也能感到自己也在育儿，因此也会产生成就感。

## ❺ 夫妻性生活发生变化

随着新生婴儿加入小家庭，另一个浮现的问题则是夫妻间的感情关系的变化。两人世界变成了三人世界，夫妻二人从单纯的配偶关系转为双亲关系，夫妻双方之间这种角色的重新定位是不容忽视的。

新生儿出生后，妻子将大量的时间放在了宝宝身上，每天忙碌于育儿和家务事上，弄得疲惫不堪，根本没有时间给丈夫更多的关心，加上产后身体需要恢复，所以夫妻间的性生活就一再被忽视。

性生活是夫妻在身体及心理上加深感情不可缺少的行为。其实，丈夫的心理也很脆弱，夫妻之间应该相互理解，注意沟通和交流，有时只是相互拥抱、触摸和亲吻，相互的心情也会有很大的不同。为了过更好的夫妻和家庭生活，一定要相互理解鼓励，尊重对方。

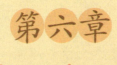

# 婴儿生长发育与保健

宝宝的健康成长,需要家人的精心照顾,本章节详细介绍了0~1岁婴儿的生长发育、饮食喂养、健康保健、智能启蒙以及宝宝喜爱的营养食谱等方面的知识。

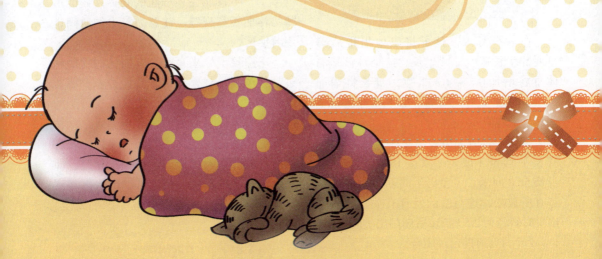

# 1~3个月婴儿，每天都有新模样

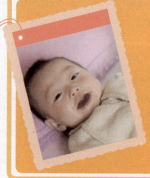

◎从宝宝出生到3个月是胎儿期与新生儿期的延续，宝宝要经历由原来单纯地依赖母亲寄生到独立生活的转变，这个阶段的宝宝机体非常脆弱，消化系统尚未完善，但生长发育却特别快，让我们来看看宝宝生长发育的迅速程度吧。

## 1~3个月婴儿的生长发育特点

养育宝宝是家长的必备功课，所有的家庭成员都会关注着宝宝每一天的成长与不同。1个月到3个月是宝宝逐渐稳定发育的过渡期。了解这个时期的宝宝生理发育特点有助于我们更好地制订宝宝的成长指标。

### ❶ 1个月宝宝的发育特点

1个月宝宝的发育特点及有关的知识已在第五章新生部分详述，此处不赘。

### ❷ 2个月宝宝的发育特点

#### （1）身体外观和生长特点

在这个月内，孩子将以他出生后第一周的生长速度继续生长。这个月孩子的体重将增加0.7~0.9千克，身长将增加2.5~4.0厘米；头围将增加1.25厘米，这些都是平均值。

满两个月时，男婴体重平均5.2千克，身长平均58.1厘米；女婴体重4.7千克，身长56.8厘米。宝宝出生时四肢屈曲的姿势有所放松，这与脑的发育有关。前囟门出生时斜径为2.5厘米，后囟门出生时很小，1~2个月时有的已经闭合。

#### （2）婴儿的视觉和听觉

这个时期婴儿视觉集中的现象越来越明显，喜欢看熟悉的大人的脸。宝宝眼睛

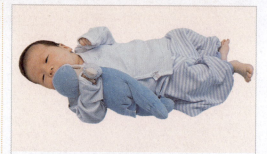

● 这个时期，婴儿对外部刺激没有具体的反应，但是五感的功能已经开始形成。

清澈了，眼球的转动灵活了，哭泣时眼泪也多了，不仅能注视静止的物体，还能追随物体而转移视线，注意力集中的时间也逐渐延长。

正像孩子生来喜欢人类面孔的程度超过其他图案一样，相对于其他声音，婴儿也更喜欢人类的声音。他尤其喜欢母亲的声音，因为他将母亲的声音与温暖、食物和舒适联系在一起。一般来说婴儿比较喜欢高音调的妇女的声音。在一个月时，即使妈妈在其他房间，他也可以辨认出其声音，当妈妈跟他说话时，他会感到安全、舒适和愉快。

#### （3）婴儿的语言发展

在第2个月期间，你会听到孩子喜欢重复某些元音（啊、啊、哦、哦），尤其是你一直与他用清楚、简单的词汇和句子交

谈时。另外，孩子发起脾气来哭声也会比平时大得多。这些都是宝宝与父母沟通的一种方式，父母应对此做出相应的反应。

### （4）婴儿的运动能力

在这一个月，孩子身体的许多运动仍然是反射性的，例如，每次转头时采用的是防御体位（强直性颈反射），并且听到噪声或感到下落时，会伸开手臂（摩罗反射）。另外，宝宝俯卧在床上时，头部可以向上举数秒，面部与床呈45度角，双腿屈曲。直着抱时头已能短时竖起，头的转动更随意。仰卧时身体会呈半控制的随意运动。还会吮吸手指，用小脚踢东西。

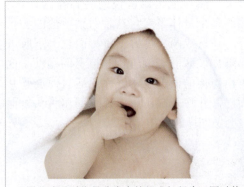
● 婴儿吮吸手指是非常自然的成长行为，同时能锻炼嘴和手指的肌肉。

### （5）婴儿情绪和早期社交发展

这个月内，孩子每天将花费更多的时间观察他周围的人并聆听他们的谈话。他明白他们会喂养他，使他高兴，给他安慰并让他舒服。当看到周围人笑时他会感到舒心，他似乎本能地知道他自己也会微笑，而他咧嘴笑或做鬼脸的动作和表情将变为真正地对愉快和友善的表达。

此时，婴儿开始会表现悲痛、激动、喜悦等情绪了，而且他可以通过吸吮使自己安静下来。在宝宝情绪很好时，可以对着他做出各种面部表情，使宝宝逐渐学会模仿面部动作或微笑。要有敏锐的感觉和对待宝宝最初的情绪体验，尽量细心和耐心地与宝宝打交道。

## ❸ 3个月宝宝的发育特点

### （1）身体外观和生长特点

3个月时孩子头上的囟门外观仍然开放而扁平，孩子看起来有点儿圆胖，但当他更加主动地使用手和脚时，肌肉就开始发育，脂肪将逐渐消失。满三个月时，身长较初生时增长约四分之一，体重已比初生时增加了1倍，男宝宝体重平均为6.0千克，身长平均61.1厘米，头围约41.0厘米；女宝宝体重平均为5.4千克，身长平均为59.5厘米，头围40.0厘米。

### （2）婴儿的视觉和听觉

此时孩子的视觉会出现戏剧性的变化，这时孩子的眼睛更加协调，两只眼睛可以同时运动并聚焦。且这么大的孩子就已经认识奶瓶了，一看到大人拿着它就知道要给自己喂奶或喂水了，会非常安静地等待着。

在宝宝卧床的上方距离眼睛20～30厘米处，挂上2～3个色彩鲜艳（最好是纯正的红、绿、蓝色）的玩具，如环、铃或球类。在婴儿面前触动或摇摆这些玩具，以引起他的兴趣。在婴儿集中注意力后，将玩具边摇边移动（水平方向180度，垂直方向90度），使婴儿的视线追随玩具移动的方向。

此时婴儿已具有一定的辨别方向的能力，头能顺着响声转动180度。无论宝宝躺着或被抱着，家长都应在孩子身旁的不

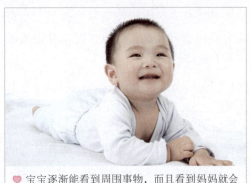
● 宝宝逐渐能看到周围事物，而且看到妈妈就会微笑。

同方向用说话声、玩具声逗他转头寻找声音来源。

### （3）婴儿的语言发展

这个时期，宝宝语言也有了一定的发展：逗他时会非常高兴并发出欢快的笑声；当看到妈妈时，脸上会露出甜美的微笑，嘴里还会不断地发出咿呀的学语声；能发的音增多，且能发出清晰的元音，如啊、噢、呜等，似乎在向妈妈说着知心话。这个时候和宝宝面对面时，要让他看着你的嘴形，重复发这些单音，让他模仿。

### （4）婴儿的运动能力

在这个月内，摩罗反射及踏步反射将逐渐消失，而且孩子曾有过的大部分反射都将在2~3个月达到高峰并开始消失。反射消失后，他可能暂时缺乏活动，但他的动作将更加细致，而且有目的，将稳定地朝成熟的方向发展。到这个月末时，他甚至可以用腿从前面向后面踢自己。会仔细看自己的小手，双手握在一起放在胸前玩。但这时他的手眼不协调，显得笨拙，常常够不到玩具。

手的动作发育也被称之为精细动作的发育。大约在此时随着握持反射的消失，孩子开始出现无意识的抓握动作，这就标志着手的动作开始发育了。

### （5）婴儿情绪和早期社交发展

到第3个月末时，孩子可能已经学会掌握用"微笑"与人交谈的方法，有时他会通过有目的的微笑与你进行"交流"，并且咯咯笑以引起你的注意。在其他时间，他会躺着等待，观察你的反应直到你开始微笑，然后他也以喜悦的笑容作为回应。他的整个身体将参与这种对话：他的手张开，一只或两只手臂上举，而且上下肢可以随你说话的音调进行有节奏的运动。他也模仿你的面部运动，你说话时他会张开嘴巴，并睁开眼睛；如果你伸出舌头，他也会做同样的动作。

## 1~3个月婴儿的饮食与喂养

1个月宝宝的发育特点及有关的知识已在第五章详述，此处不赘。本部分内容重点讲述1~3个月婴儿的饮食与喂养方面的知识和注意事项。

### ❶ 提高母乳质量的方法

母乳分泌的多少及质量的高低，与母亲自身的营养状况、精神状况以及生活起居有着密切的关系。

#### （1）妈妈自身怀有哺乳婴儿的强烈愿望

这是保证泌乳的重要内在动力。做妈妈的一定要有信心，相信自己能有足够的奶水哺育孩子，这是保证泌乳充分的前提。

#### （2）乳母要加强营养以保证乳汁的质量

产后母亲的膳食，既要补充母体因怀孕分娩消耗所造成的损失，又要保证乳汁量足够多，因此乳母的营养供给要高于一般人。乳母要吃高蛋白和富含维生素、矿物质的食物。同时，要注意补充水分，水分不足是乳汁分泌不足的原因之一。所以乳母要多喝水，多喝一些营养丰富容易发奶的汤类。乳母忌偏食或忌口，但要考虑到乳汁的质量和孩子的需求，少吃油腻、辛辣的食物。

#### （3）乳母心情舒畅、精神愉快，可使乳汁分泌充足

乳母若经常处于紧张、忧虑、烦躁的状态下，会使乳量减少甚至回奶，因此，

家庭气氛和睦，家庭成员体贴关心，会使乳母情绪稳定，保证乳汁的分泌。

### （4）乳母的生活要有规律

睡眠充足、注意休息，会使泌乳量增加；过于操劳会使乳汁分泌减少。因此乳母的工作、学习、休息、家务要安排适当，劳逸结合。

### （5）乳母要忌饮烟、酒、茶等刺激物

烟中的尼古丁能减少乳汁的分泌，酒中的酒精，茶中的咖啡因、茶碱等成分，可通过乳汁进入婴儿体内，造成婴儿兴奋不安。另外，乳母的内衣不宜过紧，以免压迫乳房，影响泌乳。乳母经常让婴儿吸吮乳头，也能刺激乳汁分泌。

## ❷ 混合喂养的方法

混合喂养是在确定母乳不足的情况下，以其他乳类或代乳品来补充喂养婴儿的方法。混合喂养虽然不如母乳喂养好，但在一定程度上能保证母亲的乳房按时受到婴儿吸吮的刺激，从而维持乳汁的正常分泌，使婴儿每天能吃到2～3次母乳，对婴儿的健康仍然有很多好处。

混合喂养每次补充其他乳类的数量应根据母乳缺少的程度来定。喂养方法有两种。一种是先喂母乳，接着补喂一定数量的牛奶或有机奶粉，这叫补授法，适用于6个月以前的婴儿。其特点是，婴儿先吸吮母乳，使母亲乳房按时受到刺激，保持乳汁的分泌。另一种是一次喂母乳，一次喂牛奶或奶粉，轮换间隔喂食，这种叫代授法，适合于6个月以后的婴儿。这种喂法容易使母乳减少，逐渐地用牛奶、奶粉、稀饭、烂面条代授，可培养孩子的咀嚼习惯，为以后断奶做好准备。混合喂养不论采取哪种方法，每天一定要让婴儿定时吸吮母乳，补授或代授的奶量及食物量要足，并且要注意卫生，注意食品安全，母乳以外的替代品的选择要慎重。

## ❸ 奶粉的选择方法

现在购买奶粉途径很多，如超市、商场，还有很多物流送货，都要留好发票、出库单等凭据，并要检查奶粉的生产日期、保质期等。在打开奶粉包装盖或剪开袋时，尽量在一个月内吃完，同时要观察奶粉的外观、性状、干湿、有无结块、杂质等，也要注意奶粉的溶解度、是否粘瓶等。

配方奶粉是以母乳为标准，对牛奶进行全面改造，使其最大限度地接近母乳，符合宝宝消化吸收和营养需要的奶粉，是供给婴儿生长与发育所需要之一种人工食品。被用来当作母乳的替作品，或是无法母乳哺育时使用。为婴儿选择合适的奶粉，需注意以下几点：

### （1）了解成分和奶源

配方奶粉中最重要的就是其中的组成成分，成分之间量的比例是多少等，都需要专家严格按照规定配制。所以选择奶粉的时候，最好选择专门配制婴儿奶粉的厂家。

### （2）生产日期和保质期

奶粉的包装上都会标注有制造日期和

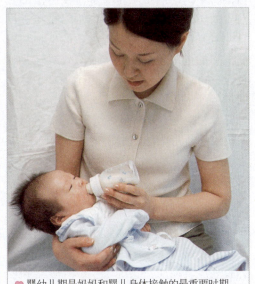

● 婴幼儿期是妈妈和婴儿身体接触的最重要时期。

保存期限，家长应仔细查看，避免购进过期变质的产品。

### （3）有无变质，冲调性

袋装奶粉的鉴别方法则是用手去捏，如手感凹凸不平，并有不规则大小块状物则该产品为变质产品；质量好的奶粉冲调性好，冲后无结块，液体呈乳白色，奶香味浓。而质量差或乳成分很低的奶粉冲调性差，即所谓的冲不开，品尝奶香味差甚至无奶的味道，或有香精调香的香味。淀粉含量较高的产品冲后呈糨糊状。

### （4）按宝宝的年龄选择

消费者在选择产品时要根据婴幼儿的年龄段来选择产品，0～6个月的婴儿可选用婴儿配方乳粉Ⅱ或1段婴儿配方奶粉。6～12个月的婴儿可选用婴儿配方乳粉Ⅰ或2段婴儿配方奶粉。12个月以上至36个月的幼儿可选用3段婴幼儿配方乳粉、助长奶粉等产品。如婴幼儿对动物蛋白有过敏反应，应选择全植物蛋白的婴幼儿配方奶粉。

### （5）越接近母乳成分的越好

母乳中的蛋白质有27%是α-乳清蛋白，而牛奶中的α-乳清蛋白仅占全部蛋白质的4%。α-乳清蛋白能提供最接近母乳的氨基酸组合，提高蛋白质的生物利用度，降低蛋白质总量，从而有效减轻肾脏负担。同时，α-乳清蛋白还含有调节睡眠的神经递质，有助于婴儿睡眠，促进大脑发育。选购配方奶时最好选α乳清蛋白含量较接近母乳的配方奶粉。

### （6）按宝宝的健康需要选择

早产儿消化系统的发育较顺产儿差，可选早产儿奶粉，待体重发育至正常（大于2500克）才可更换成婴儿配方奶粉；对缺乏乳糖酶的宝宝、患有慢性腹泻导致肠黏膜表层乳糖酶流失的宝宝、有哮喘和皮肤疾病的宝宝，可选择脱敏奶粉，又称为黄豆配方奶粉；患有急性或长期慢性腹泻或短肠症的宝宝，由于肠道黏膜受损，多种消化酶缺乏，可用水解蛋白配方奶粉；缺铁的孩子，可补充高铁奶粉。这些选择，最好在临床营养医生指导下进行。

## ❹ 喂奶粉时的卫生要求

### （1）总体卫生要求

母乳非常干净，而且婴儿在进食母乳时能吸收母乳内的抗体，因此能防止细菌感染。但是人工哺乳的婴儿抵抗疾病的能力较差，因此要经常把奶瓶和奶嘴消毒。喂奶粉时，要特别注意卫生，而且妈妈要清洁双手。不干净的棉毛巾容易传染病菌，因此洗手后最好使用卫生纸巾。

### （2）加强对奶瓶与奶嘴的清洗与消毒

为了喝奶粉的婴儿健康，必须掌握彻底地消毒喂乳工具的方法。清洗消毒方法比较烦琐，因此刚开始很难做好，但是很快就能熟悉。

**奶瓶与奶嘴的清洗方法**：喂奶粉后，在消毒之前，必须用凉水彻底地清洗奶瓶和奶嘴。因为奶瓶和奶嘴的奶粉残渣适合细菌的繁殖，而且妨碍消毒，因此容易导致细菌感染。

一般情况下，要用流动的凉水清洗奶嘴。而且为了彻底清除奶嘴上面的残渣，必须从奶嘴外侧开始清洗，然后用同样的方法再清洗奶瓶里面。如果用热水清洗，奶粉就会凝固在奶瓶表面，因此要用凉水清洗。

**奶瓶与奶嘴的消毒方法**：热汤消毒是传统的消毒方法。具体做法是：在锅内倒满水，然后烧开，最后放入奶瓶和奶嘴消毒几秒钟。现在也有很多家庭用这种方法消毒哺乳工具。

另外，还可以选用电磁波消毒器和电器消毒器。

具体操作方法是：把清洗好的奶瓶和

## 消毒奶瓶的方法

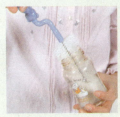
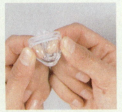

①为了彻底清除奶瓶内的残渣，必须用洗涤剂和刷子彻底地清洗每个部位。

②利用洗涤剂和小刷子擦拭奶嘴外侧，然后翻过来清洗内侧。最后用流动的水充分地冲洗奶瓶和奶嘴。此时，如果用凉水冲洗，就能彻底消除奶粉残渣和洗涤液成分。

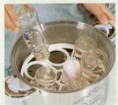
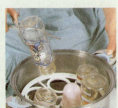

③在奶瓶消毒器内倒入凉水，然后把擦干净的奶瓶倒挂在消毒器上面，同时把奶嘴和瓶盖也放入消毒器内。

④用100℃以上的开水消毒5分钟左右，然后用消毒钳子拿出奶瓶和奶嘴。

## 冲奶粉的方法

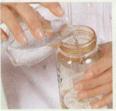
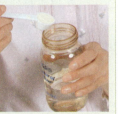

①在冲奶粉之前，应该准备好开水。把温度降低到50℃左右（滴在手背时会感觉到温热），然后按照奶瓶上面的刻度倒入一定量的开水。

②冲奶粉时，必须使用规定的勺子。用奶粉勺正确地控制奶粉量。

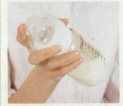

③安装奶嘴后盖上奶瓶盖，并上下充分地摇晃。牛奶很容易发霉，因此不能在常温下保存。一般应放在冰箱内保管，然后加热后食用。

奶嘴放入电磁波消毒器内，然后用电磁波消毒一段时间，就能结束消毒；如果是电气消毒器，放入需要消毒的哺乳工具后，只要插上电就能消毒，因此非常方便。

### ❺ 冲奶粉的注意事项

为宝宝冲奶粉，看似是很简单的事，实际上藏着大学问。不少新手爸妈，贪方便、图省事，会想出一些怪招出来，其实这对宝宝健康是很不好的。下面我们来看看一些冲奶粉的要领。

必须正确地控制奶粉量，而且要彻底地消毒奶瓶。使用浓缩奶粉或牛奶喂养婴儿时，每次必须保持相同的量，正确地控制奶粉量，因此要按照商品说明书的要求用开水冲奶粉，而且要彻底地消毒奶瓶，因为不管用什么方法冲奶粉，只要被极少数病毒感染，就容易导致婴儿患上严重的疾病。

其次，为了防止细菌繁殖，要采取瞬间冷却或加热的方法。如果多备几个奶瓶，就能节约时间。这样可以一次多准备几顿的牛奶，然后以快速冷冻的方法在冰箱内保存。如果临近哺乳时间，就用开水加热冷藏的牛奶。

此外，牛奶必须采取瞬间冷却或加热的方法。如果婴儿还小，就应该购买小奶瓶，然后放在阴凉的地方保存。

### ❻ 喂奶粉的注意事项

在给宝宝喂奶粉过程中，会有这样那样的问题。妈妈们一定要认清奶粉喂养的误区，不要让自己对宝宝的关爱变成对宝宝的伤害。

#### （1）看着婴儿喂奶

目前，世界上正广泛地进行关于婴儿出生瞬间和出生几小时内状态的研究。刚出生时，如果不隔离妈妈和婴儿，妈妈和婴儿之间会产生交流。婴儿会睁大眼睛看着妈妈，妈妈也会抱着婴儿亲切地看着婴儿。这种眼神的交流对于婴儿的成长非常重要。在喂奶粉的过程中，婴儿也会凝视妈妈的脸。此时婴儿还不能熟练地聚焦，但却能看到近处的妈妈。

妈妈拿起奶瓶向前稍微弯曲身体，然后默默地看着婴儿，妈妈和婴儿之间会形成无言的对话，因此能营造出跟喂母乳相同的气氛。

### （2）妈妈和婴儿对视的姿势最自然

喂奶粉的另一种姿势就是"母婴对视"。妈妈舒适地坐在床、沙发或椅子上面，然后使婴儿的头部朝向自己的膝盖，婴儿的腿部朝向妈妈的腹部。妈妈用一只手抬起婴儿的头部，然后用另一只手抓住奶瓶。

在这种姿势下，妈妈就能看着婴儿，因此形成便于交流的气氛。如果采取这种姿势，就能自然地注视对方的眼睛，但是不能任意地接触身体。

### （3）关注婴儿

在喂奶粉的过程中，大部分婴儿希望妈妈能全神贯注地看着自己。如果妈妈只关注电视节目，婴儿就会拒绝吃奶。这样，妈妈也逐渐明白只有关注婴儿，宝宝才会开心的道理。此外，有些妈妈在过于疲劳时，会用床沿支撑奶瓶，但是这种方法容易挤压婴儿的鼻子，因此导致窒息现象。不仅如此，还会失去和婴儿交流的宝贵机会。

### （4）不要让婴儿通过奶瓶吸入大量的空气

大部分妈妈会使用大口径玻璃奶瓶或塑料奶瓶给婴儿喂奶。这时，给宝宝喂奶粉时，应该检查奶瓶口是否充满空气。如果奶瓶口充满空气，婴儿就会通过奶瓶吸入大量的空气，因此容易导致腹痛症状。

### （5）多冲一点儿奶粉

每次冲奶粉时，应该比婴儿正常的摄取量多冲一点儿。如果间隔两小时或者更频繁地给婴儿喂奶，就说明婴儿没有吃饱，或者口渴了。

## ❼ 如何调节喂奶粉的时间

以前，很多人认为，如果根据婴儿需求喂奶粉，就容易形成无规则的喂养方式，使婴儿形成坏习惯。相反，如果按时喂奶粉，就容易让婴儿形成有规律的生活习惯，只要规定好喂奶粉的时间，然后就严格地按照时间喂奶。其实，这种认识是不正确的。正是由于过分地担心婴儿的将来，才导致这种错误的认识。

研究结果表明，喂奶粉的时间和婴儿的性格没有太大的关系，因此在哺乳初期，最好跟喂母乳的婴儿一样管理喂奶粉的婴儿。在形成一种习惯之前，应该适当地调节喂奶粉的时间，然后顺其自然遵守喂奶的时间。

## ❽ 如何调节喂奶粉的量

很多妈妈担心，喂奶粉会不会导致肥胖症。喂奶粉不一定都会导致肥胖症，但是如果宝玉摄取的量过多，就容易导致肥胖症。

很多妈妈不遵循奶粉公司对用量的规定，按照自己的想法任意喂奶，这样就会经常导致严重的后果。持续高温或宝宝发热的情况下，如果过多地喂奶粉，婴儿的肾脏就不能正常地排泄盐分，因此婴儿的体重会急剧增加。为了延长婴儿的睡眠时间，有些妈妈在奶粉里添加谷物粉，而这种方法却容易导致婴儿肥胖症。

所以喂奶粉时，必须控制好喂奶粉的时间间隔，以及每次喂奶粉的量。

## ❾ 注意奶嘴口的大小

喂牛奶时不能让婴儿过于疲劳，因此要倒立奶瓶，观察奶嘴是否滴出牛奶。在静静地倒立奶瓶时，最好每2~3秒滴下1滴牛奶。如果滴下的速度过快，就说明奶嘴孔过大。相反，如果牛奶滴下的速度过慢，就说明奶嘴孔过小或被堵塞了。如果普通食量的婴儿喝完一瓶牛奶需要20分钟以上,就说明奶嘴孔过小。

只有牛奶浓度和奶嘴孔的大小相匹配,才容易吸吮瓶里的奶。市面上销售的奶嘴不容易堵塞,但是奶嘴孔很小。如果购买的奶嘴孔过小,可在钢针的一端插木塞,然后抓住木塞烧红钢针的另一端,用烧红的钢针扩大奶嘴孔。

## ❿ 让婴儿打嗝的方法

喂奶后,必须让婴儿打嗝(理由详见第五章有关的内容),下面介绍3种打嗝的方法。

把婴儿放在妈妈的大腿上面,然后轻轻地拍打婴儿的后背。该方法比较适合新生儿。

抱起婴儿,使婴儿的头部位于妈妈的肩部上面,然后轻轻地拍打婴儿的后背。

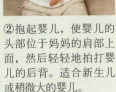

让婴儿打嗝的方法

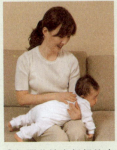

①把婴儿放在妈妈的大腿上面,然后轻轻地拍打婴儿的后背。该方法比较适合新生儿。

②抱起婴儿,使婴儿的头部位于妈妈的肩部上面,然后轻轻地拍打婴儿的后背。适合新生儿或稍微大的婴儿。

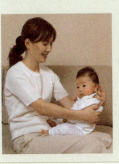

③把婴儿放在膝盖上面,然后用双手分别支撑婴儿的头部和后背,同时轻轻地拍打后背。婴儿能独自支撑头部时,可以使用该方法。

适合新生儿或稍微大一点儿的婴儿。

把婴儿放在膝盖上面,然后用双手分别支撑婴儿的头部和后背,同时轻轻地拍打后背。婴儿能独自支撑头部时,可以使用该方法。

## ⓫ 辅食的添加

菜水、果汁的添加:婴儿在满月之后,可以适量地添加一些菜水和果汁,以补充营养素的缺乏和满足宝宝生长发育的需要。这些不仅可以补充维生素及纤维素,还可以使大便变软,易于排出,而且果汁、菜汁好喝,宝宝比较容易接受。

妈妈要注意,在给宝宝喂养菜水和果汁的时候,不要使用带有橡皮奶头的奶瓶,应用小汤匙或小杯,以免造成乳头错觉,逐渐让宝宝适应用小勺喂养的习惯。一般一天喂2次,时间安排在两次喂奶之间,开始的时候可以用温开水稀释,第一天每次一汤匙,第二天每次2汤匙……直至第10天,即10汤匙。等宝宝习惯后就可以不用稀释。

需要注意的是,宝宝不愿意吃或吃了就吐时,就不要勉强喂。当宝宝出现腹泻的情况时要终止喂果汁。

**鱼肝油的添加**:母乳中所含的维生素D较少,不能满足婴儿的发育及需求。维生素D主要是依靠晒太阳获得的。其次,食物中也含有少量的维生素D,特别是浓缩的鱼肝油中含量较多。一旦孕妇在孕晚期没有补充维生素D及钙质,婴儿非常容易发生先天性佝偻病,因此在出生后2周就要开始给婴儿添加鱼肝油。添加时应从少量开始,观察大便性状,有无腹泻发生。

**果汁的制作**:在不同的季节内选用新鲜、成熟、多汁的水果,如柑橘、西瓜、梨等。制作果汁前爸爸妈妈要洗净自己的手,再将水果冲洗干净,去皮,把果肉切成小块状放入干净的碗中,用勺子背挤压果汁,或用消毒干净的纱布过滤果汁。还可以直接用果汁机来制作果汁，既方便又卫生，常适用于家庭。制作好果汁后，在其中加少量温开水，即可喂哺婴儿，不需加热，否则会破坏果汁中的维生素。

**菜水的制作：** 选用新鲜、深色菜的外部叶子，洗净、切碎，放入干净碗中，再放入盛一定量开水的锅内蒸开，取出后将菜汁滤出，制作的好菜汁中可加少许盐再喂给宝宝。

## ⑫ 水分的补充

宝宝的身体比大人更需要水分，除了日常从妈妈的奶水中获取水分，还需要额外补充水分。

对于小宝宝，尤其是新生儿来说，白开水是最好的补水选择。因为水是六大营养素之一，不仅能补充宝宝流失的水分，还有散热、调节水和电解质平衡等多种功效。并且白开水是完全安全的，不会产生任何负面影响，所以作为日常的液体补充是最好的。

3个月开始，为了让宝宝逐渐开始吃离乳食，可以开始让他喝一些稀释过的果汁。家里鲜榨的或是原味果汁都可以。在喂的量上一定要加以控制，否则就会影响正常的食欲。宝宝不会诉说口渴，因而我们得根据经验和宝宝的表现来加以判断。当宝宝不断用舌头舔嘴时，以及散步、入浴后，即应给宝宝喝水了。

## ⑬ 吸奶器的选择和使用

所谓吸奶器，指的是用于挤出积聚在乳腺里的母乳的工具。一般是适用于婴儿无法直接吮吸母乳，或是母亲的乳头发生问题，或者有些母亲尽管在坚持工作，但仍然希望以母乳喂养孩子这些情况发生时。吸奶器有电动型、手动型。另外，母乳可能从两侧的乳房同时流出，所以还备有两侧乳房同时使用，以及单侧分别使用两种类型。实际使用时，只要挑选适合自身情

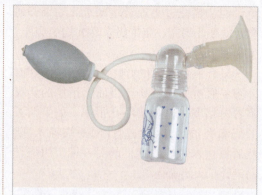

● 外出或乳房肿胀时，如果用工具挤奶，并用奶瓶保管，其他人也能间接地给宝宝喂母乳。如果使用活塞式挤奶器，就更容易挤奶，而且不需要奶瓶，能直接保存在冰箱内，只要安上奶嘴，就能直接给宝宝喂母乳。

况的产品就可以了。

### （1）挑选吸奶器的要点

具备适当的吸力。
使用时乳头没有疼痛感。
能够细微地调整吸饮的压力。

### （2）吸奶器的使用方法

在吸奶之前，用熏蒸过的毛巾使乳房温暖，并进行刺激乳晕的按摩，使乳腺充分扩张。

按照符合自身情况的吸力进行吸奶。
吸奶的时间应控制在20分钟以内。
在乳房和乳头有疼痛感的时候，请停止吸奶。

## ⑭ 妈妈上班时婴儿的喂养方法

一般来说，宝宝出生1～3个月后，妈妈就可以开始准备回去工作了。上班后，妈妈就不便按时给宝宝哺乳了，需要进行混合喂养。这个时期宝宝体内从母体中带来的一些免疫物质正在不断消耗、减少，若过早中断母乳喂养会导致抵抗力下降，消化功能紊乱，影响宝宝的生长发育。而且此时宝宝正需要添加辅食，如果喂养不当，很容易使宝宝的肠胃发生问题，导致宝宝消化不良、腹泻、呕吐等各种问题。

这个时候正确的喂养方法，一般是在两次母乳之间加喂一次牛奶或其他代乳品。最好的办法是，只要条件允许，妈妈在上班时仍按哺乳时间将乳汁挤出，或用吸奶器将乳汁吸空，以保证下次乳汁能充分地分泌。吸出的乳汁在可能的情况下，用消毒过的清洁奶瓶放置在冰箱里或阴凉处存放起来，回家后用温水煮热后仍可喂哺宝宝。

即使上班后，妈妈每天至少也应泌乳3次（包括喂奶和挤奶），因为如果一天只喂奶一两次，乳房得不到充分的刺激，母乳分泌量就会越来越少，不利于延长母乳喂养的时间。总之，要尽量减少牛奶或其他代乳品的喂养次数，尽最大努力坚持母乳喂养。

## 贴心护理你的宝贝

1~3个月的婴儿皮肤仍然非常娇嫩，体温调节功能虽比新生儿时期要完善一些，但调节功能仍较差。这时的婴儿还不能很好地将头竖起来，大小便的次数仍较多。这些特点决定了婴儿时刻需要家长的贴心护理。

### ❶ 适合婴儿的居室环境

1~3个月的宝宝身体器官发育不完善，适应外界环境的能力很差，但宝宝对外界的任何事物都感兴趣。如何根据这些特点布置好宝宝周围的环境呢？

首先，婴儿居室应该采光充足，通风良好，空气新鲜，环境安静，温度适宜。宝宝的居室要经常彻底清扫，床上用品也要经常洗换。

其次，1~3个月的宝宝喜欢看人，尤其喜欢看鲜艳的颜色。家长可在宝宝的小床周围放置一两件带有色彩的玩具，在墙上挂带有人脸或图案的彩色画片。玩具和图画要经常变换，以吸引宝宝的注视。

另外，为了促进宝宝听觉的发展，家长必须注意创造良好的环境。例如：创造一个时而十分安静、时而又有悦耳音乐的环境，让宝宝感到安全舒适；创造一个有语言的环境，为发展宝宝的语言能力打下基础。应当让宝宝习惯于听语言，将来逐渐学会分辨语言，说出语言；创造一个没有噪声的环境，这对宝宝神经系统的正常发育非常有好处。因为噪声会使宝宝感到惊恐不安，甚至损害宝宝的听力。

### ❷ 给婴儿洗脸和洗手

随着宝宝的生长，小手开始喜欢到处乱抓，加之宝宝新陈代谢旺盛，容易出汗，有时还把手放到嘴里，因此宝宝需要经常洗脸、洗手。

首先，给宝宝洗手时动作要轻柔。因为这时的宝宝皮下血管丰富，而且皮肤细嫩，所以妈妈在给宝宝洗脸、洗手时，动

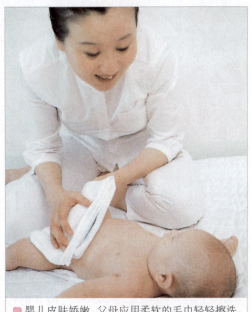

● 婴儿皮肤娇嫩，父母应用柔软的毛巾轻轻擦洗。

作一定要轻柔，否则容易使宝宝的皮肤受到损伤甚至发炎。

其次，要准备专用洁具。为宝宝洗脸、洗手，一定要准备专用的小毛巾，专用的脸盆在使用前一定要用开水烫一下。洗脸、洗手的水温度不要太热，只要和宝宝的体温相近就行了。

此外，要注意顺序和方法。给宝宝洗脸、洗手时，一般顺序是先洗脸，再洗手。妈妈或爸爸可用左臂把宝宝抱在怀里，或直接让宝宝平卧在床上，右手用洗脸毛巾蘸水轻轻擦洗，也可两人协助，一个人抱住宝宝，另一个人给宝宝洗。洗脸时注意不要把水弄到宝宝的耳朵里，洗完后要用洗脸毛巾轻轻蘸去宝宝脸上的水，不能用力擦。由于宝宝喜欢握紧拳头，因此洗手时妈妈或爸爸要先把宝宝的手轻轻扒开，手心手背都要洗到，洗干净后再用毛巾擦干。一般来讲，此期间的宝宝洗脸不要用肥皂，洗手时可以适当用一些婴儿香皂。洗脸毛巾最好放到太阳下晒干，可以借太阳光来消毒。

## ❸ 给婴儿洗头和理发

给宝宝洗头一般每天一次，在洗澡前进行。可根据季节适当调整，如在炎热的夏天，宝宝出汗多，可在每次洗澡时都洗一下头，但不用每次都用洗发水，只用清水淋洗一下就可以了。在寒冷的冬季可2～3天洗一次。宝宝洗头宜选用婴儿专用洗发水或婴儿专用肥皂。

洗头时，父母可把婴儿挟在腋下，用手托着婴儿的头部，然后用另外一只手为婴儿轻轻洗头。注意不要让水流到婴儿的眼睛及耳朵里面。洗完之后赶紧用干的软毛巾擦干头上的水分。

给宝宝理发可不是一件容易的事，因为宝宝的颅骨较软，头皮柔嫩，理发时宝宝也不懂得配合，稍有不慎就可能弄伤宝宝的头皮。由于宝宝对细菌或病毒的感染抵抗力低，头皮的自卫能力不强，所以宝宝的头皮受伤之后，常会导致头皮发炎或形成毛囊炎，甚至影响头发的生长。

宝宝第一次理发，理发师的理发技艺和理发工具尤为重要。妈妈们一定要注意选择理发师，应了解理发师是否有经验，是否通过健康检查，是否受过婴儿理发、医疗双重培训，是否使用婴儿专用理发工具并在理发前已进行严格消毒。

## ❹ 坚持每天给宝宝洗澡

洗澡对宝宝来说好处很多，不仅可以清洁皮肤，促进全身血液循环，保证皮肤健康，提高宝宝对环境的适应能力，还可以全面检查宝宝皮肤有无异常，同时能按摩和活动全身。

这个阶段的宝宝，可以把他完全放在浴盆中洗澡了，但要注意水的深度和温度，洗澡以清水最好。此外，即使是宝宝专用的沐浴产品也不是绝对安全、无刺激的，故用量宜少不宜多，也不能直接涂在宝宝身上或小毛巾上，正确的做法是直接滴入备好的清水中，稀释了再用。

洗澡时间不宜过长，一般在10分钟左右。时间长了，宝宝会因体力消耗过多而感到疲倦。如果冬天洗澡的时间较长，要

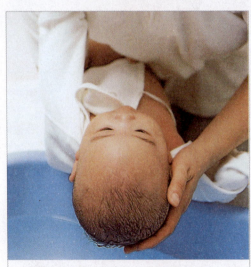

● 很多宝宝不喜欢洗头发，妈妈要善于引导，分散孩子的注意力。

不间断地加热水以保持水温,以免宝宝着凉。洗完后用干浴巾包好宝宝上身,将他抱出澡盆,让浴巾吸干体表水分。切记不要用浴巾用力擦搓宝宝的皮肤。洗完10分钟后,给宝宝喂一些温水或奶,以补充丢失的水分。

### ❺ 婴儿流口水的处理方法

流口水,在婴儿时期较为常见。其中,有些是生理性的,有些则是病理性的,应加以区别,采取不同的措施,做好家庭护理。

**生理性流口水**:三四个月的婴儿唾液腺发育逐渐成熟,唾液分泌量增加,但此时孩子吞咽功能尚不健全,口腔较浅,闭唇与吞咽动作尚不协调,所以会经常流口水。而孩子长到六七个月时,正在萌出的牙齿会刺激口腔内神经,加上唾液腺已发育成熟,唾液大量分泌,流口水的现象将更为明显。不过,生理性的流口水现象会随着孩子的生长发育自然消失。

**病理性流口水**:当孩子患某些口腔疾病如口腔炎、舌头溃疡和咽炎时,口腔及咽部会十分疼痛,甚至连咽口水也难以忍受,唾液因不能正常下咽而不断外流。这时,流出的口水常为黄色或粉红色,有臭味。家长发现这情况后,应带孩子去医院检查和治疗。

### ❻ 防止婴儿睡偏头

婴儿出生后,头颅都是正常对称的,但由于婴儿的骨质很软,骨骼发育又快,受到外力时容易变形。如果长时间朝同一个方向睡,受压一侧的枕骨就会变得扁平,出现头颅不对称的现象,最终导致头形不正而影响美观。

随着月龄的增长,婴儿的头部逐渐增大,而且头盖骨也愈来愈坚硬。在这个时期将决定婴儿的头部形状,因此要特别注意。

为了防止宝宝睡偏头,妈妈要尽可能地哄着他,使他能够适应朝着相反的方向

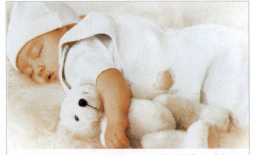

● 婴儿的头骨又软又嫩,要想得到漂亮的头部形状,最好经常改变睡眠时头部方向。

睡,也可以使相反一侧的光线亮一些,或者放一些小玩具,这样时间长了,宝宝就会习惯于朝着任何一个方向睡觉了。另外,宝宝睡觉习惯于面向妈妈,喂奶时也要把头转向妈妈一侧,因此,妈妈应该经常和宝宝调换位置,这样,宝宝就不会总是把头转向固定的一侧了。

### ❼ 不宜让婴儿含乳头睡觉

有些年轻妈妈为了哄婴儿睡觉,常常把乳头放在婴儿嘴里,让婴儿边吃奶边睡觉,结果,往往婴儿睡着了,嘴里还含着乳头,这种做法是不适当的。

因为婴儿鼻腔狭窄,睡觉时常常口鼻同时呼吸,含乳头睡觉则有碍口腔呼吸,而且这种不良习惯还可能影响孩子牙床的正常发育以及口腔的清洁卫生。另外,如果母亲白天劳累,晚上睡得很熟,不自觉地翻身可能会压迫到睡在身旁含着奶头的婴儿,而婴儿本身又无反抗、自卫的能力,易造成窒息而死亡。

经常让婴儿含着乳头睡觉,还容易使母亲的乳头开裂,并且容易养成婴儿离开乳头就睡不着觉的坏习惯。因此,不要让婴儿含着乳头睡觉。

### ❽ 应对婴儿夜醒、夜哭的办法

有些宝宝在夜间会醒来多次,醒来后还啼哭不止,或者每次醒来必须吃奶,弄得妈妈和宝宝都睡不好,这些习惯都是平

时惯出来的，家长可以尝试以下几种办法去慢慢调整宝宝的生活习惯。

督促宝宝有规律地睡眠。大多数宝宝睡不好都是因为习惯不好，没有形成生物钟，就不会形成有规律的睡眠习惯。结果导致他们的醒和睡是不分白天和黑夜的。

养成良好的午睡习惯。宝宝是否午睡与晚上的睡眠质量有很大关系。不但夜间睡眠影响着午睡，同样，午睡时间过长或者睡得过晚也都不利于晚上顺利入睡。

宝宝夜哭时妈妈不要立刻抱起或者喂奶，可以用其他办法拖延一段时间，让宝宝安静下来，这样可以减少喂奶的次数。在白天应该让宝宝吃饱、玩好。另外，对于吃配方奶粉的宝宝，可以用加水稀释的办法慢慢戒掉宝宝夜间吃奶的习惯。

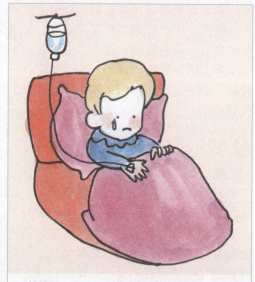
● 输液时，家长不能任意调整输液速度，要随时观察宝宝的状态。

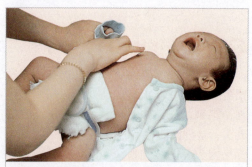
● 当婴儿哭闹时，可以用换尿布、改变姿势等方法稳定婴儿的情绪。

## ❾ 婴儿输液时的护理要领

输液时婴儿应保持头高足低的姿势，这样有助于输液的顺利进行。

开始输液时孩子往往哭闹不停，这时妈妈应注意不要让孩子乱动，以防止针头脱落或针头移到血管外，将液体漏入皮下。

输液中液体如不滴，应注意输液器下端管内是否有回血，如果有，可能为压力低，应提高吊瓶的高度；也可调节输液夹而增加滴速；再不滴时请护士处理。

观察输液的速度，一般每分钟不超过20滴，肺炎、心脏衰竭、营养不良患者以每分钟8～10滴为宜。

输液中应观察是否有输液反应。在输液过程中，如出现发抖、怕冷、面色苍白、四肢发凉、皮肤有花纹，继之发热症状，应即刻报告医护人员，进行及时处理。

输液完毕，不管针眼处有无血肿，都不要用手去揉，应用无菌棉球或棉签按压几分钟，以免针眼处出血。

## ❿ 婴儿睡觉时不宜戴手套

宝宝出生后指甲也开始慢慢生长，但是宝宝很容易把自己的脸抓伤，有些妈妈就给宝宝戴上手套，戴手套看上去好像可以保护新生婴儿的皮肤，但从婴儿发育的角度看，这种做法直接束缚了孩子的双手，使手指活动受到限制，不利于触觉发育。

毛巾手套或用其他棉织品做的手套，如里面的线头脱落，很容易缠住孩子的手指，影响手指局部的血液循环，如果发现不及时，有可能引起新生儿手指坏死而造成严重后果。

## ⓫ 不宜经常触碰婴儿的脸颊

看到婴儿粉嫩光滑的脸蛋，谁都忍不住想亲一亲、摸一摸，殊不知这样会刺激孩子尚未发育成熟的腮腺神经，导致其不停地流口水（不同于长牙时的流口水）。如果擦洗、清洁不及时，口水流过的地方还会起湿疹，会令宝宝很难受。因此父母应从自己做起，避免频繁触碰孩子的脸颊。可用轻点孩子额头、下颌的方式来表达你的喜爱之情。

## ⓬ 认识婴儿的大便

通过婴儿的大便能判断哺乳的方式是否正确。妈妈要多多关注宝宝的大便情况。

**喂母乳的婴儿和喂奶粉的婴儿不同：**喂母乳时，婴儿的大便会有特殊的颜色，而且带有独特的香味。另外，几乎没有任何变化。但是喂奶粉的婴儿的大便呈淡淡的草绿色而且比较干燥，气味不同。

**如果大便较硬，最好喂水或果汁：**喂奶粉的婴儿大便比较硬，而且经常出现排便困难等症状。天气暖和时，如果大便较硬，最好给宝宝喂一些凉开水或淡淡的果汁。

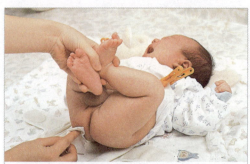
● 通过婴儿的大便能判断哺乳的方式是否正确。如果大便坚硬，最好喂凉开水。

## ⓭ 婴儿晒太阳应注意的事项

孩子满月以后，即可常抱出户外晒太阳。时间以上午9~10点为宜，此时阳光中的红外线强，紫外线偏弱，可以促进新陈代谢；下午4~5点时紫外线中的X光束成分多，可以促进肠道对钙、磷的吸收，增强体质，促进骨骼正常钙化。

**晒太阳时，应尽量暴露皮肤，**让宝宝躺在床垫上，先晒背部，再晒两侧，最后晒胸部及腹部。开始时，每侧晒1分钟，以后逐渐延长。不要隔着玻璃晒太阳。有的妈妈怕宝宝受风，常隔着玻璃让宝宝晒太阳，岂不知玻璃可将阳光中50%~70%的紫外线给阻拦在外，故而降低了日光浴的功效。如要避风，可选择背风地带。

**正常的日光浴时间以1~2小时为宜。**或每次15~30分钟，每天数次。如发现宝宝皮肤变红，出汗过多，脉搏加速，应立即停止。

## ⓮ 婴儿玩具应经常消毒

婴儿往往有啃咬玩具的习惯，所以应该经常给玩具消毒，特别是那些塑料玩具，更应天天消毒，否则可引起婴儿消化道疾病。

对不同的玩具应有不同的消毒方法。

塑料玩具可用肥皂水、漂白粉、消毒片稀释后浸泡，半小时后用清水冲洗干净，再用清洁的布擦干净或晾干。

布制的玩具可用肥皂水刷洗，再用清水冲洗，然后放在太阳光下暴晒。

耐湿、耐热、不褪色的木制玩具，可用肥皂水浸泡后用清水冲后晒干。

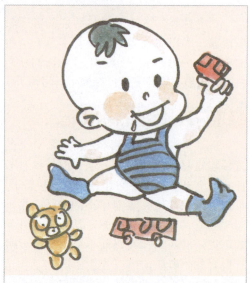
● 婴儿只要抓住物体，就会送到嘴里，因此消毒很重要。

铁制玩具在阳光下暴晒6小时可达到杀菌效果。

由于婴儿爱将玩具放在口中，加之婴儿抵抗力低下，所以不要给婴儿玩一些不易消毒的或带有绒毛的玩具。

### ⑮ 携婴儿旅行的注意事项

跟喂母乳的妈妈相比，喂奶粉的妈妈需要准备更多的物品。尤其是独自带婴儿旅行时，需要准备的物品特别多，因此极其烦琐。

在喂奶粉的情况下，如果只关心婴儿的奶粉，就很难开心地旅行，但是只要制定好计划，尽量减少不必要的行李，只准备不可缺少的用品，就能达到开心旅行的目的。不要因为准备过程烦琐就放弃旅行，只要制订好旅行计划，就能顺利地去旅行。而且旅行一两次后，就能熟悉跟婴儿一起去旅行的注意事项。

需要提醒大家注意的是，到高气温地区或饮用水不清洁的地区旅行时，特别要

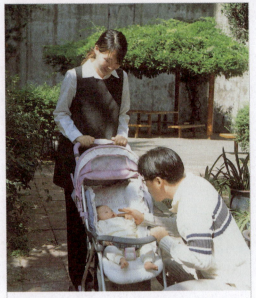

● 在旅行过程中，为了让婴儿很好地适应陌生的环境，必须更加细心地看护。

注意卫生。旅行地的病毒不一定比居住地的病毒强烈，但是在旅行中，婴儿的抵抗力会有所下降，因此容易被细菌感染，因此不要忘记带杀菌工具。

## 培养宝宝良好的行为习惯

一个良好的生活习惯能给你的宝宝带来健康，为以后宝宝的成长打下基础。打宝宝降生的第一天开始，年轻家长们就应该有意识地去培养宝宝良好的生活习惯。

### ❶ 培养良好的饮食习惯

1~3个月的宝宝，还不能靠自己的力量建立起良好的饮食习惯。但是饮食教育从宝宝出生的那一刻起，就应该开始了。爸爸妈妈们应该在宝宝还小的时候，帮助宝宝建立科学的饮食习惯。从2个月开始就可以定时喂奶，喂奶前半个小时不要喂其他食物。喂奶前可以先用语言和动作逗婴儿，以引起他进食的兴趣，但不能强迫宝宝进食。

### ❷ 培养宝宝的排便习惯

在满月后就可以为宝宝把大小便了。首先要摸清婴儿每天排大便的时间、排便前的异常表现，再选择合适的把便时间，如早晨起床后、晚上入睡前，或吃饭前，有意识地加以训练，使其每天能定时排便。

一般从2个月开始定时进行排便的训练，通常婴儿吃完奶或喝完水约10分钟就可以把一次尿，以后每隔1~1.5个小时再把次尿。每次把尿的时间不宜太久，否则婴儿会不舒服，甚至产生反感情绪。

3个月以上的婴儿要大便时有明显的"征兆"，如发呆、扭腰、小脸憋得红红的等，这时应赶快把大小便。首先要放好便盆，把宝宝抱成排便的姿势，并用"嘘嘘"声

诱导宝宝排小便，用"嗯嗯"声排大便。

经过一段时间训练后，婴儿就会慢慢适应，并能逐渐形成按时排尿排便的习惯。另外，为避免尿床，夜间应该至少把1～2次，把尿的时间应相对固定，形成规律。

### ❸ 培养良好的睡眠习惯

3个月孩子的睡眠和一两个月时吃饱了就睡的状态相比，醒的时间明显延长了。这时，培养良好的睡眠习惯十分必要。

首先，要给孩子创造一个良好的睡眠环境，应保证空气流通，温度适宜。其次要保证孩子定时作息。睡前可有一些准备程序。睡前一个多小时应喂饱孩子，喂奶后过半个多小时给孩子洗澡、换睡衣。孩子的睡眠姿势不必强求一致，应以他感到舒适为宜。另外，有的孩子夜间不好好睡觉是因为白天活动太少了，增加孩子白天户外活动的时间和被动操的运动量往往可见成效。

## 能力训练，让宝宝更聪明

在这个时期，婴儿的手脚活动更加自由，而且脸部表情也比较丰富。另外，发出"呜呜""咿呀"声音的次数也逐渐增多。家长应注意观察婴儿的情绪，而且不停地跟婴儿对话，或者利用玩具做各种游戏。

### ❶ 婴儿运动能力训练

初生至3个月是宝宝从对世界一无所知到感知世界、从缺乏运动能力到初步尝试控制四肢的起始阶段。适度进行运动训练，能帮助他们增强体质、发展心智。

**抬头**：婴儿2个月时，可以在俯卧位抬头呈45度，到3个月时能用双手支撑着挺起头和胸部，上举到90度。抬头训练可以锻炼颈肌、背肌和胸肌的发育。训练宝宝做抬头动作时，拿一个他喜欢的玩具在宝宝面前晃动，当他注意到玩具时，再将玩具慢慢抬高，促使婴儿抬起头。

**转头**：妈妈应学会把孩子面朝前，背靠自己胸腹抱孩子的姿势。宝宝头颈部由于靠在妈妈身上，比较容易竖起头。此时爸爸可在婴儿左右，用玩具逗引他，婴儿会随着玩具出现的方向左右转头寻找。这种抱姿为宝宝直视周围环境提供了更多的机会。每次可练习5分钟左右。

当宝宝俯卧位练习抬头的同时，匍匐反射依然存在，双下肢仍然会交替做蹬的姿势。这时成人要用手顶住宝宝的足底，给他一点儿蹬的力量。这样做有利于促进身体各部分动作协调，促进小儿大脑感觉统合正常发展。

### ❷ 婴儿视觉刺激训练

一个多月孩子对鲜艳的色彩已有较强的"视觉捕捉力"了，这时可在婴儿的摇篮上悬挂可移动的鲜红色或鲜黄色的玩具，妈妈隔一定时间去摇动一下纸花和气球，以刺激孩子的注意力和兴趣。这时候应注意悬挂的物体不要长时间地固定在一个地方，以防婴儿发生对视或斜视。

大人也可将婴儿竖抱起，在房间布置比较鲜艳的大图片及脸谱，边让婴儿看边与其说话，以训练婴儿的视觉感知能力。

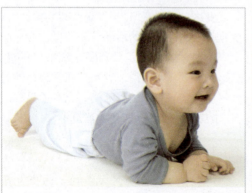

● 如果婴儿能控制颈部，在俯卧状态下，就能做出爬行动作。

### ③ 婴儿触觉能力训练

触觉是宝宝最早发展的能力之一，丰富的触觉刺激对智力与情绪发展都有着重要影响。爸爸妈妈应该多与宝宝接触，这样不但能增进亲子关系，更能为宝宝未来的成长和学习打下坚实的基础。

宝宝最喜欢紧贴父母的身体，享受父母的拥抱，轻轻依偎着会给宝宝带来幸福感和安全感，能让哭闹的宝宝逐渐安静下来。让宝宝停止啼哭的最好办法就是，妈妈温暖的手轻轻抚摸他的面部、腹部或背部。即使孩子不哭闹，父母也应学会用温柔的抚摸来表达自己对宝宝的爱护和关怀，坚持给宝宝作抚触训练有利于宝宝的身心健康。

另外，还可以用不同材质的毛巾给宝宝洗澡，让宝宝接触多种材质的衣服、布料、寝具等，也可以给宝宝不同材质的玩具玩。还有就是，在大自然里能得到许多不同的触觉刺激，那是一般家庭环境所缺乏的，如草地、沙地、植物等。父母不妨多找机会带宝宝外出，让其充分接触大自然，这对触觉发展大有帮助。

### ④ 婴儿听觉刺激训练

胎儿在后期时听觉已经有所发展，新生儿刚出生时就可以听到声音，但不懂得辨别声音，而3个月的宝宝经常会发出笑声或喃喃自语，会将头转向声音来源，这都是听觉发展的表现。由于婴儿听力的发展存在个体差异，所以父母可以对婴儿进行一定的刺激锻炼。

给婴儿喂奶时，可以播放优美悦耳的轻音乐，使孩子产生最初的乐感和节奏感。妈妈可以每天给婴儿哼唱摇篮曲，或是反复播放一段优美的乐曲，声音不要太大，这样不仅有利于婴儿入眠，而且能够使婴儿的听觉得到训练。孩子醒着时，父母可用较缓慢的速度、柔和的声调讲话给孩子听，内容要丰富，比如说："你睡好了吗？饿不饿？想不想吃奶？"通过这种亲子间的情感和语言交流，让婴儿感受到父母之爱，同时使其听力得到启蒙训练。亲子间的交流和笑声，还能让婴儿很快地识别爸爸和妈妈的声音。

### ⑤ 婴儿语言刺激练习

出生1~2个月，婴儿的反应并不明显，但是只要积极地跟婴儿说话，并仔细观察，就发现婴儿在聆听妈妈的话。如果不是因为肚子饿或弄湿尿布哭闹，就可以利用跟婴儿说话的方式让婴儿平静下来。另外，最好看着婴儿，同时抓住他的双手亲切地说话。在这种情况下，婴儿会伸直腿部，或者抬起头部，努力做出相应的反应。

出生2~3个月后，大部分婴儿能发出"咿呀"声音，其实在这之前，婴儿就能用语言表达自己的意愿。当妈妈跟婴儿说话时，婴儿就能通过手脚的活动、表情做出相应的反应。很多人认为，只有婴儿说出"爸爸，妈妈"才算开始说话，但是婴儿学说话的过程并不是瞬间完行的。其实，只有通过跟周围人的反复"对话"，婴儿才能逐渐掌握语言。

### ⑥ 婴儿按摩操的操作方法

可以给1~3个月大的孩子做点儿按摩，下面是婴儿按摩操的操作方法。

**第一节**：孩子仰卧，双臂放于体侧，操

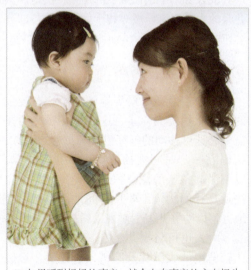

● 如果听到妈妈的声音，就会向有声音的方向扭头。

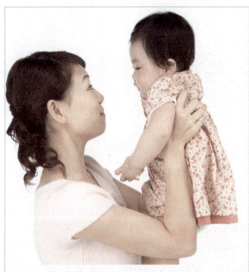

● 如果经常亲切地跟婴儿说话，或者表达妈妈的感情，就有助于婴儿的大脑发育。

作者用手指从肩到手按摩孩子胳膊4～6次。

**第二节**：孩子仰卧，双臂放于体侧，操作者用手掌心顺时针方向按摩孩子腹部6～8次，然后再用双手掌面从孩子腹部中心向两肋腰间方向抚摩6～8次。

**第三节**：孩子仰卧，操作者用一只手轻轻握住孩子的脚，用另一只手从内向外、从上向下，轻轻按摩孩子的腿部，然后握另一只脚。最后，轻轻地揉一揉孩子的腿部肌肉。

**第四节**：孩子俯卧。操作者用手顺着孩子脊椎骨从头部往臀部按摩，然后再从下往上按摩。

**第五节**：孩子仰卧，操作者用两手示指托住孩子踝部，用两拇指按摩其脚背、脚踝周围。

## ❼ 婴儿社交发展训练

**认妈妈**：父母要多与宝宝玩耍、交流，逐渐地让宝宝学会认人。通过练习，宝宝会认出你是生人还是熟人，对爸爸妈妈也会做出不同的反应。通常宝宝见到妈妈时会表现出对特别的偏爱，如发出声音，或高兴得手舞足蹈。

**认识多彩的世界**：让宝宝多看、多听、多摸、多玩，帮助宝宝认识多彩的世界。

如尽量让宝宝多接触各种不同质地的东西，居室的墙壁应当有色彩鲜艳的图案，还可以给宝宝一些五颜六色的图画卡片观看，以丰富宝宝的视觉经验。

**逗引宝宝发笑**：在宝宝情绪好的时候抱着他，在他面前做出各种表情，如张口、吐舌等，或拿一些带响声的、鲜艳的玩具逗他玩，宝宝会报以愉快的应答微笑。

## ❽ 婴儿的户外活动

新鲜空气中的氧气多，可以提高呼吸功能和抗病能力，经常进行户外活动，可增加宝宝对冷空气的适应能力，提高机体免疫力，减少呼吸系统疾病的发生。根据宝宝的具体情况，可从出生后1～2个月开始，在温暖的季节，室外温度在20度以上，风和日丽的天气情况下，抱宝宝到人少、空气新鲜的地方。夏天宝宝只穿背心即可，每日3～4次，每次20～30分钟。

冬天可先在室内开窗，然后在保暖的情况下带宝宝到户外，户外活动时仅露出孩子的小脸和小手，将孩子抱到背风向阳处接受日晒2～5分钟，每日1～2次。

另外，如果婴儿的情绪低落，或者出现发热等感冒症状，就应该避免户外活动。如果连续打喷嚏，或者哭闹，就应该停止户外活动。

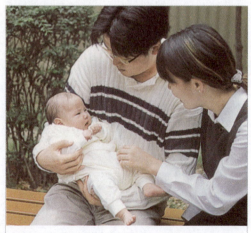

● 在不刮风、阳光明媚的时候，带婴儿到公园或小区大院慢慢地散步。

# 4~6个月婴儿，乳牙萌出会翻身

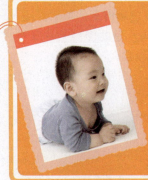

◎在身体发育上，这个阶段是宝宝从只喝母乳到开始添加辅食的时期；在智力发育上，宝宝的感知能力逐渐增强，对外界的反应更加灵敏。这时父母应在宝宝前阶段发展的基础上，继续刺激宝宝的感知，让宝宝用他自己的感官来接触和认识这个世界吧。

## 4~6个月婴儿的生长发育特点

4~6个月的宝宝生长速度很快，仅次于最初的三个月，仍需要大量的热能和营养素。宝宝的生长发育受到许多因素的影响，包括遗传、环境、营养、疾病等，因此每个宝宝都有自己的生长规律，以下标准值仅作为一般规律的参考。

### ❶ 4个月宝宝的发育特点

这个时期宝宝的增长速度开始稍缓于前3个月。

#### （1）身体外观和生长特点

孩子到第4个月末时，后囟门将闭合；头看起来仍然较大，这是因为头部的生长速度比身体其他部位快，这十分正常；他的身体发育很快可以赶上。这个时期宝宝的增长速度开始稍缓于前3个月。

到满四个月时：男婴体重平均6.7千克，身长平均63.7厘米，头围约42.1厘米；女婴体重平均6.0千克，身长平均62.0厘米，头围约41.2厘米。

#### （2）婴儿的视觉

此时宝宝已经能够跟踪在他面前半周视野内运动的任何物体；同时眼睛的协调能力也可以使他在跟踪靠近和远离他的物体时视野加深。视线变灵活，能从一个物体转移到另外一个物体；头眼协调能力好，两眼随移动的物体从一侧到另一侧，移动180度，能追视物体，如小球从手中滑落掉在地上，他会用眼睛去寻找。

#### （3）婴儿的听觉和语言发展

这个时期的孩子在语言发育和感情交流上进步较快。高兴时，会大声笑，笑声清脆悦耳。当有人与他讲话时，他会发出咯咯咕咕的声音，好像在跟你对话。对自己的声音感兴趣，可发出一些单音节，而且不停地重复。能发出高声调的喊叫或发出好听的声音。咿呀作语的声调变长。

#### （4）婴儿的运动能力

这个月，宝宝可以用肘部支撑抬起头

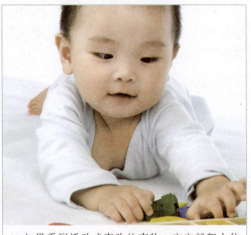

● 如果看到活动或喜欢的事物，宝宝就努力伸手去抓。

部和胸部，根据自己的意愿向四周观看。

你会察觉到孩子会自主地屈曲和伸直腿，随后他会尝试弯曲自己的膝盖，并发现自己可以跳。竖抱时头稳定；扶着腋下可以站片刻；在爸爸妈妈的帮助下，宝宝会从平躺的姿势转为趴的姿势。

能将自己的衣服、小被子抓住不放；会摇动并注视手中的拨浪鼓；手眼协调动作开始出现；平躺时，抬头会看到自己的小脚。

趴着时，会伸直腿并可轻轻抬起屁股，但还不能独立坐稳。对小床周围的物品均感兴趣，都要抓一抓、碰一碰。

### （5）婴儿情绪和早期社交发展

孩子不会对每个人都非常友好，他最喜欢父母，到第四个月时则会喜欢其他小朋友。如果他有哥哥姐姐，当他们与他说话时，你会看到他非常高兴。听到街上或电视中有儿童的声音会扭头寻找。随着孩子长大，他对儿童的喜欢度也会增加。相比之下，对陌生人他只会好奇地看一眼或微笑一下。

他可能已经学会用手舞足蹈和其他的动作表示愉快的心情；开始出现恐惧或不愉快的情绪。会躺在床上自己咿咿呀呀地玩儿。有时候宝宝的动作会突然停下来了，眼珠也不再四处乱看，而是只盯着一个地方，过了一会儿又恢复了正常。

抱着宝贝坐在镜子对面，让宝贝面向镜子，然后轻敲玻璃，吸引宝贝注意镜子中自己的影像，他能明确地注视自己的身影，对着镜中的自己微笑并与他"说话"。

## ❷ 5个月宝宝的发育特点

每个宝宝都有自己的生长规律，以下标准值仅作为一般规律的参考。

### （1）身体外观和生长特点

这段时期的婴儿，眉眼等五官也"长开了"，脸色红润而光滑，变得更可爱了。此时的宝宝已逐渐成熟起来，显露出活泼、可爱的体态，身长、体重增长速度较前减慢。

满五个月的时候：男婴体重平均7.3千克，身长平均65.9厘米，头围约43.0厘米。女婴体重平均6.7千克，身长平均64.1厘米，头围约42.1厘米。

### （2）婴儿的视觉

婴儿五个月时才能辨别红色、蓝色和黄色之间的差异。如果孩子喜欢红色或蓝色，不要感到吃惊，这些颜色似乎是这个年龄段孩子最喜欢的颜色。

这时，孩子的视力范围可以达到几米远，而且将继续扩展。他的眼球能上下左右移动，注意一些小东西，如桌上的小点心；当他看见母亲时，眼睛会紧跟着母亲的身影移动。

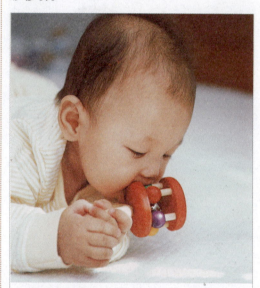

● 如果能用玩具适当地刺激婴儿，将有助于他的成长发育。

### （3）婴儿的听觉和语言发展

当宝宝啼哭的时候，如果放一段音乐，正哭的宝宝会停止啼哭，扭头寻找发出音乐的地方，并集中注意力倾听。听到柔和动听的曲子时，宝宝会发出咯咯的笑声。看熟悉的人或物时会主动发音；听到叫自己的名字会注视并微笑；开始发 g、h、l

等音。这时候的宝宝，学会的语音越来越丰富，还试图通过吹气、咿咿呀呀、尖叫、笑等方式来"说话"。

### （4）婴儿的运动能力

现在婴儿将接受一个重大的挑战——坐起。随着他背部和颈部肌肉力量的逐渐增强，以及头、颈和躯干的平衡发育，他将开始迈出"坐起"这一小步。

首先他要学习在俯卧时抬起头并保持姿势，你可以让他趴着，胳膊朝前放，然后在他前方放置一个铃铛或者醒目的玩具吸引他的注意力，诱导他保持头部向上并看着你。趴在床上可用双手撑起全身，扶成坐的姿势，能够独自坐一会儿，但有时两手还需要在前方支撑着。

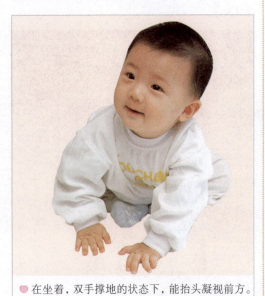
● 在坐着，双手撑地的状态下，能抬头凝视前方。

### （5）婴儿情绪和早期社交发展

5个月大的宝宝听到母亲或熟悉的人说话的声音就高兴，不仅仅是微笑，有时还会大声笑。此时的宝宝是一个快乐的、令人喜爱的小人儿。微笑现在已经随时在其脸上可见了，而且，除非宝宝生病或不舒服，否则，每天长时间展现的愉悦微笑都会点亮你和他的生活。这一时期是巩固宝宝与父母之间亲密关系的时期。

## ❸ 6个月宝宝的发育特点

6个月的孩子，在身体外观、语言、运动、认识等方面都有明显的发展。

### （1）身体外观和生长特点

这个阶段的孩子，体格进一步发育，神经系统日趋成熟。此时的宝宝差不多已经开始长乳牙了，常是最先长出两颗下中切牙（下门牙），然后长出上中切牙（上门牙），再长出上侧切牙。

满六个月时：男婴体重平均7.8千克，身长平均67.8厘米，头围约44.1厘米；女婴体重平均7.2千克，身长平均65.9厘米，头围约43.0厘米，出牙两颗（由于个体发育不同，在10个月内出牙都属于正常现象）。

### （2）婴儿的语言发展

现在的宝宝，只要不是在睡觉，嘴里就一刻不停地"说着话"，尽管爸爸妈妈听不懂宝宝在说什么，但还是能够感觉出宝宝所表达的意思。如宝宝会一边摆弄着手里的玩具，一边嘴里发出"喀……哒……妈"等声音，好像自己跟自己在说着什么似的。

### （3）婴儿的运动能力

此时的婴儿俯卧时，能用肘支撑着将胸抬起，但腹部还是靠着床面。仰卧时喜

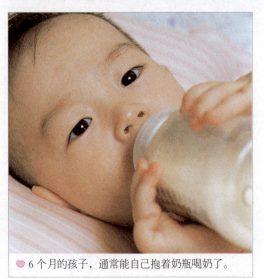
● 6个月的孩子，通常能自己抱着奶瓶喝奶了。

欢把两腿伸直举高。随着头部颈肌发育的成熟，这个年龄的孩子的头能稳稳当当地竖起来了，他们不愿意家长横抱着，喜欢大人把他们竖起来抱。一旦孩子挺起胸部，你就可以帮助他"实践"坐起的动作了。

### （4）婴儿的认知能力发展

此时婴儿已能在镜子中发现自己，并喜欢与这个新伙伴聊天，而且照镜子时会笑，会用手摸镜中人。另外，婴儿已知道自己的名字，听到叫他的名字会有反应。

这个阶段，宝宝处在"发现"阶段。随着认知能力的发育，他很快会发现一些物品，例如铃铛和钥匙串，在摇动时会发出有趣的声音。当他将一些物品扔在桌上或丢到地板上时，可能启动一连串的听觉反应，包括：喜悦的表情、呻吟或者导致物件重现或者重新消失的其他反应。他开始故意丢弃物品，让你帮他拣起。这时你可千万不要不耐烦，因为这是他学习因果关系并通过自己的能力影响环境的重要时期。

现在，宝宝变得越来越好动，对这个世界充满了好奇心。这个阶段是宝宝自尊心形成的非常时期，所以父母要引起足够的关注，对宝宝适时给予鼓励，从而使宝宝建立起良好的自信心。当他想做一些危险的事情或者干扰家庭成员休息的事情时，你必须加以约束，然而这时候你处理这个问题最有效的方法是用玩具或其他活动使孩子分心。

### （5）婴儿情绪和早期社交发展

现在的宝宝高兴时会笑，受惊或心情不好时会哭，而且情绪变化特别快，刚才还哭得极其投入，转眼间又笑得忘乎所以。当妈妈离开时，宝宝的小嘴一扁一扁地似乎想哭，或者哭起来。如果宝宝手里的玩具被夺走，就会惊恐地大哭，仿佛被人伤害了似的。

当宝宝听到妈妈温柔亲切的话语时，就会张开小嘴咯咯地笑着，并把小手聚拢到胸前一张一合地像是拍手。

## 4～6个月婴儿的饮食与喂养

4～6个月的婴儿，饮食仍以母乳为主，并开始逐渐添加辅食，添加辅食可补充宝宝的营养所需，同时还能锻炼宝宝的咀嚼、吞咽和消化能力，促进宝宝的牙齿发育，另外也为今后的断奶做准备。

### ❶ 断奶过渡时期需添加辅助食物

断奶过渡，是指给宝宝吃些半流体糊状辅助食物，以逐渐过渡到能吃较硬的各种食物的过程。宝宝到了五六个月时，光吃母奶就会营养不足，这样的孩子看上去体重照样增加，但维生素和铁质等将会越来越不够，容易贫血，抵抗力下降。不喂些辅助食物，孩子就长得不结实，肌肉显得很松弛，而且双眼无神，情绪变坏。因此，这个时期，添加辅助食物便显得非常必要和必需了。

### ❷ 添加辅食的时机

一般从4～6个月开始就可以给宝宝添加辅食了，但每个宝宝的生长发育情况不一样，存在着个体差异，因此添加辅食的时间也不能一概而论。父母可以通过以下几点来判断是否开始给孩子添加辅食了。

**体重**：婴儿体重需要达到出生时的2倍，至少达到6千克。

**发育**：宝宝能控制头部和上半身，能够扶着或靠着坐，胸能挺起来，头能竖起来，宝宝可以通过转头、前倾、后仰等来表示想吃或不想吃，这样就不会发生强迫喂食的情况。

**吃不饱**：宝宝经常半夜哭闹，或者睡

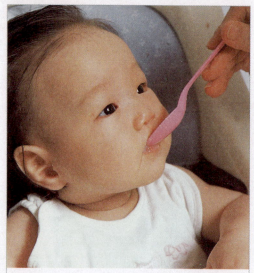

● 在喂辅食前，一定要先让宝宝尝下味道，给他适应的时间。

眠时间越来越短，每天喂养次数增加，但宝宝仍处于饥饿状态，一会儿就哭，一会儿就想吃。当宝宝在6个月前后出现生长加速期时，是开始添加辅食的最佳时机。

**行为**：如别人在宝宝旁边吃饭时，宝宝会感兴趣，可能还会来抓勺子、抢筷子。如果宝宝将手或玩具往嘴里塞，说明宝宝对吃饭有了兴趣。

**吃东西**：如果当父母舀起食物放进宝宝嘴里时，宝宝会尝试着舔进嘴里并咽下，宝宝笑着，显得很高兴、很好吃的样子，说明宝宝对吃东西有兴趣，这时就可以放心给宝宝喂食了。如果宝宝将食物吐出，把头转开或推开父母的手，说明宝宝不愿吃也不想吃。父母一定不能勉强，隔几天再试试。

### ❸ 添加辅食的原则与方法

辅食分两大类，一类是在平常成人饮食中，经过加工制作而成的婴儿辅食。比如用榨汁机搅拌，用汤勺挤压等家庭简单制作的辅食类，鸡蛋、豆腐、薯类、鱼肉、猪肉等都是上好的选料。另一类则可选择现成的辅食，如婴幼儿营养米粉。

从4～6个月开始，宝宝因大量营养需求而必须添加辅食，但是此时宝宝的消化系统尚未发育完全，如果辅食添加不当容易造成消化系统紊乱，因此在辅食添加方面需要掌握一定的原则和方法。

由于宝宝在此阶段的摄食量差别较大，因此要根据宝宝的自身特点掌握喂食量，辅食添加也应如此。添加辅食要循序渐进，由少到多，由稀到稠，由软到硬，由一种到多种。开始时可先加泥糊样食物，每次只能添加一种食物，还要观察3～7天，待宝宝习惯后再加另一种食物，如果孩子拒绝饮食就不要勉强，过几天后可再试一次。每添加新的食物时，要观察宝宝的大便性质有无异常变化，如有异常要暂缓添加。最好在哺乳前给宝宝添加辅食，饥饿中的宝宝更容易接受新食物，当宝宝生病或天气炎热时，也不宜添加辅食。

每次给宝宝添加新的食品时，一天只能喂一次，而且量不要大。另外，在宝宝快要长牙或正在长牙时，父母可把食物的颗粒逐渐做得粗大一点儿，这样有利于促进宝宝牙齿的生长，并锻炼宝宝的咀嚼能力。

千万不要在婴儿烦躁不安时尝试添加断奶食物。通常，婴儿的情绪在哺乳后比较好，这个时候是添加食物的好时机。另外，也可以在婴儿两次吃奶间喂断奶食物。

刚开始喂的食物应稀一些，呈半流质状态，为以后吃固态食物做准备。应用勺子喂，不要把断奶食物放在奶瓶里让婴儿吮吸，对婴儿来说，"吞咽"与"吮吸"是截然不同的两件事。吞咽断奶食物的过程是一个逐渐学习和适应的过程。这个过程，婴儿可能会出现一些现象，如吐出食物、流口水等。因此，每种食物刚开始喂的时候，要少一些，先从1～2勺开始，等到婴儿想多吃一些时再增加喂的量，一般一个星期左右婴儿就可以度过适应期了。婴儿的摄取量每天都在变化，因此只要隔几周少量地增加断奶食品的摄取量，就能自然地减少哺乳量。在这个时期，婴儿只能吃果汁或非常稀薄的断奶食品，因此需要通过母乳或奶粉补充所需的营养。

### ❹ 蛋黄的添加方法

婴儿出生 3～4 个月后，体内贮存的铁已基本耗尽，仅喂母乳或牛奶已满足不了婴儿生长发育的需要。因此从 4 个月开始需要添加一些含铁丰富的食物，而鸡蛋黄是比较理想的食品之一，它不仅含铁多，还含有小儿需要的其他各种营养素，比较容易消化，添加起来也十分方便。

取熟鸡蛋黄四分之一个，用小勺碾碎，直接加入煮沸的牛奶中，反复搅拌，牛奶稍凉后喂哺婴儿。或者取四分之一生鸡蛋黄加入牛奶和肉汤各一大勺，混合均匀后，用小火蒸至凝固，稍后用小勺喂给婴儿。

给婴儿添加鸡蛋黄要循序渐进，注意观察婴儿食用后的表现，可先试喂四分之一个蛋黄，3～4 天后，如果孩子消化很好，大便正常，无过敏现象，可加喂到二分之一个，再观察一段时间无不适情况，即可增加到 1 个。

### ❺ 淀粉类食物的添加方法

宝宝在 3 个月后唾液腺逐渐发育完全，唾液量显著增加，富含淀粉酶，因而

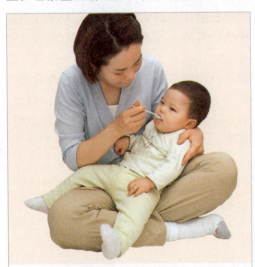

● 随着年龄的增长，断奶食品的摄取量会逐渐增多，因此授乳量逐渐减少。

满 4 个月起婴儿即可食用米糊或面糊等食物，即使乳量充足，仍应添加淀粉食品以补充能量，并培养婴儿用匙进食半固体食物的习惯。初食时，可将营养米粉调成糊状，开始较稀，逐渐加稠，要先喂一汤匙，逐渐增至 3～4 汤匙，每日 2 次。自 5～6 个月起，乳牙逐渐萌出，可改食烂粥或烂面。一般先喂大米制品，因其比小麦制品较少引起婴儿过敏。6 个月以前的婴儿应以乳汁为主食，可在哺乳后添喂少量米糊，以不影响母乳量为标准。

### ❻ 米粉与米汤的添加方法

刚开始添加米粉时 1～2 勺即可，需用水调和均匀，不宜过稀或过稠。婴儿米粉的添加应该循序渐进，有一个从少到多，从稀到稠的过程，这个时候奶粉还是主食的。

米汤汤味香甜，含有丰富的蛋白质、脂肪、碳水化合物及钙、磷、铁、维生素 C、维生素 B 等，能促进宝宝消化系统的发育，也为宝宝添加粥、米粉等淀粉辅食打下良好基础。做法是将锅内水烧开后，放入淘洗干净的大米，煮开后再用文火煮成烂粥，取上层米汤即可食用。

### ❼ 蔬菜与水果的添加方法

在辅食添加初期，当宝宝能熟练地吃米粉等谷物食品后，就可以尝试提供其他新的辅食，如蔬菜和果汁。妈妈需要谨记的是：必须先让宝宝尝试蔬菜，然后才是水果。

孩子天性喜欢甜食，如先吃水果，孩子就可能不爱吃蔬菜。刚开始可以提供 1～2 勺单一品种的过滤蔬菜或蔬菜泥，例如青菜、南瓜、胡萝卜、土豆。这些食物不容易让宝宝产生过敏反应。这些蔬菜可以煮熟后做泥，便捷又健康的婴儿食品。

食物的量渐渐增加至每次 2～4 勺，每天两次，具体的数量要取决于婴儿的胃口，不要硬喂。妈妈可以试着将蔬菜和水

果混合，例如苹果和胡萝卜，或香蕉。根据婴儿的食欲，逐渐增加餐次和每餐的量。到6个月时，婴儿仍应在继续吃母乳或配方乳的基础上，每天吃两餐谷物、水果和蔬菜。

### ❽ 鱼泥与肝泥的添加方法

**鱼泥的制作**：鱼类营养丰富，鱼肉纤维细嫩，最适合婴幼儿食用。婴儿到了4个月以后，就可以吃鱼泥了。做鱼泥的方法很简单，把鱼放少量盐花以后清蒸，蒸的时间为8～10分钟，然后取去长骨，把鱼肉撕裂，用匙研碎，拌进米糊或稀饭里，不仅营养丰富，而且美味可口，可以增加食欲，消化吸收率在95%左右。

**肝泥的制作**：猪肝含铁十分丰富，还有核黄素和胡萝卜素及烟酸。婴儿到6个月以后，可以吃猪肝。猪肝泥的做法常有两种：一种方法是把猪肝煮得嫩一点儿，切成薄片，用匙研碎，拌入米糊或稀饭中；另一种方法是煮粥的时候，把猪肝切开，在剖面上用刀刮，稀饭在滚开时，把猪肝一点点地刮下去，随着温度上升，肝泥也就煮熟了。

### ❾ 自制辅食时的注意事项

**天然新鲜**：给宝宝吃的水果、蔬菜要天然新鲜。做的时候一定要煮熟，避免发生感染，密切注意是否会引起宝宝过敏反应。

**清洁卫生**：在制作辅食时要注意双手、器具的卫生。蔬菜水果要彻底清洗干净，以避免有残存的农药。尤其是制作果汁时，如果采用有果皮的水果，如香蕉、柳丁、

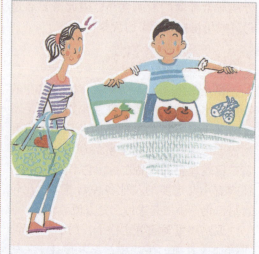
● 父母在家为婴儿准备辅食，应注意食材的新鲜卫生。

苹果、梨等，要先将果皮清洗干净，避免果皮上的不洁物污染果肉。

**营养均衡**：选用各种不同的食物，让宝宝可从不同的食品中摄取各种不同的营养素。同时食物多变，还可以避免宝宝吃腻。

### ❿ 妈妈不宜嚼食喂宝宝

许多父母怕婴儿嚼不烂食物，吃下去不易消化，就自己先嚼烂后再给宝宝吃，有的甚至嘴对嘴喂，有的则用手指头把嚼烂的食物抹在宝宝嘴里，这样做是很不卫生的。因为大人的口腔里常带有病菌，很容易把病菌带入宝宝的嘴里，大人抵抗力较强，一般带菌不会发生疾病，而婴儿抵抗力非常弱，很容易传染上疾病。因此，婴儿不能嚼或不能嚼烂的食物最好煮烂、切碎，用小匙喂给婴儿吃。

## 贴心护理你的宝贝

4～6个月的婴儿已经掌握了翻身的技术，能自由地活动身体，可以伸手拿自己喜欢的东西，这也意味着，家长需要更用心去呵护照顾婴儿，以免宝宝受到不必要的伤害。那么，这个阶段宝宝的护理应该注意哪些内容呢？

### ❶ 需加强对婴儿的照顾

这个阶段的婴儿，白天醒着的时间增

多，而且宝宝已经可以自己翻身，手会到处摸来摸去，还会放到嘴里去。脚会踢来踢去，晚上还会蹬被子。这时的宝宝极其好动。因此父母要加强对宝宝的照顾。

随着宝宝运动能力的增强，父母可以给孩子进行一定的训练，但是要注意玩具和环境的安全，并要注意玩具和婴儿用品的消毒。不要把危险物品放在宝宝能触摸到的地方。在饮食方面，要开始逐渐给宝宝添加辅食，也需要注意食品的安全和卫生。

一般在宝宝3个月之后，很多妈妈都要上班了，所以就必须要请新的看护者或者家人来照顾宝宝。但是宝宝却在这个时期学会认生了，尤其是近6个月时，很多宝宝对陌生人开始躲避，怕医生、护士和保育人员，也怕新来的保姆。遇到这种情况，会将脸扑向妈妈怀中，表现出害怕或者哭闹的情绪，但是能记得住生活在一起的熟人，如爷爷、奶奶及有来往的亲戚。所以妈妈如在此阶段要上班，就应及早安排，早请保姆或家人来，慢慢与宝宝接触，待保姆和宝宝熟悉之后，妈妈才能上班。

## ❷ 出乳牙期的口腔护理

有些父母认为乳牙迟早要换成恒牙，因而忽视对婴儿乳牙的保护。这种认识是错误的。如果婴儿很小乳牙就坏掉了，与换牙期间隔的时间就会变长，这样会对婴儿产生一些不利的影响。首先，会影响婴儿咀嚼，其次，可导致婴儿消化不良，造成营养不良和生长发育障碍。还会影响语言能力。

乳牙萌出是正常的生理现象，多数婴儿没有特别的不适，但可出现局部牙龈发白或稍有充血红肿症状。不过，即使出现这些现象，也不必为此担心，因为这些表现都是暂时性的，在牙齿萌出后就会好转或消失。

宝宝出牙期，应注意以下几个方面：
在每次哺乳、喂食物后、每天晚上，应由母亲用纱布缠在手指上帮助小儿擦洗牙龈和刚刚露出的小牙。牙齿萌出后，可继续用这种方法对萌出的乳牙从唇面（牙齿的外侧）到舌面（牙齿的里面）轻轻擦洗、对牙龈轻轻按摩。

每次进食后都要给孩子喂点儿温开水，或在每天晚餐后用2%的苏打水清洗口腔，防止细菌繁殖而发生口腔感染。

可给小儿吃些较硬的食物，如苹果、梨、面包干、饼干等，既可锻炼牙齿又可增加营养。

不要给小孩含橡皮奶头作安慰，以免造成牙齿错位。

小孩喜欢吃手指，应注意清洗小孩的手。

## ❸ 宝宝口水多时的处理

在孩子出牙时，流口水会很明显，这是正常的。随着婴儿牙齿出齐，学会吞咽，流口水的现象会逐渐消失。如果孩子没有疾病，只是口水多，就不必治疗，这种情况会随着孩子年龄的增长而改善。

如果孩子流口水过多，可给其戴上质地柔软、吸水性强的棉布围嘴，并经常换洗，使之保持干燥清洁。要及时用细软的布擦

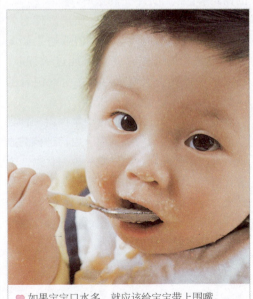

● 如果宝宝口水多，就应该给宝宝带上围嘴。

干孩子的下巴，注意不要用发硬的毛巾擦嘴，以免下巴发红，破溃发炎。

## ❹ 食物过敏时的症状及护理

食物过敏最容易发生在婴幼儿身上，常造成父母喂养的困扰。食物过敏后人体各系统的常见表现不同。

反映在消化道里的过敏就是：腹痛、腹胀、恶心、呕吐、黏液状腹泻、便秘、肠道出血、口咽部痒等。

反映在皮肤上则是：荨麻疹、风疹、湿疹、红斑、瘙痒、皮肤干燥、眼皮肿胀等。

还有可能引发呼吸道的异常：流鼻涕、打喷嚏、鼻塞、气喘等，严重时，宝宝甚至会休克。

反映在神经系统上是：暴躁、焦虑、夜晚醒来、啼哭、肌肉及关节酸痛、过于好动等。这些征兆比较细微，不容易被察觉。

母乳喂养的宝宝过敏发生率都比较低，但是如果发现宝宝有过敏，并且在进行母乳喂养，那么就应当改变妈妈的饮食，少吃过敏源，如牛奶蛋白、贝类、花生等。哺乳期间避免食用过敏的食物，如带壳海鲜、牛奶、蛋等，并且每天服用1500毫克的钙元素，以补充牛奶的摄取。

配方奶粉喂养的宝宝，如果发现有对牛奶蛋白过敏的风险，那么用普通牛奶配方奶粉喂养的时候，就会出现过敏症状。建议这种情况下应当选用含益生元组合的深度水解蛋白配方粉进行喂养。

另外，给婴儿添加辅食要掌握由一种到多种、由少到多、由细到粗、由稀到稠的原则。每次添加的新食物，应为单一食物，少量开始，以便观察婴儿胃肠道的耐受性和接受能力，及时发现与新添加食物有关的症状，这样可以发现婴儿有无食物过敏现象，减少一次进食多种食物可能带来的不良后果。

## ❺ 宝宝枕秃的处理

小婴儿的枕部，也就是脑袋跟枕头接触的地方，若出现一圈头发稀少或没有头发的现象叫枕秃。

**客观原因**：宝宝大部分时间都是躺在床上，脑袋跟枕头接触的地方容易发热出汗使头部皮肤发痒，而因为新生儿还不能用手抓，也无法用言语表达自己的痒，所以宝宝通常会通过左右摇晃头部的动作，来"对付"自己后脑勺因出汗而发痒的问题。由于经常摩擦，枕部头发就会被磨掉而发生枕秃。此外，如果枕头太硬，也会引起枕秃现象。宝宝经常喜欢把脑袋偏向右边，所以右边一侧的头发明显比左边少，因此如果宝宝经常一侧睡觉，也容易发生单侧枕秃。

如果出于客观原因造成枕秃，需要注意：

**加强护理**。给宝宝选择透气、高度和柔软度适中的枕头，随时关注宝宝的枕部，发现有潮气，要及时更换枕头，以保证宝宝头部的干爽。

**调整温度**。注意保持适当的室温，温度太高引起出汗，会让宝宝感到很不舒服，同时很容易引起感冒等其他疾病的发生。

**生理原因**：引起枕秃的原因是多方面，可能是妈妈孕期营养摄入不够，也可能是枕头太硬，甚至是缺钙或者佝偻病的前兆，不过大部分的枕秃往往是因为生理性多汗，头部与枕头经常摩擦而形成的。

如果出于生理原因造成枕秃，需要及时地给宝宝进行血钙检查，看是否有缺钙的症状。遵照医嘱，有的放矢地进行补钙，千万不要盲目补钙。补钙的方式有很多，比如：

**晒太阳**。这是最天然的一种补钙方法，每天带宝宝到户外晒晒太阳，经紫外线的照射可以使人体自身合成维生素D。

**补钙剂**。如果遇到不适合外出的季节，可以根据医嘱，额外给宝宝补充适量的钙剂，以满足身体需要。

**食补**。对于已经开始接触辅食的宝宝来说，通过各种食物来补钙，不仅有益于身体健康，同时也让宝宝有机会尝试更多的食物。

## ⑥ 出现积食时的护理

积食在婴儿时期很常见，主要的症状有呕吐、食欲不振、腹泻、便秘、腹胀、腹痛，出现便血，还会伴随出现睡眠不安、口中有酸腐味等症状。当小孩出现积食表现时，应该多喝水，促进食物消化，吃一些帮助消化的药物。同时让宝宝多做运动，也可以促进消化，尤其是晚餐过后不要马上睡觉，否则食物堆积在胃里，睡眠之后胃肠功能减弱，就很容易造成消化不良，引起积食。另外，家长还可以用新鲜的山楂切块煮汤后给宝宝服用，可缓解积食的症状。

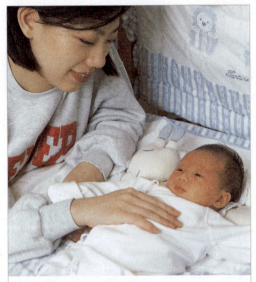

● 要想解决宝宝蹬被子的问题，就必须找出宝宝蹬被子的原因，并采取相应的改进措施。

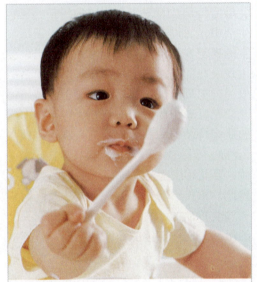

● 妈妈不要强迫婴儿吃你认定的辅食和奶量，这有可能会使婴儿积食，甚至腹泻。

## ⑦ 防止宝宝蹬被子

许多爸爸妈妈都为宝宝蹬被子而发愁。为了防止宝宝因蹬被子而着凉，爸爸妈妈往往会夜间多次起身"查岗"，其实，宝宝蹬被子有很多原因，如被子太厚、睡得不舒服、患有疾病等，父母应找出原因并采取相应的对策才行。

首先，睡眠时被子不要盖得太厚，尽量少穿衣裤，更不要以衣代被。否则，机体内多余的热量散发困难，孩子闷热难受，出汗较多，他就不得不采取"行动"把被子踢开。目前衣料种类繁多，一些家长喜欢用化纤面料给孩子做衣服，这是不科学的，因为化纤类衣料透气性差，不利于机体散热。我们主张用柔软透气吸湿性好的棉织物给孩子做衣服，被子也应选用轻而不厚的。其次，在睡前不要过分逗弄孩子，不要恐吓小孩，白天也不要让他玩得过于疲劳。否则，孩子睡着后，大脑皮质的个别区域还保持着兴奋状态，极易发生踢被、讲梦话等睡眠不安的情况。再则，要培养良好的睡眠姿势。

## ⑧ 不宜让婴儿久坐

当婴儿刚刚学会坐的时候，大人往往希望婴儿多坐一会儿。但是，值得注意的是，让婴儿久坐对婴儿的生长发育是有害的。因为婴儿骨骼硬度小，韧性大，容易弯曲变形。加上体内起固定骨关节作用的韧带、肌肉比较薄弱，尤其是患佝偻病的小儿。如果让孩子坐得时间太久，无形中就增加了脊柱承受的压力，很容易引起脊柱侧弯或驼背畸形。

因此，不宜让孩子过早地学坐，也不宜让孩子过久地坐，应鼓励孩子练习爬行，使全身，尤其是四肢的肌肉得到锻炼。

### 9 不宜让婴儿太早学走路

学走路是每个孩子必经的阶段，不少父母在育儿的过程中，希望自己的孩子早走路，于是就过早地让孩子学站立、学走路，其实这种做法是错误的。

由于婴儿发育刚刚开始，身体各组织十分薄弱，骨骼柔韧性强而坚硬度差，在外力作用下虽不易断折，但容易弯曲、变形。如果让小孩过早地学站立、学走路，就会因下肢、脊柱骨质柔软脆弱而难以承受超负荷的体重，不仅容易疲劳，还可使骨骼弯曲、变形，出现类似佝偻病样的"O"形腿或"X"形腿。在行走时，为了防止跌倒，小孩两大腿需扩大角度分得更开，才能求得平衡，这就使得身体的重心影响了正常的步态，时间一长，便会形成八字步，即在行走时，呈现左右摇摆的姿势。

由此可见，让小孩过早站立、过早学走路，都不利于小孩骨骼的正常发育。因此，应遵循孩子运动发育的规律，并根据发育的状况，尽量不过早让孩子站立和走路，而一般应该在孩子出生11个月以后，再让其学走路为宜。

### 10 谨防宝宝形成"斗鸡眼"或斜视

婴儿出生后，身体的脏腑器官功能尚未发育成熟，有待进一步完善。眼睛也和其他器官一样，处于生长发育之中。因此，父母需特别注意对宝宝眼睛的保护。现实生活中，父母喜欢悬挂一些玩具来训练宝宝的视觉发育，但如果玩具悬挂不当就会出现一些问题。比如父母在床的中间系一根绳，把玩具都挂在这根绳子上，结果婴儿总是盯着中间看，时间长了，双眼内侧的肌肉持续收缩就会出现内斜视，也就是俗称的"斗鸡眼"。若把玩具只挂在床栏一侧，婴儿总往这个方向看，也会出现斜视。因此，家长给婴儿选购玩具时，最好购买那些会转动的，并且可以吊在婴儿床头上的玩具，这样宝宝的视线就不会一直停留在一个点上。另外，宝宝的房间需要有一个令人舒适的环境，灯光不宜太强，光线要柔和。

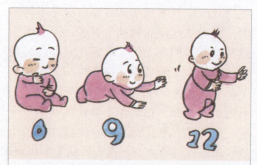

● 大多数孩子是从6个月开始独立坐起来，9个月开始学爬，12个月前后开始学走。

## 培养宝宝良好的行为习惯

这个时期，宝宝的生活逐渐变得有规律，父母可以对宝宝不断进行引导，培养宝宝形成条件反射，同时，通过训练和亲子接触，让宝宝形成良好的行为习惯和产生良好的亲子依恋关系。

### 1 培养有规律的睡眠习惯

如前所述，应从小培养宝宝有规律地作息的习惯。4个月后可将宝宝白天的睡眠时间逐渐减少1次，即白天睡眠3~4次，每次1.5~2小时。夜间如宝宝不醒，尽量不要惊动他。如果宝宝醒了，尿布湿了可更换尿布，或给他把尿，宝宝若需要吮奶、喝水可喂喂他，但尽量不要和他说话，不要逗引他，让他尽快转入睡眠状态。要注意小儿睡觉的姿势，经常让宝宝更换头位，以防宝宝把头睡偏。

### ❷ 训练宝宝定时排便的习惯

4个月以后，宝宝的生活逐渐变得有规律，基本上能够定时睡觉，定时饮食，大小便间隔时间变长，妈妈可以试着给宝宝把大小便，让宝宝形成条件反射，为培养宝宝良好的大小便习惯打下基础。

父母可以按照孩子自己的排便习惯，先摸清孩子排便的大约时间，与前几个月的方法一样，若发现婴儿有脸红、瞪眼、凝视等神态时，便可抱到便盆前，用嘴发出"嗯、嗯"的声音对婴儿形成作为条件反射，每天应固定一个时间进行，久而久之婴儿就会形成条件反射，到时间就会大便。便后用温水轻轻洗洗，保持卫生。

宝宝排尿也是如此，如果宝宝定时定量吃奶，且只在洗浴后才喝果汁，而且一般排尿时间间隔较长，则定时排尿成功率较高。爸爸妈妈在训练宝宝排便时一定要耐心细致、持之以恒，进行多次尝试。每隔一段时间把一次尿，每天早上或晚上把一次大便，让宝宝形成条件反射，逐渐形成良好的排便习惯。排便时要专心，不要让宝宝同时做游戏或做其他事情。

### ❸ 建立良好的亲子依恋关系

建立良好的亲子依恋关系对孩子将来的心理健康和行为起着不可忽视的作用。所以，父母需要牢牢把握好依恋关系形成和发展的关键期，与宝宝建立良好的依恋关系。

当宝宝与妈妈建立良好的依恋关系时，他会认为人与人是能够互相信任，互相帮助的。当孩子长大后，他们同样会与其他人建立这种良好健康的关系，会用父母对待他的方式来对待其他人，会显示出更友好的合作态度，受到更多人的欢迎。父母在平时应增加与宝宝亲密接触的机会。即使是短暂的爱抚、拥抱、亲吻都可以让宝宝感受到你的爱。父母需要对宝宝付出相

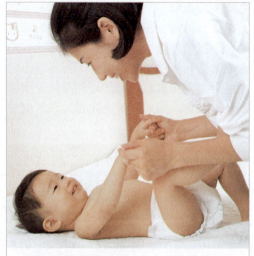
● 父母需要把握好建立亲子依恋关系的关键时期，增强与宝宝的情感。

当多的关注、照料和教导。当宝宝烦躁不安、哭闹不止时，父母要及时调控自己的情绪，表现出足够的宽容与耐心。有些家长对宝宝时而热情时而冷淡，随自己的情绪而定。这会使宝宝感到无所适从，久而久之会对父母缺乏信任。

### ❹ 纠正婴儿吮手指的不良习惯

虽然婴儿吮吸手指是种正常现象，但是也要注意不能让婴幼儿频繁地吮吸手指，

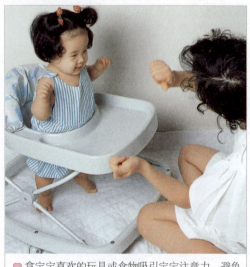
● 拿宝宝喜欢的玩具或食物吸引宝宝注意力，避免宝宝频繁吮吸手指。

这样不但影响手指和口腔的发育，而且还会感染各种寄生虫病。根据临床观察，婴幼儿手指甲缝里虫卵的阳性检出率为30%左右，婴儿通过吸吮指头不但会不知不觉地感染上寄生虫病，而且还能导致反复感染难以治愈。因此，应戒除婴儿频繁吮吸手指的习惯。另外，当宝宝将有危险或不干净的东西放入嘴里时，成人应立即制止，用严肃的口气对小儿说"不行"，并将放入口的物品取走。宝宝会从成人的行为、表情和语调中，逐渐理解什么可进食，什么不可以放入口中。

## 能力训练，让宝宝更聪明

4~6个月的婴儿，动作能力、视听语言等能力都进一步发展，父母要针对宝宝的发育情况，给予适宜的训练，对其今后的智力及其他各种能力的发展都有积极的作用。

### ❶ 婴儿爬行练习

爬行对婴儿的智能发展和健康有着重大作用。因为爬行是一种很好的肌肉锻炼方法，他是一种全身协调动作，对中枢神经有良好的刺激，还能扩大孩子的接触面和认识范围，有利于智能发展。

婴儿6个月以后，应经常让他俯卧，在他面前放个玩具逗引他，使他有一个向前爬的意识。开始时他不会爬，父母可用手顶住他的脚，促使他的脚向后用力蹬，这样他就能向前挪动一点儿。在开始学习爬行时，首先要求婴儿的双臂及肩部要有一定的支撑力，没有支撑力就不能爬行。随后他的双臂和肩能够调换重心，在他向前爬时，身体的重心能从一侧上肢移至另一侧。其次，要求婴儿的腿应缩到腹部下面，这时我们看到的婴儿是手和膝盖着床，这时的爬才能叫真正的爬。当婴儿手膝着床爬有困难时，父母可用两手轻轻托起孩子的胸脯和肚子，帮助他的手和膝盖着床，然后再向前稍微送一下，让他有一个爬的感觉。不断地练习俯卧，反复锻炼双臂、双腿的力量及重心的移动，婴儿很快就能学会爬。

训练小婴儿爬行，就等于训练他全身运动的协调性和灵活性。随着爬的能力的进展，婴儿就能转到跪、转移重心和站立阶段，然后很快就能学会行走了。

### ❷ 视听能力发展

父母要不断地更新视觉刺激，以扩大宝宝的视野。教宝宝认识、观看周围的生活用品、自然景象，可激发宝宝的好奇心，发展宝宝的观察力。还可利用图片、玩具培养宝宝的观察力，并与实物进行比较。

在听觉训练方面，可以锻炼宝宝辨别声响的不同。将同一物体放入不同制品的盒中，让孩子听听声响有何不同，以发展小儿听觉的灵活性。还可以培养宝宝对音乐的感知能力。要以轻柔、节奏鲜明的轻音乐为主，节奏要有快有慢，有强有弱，

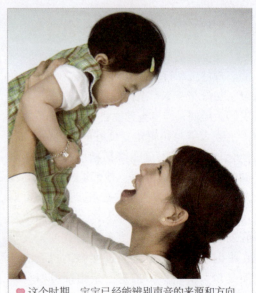

● 这个时期，宝宝已经能辨别声音的来源和方向。

让宝宝听不同旋律、音色、音调、节奏的音乐，提高对音乐的感知能力。家长可握着宝宝的两手教宝宝合着音乐学习拍手，也可边唱歌边教孩子舞动手臂。这些活动既可培养宝宝的音乐节奏感，发展孩子的动作，还可激发宝宝积极的情绪，促进亲子交流。

另外，还可以让宝宝敲打一些不易敲碎的物体，引导小儿注意分辨不同物体敲打发出的不同声响，以提高小儿对声音的识别能力，发展对物体的认识能力。

### ❸ 语言能力训练

4~6个月的宝宝是连续发音阶段，能发的音明显增多。此时，千万不要以为宝宝还不会说话就不和他交流，因为这段时间语言技巧基础的培养是非常重要的。

**模仿妈妈发音**：妈妈与宝宝面对面，用愉快的语调与表情发出"啊啊""呜呜""喔喔""爸爸""妈妈"等重复音节，逗引宝宝注视你的口形，每发一个重复音节应停顿一下，给宝宝模仿的机会。也可抱宝宝到穿衣镜前，让他看着你的口形和自己的口形，练习模仿发音。

**学说话**：这个时期的宝宝虽然还不会说话，但他常常会发出"a, ma, p, ba, o, e"等音，有时像在自言自语，有时又像在跟父母"说话"。即使小宝宝还不会说这些词，父母也一定要对此做出反应，和宝宝一应一答地对话，以提高宝宝说话的积极性。

**叫名字**：用相同的语调叫宝宝的名字和其他人的名字，看是否在叫到宝宝的名字时他能转过头来，露出笑容，如果表现出此情况则表示他领会了叫自己名字的含义。

### ❹ 社交能力的培养

培养孩子的社交能力，首先，可以教孩子认识自我。将孩子抱坐在镜子前，对镜中孩子的影像说话，引他注视镜中的自

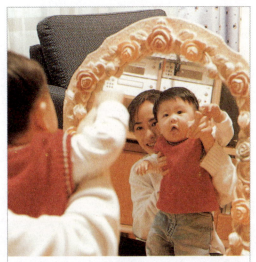

● 照镜子时，最好跟镜子里的人说话，或者跟镜子里的人一起玩捉迷藏。

己和家长及相应的动作，促进孩子自我意识的形成。

其次，家长和孩子说话，不仅要有意识地给予不同的语调，还应结合不同的面部表情，如笑、怒、淡漠等，训练小儿分辨面部表情的能力，使他对不同的语调、不同的表情有不同的反应，并逐渐学会正确地表露自己的感受。

再次，与小儿一起玩捉迷藏游戏，既锻炼小儿感知的能力，培养小儿的注意力和反应的灵活性，还能促进了小儿与成人间的交往，激发小儿产生愉快的情绪。

家长应注意不误时机地把一些陌生的客人，尤其是小朋友介绍给宝宝，让他逐渐适应与生人接近。

### ❺ 手部动作训练

宝宝4个月后，手的活动范围就扩大了，家长可以给孩子一定的锻炼，训练手部的灵活性。如伸手够物，通过这一动作来延伸小儿的视觉活动范围，使小儿感觉距离、理解距离，发展手眼协调能力。其次，家长可以选择大小不一的玩具，来训练小儿的抓握能力，促进手的灵活性和协调性。

另外，通过游戏来教孩子玩不同玩法的玩

具，如摇晃、捏、触碰、敲打、掀、推、扔、取等，使他从游戏中学到手的各种技能。

### ❻ 教婴儿自己玩

这个阶段的婴儿已有一定活动能力了，成人不必始终陪伴在他身边，婴儿已经能翻身、独坐并逐渐学会爬行，只要注意玩耍环境的安全，就可让孩子独立玩耍。如果孩子醒很早，家长还想多睡一会儿，可让闹钟在孩子通常醒来的时间五分钟以后再响，两天以后再推迟五分钟，以此类推，等闹钟响后，家长再起床。这样，孩子醒来，可能又会重新入睡，或自己独立玩一会儿，等大人起床。如果孩子哭醒了，大人也不必急于去照料他，因为他很可能会自己安静下来。家长应该抽出时间陪孩子玩，但不要在孩子每次哭闹后才陪孩子玩，以免孩子养成用哭闹要求家长陪伴的习惯。

## 宝宝营养食谱

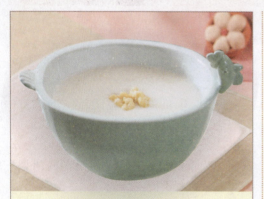

### 牛奶营养粥

**原材料** 白米3小勺，水1杯，牛奶10大勺。

**做法** ①清洗3小勺白米，然后用1杯水充分地浸泡，最后用温火熬粥。②用过滤网过滤米粥内的白米颗粒，然后添加10大勺牛奶均匀地搅拌，并继续加热。

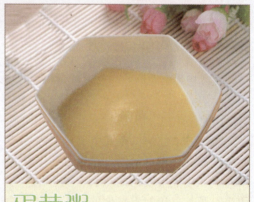

### 蛋黄粥

**原材料** 蛋黄1/3个，肉汤1大勺。

**做法** ①用饭勺捣碎煮熟的1/3蛋黄。②在捣碎的蛋黄里添加1大勺肉汤。

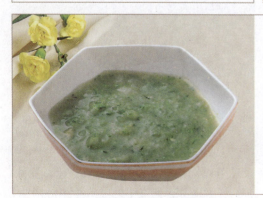

### 绿色炖汤

**原材料** 马铃薯1/3个，豌豆3大勺，蔬菜汤、牛奶若干。

**做法** ①均匀地捣碎煮熟的1/3个马铃薯和3大勺豌豆。②把捣碎的马铃薯和豌豆放入锅内，然后添加蔬菜汤，并用温火加热。③等汤煮开后，添加少量的牛奶，并均匀地搅拌。

## 7～9个月婴儿，爬来爬去能力强

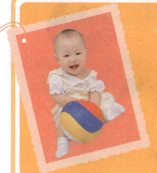

◎ 7～9个月的婴儿智力和运动能力发展都很快，对一切都很好奇。这个时期的婴儿，添加辅食应多样化，为断奶做好准备。同时，宝宝的免疫力会有所降低，患病的概率增加，父母应注意加强对宝宝的照顾。

### 7～9个月婴儿的生长发育特点

7～9个月的宝贝，已经开始逐渐萌出牙齿，初步具有一些咀嚼能力，消化酶也有所增加，所以能够吃的辅食越来越多，这个阶段的宝宝生长速度较前半年有所减慢，这一时期宝宝的胃容量已经达到200毫升左右，需要多次喂哺。

#### ❶ 7个月宝宝的发育特点

这个时期的宝宝，身体发育开始趋于平缓。

**（1）身体外观和生长特点**

这个时期，如果宝宝下面中间的两个门牙还没有长出，这个月也许就会长出来了。如果已经长出来，上面当中的两个门牙也许就快萌出了。

满7个月时，男婴体重平均8.3千克，身长平均69.5厘米，头围约44.5厘米；女婴体重平均7.7千克，身长平均67.6厘米，头围约43.5厘米。

**（2）婴儿的语言发展**

此时家长参与孩子的语言发育过程更加重要，这时他开始主动模仿说话声，在开始学习下一个音节之前，他会整天或几天一直重复这个音节。能熟练地寻找声源，听懂不同语气、语调表达的不同意义。现在他对你发出的声音的反应更加敏锐，并尝试跟着你说话，因此要像教他叫"爸爸"和"妈妈"一样，耐心地教他一些简单的音节和诸如"猫""狗""热""冷""走""去"等词汇。尽管至少还需要1年以上的时间，你才能听懂他咿呀的语言，但周岁以前孩子就能很好地理解你说的一些词汇。

**（3）婴儿的运动能力**

如果你把宝宝扶成坐直的姿势，他将不需要用手支持而仍然可以保持坐姿。孩

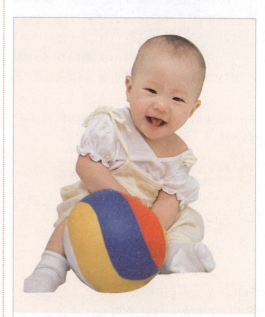

● 这时的宝宝能独自坐稳，因此能利用容易抓的玩具做游戏。

子从卧位发展到坐位是动作发育的一大进步。当他从这个新的起点观察世界时，他会发现用手可以做很多令人惊奇的事情。他可能已经学会如何将物品从一只手转移到另一只手，从一侧到另一侧转动并反转。此时婴儿翻身动作已相当灵活了。尽管他还不能够站立，但两腿已能支撑大部分的体重。扶着腋下时能够上下跳跃，坐在桌子边的时候会用手抓挠桌面，可以够到桌上的玩具，会撕纸，会摇动和敲打玩具，两只手可以同时抓住两个玩具。

### （4）婴儿情绪和社交发展

此时的孩子已经能够区别亲人和陌生人，看见看护自己的亲人会高兴，从镜子里看见自己会微笑，如果和他玩藏猫儿的游戏，他会很感兴趣。这时的宝宝会用不同的方式表示自己的情绪，如用哭、笑来表示喜欢和不喜欢。这个时期的宝宝能有意识地较长时间注意感兴趣的事物，不过宝宝仍有分离焦虑的情绪。

### （5）婴儿的认知发展

此时的宝宝，玩具丢了会找，能认出熟悉的事物。对自己的名字有反应。能跟妈妈打招呼，会自己吃饼干，出现认生的行为，对许多东西表现出害怕的样子。能够理解简单的词义，懂得大人用语言和表情表示的表扬和批评；能记住3～4个离别一星期的熟人；会用声音和动作表示要大小便。

## ❷ 8个月宝宝的发育特点

8个月的宝宝从自身发育来讲，已进入一个新的阶段。

### （1）身体外观和生长特点

男宝宝体重平均8.8千克，身高平均71.0厘米，头围约45.1厘米；女宝宝体重平均8.2千克，身高平均69.1厘米，头围约44.1厘米。男宝宝胸围平均为44.9厘米左右；女宝宝平均为43.7厘米左右。

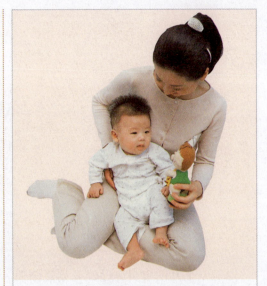

● 虽然宝宝还不会说话，但是应该反复地教他不同的问候语。

### （2）婴儿的语言发展

孩子的发音从早期的咯咯声，或尖叫声，向可识别的音节转变。他会笨拙地发出"妈妈"或"拜拜"等声音。当你感到非常高兴时，他会觉得自己所说的具有某些意义，不久他就会利用"妈妈"的声音召唤你或者吸引你的注意。

这一阶段的婴儿，明显地变得活跃了，能发的音明显地增多了。当他吃饱睡足情绪好时，常常会主动发音，发出的声音不再是简单的韵母声"a""e"了，而出现了声母音"pa""ba"等。还有一个特点是能够将声母和韵母音连续发出，出现了连续音节，如"a-ba-ba""da-da-da"等，所以也称这年龄阶段的孩子的语言发育处在重复连续音节阶段。

除了发音之外，孩子在理解成人的语言上也有了明显的进步。他已能把母亲说话的声音和其他人的声音区别开来，可以区别成人的不同的语气，如大人在夸奖他时，他能表示出愉快的情绪，听到大人在责怪他时，表示出懊丧的情绪。

此时婴儿还能"听懂"成人的一些话，并能做出相应的反应。如成人说"爸爸呢"，婴儿会将头转向父亲；对婴儿说"再见"，他就会做出招手的动作，表明婴儿已能进行一些简单的言语交流。能发出各种单音节的音，会对着他的玩具说话。能发出"大大、妈妈"等双唇音，能模仿咳嗽声、舌头"喀喀"声或咂舌声。

孩子还能对熟人以不同的方式发音，如对熟悉的人发出声音的力量和高兴情况与陌生人相比有明显的区别。他也会用1～2种动作表示语言。

### （3）婴儿的运动能力

此时孩子可以在没有支撑的情况下坐起，而且坐得很稳，可独坐几分钟，还可以一边坐一边玩，还会左右自如地转动上身也不会倾倒。尽管他仍然不时向前倾，但几乎能用手臂支撑身体了。

因为现在他已经可以随意翻身，一不留神他就会翻动，可由俯卧位翻成仰卧位，或由仰卧翻成俯卧位，所以在任何时候都不要让孩子独处。

此时的宝宝已经达到新的发育里程碑——爬。刚开始的时候宝宝爬有三个阶段，有的孩子向后倒着爬，有的孩子原地打转，还有的是匍匐向前，这都是爬的一

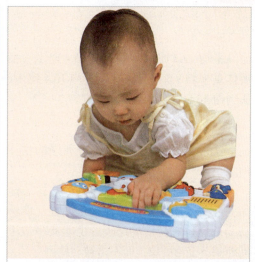

● 这个阶段，孩子已经不满足普通的玩具，喜欢会发生声音的玩具。

个过程。等宝宝的四肢协调得非常好以后，他就可以立起来手膝爬了，而且头颈抬起，胸腹部离开床面，可在床上爬来爬去。

此时他也许非常喜欢听"唰唰"的翻书声和撕纸声，不论有没有出牙，都会吃小饼干，能做出咀嚼的动作。

### （4）婴儿情绪和社交发展

如果对孩子十分友善地谈话，他会很高兴；如果你训斥他，他会哭。从这点来说，此时的孩子已经开始能理解别人的感情了。而且喜欢让大人抱，当大人站在孩子面前，伸开双手招呼孩子时，孩子会发出微笑，并伸手表示要抱。

### （5）婴儿的认知发展

此时的孩子对周围的一切充满好奇，但注意力难以持续，很容易从一个活动转入另一个活动。对镜子中的自己有拍打、亲吻和微笑的举动，会移动身体拿自己感兴趣的玩具。懂得大人的面部表情，大人夸奖时会微笑，训斥时会表现出委屈的样子。

## ❸ 9个月宝宝的发育特点

这个月，宝宝头部的生长速度减慢，腿部和躯干生长速度开始加快。

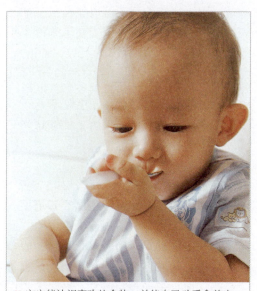

● 宝宝能认识喜欢的食物，并能自己动手拿着吃。

### （1）身体外观和生长特点

满九个月时，男婴体重平均9.2千克，身高平均72.3厘米，头围约45.4厘米；女婴体重平均8.6千克，身高平均70.4厘米，头围约44.5厘米。

### （2）婴儿的运动能力

这个月，宝宝已经能扶着周围的物体站立。

扶立时背、髋、腿能伸直，搀扶着能站立片刻，能抓住栏杆从坐位站起，能够扶物站立，双脚横向跨步。也能从坐位主动地躺下变为卧位，而不再被动地倒下。

由原来的手膝爬行过渡到熟练地手足爬行，由不协调到协调，可以随意改变方向，甚至爬高。

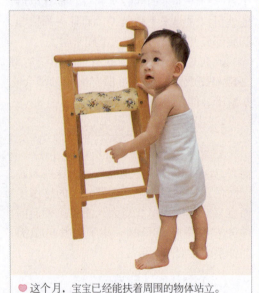

● 这个月，宝宝已经能扶着周围的物体站立。

### （3）婴儿的语言发展

现在他能够理解更多的语言，与你的交流具有了新的意义。在他不能说出很多词汇或者任何单词以前，他可以理解的单词可能比你想象的多。此时尽可能与孩子说话，告诉他周围发生的事情，要让你的语言简单而特别，这样可增加孩子的理解能力。

无论你给他翻阅图书还是与他交谈，都要给孩子充足的参与时间。比如向孩子提问并等待孩子的反应，或者让孩子自己引导。此时他也许已经能用简单的语言回答问题；会做3～4种表示语言的动作；对不同的声音有不同的反应，当听到"不"或"不动"的声音时能暂时停止手中的活动；知道自己的名字，听到妈妈说自己名字时就停止活动，并能连续模仿发声。听到熟悉的声音时，能跟着哼唱；能说一个字并以动作表示，如说"不"时摆手，"这、那"时用手指着东西。

### （4）婴儿情绪和社交发展

之前一段时期，宝宝是坦率、可爱的，而且和你相处得非常好；到这个时候，她也许会变得紧张执着，而且在不熟悉的环境和人面前容易害怕。宝宝行为模式之所以发生巨大变化，是因为他有生以来第一次学会了区分陌生人与熟悉的环境。

宝宝对妈妈更加依恋，这是分离焦虑的表现。当妈妈走出他的视野时，他知道妈妈就在某个地方，但没有与他在一起，这样会导致他更加紧张。情感分离焦虑通常在10～18个月期间达到高峰，在1岁半以后慢慢消失。妈妈不要抱怨宝宝具有占有欲，应努力给予宝宝更多的关心和好心情。因为妈妈的行动可以教会宝宝如何表达爱并得到爱，这是宝宝在未来许多年赖以生存的感情基础。

### （5）婴儿的认知发展

此时的宝宝也许已经学会随着音乐有节奏地摇晃，能够认识五官；能够认识一些图片上的物品，例如他可以从一大堆图片中找出他熟悉的几张。

有意识地模仿一些动作，如：喝水、拿勺子在水中搅等。可能他已经知道大人在谈论自己，懂得害羞；会配合穿衣。会与大人一起做游戏，如大人将自己的脸藏在纸后面，然后露出来让孩子看见，孩子会高兴，而且主动参与游戏，在大人上次露面的地方等待着大人再次露面。

# 7~9个月婴儿的饮食与喂养

7~9个月的婴儿，生长发育较前半年相对较慢，但对宝宝喂养的要求却要更加细致周到。在此期间，妈妈的奶量、质量已经下降，因此给宝宝添加的辅食必须要满足宝宝生长发育的需求。此时还要有目的地训练宝宝的吞咽能力。

## ❶ 断奶过渡后期的喂养

断奶的具体月龄无硬性规定，通常在1岁左右，但必须要有一个过渡阶段，在此期间应逐渐减少哺乳次数，增加辅食，否则容易引起婴儿不适，并导致摄入量锐减，消化不良，甚至营养不良。7~8个月母乳乳汁明显减少，所以8~9个月后可以考虑断奶。

这个时期，可开始培养宝宝独立吃饭的能力。同时，宝宝辅食的添加应该多样化，食物的颜色和形状是刺激婴儿兴趣的重要因素，因此要特别注意。妈妈最好自己在家为宝宝做断奶食品。这个时期，婴儿逐渐喜欢跟家人坐在餐桌前吃饭，但是要避免油炸食品和过于刺激的食品以及黄豆、洋葱等不容易消化的食品。另外，喂断奶食品时，应该适当给婴儿补充水分。

## ❷ 给婴儿补充蛋白质

6个月以后，母乳中的蛋白质已逐渐满足不了婴儿生长发育的需要，父母就应选择其他优质蛋白质给予及时补充，这对婴儿的良好发育极为重要。婴幼儿补充蛋白质的最佳途径是食补。要根据婴幼儿的生长发育特点，选择富含蛋白质的各种食物进行合理搭配，合理烹调，以满足宝宝对蛋白质的需要。在安排饮食时，可以牛奶和豆浆交替喂给婴儿喝。此外，大豆制品如豆腐、豆腐干等亦是较好的蛋白质食品。另外，饮食要多样化，不但要注意主副食品搭配，而且要防止主食过于单调。

## ❸ 给婴儿补锌和补钙

婴儿缺锌，就会使含锌酶活力下降，造成生长发育迟缓、食欲不振，甚至拒食。当孩子出现上述症状而怀疑其缺锌时，应请医生检查，确诊缺锌后，在医生指导下服用补锌制品。日常生活中最好的补锌办法是通过食物补锌。首先，提倡母乳喂养。其次，多食含锌食物，如贝类海鲜、肉类、豆类、干果、牛奶、鸡蛋等。锌属于微量元素，因此补充应适量。

婴儿期正是身体长得最快的时期，骨骼和肌肉发育需要大量的钙，因而对钙的需求量非常大。如未及时补充，2岁以下尤其是1岁以内的婴儿，身体很容易缺钙。此外，早产儿、双胞胎及经常腹泻或易患呼吸道感染的婴幼儿，身体更容易缺钙。补钙的原则仍然是从食物中摄取，这样既经济又安全。

## ❹ 婴儿挑食时的喂养

宝宝在七八个月时，对食物会表现出暂时的喜好或厌恶情绪。妈妈不必对这一现象过于紧张，以致采取强制态度，造成宝宝的抵触情绪。宝宝对于新的食物，一般要经过舔、勉强接受、吐出、再喂、吞等过程，反复多次才能接受。父母应耐心、少量、多次地喂食，并给予宝宝更多的鼓励和赞扬。

孩子的模仿能力强，对食物的喜好容易受家庭的影响。作为父母，更应以身作则，不挑食，不暴饮暴食，不过分吃零食。同时，要给宝宝营造一个开心宽松的进食气氛，进食期间避免玩耍、看电视等不良习惯。

另外，父母应该不断地调整食物的色、

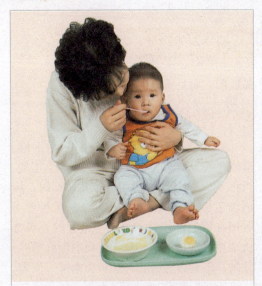

● 大部分婴儿只想吃特定食品，拒绝某些食品。在这种情况下，妈妈的态度非常重要。

香、味、形，以诱发宝宝的食欲，对食物保持良好的兴奋性，使宝宝乐于接受新的食物。

## ❺ 婴儿营养不良的表现及治疗

营养不良是由于营养供应不足、不合理喂养、不良饮食习惯及精神、心理因素所致，另外，因食物吸收利用障碍等引起的慢性疾病也会引起婴儿营养不良。

婴儿营养不良的表现为体重减轻，皮下脂肪减少、变薄。一般的，腹部皮下脂肪先减少，继之是躯干、臀部、四肢，最后是两颊脂肪消失而使婴儿看起来似老人，皮肤则干燥、苍白松弛，肌肉发育不良，肌张力低。轻者常烦躁哭闹；重者反应迟钝，消化功能紊乱，可出现便秘或腹泻。

在治疗上，轻者可通过调节饮食促其恢复，重者应送医院进行治疗。

## ❻ 婴儿食欲不振的防治

一般情况下，婴儿每日每餐的进食量都是比较均匀的，但也可能出现某日或某餐进食量减少的现象。不可强迫孩子进食，只要给予充足的水分，孩子的健康就不会受损。

婴儿的食欲可受多种因素（如温度变化、环境变化、接触不熟悉的人及体内消化和排泄状况的改变等）的影响。短暂的食欲不振不是病兆，如连续2~3天食量减少或拒食，并出现便秘、手心发热、口唇发干、呼吸变粗、精神不振、哭闹等现象，则应注意。不发热者，可给孩子助消化的中药和双歧杆菌等菌群调节剂，也可多喂开水（可加果汁、菜汁）。

待婴儿积食消除，消化通畅，便会很快恢复正常的食欲。如无好转，应去医院做进一步的检查治疗。

## ❼ 不宜只让婴儿喝鱼汤和肉汤

宝宝长到七八个月时，就已经能吃一些鱼肉、肉末、肝末等食物，但不少父母仍只给宝宝喝汤，不让吃肉。这样做主要是父母低估了宝宝的消化能力，认为宝宝还没有能力去咀嚼和消化食物。也有的父母认为汤的味道鲜美，营养都在汤里面，其实这些看法都是错误的，这样做只会限制宝宝摄取更多的营养。

用鱼、鸡或猪等动物性食物煨汤，确实有一些营养成分溶解在汤内，它们是少量的氨基酸、肌酸、肉精、钙等，增加了汤的鲜味，但大部分的精华，像蛋白质、脂肪、无机盐都还留在肉内。肉类食物主要的营养成分是蛋白质，蛋白质遇热后会变性凝固，绝大部分都在肉里，只有少部分可溶性蛋白质跑到汤里去了。

科学而经济的喂养方法，应该是在补充肉类食物时，即让婴儿喝汤又要让其吃肉。因为鲜肉汤中的氨基酸可以刺激胃液分泌，增进食欲，帮助婴儿消化；而肉中丰富的蛋白质等更能提供婴儿所需的营养。尤其这些都是优质蛋白质，能促进宝宝的生长发育，使肌肉长得结实，免疫力增强，可以减少各种疾病的发生，保证宝宝健康成长。

## 贴心护理你的宝贝

7～9个月的婴儿，已经开始长出牙齿，能独立坐稳，并开始能扶着东西站立，同时味觉也越来越发达，婴儿对周围事物的关系和好奇心也进一步加强，这些特点决定了家长一时都不能松懈，在日常生活中，必须更加贴心照顾婴儿，保证婴儿的健康和安全。

### 1 婴儿出牙期的营养保健

婴儿在6个月以前没有牙齿，吃奶时靠牙床含住母亲乳头。到6个月左右，婴儿开始出牙，出牙是牙齿发育和婴儿生长发育过程中的一个重要阶段。

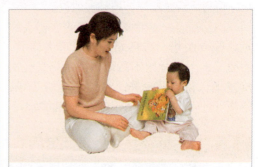

● 如果长出乳牙，婴儿就喜欢经常把东西放入嘴里咬。

婴儿出牙时一般无特别不适，但个别婴儿可出现突然哭闹不安，咬母亲乳头，咬手指或用手在将要出牙的部位乱抓乱划，口水增多等症状，这可能与牙龈轻度发炎有关。此时，母亲要耐心护理，分散婴儿的注意力，不要让他用手或筷子去抓划牙龈。若孩子自己咬破或抓破牙龈，可在牙龈上涂少量甲紫药水，一般不需服药。

婴儿出牙与给婴儿添加辅助食品的时间几乎一致，婴儿易出现腹泻等消化道症状，这可能是出牙的反应，也可能是抗拒某种辅食的表现，可以先暂停添加，观察一段时间就可知道原因。

家长应给婴儿多吃些蔬菜、果条，这样不但有利于改掉其吮手指或吮奶瓶嘴的不良习惯，而且还使牙龈和牙齿得到良好的刺激，减少出牙带来的痛痒，对牙齿的萌出和牙齿功能的发挥都有好处。另外，进食一些点心或饼干可以锻炼婴儿的咀嚼能力，促进牙齿的萌出和坚固，但同时也容易在口腔中残留渣滓，成为龋齿的诱因，因此在食后最好给婴儿些凉开水或淡盐水饮服代替漱口。

### 2 纠正牙齿发育期的不良习惯

在孩子生长发育期间，许多不良的口腔习惯能直接影响到牙齿的正常排列和上下颌骨的正常发育，从而严重影响孩子面部的美观。因此在婴儿期应及时纠正这些不良习惯。

**咬物：**一些孩子在玩耍时，爱咬物体，如袖口、衣角、手帕等，这样在经常用来咬物的牙弓位置上易形成局部小开牙畸形（即上下牙之间不能咬合，中间留有空隙）。

**偏侧咀嚼：**一些婴儿在咀嚼食物时，常常固定在一侧，这种一侧偏用一侧废用的习惯形成后，易造成单侧咀嚼肌肥大，而废用侧因缺乏咀嚼功能刺激，使局部肌肉发育受阻，从而使面部两侧发育不对称，造成偏脸或歪脸现象。

**吮指：**婴儿一般从3～4个月开始，常有吮指习惯，一般在2岁左右逐渐消失。由于手指经常被含在上下牙弓之间，牙齿受到压力，使牙齿往正常方向长出时受阻，而形成局部小开牙。同时由于经常做吸吮动作，两颊收缩使牙弓变窄，形成上前牙前突或开唇露齿等不正常的牙颌畸形。

**张口呼吸：**张口呼吸时上颌骨及牙弓易受到颊部肌肉的压迫，会限制颌骨的正常发育，使牙弓变得狭窄，前牙相挤排列不下引起咬合紊乱，严重的还可出现下颌前伸，下牙盖过上牙的情况，即俗称的"兜齿""瘪嘴"。

**偏侧睡眠：**这种睡姿易使颌面一侧长

期承受固定的压力，造成不同程度的颌骨及牙齿畸形，两侧面颊不对称等情况。

**下颌前伸**：即将下巴不断地向前伸着玩，可形成前牙反颌，俗称"地包天"。

**含空奶头**：一些婴儿喜欢含空奶头睡觉或躺着吸奶，这样奶瓶易压迫上颌骨，而婴儿的下颌骨则不断地向前吮奶，长期反复地保持如此动作，可使上颌骨受压，下颌骨过度前伸，形成下颌骨前突的畸形。

## ❸ 宝宝在家发生抽风时的护理

小儿抽风是婴幼儿的一种常见病，据有关专家统计，发病率是成人的10～15倍。这是因为婴幼儿的大脑发育不完善，即使较弱的刺激也能引起大脑运动神经元异常放电，从而导致抽风。小儿抽风的原因很多，常见于发高热时，称高热惊厥。此外，小儿得肺炎、脑膜炎、脑炎或发生颅脑外伤、癫痫、缺钙等疾病，也都是发生抽风的常见原因。

当孩子发生抽风时，家长首先应立即将孩子放在床上或木板上，把头偏向一侧，以免痰液或呕吐物吸入呼吸道而致窒息。然后，解开婴儿衣领，保持其呼吸道通畅，用手帕缠住竹筷或匙柄后置于上下门齿之间，以免其咬伤舌头，用手指甲重按婴儿人中穴，以达到止抽的目的，如有条件还可针刺合谷、涌泉等穴位。

如婴儿抽风时还伴有高热，应积极采取降温措施，可根据客观条件选用不同的

方法。如家中有冰箱的，可将冰块装入塑料袋内放置在小儿额部、枕部、腋下、腹股沟等大血管经过处；家中备有酒精的，可加等量温水稀释酒精配成30%浓度的酒精，轻擦皮肤、四肢及腋下、腹股沟处以助散热；家中如有退热药如阿司匹林、布洛芬制剂等要根据说明书给小儿服用。

## ❹ 夏季患外耳道疖肿的护理

外耳道疖肿是外耳道皮肤急性局限性化脓性病变。外耳道疖肿，又称局限性外耳道炎，发生于外耳道软骨部，是耳科常见病之一。在炎热的夏天因出汗较多、洗澡不当或因泪水进入外耳道等原因可致婴儿外耳道疖肿。

一旦外耳道皮肤发炎，化脓形成疖肿，随疖肿的加重，外耳道皮下的脓液会渐增多，其产生的压力会直接压迫在耳道骨壁上，由于此处神经对痛觉尤为敏感，所以婴儿感到特别疼痛，且在张口、咀嚼时疼痛加重。哺乳期患儿往往有拒乳、抓耳、摇头、夜间哭闹不能入眠等表现。若外耳道疖肿明显肿胀，睡眠时压迫患侧耳朵，婴儿会因疼痛加剧而哭闹。

发生疖肿时应用抗生素控制感染，用氯霉素、甘油滴耳液或1%～3%酚甘油滴耳，每日3次。若外耳道有分泌物，必须用3%双氧水洗净后再用氯霉素或酚甘油滴入。若疖肿有波动，应到医院进行手术，切开排脓。

## ❺ 爬行阶段的注意事项

爬行可以促进宝宝身体的生长发育，训练宝宝身体的协调能力，对学习走路有很大帮助。看到孩子会爬了，又学会了新的本领，父母的喜悦心情无法比拟，但此时更应提醒父母要注意婴儿爬行时的安全和卫生。

**爬行的准备**：爬行的地方必须软硬适中，摩擦力不可过大或过小，避免使用有

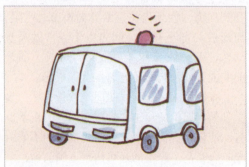

● 对于抽风严重的婴儿，应尽快到医院就诊，以免耽误治疗。

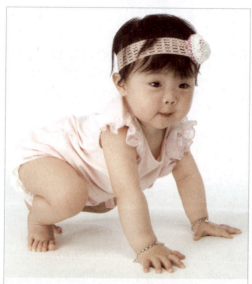

● 爬行运动能刺激婴儿对事物的兴趣，而且有助于精神的成长发育。

很多小拼块的软垫，以防宝宝误食。可以把被褥拿掉，让宝宝直接在床垫上爬。

**爬行的安全**：不要让宝宝离开自己的视线，更不要让宝宝独自爬行；要特别注意宝宝周围的环境应当没有坚硬、锐利的物品，不要让他嘴里含着东西爬行；家具的尖角要用海绵包起来或套上护垫；药品不要放在宝宝能抓到的地方；不要让宝宝靠近电源和插座；如果让宝宝在床上爬行，一定要做好防御措施，以免掉下床。

**爬行的卫生**：时常清洁、消毒地板和地垫等物品，不要让宝宝用爬脏的小手直接拿东西吃。

**爬行的乐趣**：为了增加宝宝爬行的乐趣，可以拿一些宝宝喜欢的玩具放在前面吸引宝宝来拿。会动的玩具，如汽车、球类等对已经能熟练爬行的宝宝更具吸引力，宝宝喜欢追逐这些玩具，这样可以让宝宝更多地练习爬行。当宝宝爬到终点时，父母要适时地给予鼓励。

## ❻ 给婴儿擦浴

擦浴是帮助宝宝锻炼的一种形式，适合于6个月以上的宝宝及体弱儿。擦浴的室温应保持在18～20℃，水温在34～35℃，以后逐渐调为26℃左右。最好选择中午或下午，在婴儿情绪较好和无疾病的情况下进行。在擦浴时婴儿不可空腹或过饱，空腹不耐寒冷，过饱可因擦浴的按压而引起呕吐。

擦浴须采取循序渐进的方法，即擦拭面积的大小应逐日递增，先局部，后全身，以免婴儿不适；未擦拭的部位用浴巾包裹，擦拭过的部位可暴露在空气中。

擦浴时力度不能过大，以皮肤微微发红为宜；应快速来回反复擦拭，以产生热量，特别是在心前区、腹部、足底部；脐带未脱落前禁止擦拭脐部。

擦浴的时间以10～20分钟为宜，时间不能太长，若婴儿哭闹严重，应停止擦浴，寻找原因。家长可以在擦浴时在孩子周围挂一些游动彩球或彩纸条束，锻炼孩子的颈部和眼睛。同时，可用玩具的响声训练孩子的反应能力。

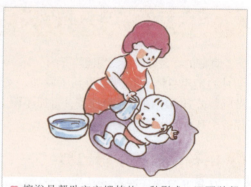

● 擦浴是帮助宝宝锻炼的一种形式，还可以帮助宝宝增强抵抗力。

## ❼ 防止婴儿摔倒

生活中不管你有多细心，宝宝都可能会在不经意间摔倒。身体受伤，这种伤痛很难避免，而妈妈们能做的就是将宝宝摔伤的次数降到最低。

防止宝宝摔倒的最好办法就是给他开放的空间。把房间收拾干净，将所有危险物品拿开，把宝宝能搬动、爬得上的桌椅藏起来，最好不要靠窗摆放。带宝宝出去玩时，一定要避开人多、车多的地方，以免被突如其来的行人和车辆撞倒。婴儿行走的路面要平坦，最好是草地或土地。宝宝玩耍时应避开剧烈运动和超前运动，另外，父母需为宝宝选择舒适合脚的鞋子。

宝宝摔伤了，首先要检查皮肤有无裂口出血，有无骨折的征象。如果宝宝轻度摔伤，比如擦破了点儿皮或流一点点血，妈妈不要惊慌。这时你需要用清水清洗伤口，直至洗干净为止，然后可以涂上一点儿碘酒或碘氟消毒。一旦宝宝磕掉了牙或摔得鲜血直流，最好不要耽误时间，应赶紧把孩子送往医院，给予及时的治疗。

## ❽ 定期带宝宝进行健康体检

孩子的身体发育是不是正常，是否存在不健康的因素，应该怎样做才能提高健康水平，这些都是父母十分关注的问题。因此，带宝宝去做定期健康体检是非常必要的。除了对宝宝大动作发育、乳牙、视力、听力等测试外，还要进行血液检查，这是因为宝宝6个月之后，由母体储备的铁质已基本消耗殆尽。平时父母要注意观察宝宝的面色、口唇、皮肤黏膜是否红润或苍白。在及时添加营养辅食时，可选购一些营养米粉，同时还需在医生的指导下补充铁剂，以免发生缺铁性贫血。

在健康体检中还需要检测宝宝的动作发育情况，其中包括观察宝宝是否会翻身，是否会坐稳；检测视力看其双眼是否对红、黄颜色的物品和玩具能注视和追随。检测听力时，观察宝宝的头部和眼睛是否能转向并环视和寻找发音声源。

另外，还需对宝宝的智能发育做出评估，并从保健医生处得到科学育儿的知识指导，以促进宝宝长得更健康。

# 培养宝宝良好的行为习惯

良好的行为习惯是要慢慢培养的。7~9个月的宝宝身体和智力都得到了发展，父母应留心日常生活的各个环节，常抓不懈，让孩子真正养成良好的行为习惯。

## ❶ 培养良好的饮食习惯

从婴儿时期，就应该让宝宝养成良好的进餐习惯，只有好的进餐习惯，才能保证宝宝的进食营养，身体才会健康。

**按时进餐**：宝宝一天的进餐次数、进餐时间要有规律，到该吃饭的时间，就应喂他吃饭，吃得好时就应表扬他，如果不想吃，也不要强迫他吃。长时间坚持下去，就能养成定时进餐的习惯。

**培养饮食卫生习惯**：每天在餐前，都要引导宝宝洗手、洗脸等，培养宝宝养成清洁卫生的习惯。另外，吃饭时不要让孩子玩，大人不要和宝宝逗笑，不要让他哭闹，不要分散他的注意力，更不能让他边吃边玩。

**锻炼宝宝使用餐具的能力**：训练宝宝自己握奶瓶喝水、喝奶，自己用手拿饼干吃，

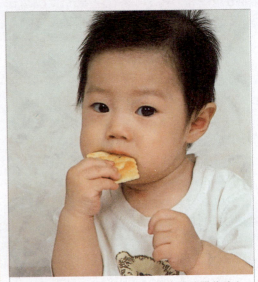

● 随着宝宝独立性的形成，必须鼓励婴儿独立吃饭。

训练正确的握匙姿势,为其以后独立进餐作准备。

**避免挑食和偏食**:每餐饭、菜、鱼、肉、水果搭配好,鼓励宝宝多吃些种类,并且要细细咀嚼,饭前不让他吃零食和喝水,以免影响其食欲和消化能力。

## ❷ 训练宝宝咀嚼的习惯

宝宝从一出生后,就有寻觅乳头及吸吮的本能,一旦吸入母乳之后,宝宝就会进行吞咽奶水的反射动作,而且随着月龄的增加,吞咽能力会越来越协调且有进步。但是咀嚼能力的完成,是需要舌头、口腔、牙齿、脸部肌肉、嘴唇等配合,才能顺利将口腔里的食物磨碎或咬碎,进而吃下肚子的,所以咀嚼能力对婴儿的发育非常重要,练习咀嚼有利于肠胃功能发育,有利于唾液腺分泌,从而提高消化酶活性,促进消化吸收。

大约到了7个月大,宝宝也开始长牙了,此时期宝宝咀嚼及吞咽的能力会较前一个阶段更有进步。宝宝会尝试以牙床进行上下咀嚼食物的动作,而且,宝宝主动进食的欲望也会增强,有时看到别人在吃东西,他也会做出想要尝一尝的表情。

妈妈可以提供给宝宝一些需要咀嚼的食物,以培养宝宝的咀嚼能力,并能促进牙齿的萌发。如果宝宝已长牙,也要提供给宝宝一些自己手拿的食物,例如水果条或小吐司。

## ❸ 宝宝卫生习惯的培养

应该从小就养成孩子自己动手的良好习惯,尤其是良好的卫生习惯,这样做有利于孩子身心的健康成长,也可减少孩子疾病的发生。要让孩子养成早晚洗手洗脸的习惯,还要教育孩子饭前、便后主动洗手,弄脏手、脸后要随时洗净。要经常洗澡,勤换衣服,保持头发整洁,定期剪指甲。家长应勤督促、多指导,多用语言鼓励孩子,使孩子逐渐养成良好的卫生习惯。

## ❹ 培养婴儿良好的排便习惯

进入8个月的宝宝已经能单独稳坐,因此从8个月开始,在前几个月训练的基础上,可根据宝宝大便习惯,训练他定时坐盆大便。坐盆的时间不能太长。开始只是培养习惯,一般孩子不习惯,一坐盆就打挺,这时不要太勉强,但每天都要坚持让孩子坐坐。另外,坐便器最好放在一个固定的地方,掌握小儿排便规律后,令其坐盆的时间也宜相对固定,这样多次训练,便可成功。便盆周围要注意清洁,每次必须洗净。此外,切忌养成在便盆上喂食婴儿和让其玩耍的不良习惯。

## ❺ 培养宝宝与陌生人相处的习惯

宝宝认生是他情感发展的第一个重要里程碑。宝宝可能会变得很黏人,只要碰到新面孔,他就会感到焦虑不安,如果有陌生人突然接近他,宝宝可能还会哭起来。所以,妈妈如果碰到这样的情况,不用感

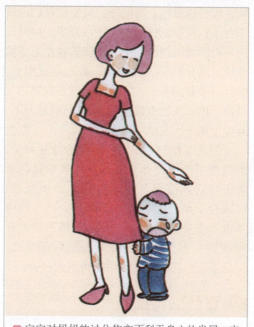

● 宝宝对妈妈的过分依恋不利于身心的发展,应引导宝宝与其他人多接触。

到奇怪,这是宝宝正常的表现。

在宝宝3~4个月以前还不懂得认生的时候,妈妈可以有意识地带宝宝走出家门,以帮助宝宝尽早适应他可能接触到的各种社会环境。另外,妈妈可以尝试着让其他家庭成员多抱抱宝宝,在他们抱的时候妈妈可以暂时离开一会儿,让宝宝慢慢熟悉除爸爸妈妈之外的陌生人。注意千万不要强迫宝宝,违背他的意愿让他与陌生人接触,应让宝宝先和其他人熟悉起来,再安排他们单独相处。

## 能力训练,让宝宝更聪明

7~9个月的宝宝本领越来越多,对任何事物都充满好奇,不管是身体发育还是能力发展,都大大得到强化,理解力明显增强,并开始用手势、表情和声音来表达意愿。此时期,需重视对宝宝的能力训练,注意早期教育。

### ❶ 开始学习迈步

学走路是每个宝宝的必经阶段,7~9个月的宝宝能在大人的扶持下站立,并能迈步向前走几步。

大人可以站在宝宝的后方扶住其腋下,或在前面搀着他的双手向前迈步,练习走。宝宝拉着大人的手走,同自己独立走完全不同,即使拉着他走得很好,可是让自己走就不行了,拉手走只能用于练习迈步。待时机成熟时,设法创造一个引导孩子独立迈步的环境,如让孩子靠墙站好,大人退后两步,伸开双手鼓励孩子,叫他"走过来找妈妈"。当孩子第一次迈步时,大人需要向前迎一下,避免他第一次尝试时摔倒。

婴儿开始学迈步时,不要给他穿袜子,因为他可能会因此滑倒,身体很难保持平衡;每次训练前要让他排尿,撤掉尿布,以减轻下半身的负担;选择一个孩子摔倒了也不会受伤的地方,特别要将四周的环境布置一下,要把有棱角的东西都拿开。父母还应注意每天练习的时间不宜过长。

### ❷ 婴儿语言训练

宝宝开始咿呀学语标志着宝宝的发音进入新的阶段,意味着宝宝开始学习说话

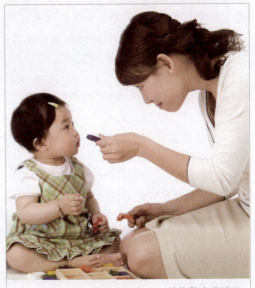

● 宝宝已经能理解语言的含义,并能做出准确的判断。

了。这时爸爸妈妈应该着手对宝宝进行发音训练。

孩子在这一阶段里发出的语音比前一阶段更加复杂多样化。他学会了发更多的声母音,如w、n、t、d等。这个时期,父母平时在对孩子说话时,一定要配合一定的动作,并且同样的话一定要配合同样的动作。如果能这样坚持下来的话,那么孩子将会很快学会说话。比如,你可以指着墙上的灯对孩子说:"看灯,这是灯。"或者伸出你的双臂说:"要起来吗?"孩子正是通过反复地听你说话和看你的手势来学习语言的。

父母应该多和喃喃发音的婴儿说话、交

谈，训练他知道自己的名字、身体的部位及"欢迎""再见"等简单词汇的含义，让婴儿观察说话时的不同口形，为说话打下基础。

### ❸ 手的精细动作练习

七八个月的宝宝已经能很熟练地做一些精细的小动作，为了培养这方面的能力，父母可以和宝宝玩一些小游戏。如扔球游戏，可以锻炼宝宝扔掷东西的技能。还可以教孩子用拇指和示指相对捏取像玉米花、黄豆等东西，锻炼手指的灵活性。

此外，要多给孩子练习的机会，如拿个小塑料瓶，告诉宝宝把豆豆拣到瓶里，先做示范，再让宝宝学着做。平时，可拿个大盒子，让宝宝自己收拾玩具，将其拿出来和放进去，训练宝宝眼、手、脑的协调性。

### ❹ 适合婴儿的游戏与玩具

玩具是游戏必不可少的东西，玩具可以发展婴儿的动作、语言，并使他们心情愉快，也能培养婴儿对美的感受能力。根据此阶段婴儿智能发展的特点，可给7~9个月的婴儿提供下列玩具：动物玩具，它是婴儿最喜欢的玩具，是婴儿生活中最贴近的、最熟悉的形象，可以使婴儿认识动物的名称。生活用品，如小碗、小勺、小桌椅等，可以使婴儿认识物品的名称、用途。运动性玩具，可发展婴儿动作及感觉、知觉和运动感，如软球、摇铃、套环等。还可购置一些彩色积木、小汽车等，一次给婴儿的玩具不必太多，两三样即可，但要经常更换，以提高婴儿的兴趣。

经常和婴儿一起玩游戏，可以使婴儿情绪愉快，和大人建立良好的感情，有利于接受教育。大人与婴儿做游戏的内容多种多样，如运动性游戏：把球扔进盆里，捡回来交给婴儿再扔。此阶段的婴儿自我意识加强，可以有意识地支配手的动作，并对手和手臂的活动感兴趣，他要试验自己的力量，喜欢通过扔东西来表现自己。可提供彩球、乒乓球等让婴儿练习。

### ❺ 训练宝宝自己喝水的能力

训练宝宝自己用杯子喝水，可以锻炼宝宝的手部肌肉，发展其手眼协调能力。这阶段的宝宝大多不愿意使用杯子，因为以前一直用奶瓶，他已经习惯了，所以会抗拒用杯子喝奶、喝水。即使这样，父母仍然要教导宝宝使用杯子。

首先要给宝宝准备一个不易摔碎的塑料杯。尤其是带吸嘴且有两个手柄的练习杯不但易于抓握，还能满足宝宝半吸半喝的饮水方式。

其次，应选择吸嘴倾斜的杯子，这样水才能缓缓流出，以免呛着宝宝。

另外，要选择颜色鲜艳、形状可爱的杯子。这样可以让宝宝拿着杯子玩一会儿，待宝宝对杯子熟悉后，再放入水。接着将杯子放到宝宝的嘴唇边，然后倾斜杯子，将杯口轻轻放在宝宝的下嘴唇上，让杯里的水刚好能触到宝宝的嘴唇。如果宝宝愿意自己拿着杯子喝，就让宝宝两手端着杯子，成人帮助他往嘴里送。要注意的是，让宝宝一口一口慢慢地喝，千万不能一次给宝宝杯里放过多的水，以免呛着宝宝。如果宝宝对使用杯子显示出强烈的抗拒性，爸爸妈妈就不要继续训练宝宝使用杯子了。如果宝宝顺利喝下了杯子里的水，爸爸妈妈要表示鼓励、赞许。

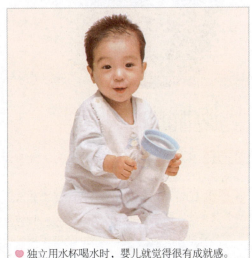

● 独立用水杯喝水时，婴儿就觉得很有成就感。

## 宝宝营养食谱

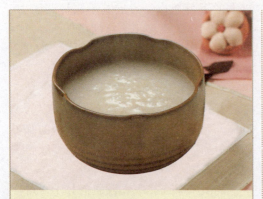

### 小凤尾鱼粥

**原材料** 白米4小勺，小凤尾鱼粉1小勺，香油1/2小勺，水1杯。

**做 法** ①用清水浸泡4小勺白米，然后用粉碎机捣碎。②在炒熟的米粉内添加水和小凤尾鱼粉，然后慢慢地熬粥。③等粥煮开后，用小火继续加热。

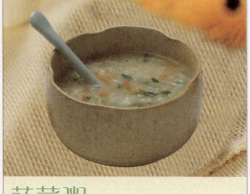

### 蔬菜粥

**原材料** 白米4小勺，胡萝卜、菠菜、南瓜各10克，香油、水若干。

**做 法** ①均匀地剁碎去皮的南瓜和胡萝卜，然后把烫熟的10克菠菜也切成小段。②混合白米和适量水。③煮一段时间后，添加剁碎的蔬菜，并继续加热，然后添加少量的香油。

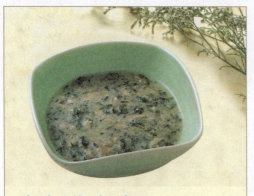

### 鸡胸脯肉粥

**原材料** 鸡胸脯肉10克，米粥30克，菠菜10克。

**做 法** ①均匀地剁碎鸡胸脯肉。②用开水烫熟菠菜叶，然后均匀地剁碎。③在1：10的米粥内添加剁碎的鸡肉和菠菜，然后用温火熬粥。

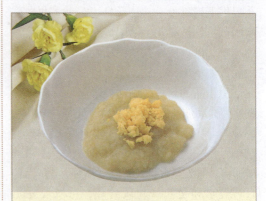

### 蛋黄马铃薯粥

**原材料** 马铃薯20克，肉汤1/2大勺，蛋黄1/2个。

**做 法** ①把去皮的马铃薯切成一口大小。②把马铃薯放入开水内，而且均匀地捣碎，然后添加肉汤。③均匀地捣碎1/2个蛋黄，然后洒在马铃薯上面。

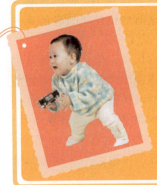

# 10～12个月婴儿，开口说话乖宝宝

◎在这个阶段，宝宝开始向幼儿过度，身体和智力发展明显增长，饮食与护理方面的要求也都发生了一些变化，如何更好地照顾这个阶段的宝宝呢，让我们一起来学习一下吧。

## 10～12个月婴儿的生长发育特点

10～12个月的婴儿已经能独自坐很长时间，会爬行，自己能够扶着栏杆在小床上或围栏里来回走或用学步车来回走。手的动作也更加自如，能双手玩玩具，可指着东西提要求，还能模仿大人的动作。

### ❶ 10个月宝宝的发育特点

这个时期，孩子们身体发展的不平衡更为显著了。

#### （1）身体外观和生长特点

这个月孩子的身长会继续增加，给人的印象是变瘦了。男婴的体重平均9.5千克，身高平均73.6厘米，头围约45.8厘米；女婴体重平均8.9千克，身高平均71.8厘米，头围约44.8厘米。男婴胸围为45.97厘米，女婴为45.15厘米。

#### （2）婴儿的语言发展

此时的宝宝也许已经会叫妈妈、爸爸，能够主动地用动作表示语言。有些孩子周岁时已经学会2～3个词汇，但可能性更大的是，孩子周岁时所说的话是一些快而不清楚的声音。

在他说话时，你反应越强烈就越能刺激孩子进行语言交流。婴儿若开始能模仿别人的声音，并要求成人有应答，就进入了说话萌芽阶段。另外，在成人的语言和动作引导下，他还能模仿成人拍手，做挥手再见和摇头等动作。

#### （3）婴儿的运动能力

此时的宝宝能够独自站立片刻，能迅速爬行，大人牵着手会走；这年龄阶段也是向直立行走过渡的时期，一旦孩子会独坐后，他就不再老老实实地坐着了，就想站起来了。

孩子可以拉着栏杆从卧位或者座位上站起来，双手拉着妈妈或者扶着东西蹒跚挪步。有的孩子在这段时间已经学会一手

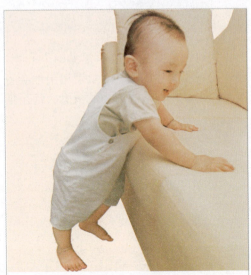

● 婴儿不仅能扶着周围的事物站立，而且能爬到较高的地方，因此要特别注意婴儿的行为。

扶物地蹲下捡东西。

随着孩子学会随意打开自己的手指，他会开始喜欢扔东西。如果你将小玩具放在他椅子的托盘或床上，他会将东西扔下，并随后大声喊叫，让别人帮他捡回来，以便他可以重新扔掉。如果你向孩子滚去一个大球，起初他只是随机乱拍，随后他就会拍打，并可以使球朝你的方向滚过去。

### （4）婴儿情绪和社交发展

随着时间的推移，孩子的自我概念变得更加成熟，如见陌生人和与你分离时几乎没有障碍，他自己也将变得更加自信。喜欢被表扬，喜欢主动亲近小朋友。以前你可能在他舒服时指望他能听话，但是现在通常难以办到，他将以自己的方式表达需求。

当他变得更加活跃时，你会发现你经常要说"不"，以警告他远离不应该接触的东西。但是即使他可以理解词汇以后，他也可能根据自己的意愿行事，父母必须认识到这仅仅是强力反抗将要来临的前奏。

在这个阶段，孩子可能会表现出害怕他以前学步时曾经适应的物品或情况的现象。比如在这个时期，婴儿害怕黑暗、打雷和吸尘器的声音很常见。

### （5）婴儿的认知发展

此时的宝宝能够认识常见的人和物。他开始观察物体的属性，从观察中他会得到关于形状、构造和大小的概念，甚至他

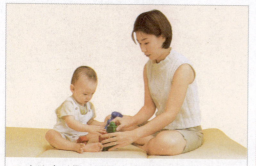

● 在这个时期，用眼睛看、用耳朵听、用手触摸的实际体验非常重要。

开始理解某些东西可以食用，而其他的东西则不能，尽管这时他仍然将所有的东西放入口中，但只是为了尝试。

遇到感兴趣的玩具，他会试图拆开看看里面的结构，体积较大的，知道要用两只手去拿，并能准确找到存放食物或玩具的地方。此时宝宝的生活已经很规律了，每天会定时大便，心里也有一个小算盘，明白早晨吃完早饭后可以去小区的公园里溜达。

## ❷ 11个月宝宝的发育特点

这个月，宝宝的身心发展可能会有突飞猛进的变化。

### （1）身体外观和生长特点

满11月时男婴的体重平均9.9千克，身高平均74.9厘米，头围约46.1厘米；女婴体重平均9.2千克，身高平均73.1厘米，头围约45.1厘米。

### （2）婴儿的语言发展

此时的宝宝，能准确理解简单词语的意思。在大人的提醒下会喊爸爸、妈妈。会叫奶奶、姑、姨等；会做一些表示词义的动作，如竖起手指表示自己1岁；能模仿大人的声音说话，说一些简单的词。可正确模仿音调的变化，并开始发出单词的声音。能很好地说出一些难懂的话，对简单的问题能用眼睛看、用手指的方法做出回答，如问他"小猫在哪里"，孩子能用眼睛看着或用手指着猫。喜欢发出"咯咯""嘶嘶"等有趣的声音，笑声也更响亮，并喜欢反复说会说的字。能听懂3~4个字组成的一句话。

### （3）婴儿的运动能力

宝宝已经能牵着家长的一只手走路了，并能扶着推车向前或转弯走。还会穿裤子时伸腿，用脚蹬去鞋袜。还可以平稳地坐着玩耍，能毫不费力地坐到矮椅子上，能扶着家具迈步走。

这时勺子对孩子有了特殊的意义,他不仅可以将其用作敲鼓的鼓槌,还可以自己用勺子往嘴里送食品。

### (4) 婴儿情绪和社交发展

此时的宝宝已经能执行大人提出的简单要求。会用面部表情、简单的语言和动作与成人交流。这时期的孩子能试着给别人玩具玩,心情也开始受妈妈的情绪影响。喜欢和成人交往,并模仿成人的举动。

在不断的实践中,他会有成功的愉悦感;当受到限制、遇到"困难"时,仍然以发脾气、哭闹的形式发泄因受挫而产生的不满和痛苦。在这个阶段,孩子与人交往的能力不断增强。

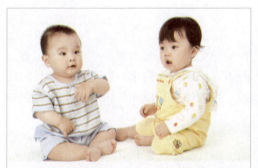
● 通过和同龄小朋友的交往,能培养婴儿的社会性。

### (5) 婴儿的认知发展

此时的宝宝已经能指出身体的一些部位;不愿意母亲抱别人,有初步的自我意识。喜欢摆弄玩具,对感兴趣的事物能长时间地观察,知道常见物品的名称并会表示。此外,孩子能仔细观察大人无意间做出的一些动作,头能直接转向声源,也是词语——动作条件反射形成的快速期。

这时期的孩子懂得选择玩具,逐步建立了时间、空间、因果关系,如看见母亲倒水入盆就等待洗澡,喜欢反复扔东西拾等。

## ❸ 12个月宝宝的发育特点

12个月大的宝宝即将进入幼儿期,步入成长的另一个阶段。

### (1) 身体外观和生长特点

满12个月时,男婴体重平均10.2千克,身高平均76.1厘米,头围约46.5厘米;女婴体重平均9.5千克,身高平均74.3厘米,头围约45.4厘米。

### (2) 婴儿的语言发展

此时宝宝对说话的注意力日益增加。能够对简单的语言要求做出反应。对"不"有反应。会利用简单的姿势例如摇头代替"不"。会利用惊叹词,例如"oh-oh"。喜欢尝试模仿词汇。

这时虽然孩子说话较少,但能用单词表达自己的愿望和要求,并开始用语言与人交流。已能模仿和说出一些词语,所发出的一定的"音"开始有一定的具体意义,这是这个阶段孩子语言发音的特点。

孩子常常用一个单词表达自己的意思,如"外外",根据情况,可能是表达"我要出去"或"妈妈出去了";"饭饭"可能是指"我要吃东西或吃饭"的意思。

### (3) 婴儿的运动能力

此时的宝宝能够站起、坐下,绕着家具走的行动更加敏捷。不必扶,自己站稳

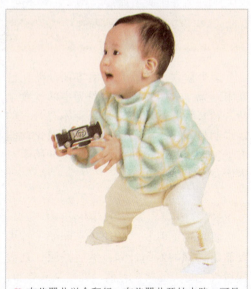
● 有些婴儿学会爬行,有些婴儿开始走路,可见婴儿的表现千差万别。

能独自走几步。站着时,能弯下腰去捡东西,也会试着爬到一些矮的家具上去。

有的宝宝已经可以自己走路了,尽管还不太稳,但对走路的兴趣很浓,这一变化使孩子的眼界豁然开阔。

### (4) 婴儿情绪和社交发展

开始对小朋友感兴趣,愿意与小朋友接近、玩游戏。自我意识增强,开始要自己吃饭,自己拿着杯子喝水。可以识别许多熟悉的人、地点和物体的名字,有的宝宝可以用招手表示"再见",用作揖表示"谢谢"。会摇头,但往往还不会点头。

现在一般很听话,愿意听大人指令帮你拿东西,以求得赞许,对亲人特别是对妈妈的依恋也增强了。

### (5) 婴儿的认知发展

此时孩子仍然非常爱动。在孩子周岁时,他将逐渐知道所有的东西不仅有名字,而且也有不同的功用。你会观察到他将这种新的认知行为与游戏融合,产生一种新的迷恋。例如,他不再将一个玩具电话作为一个用来咀嚼、敲打的有趣玩具,当看见你打电话时,将模仿你的动作。

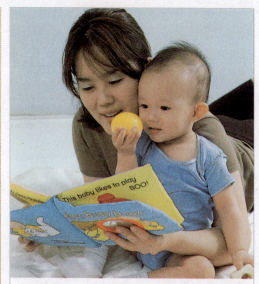

● 经常和孩子一起看画册,可以锻炼孩子的认知和理解能力。

此时他也许已经会随儿歌做表演动作。能完成大人提出的简单要求。不做成人不喜欢或禁止的事。隐约知道物品的位置,当物体不在原来的位置时,他会到处寻找。

已经具备了看书的能力,可以认识图画、颜色,指出图中所要找的动物、人物。当然,这需要妈妈的指导和协助。

## 10~12个月婴儿的饮食与喂养

这个阶段,在饮食生活方面,婴儿已基本结束了以喝母乳或奶粉为主的饮食生活,随着婴儿的成长,婴儿身体对营养的需求明显增多,咀嚼功能和肠胃消化功能有了很大提高,婴儿的饮食应该开始由半固体向固体食物转变。

### ❶ 按计划喂断奶食品

要想在1周岁之前让孩子断奶,首先要制定详细的断奶计划,然后按照计划慢慢地改变每天的饮食习惯。即使是双胞胎,一种方法不一定适合两个孩子。如果每天的生活有节奏,就比较容易,但是必须随

机应变。只要婴儿健康,而且顺利地解决了所有琐事,即使每天的生活没有规律也无大碍。

在一周岁之前,把婴儿断奶期分为三个阶段。

**第一阶段**:出生4~6个月时,开始喂乳状食品。

**第二阶段**:从6~7个月开始,婴儿就可尝试独自吃饭。

**第三阶段**:从第9个月开始可以跟家人一起吃饭,而且能吃跟家人一样的食品。

如果顺利地经过这个阶段,就能减少每天吃奶的次数,而且每天吃三顿饭,同

时喝2～3杯牛奶。如果断奶食品的摄取量增加，授乳量就逐渐减少，最好能自然地断奶。

## ❷ 断奶应注意的问题

**白天必须让婴儿吃饱：**刚开始断奶时，最好在白天喂断奶食品，而且要在喂奶粉或喂母乳之前，即在婴儿处于饥饿状态下喂断奶食品。如果早上肚子饿，可以在早上喂断奶食品。有些妈妈认为，只要让婴儿吃饱，晚上他就会沉睡。如果晚上喂断奶食品，因为要消化食物，婴儿就睡不好觉。而且晚上妈妈也比较忙，因此最好在白天喂断奶食品。

**逐渐增加断奶食品的量：**开始断奶1周后，在喂奶粉或喂母乳前，最好喂4小勺断奶食品，而在早上只喂断奶食品，早餐，最好选择谷类、牛奶和蛋黄。从第二周开始，可以喂蔬菜或果汁，但是不能突然增加断奶食品的量，必须慢慢地增加。

**合理安排吃断奶食品的时间：**大部分婴儿不喜欢在深夜或清晨吃断奶食品，但是在这个时期，婴儿每天都能吃三次断奶食品。夜间最好不要喂断奶食品。婴儿不吃饭直接就睡觉的情况下，只要安稳地睡觉，就不用叫醒他吃断奶食品。另外，如果婴儿睡懒觉，就可以取消早餐，但是婴儿想吃时，随时都要喂断奶食品。不喂断奶食品时，必须保证每天的牛奶摄取量。

## ❸ 根据季节给宝宝添加辅食

一年四季，气候各有不同，有春暖、夏热、秋燥、冬寒之特点，宝宝的饮食也要根据季节的轮换而进行适当调整。

春季，气候由寒转暖，万物复生，是传染病和咽喉疾病易发季节，在饮食上应清温平淡，主食可选用大米、小米、红小豆等，牛肉、羊肉、鸡肉等副食品不宜过多。春季蔬菜品种增多，除应多选择绿叶蔬菜如小白菜、油菜、菠菜等外，还应给宝宝吃些萝卜汁、生拌萝卜丝等。这样不仅能清热，而且可以利咽喉，预防传染病。

夏季，气候炎热，体内水分蒸发较多，加之易食生冷食物，胃肠功能较差，此时不仅要注意饮食卫生，而且要少食油腻食物，可多吃些瘦肉、鱼类、豆制品、咸蛋、酸奶等高蛋白食物，还可多食新鲜蔬菜和瓜果。

秋季，气候干燥，也是瓜果旺季，宜食生津食品，可多给宝宝吃些梨，以防治秋燥。还要注意饮食品种多样化，不要过于吃生冷的食物。

冬季，气候寒冷，膳食要有足够的热能，可多食些牛肉、羊肉等厚味食物。避免食用西瓜等寒冷食物，同时要多吃些绿叶蔬菜和柑橘等。

## ❹ 婴儿应少吃冷饮

在炎热的夏天，吃适量的冰棍、雪糕等冷饮，能起到防暑降温的作用。但是过量的话，就不利于身体健康。婴儿的胃肠道正处于发育阶段，胃黏膜比较娇嫩，过量食入冷饮可损伤胃黏膜，容易患胃肠疾病。另外，由于寒冷的刺激，可使胃黏膜

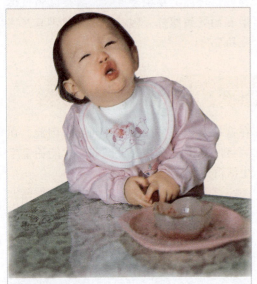

● 不能强迫婴儿吃断奶食品，应该耐心地等到婴儿独自吃断奶食品为止。

血管收缩,胃液分泌减少,引起食欲下降和消化不良,因此,婴儿应少吃冷饮。

### ⑤ 宝宝不宜多喝饮料

不少家长认为,市场出售的饮料味道甜美,夏季饮用方便,又富含营养,就把它作为婴儿的水分补给品,甚至作为牛奶替代品食用。这不仅会造成婴儿食欲减退、厌恶牛奶,影响正常饮食,还会使糖分摄入过多而产生虚胖,而且饮料中所含有的人工色素和香精,也不利于婴儿的生长发育。

婴儿每天需要一定量的水分供应,尤其在炎热的天气,出汗较多,水和维生素C、维生素B丢失较多,可以用适量的牛奶、豆浆和天然果汁补充。果汁又以西红柿和西瓜汁为佳,能清热解暑。饮用时将熟透的新鲜西瓜切成小块,剔除西瓜子后,放入洁净纱布中挤汁。做西红柿汁则需先将西红柿洗净,放入开水中烫泡一下,取出剥去皮,切成块状,然后放纱布中挤汁,喂时可加少量白糖调味。

夏季婴儿以喝白开水为宜,水经过煮沸后,所含的氯含量减少了一半以上,但所含的微量元素几乎不变,水的各种理化性质都很接近人体细胞内的生理水。这些特性,使它很容易通过细胞膜,加速乳酸代谢,解除人体疲劳。

### ⑥ 不宜吃过多的巧克力

宝宝不宜食用过多巧克力,这是因为巧克力含脂肪多,不含能刺激胃肠正常蠕动的纤维素,因此影响胃肠道的消化吸收功能。

其次,巧克力中含有使神经系统兴奋的物质,会使婴儿不易入睡、哭闹不安。此外,巧克力易引发蛀牙,并使肠道气体增多而导致腹痛。因此,婴幼儿不宜过多吃巧克力。

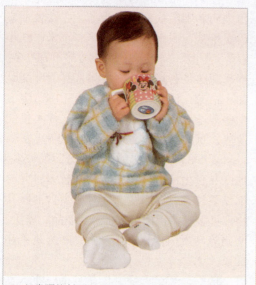

● 经常喝饮料不利于生长发育,婴儿以喝白开水为宜。

## 贴心护理你的宝贝

10～12个月的婴儿,已经临近了与婴儿时代告别的时刻。此时,宝宝每天能吃三顿断奶食品,咀嚼能力加强,已经开始学习走路,跟爬行时期相比,视野更加开阔,手脚更加灵活、淘气。这样意味着婴儿的危险性也逐渐增加。因此,在日常生活中,父母要特别注意对宝宝的安全护理。

### ① 宝宝房间装修

儿童房间一直都是孩子的欢乐天地,在这里,孩子可以尽情地玩耍。因此,在装修问题上,家长要考虑如何才能让宝宝生活得更开心,更健康。

首先,宝宝房间的铺地材料必须能够便利清洁,不能够有凸凹不平的花纹、接缝。宝宝房间的地面适宜采用天然的实木地板,并要充分考虑地面的防滑性能。

室内色调应比较活泼。在设计儿童房时,应避免单调的纯白色调,可以根据孩子的年龄、喜好、性别设计得个性化一些,以增加趣味性。不同的色彩可以刺激儿童的视觉神经，开发儿童的学习能力。

在照明方面照明灯光应柔和。合适的光线，能让房间温暖、有安全感，有助于消除孩童独处时的恐惧感。儿童房要有一盏主灯，能起到完全照明的作用。建议放置一些造型可爱、光线温馨的壁灯，还可以用灯具给孩子营造一种童话般的感觉。

设置一面墙作为涂鸦墙。宝宝喜欢随意涂鸦，可以在其活动区域，如壁面上挂一块白板或软木塞板，让孩子有一处可随性涂鸦、自由张贴的天地。

在宝宝房间装修过程中，要充分考虑到儿童的安全防范措施。要注意家具的棱角外形，电线插头忌安置在低矮处，电线的布置要隐秘。另外，冬天的保暖电器、夏天的电风扇，都要注意远离婴儿床。

## ❷ 如何给宝宝喂药

宝宝在出生后不久，就已具备辨味能力了，他们喜欢吃甜的东西，而对苦、辣、涩等味道会做出皱眉、吐舌的动作，甚至会哭闹而拒绝下咽，因此给宝宝喂药是件令家长头疼的事情。

给0～1岁的婴儿喂药的方法是：如果药是液体的，需要用勺子和滴管喂，而且一定要给喂药工具消毒。使用滴管时，要把婴儿抱在肘窝中，使其头部稍微抬高一些，把需要喂的药吸到滴管中，然后把滴管插入婴儿口中，轻轻挤压橡皮囊。另外，吃药时不要让婴儿平躺着，那样吞咽比较困难。用勺子时，把婴儿放在膝上，轻轻扒开嘴，把勺子尖放在下唇上，慢慢抬起勺子柄，使药物留入口中，速度与婴儿吞咽速度一样。

如是片剂可用两个勺子将其捣碎。若婴儿不喜欢药物的味道，可以将药溶于少量的糖水里，先喂糖水或奶，然后趁机将已溶于糖水的药喂入，再继续喂些糖水或奶。不管婴儿怎样啼哭，一定要保持镇定的情绪坚持让婴儿把药吃完。

对于已经懂事的孩子应讲明道理，耐心说服，并采用表扬鼓励或其他奖励的方法，使宝宝自觉自愿地服药。

## ❸ 乳牙龋齿的预防

预防龋齿，应从宝宝开始。婴儿在7个月左右就长了第一颗乳牙，有的较早至三四个月，有的晚到九十个月，都无须惊讶担心。到满1岁前，一般可长出6～8颗乳牙。

保护婴儿乳牙要注意下列几点：

首先，长牙期应多补充钙和磷（乳和乳酪）、维生素D（鱼肝油和日光）、维生素C（柑、橘、生西红柿、卷心菜或其他绿色蔬果），其他如维生素A或维生素B族也应注意补充。

其次，控制甜食，食物中如需加糖最好使用未经精制的红糖或果糖，睡前饮些开水，并使用婴儿刷清洁口腔乳牙，刷时应由牙龈上下刷，不要左右横刷，以免釉质受损，产生龋齿。

第三，纠正吸吮手指及口含食品入睡等不良习惯。

另外，婴幼儿食物要多样化，以提供

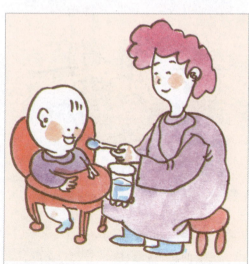

● 给宝宝喂药是一件困难的事，家长应掌握合适的方法。

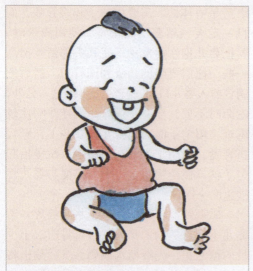

● 如果在饮用水里滴入几滴氟素，就能预防龋齿。

牙齿发育所需要的丰富营养物质，还要注意多咀嚼粗纤维性食物，如蔬菜、水果、豆角、瘦肉等，咀嚼时这些食物中的纤维能摩擦牙面，去掉牙面上附着的菌斑。

### ❹ 婴儿口腔溃疡的护理

口腔溃疡是指口腔黏膜表面发生的局限性破损。发生口腔溃疡时，进食会使疼痛加重，使婴儿不敢吃东西，使父母看到后万分焦急。引起口腔溃疡的因素是多方面的，有全身性的，如睡眠不足、发热、疲劳、消化不良、便秘和腹泻等，也有局部性的原因，如由先天齿、新生牙所造成的舌系带两侧的溃疡，吸吮拇指、橡胶奶头、玩具而造成的上腭黏膜溃疡，由于咬舌、唇、颊等软组织引起的所谓"自伤性溃疡"。

溃疡开始发生时，大部分为小红点或小水泡，以后破裂成溃疡。溃疡周围会红肿充血，中央则微微凹陷，可有灰白色或黄白色膜状物。溃疡的愈合需有个过程，一般需要7～10天恢复，在这期间父母需要给婴儿吃一些清淡的食物，不要让婴儿吃过烫或刺激性食物，以免加剧疼痛。不过可以在婴儿吃饭前用1%普鲁卡因液涂在溃疡面上，以减轻婴幼儿吃饭时的疼痛。对溃疡的治疗，除局部应用抗感染药物外，去除疾病的刺激因素和不良习惯也很重要。

### ❺ 宝宝开窗睡觉好处多

睡觉时，很多妈妈总喜欢关门闭窗，以免宝宝受寒着凉，结果往往事与愿违，这样反而不利于宝宝的健康。实际上，开窗睡眠是空气浴的一种应用形式，它能够让室内空气经常保持流通、新鲜，对宝宝的健康有益无害。

很多父母都觉得关窗睡觉可以避免宝宝受凉感冒，其实这是一种很不好的习惯。因为紧闭的房间空气非常混浊，氧气含量很低，二氧化碳却很高。婴幼儿正处于生长发育最佳时期，新陈代谢旺盛，每天所需的氧气比成人多，所以应尽量为宝宝创造空气新鲜的生活环境。

开窗睡觉可以让宝宝呼吸新鲜空气，刺激呼吸道黏膜，增强呼吸道的抗病能力，宝宝反而不易患伤风感冒。同时，开窗睡觉是锻炼宝宝的一种方式，因为面部皮肤和上呼吸道黏膜经过较低温度及微弱气流刺激后，可以促进血液循环和新陈代谢，增强体温调节功能。

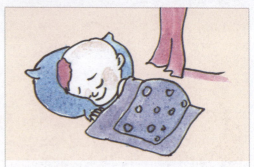

● 开窗睡眠是空气浴的一种应用形式，有利于宝宝的身体发育。

### ❻ 婴儿入睡后打鼾的护理

宝宝的正常呼吸应是平稳、安静且无声的，所以当婴儿睡觉时若呼吸出声，自然会引起父母特别的关注。

通常，当睡眠姿势不好时易打鼾，譬如面部朝上而使舌头根部向后倒，半阻塞了咽喉处的呼吸通道，以致气流进出鼻腔、口咽和喉咙时，附近黏膜或肌肉产生振动就会发出鼾声。而孩子长期打鼾，最常见的原因则是扁桃体和增殖腺肥大，其他的原因包括鼻子敏感和患了鼻窦炎。体胖也是主因之一。另外，孩子长期打鼾与父母遗传也有一定关系，长期打鼾的孩子，父母常是鼻子敏感或鼻窦炎患者。

**宝宝打鼾的处理方法：** 首先让孩子保持睡姿舒适，对于打鼾的宝宝可尝试着让其头侧着睡，或趴着睡，这样舌头不至过度后垂阻挡呼吸通道。如果鼻口咽腔处的腺状体增生或是扁桃体明显肥大，宝宝打鼾严重，甚至影响睡眠质量和孩子的健康，可考虑手术割除。当试用上述方法不见效时，要及时找医生仔细检查，看鼻腔、咽喉或下颌骨部位有无异常。

## ❼ 不要让宝宝形成"八字脚"

"八字脚"就是指在走路时两脚分开像"八字"，是一种足部骨骼畸形，分为"内八字脚"和"外八字脚"两种。造成"八字脚"的原因是婴儿过早地独自站立和学走。因婴儿足部骨骼尚无力支撑身体的全部重量，从而导致婴儿站立时双足呈外撇或内对的不正确姿势。

为防止出现"八字脚"，不要让婴儿过早地学站立或行走，可用学步车或由大人牵着手辅助学站、学走，每次时间不宜过长。如已形成"八字脚"，应及早进行纠正练习，在训练时家长可在孩子背后，将两手放在孩子的双腋下，让孩子沿着一条较宽的直线行走，且行走时要注意使孩子膝盖的方向始终向前，使孩子的脚离开地面时持重点在脚趾上，屈膝向前迈步时让两膝之间有一个轻微的碰擦过程。每天练习2次，只要反复练习，久之便可纠正"八字脚"姿势。

## ❽ 宝宝开口说话晚不必惊慌

婴儿说话的早晚因人而异，通常婴儿1岁时会发简单的音，如会叫"爸爸""妈妈""奶奶""吃饭"和"猫猫"等。但也有的孩子在这个年龄阶段不会说话，甚至到了1岁半仍很少讲话，可是不久突然会说话了，并且一下子会说许多话，这都属于正常。

孩子对词语的理解力应该说在出生后的第一年就已经开始了。婴儿在5~6个月时，如唤其名字就会回头注视；7~9个月的婴儿叫其名字就会做出寻找反应，大人叫婴儿做各种动作（如欢迎、再见）时，他都能听懂并会做，这些都是婴儿对语言理解的表现做出的反映。而婴儿语言的发展是从听懂大人的语言开始的，听懂语言是开口说话的准备。若1岁左右的孩子能听懂大人的语言，能做出相应的反应，并会发出声音及说简单的词，这就可以放心，他能学会说话的，只是迟早的问题。

影响语言发育的因素，除婴儿的听觉器官和语言器官外，还有外在的因素，所以大人要积极为婴儿的听和说创造条件，在照看孩子时多和孩子讲话、唱歌、讲故事，这都会促进婴儿对语言的理解，促使其开

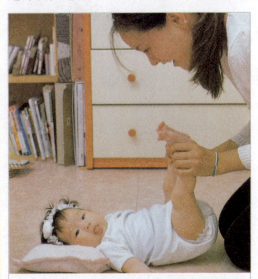

● 妈妈应创造各种机会和宝宝说话，并积极地对宝宝"咿呀"的声音做出反应。

口说话。

特别需要提醒的是，许多对孩子过分关注的妈妈，凭着母爱的本能和敏感性，总是在宝宝还没说出需要什么东西之前就抢先去满足孩子的愿望。当孩子发现不用说话也能满足自己的需要时，他也就懒得说话了。这种过度保护型的教养方式，让孩子失去了许多开口说话的机会，其结果是孩子开口说话晚，表达能力差。这是许多"爱心"妈妈应该注意的。

## 培养宝宝良好的行为习惯

婴儿行为习惯培养包括日常早睡早起，引导孩子养成良好生活习惯等。良好的生活习惯离不开好的引导方法。父母是孩子最初和最好的老师，因此应对孩子进行正确的引导。

### ❶ 纠正宝宝偏食的习惯

偏食是一种不良的摄食习惯，开始多发生在幼儿及儿童时期。偏食可导致某些营养素摄入不足或过剩，影响宝宝的生长发育和身体健康。预防宝宝偏食、挑食，首先应从家长做起，即家长自己首先不应该偏食，身教和言教并重，并且身教重于言教。为了发挥身教的作用，哪怕是家长平时不喜欢吃的食物，也要带头吃，以培养孩子吃的兴趣。

父母可以用一些故事或小游戏来刺激宝宝吃东西，也可以改变制作食物的方式，饭菜要常变花样，上下餐之间不要重样，让宝宝更有食欲。必要时应适度放权，让宝宝按自己的需要选择食物。给宝宝尽可能提供健康、丰富的食物，创造宽松、积极的进餐环境，在他们过于偏食时给予提醒。

### ❷ 训练宝宝独自吃饭的习惯

随着独立性的加强和活动量的增加，婴儿对食物的摄取量也会逐渐增多。从出生6个月开始，大部分婴儿都喜欢独自吃饭。在这种情况下，应该鼓励婴儿独立吃饭的行为。因为婴儿独自吃饭，容易弄脏周围

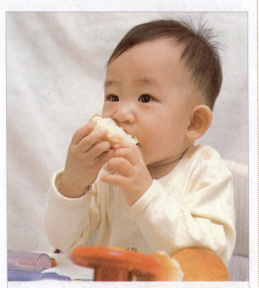
● 应该给宝宝准备各种食品，让宝宝熟悉新的味道和感觉，这样能防止宝宝养成偏食习惯。

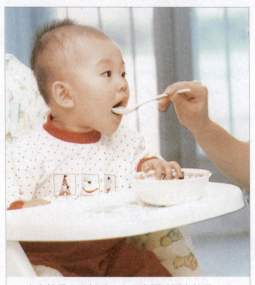
● 坐在椅子上吃饭时，必须牢固地固定椅子，防止婴儿从椅子上掉下来。

环境和衣服，因此最好在地板上铺上报纸或塑料布，这样就容易打扫卫生。

出生6～7个月的婴儿虽然没长出牙齿，但是能做出咀嚼食物的动作，因为他要更柔和地捣碎第一次接触的断奶食品，所以就必须这样做。

在这个时期，婴儿能掌握嚼食物的方法。如果错过合适的食品，就容易失去让其得到锻炼的决定性时机和最敏感的机会，今后易形成不良的饮食习惯。

此外，随着独立性的加强，婴儿对断奶食品的认识和兴趣也会逐渐增强，因此他会经常用心看妈妈加工断奶食品的过程，而且还未到就餐时间，也会高兴地呱呱叫。

### ❸ 不迁就不合理要求

随着孩子身心的发展，知识经验的增多，尤其是语言的发展使孩子逐渐能够表达自己的愿望和要求。但有时家长经常会碰到孩子提出一些不合理的要求，比如拿剪刀玩、碰电器等，一旦被拒绝，他们往往会以哭闹相要挟。遇到这种情况，家长要冷静处理，说清楚拒绝他的理由并想办法转移孩子的注意力，使他在不知不觉中放弃原来的行为或愿望。

对许多父母来说，最难的其实还是将"不"的态度坚持到底。父母看孩子那样哭闹实在是不忍心，于是就满足了他的不合理要求。大哭大闹往往是孩子逼迫大人"就范"的主要手段。如果大人总是迁就他，孩子一哭就满足他的任何要求，就会使他认为只要一发脾气，一切都会如愿以偿。以后遇到类似情况，他更会变本加厉，愈闹愈凶，养成难以纠正的任性、不讲理的坏习惯。因此，父母要坚定地拒绝孩子的不合理要求，慢慢使孩子懂得哪些事是该做，哪些事是不该做的。

## 能力训练，让宝宝更聪明

10～12个月的宝宝已经开始由一个依赖于人的小婴儿进入幼儿阶段。宝宝身体和心智的发育都有很大改变，开始显现个性，逐步形成自我意识，理解能力大幅度提升。这个时期，家长应对宝宝耐心早教，帮助宝宝茁壮成长。

### ❶ 宝宝个性的培养

想要孩子具有良好的个性，要从小培养。不同家庭的教育方式，会导致宝宝的不同个性。

如果这时父母对孩子的行为方式过分纵容妥协，就会慢慢导致孩子的个性骄横任性。10～12个月的婴儿喜欢模仿，为了使婴儿形成良好的个性，大人的榜样作用非常重要，父母本身要加强自身修养，树立良好性格的典范，并为孩子创造一个良好的家庭环境。

家庭教育要注意方式方法。在一个和谐的家庭中应注意说理，善于引导，对于好的行为要加以强化，如点头微笑、拍手叫好等；不好的行为要严肃制止，让孩子学会自制、忍耐。

大人要多让婴儿与外界接触，克服"怕生"的情绪。从小要培养礼貌行为，如有食物让婴儿分给别人吃，学会表示感谢等。大人良好的榜样、家庭和睦的气氛是形成婴儿良好个性的必要条件。

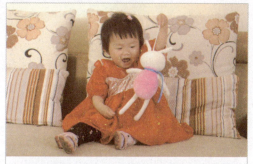

● 这个时期，婴儿的自我主张很强烈，并且比较倔强。

## ❷ 宝宝语言训练

10~12个月是宝宝咿呀学语的黄金时段，能听懂故事、回答问题和学动物声音。10个月大的宝宝通常第一个说的词是"爸爸"或者"妈妈"。除此之外，还知道家里人的称呼、物品的名称、动物的叫声。所以爸爸妈妈应该把握好这个黄金时段，给宝宝适当的训练。

**重视模仿，协调多种器官**：模仿是孩子语言发育的一个重要阶段，必须靠听觉、视觉、语言运动系统协调活动，因此，让孩子看着色彩斑斓的音乐书，触摸发音键，再听听音乐书的动物发音，确实是宝宝协调运用眼、手、唇、舌、声带、脑等器官的最好训练。

**多和孩子谈话，让宝宝观察嘴形**：虽然这个阶段的宝宝不一定懂得父母在说什么，但各位父母不能因此就放弃了这个阶段的训练。父母应该多和宝宝玩游戏，多发出各种各样的声音，宝宝耳朵在听的同时，眼睛也在观察爸爸妈妈的嘴形，练习发音的气流和技巧。

**适当鼓励和称赞宝宝**：父母在陪孩子进行发音训练的时候，应当循循善诱，当宝宝发音不准或者发音不清，甚至不愿说的时候，不要责备宝宝，应该适当鼓励宝宝，或者暂时停止训练，分散宝宝的注意力，隔一段时间再继续训练。当宝宝表现非常活跃的时候，应该称赞宝宝，让宝宝爱上这个训练。

## ❸ 认知能力训练

这个阶段是婴儿的认知能力提高的重要时期，要让婴儿多看、多听，接触各种物体，通过自己主动运动的探索去认识这个奇妙的世界和自我。好奇心是婴儿认知发展的动力。对于孩子的好奇心，千万不能被"不能动、不能拿"给压抑了，只要没有危险，不会损坏重要的东西都可以让孩子玩，甚至可以准备一个日用品的抽屉，允许孩子将物体玩和扔。10~12月的婴儿有了初步的记忆能力，能在帮助下调整自己的注意指向，你可以引导他共同注意某人、某物或某活动，通过共同注意，使他认识更多的周围人和事，学习有关的知识和经验。此外，寻找藏起来的物体或藏猫猫是这年龄感兴趣玩不腻的游戏，也是增强记忆力的好方法。

除了在日常生活中不断引导小儿观察事物，扩大孩子的视野外，可培养孩子对图片、文字的兴趣，培养孩子对书籍的爱好。教孩子认识实物，可把几种东西或几张图片放在一起让小儿挑选、指认，同时教孩子模仿说出名称来。也可以在婴儿经常接触的东西上标些文字，当婴儿接触到这些东西时，就引导他注意上面的字，增加他对文字的注意力和接触机会。

外出时，可经常提醒他注意遇到的字如广告招牌、街道名称等。应尽早让婴儿接触书本，培养孩子对文字的注意力。教孩子识字应在快乐的游戏气氛中自然而然地进行，而不应该给孩子施加压力，硬性规定必须每日记多少字，以免造成孩子抵触心理。

## ❹ 社交能力训练

此时，婴儿已经有一定的活动能力，对周围世界有了更广泛的兴趣，有与人交往的社会需求和强烈的好奇心。因此，家长每天也应当抽出一定时间和孩子一起游戏，进行情感交流。一个乐观向上，充满爱心的家庭气氛，会使孩子幸福开朗，乐于与人交往。家长还应经常带孩子外出活动，让孩子多接触丰富多彩的大自然，接触社会，从中观察学习与人交往的经验，在孩子与人交往过程中，应继续培养文明礼貌的举止、言语。

在日常生活中引导孩子主动发音和模仿发音，积极为婴儿创造良好的语言环境。让孩子学习用"叔叔""阿姨""哥哥""姐姐"等称呼周围熟悉的人。如成人问"这是什

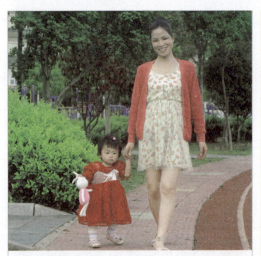

● 在日常生活中，最好带婴儿到小朋友多的地方，尽量给婴儿提高学习和享受的机会。

么?"让小儿回答。鼓励小儿模仿父母的表情和声音，当模仿成功时，亲亲他，并做出十分高兴的表情鼓励他。

### ❺ 训练宝宝走路

宝宝在11个月左右，就可以借助实物

或在大人的搀扶下走动了，12个月后，在大人的保护下就能够独自迈出两三步了。但此时宝宝的腿部力量、各部位动作的协调能力还较差，会经常摔倒。因此，家长应对宝宝进行适当的训练。

刚开始时，婴儿害怕离开固定的家具站起来，可以由家长牵着双手学走。家长可站在婴儿前面，双手牵着婴儿后退着走，让婴儿朝前走；也可以让婴儿在前面，家长站在婴儿后面牵着双手二人向前走。双手牵着婴儿走几回之后，就可以试着放一只手，再牵着婴儿朝前走。另外，父母可以在宝宝对面蹲下（距离以伸手能相触为宜），让宝宝在这段距离内自己独自行走。还可以让宝宝靠墙站立，父母站在距宝宝不远处用玩具逗引他走过来。

在这个阶段，父母要给宝宝以鼓励和保护，尽量创造条件使宝宝有较多的行走机会，这不仅可以提高宝宝行走动作的熟练程度，还能扩大宝宝对外界事物的认识范围。

## ♥ 宝宝营养食谱

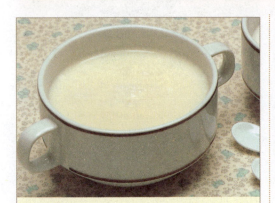

### 黄豆粥

**原材料** 煮熟的黄豆1大勺，水1.5杯，白米1大勺。

**做　法** ①用豆浆机打磨煮熟的黄豆。②用豆浆煮白米，然后均匀地搅拌，并慢慢地加热。

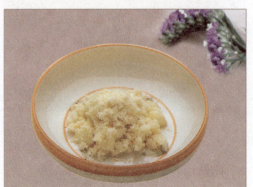

### 奶酪马铃薯

**原材料** 马铃薯1/4个，奶酪1/2片。

**做　法** ①煮熟1/4个去皮的马铃薯。②均匀地剁碎1/2片奶酪，洒在捣碎的马铃薯上面，并放入微波炉内加热。

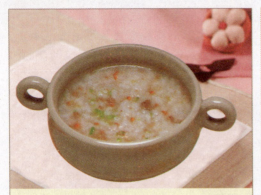

## 蔬菜肉粥

**原材料** 白米2大勺，牛肉20克，南瓜20克，胡萝卜20克，水、香油若干。

**做法** ①均匀地剁碎清洗的牛肉、胡萝卜和南瓜。②先炒熟牛肉，然后添加用水浸泡的白米。③炒熟牛肉和白米后，添加1/3杯水、南瓜和胡萝卜，然后用温火熬粥。④在蔬菜肉粥内添加1/2小勺味噌，然后继续加热。

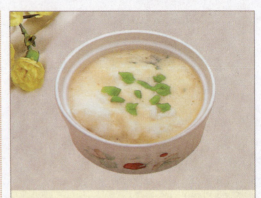

## 菠菜鸡蛋糕

**原材料** 菠菜10克，牛奶1/8杯，面粉1/2大勺，鸡蛋1/4个，牛油、奶酪若干。

**做法** ①菠菜洗净，切碎。②将牛奶、面粉、蛋黄搅匀，放入锅中熬汤，煮开后放菠菜、蛋清。③炒锅内涂牛油，倒入熬好的汤，并在180℃的微波炉内烘烤10分钟。

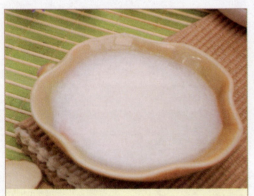

## 山药米糊

**原材料** 山药40克，大米60克，鲜百合、莲子各10克。

**做法** ①莲子泡软去心，洗净；大米淘洗干净，浸泡软；山药去皮，洗净切丁，泡在清水里；百合洗净，分成小块。②将所有材料放入豆浆机中，搅打成糊，盛出即可。

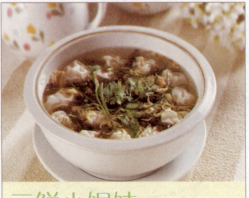

## 三鲜小馄饨

**原材料** 菠菜10克，牛奶1/8杯，面粉1/2大勺，鸡蛋1/4个，牛油、奶酪若干，盐5克，味精1克，麻油少许，高汤适量。

**做法** ①猪肉搅碎，和盐、味精拌成馅；馄饨皮擀薄纸状，包馅，捏成团即可。②在沸水中下入馄饨，加一次冷水即可，捞起放在碗中。③碗中放蛋皮、虾皮、紫菜、香菜末，加入盐、煮沸的高汤，淋上香油即可。

# 第七章
# 谨防婴幼儿疾病

1～3岁这个时期，宝宝已经开口说话、学会走路，这些都是孩子成长过程中的"里程碑"，每一个过程都会让父母激动不已。本章将详细介绍1～3岁幼儿的生长发育、饮食喂养、保健护理、启蒙教育等方面的知识。

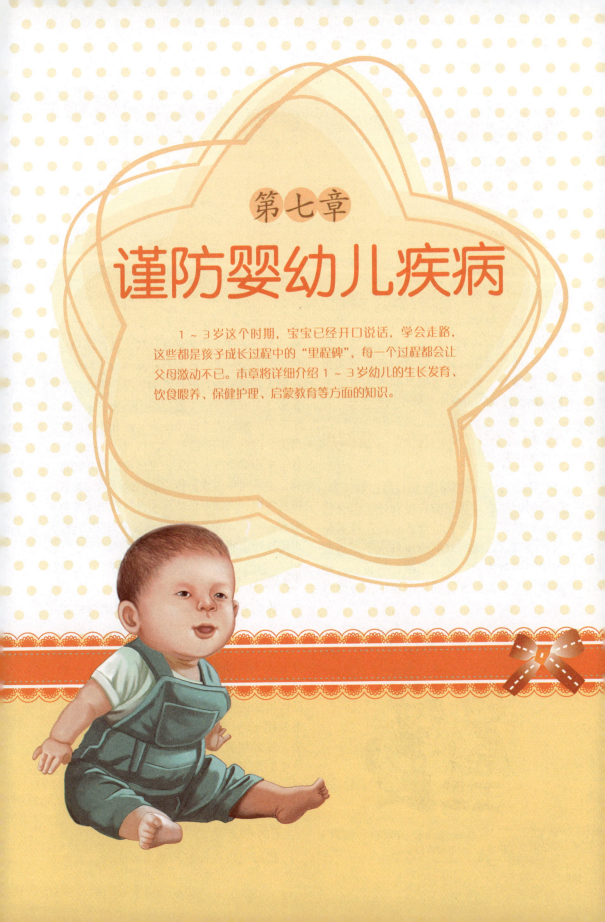

# 预防接种与健康查体

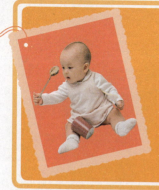

◎都说预防胜于治疗，在养育宝宝的过程中，首先应通过给宝宝进行预防接种，提升宝宝抵抗疾病的能力，同时，及时的健康检查，也是保证宝宝们健康成长的必要步骤。

## 婴幼儿预防接种事宜

婴幼儿时期孩子生长发育旺盛，对传染病的抵抗力很弱，好多疾病会威胁到宝宝的生命和健康。通过给宝宝进行预防接种，有计划、有步骤地提高和增强宝宝抵抗疾病的能力，可防止各种疾病的发生。

### 1 什么是"预防接种"及操作方法

预防接种是指根据疾病预防控制规划，按照国家和省级规定的免疫程序，由合格的接种单位和接种人员给适宜的接种对象接种疫苗，以提高人群的免疫水平，达到预防和控制传染病发生和流行的目的。预防接种就是人们常说的打防疫针，最终目的是为了预防疾病的发生和传染。

预防接种的具体操作方法是，通过将"疫苗"（用人工培育并经过处理的病菌、病毒等）接种在健康人的身体内，使人在不发病的情况下产生预防接种抗体，获得特异性免疫。如接种卡介苗能预防肺结核、种痘能预防天花等。针对婴幼儿的情况，婴儿在出生后3～6个月时，通过腹内的胎盘从母体中获得的抵抗力（即免疫力）已开始下降并消失，因此，需要进行预防接种（即打预防针）来形成免疫，以保护机体免受重病的侵袭。一旦免疫形成，传染给病原体的记忆就留在体内，就能保证被接种者具有相应的免疫力。此外，对于一些具有传染性的疾病，预防接种也能起到很好的控制作用。

### 2 疫苗的医学分类

疫苗是指为了预防、控制传染病的发生、流行，用于人体预防接种的疫苗类预防性生物制品。从医学角度出发，疫苗可分为人工主动免疫制剂和人工被动免疫制剂。人工主动免疫和人工被动免疫均能使机体增加抗病能力，但后者的持续时间短，主要用于治疗和紧急预防。对于疾病的预防，多采用人工主动免疫制剂。人工主动免疫制剂又可以分为灭活疫苗、减毒活疫苗、类毒素三种，这些疫苗各有特色，针对不同的情况应选用不同的疫苗。

#### （1）灭活疫苗

选用免疫原性好的细菌、病毒、立克

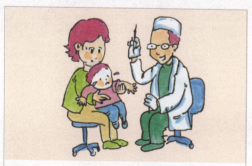

● 婴幼儿进行预防接种，就像给宝宝穿了一件保护衣，可以保护宝宝不受病毒的侵袭。

次体、螺次体等，经人工培养，再用物理或化学方法将其杀灭制成，如百日咳、乙型脑炎、流行感冒等疫苗皆是。此种疫苗失去了繁殖能力，但保留了免疫原性。死疫苗进入人体后不能生长繁殖，对机体刺激时间短，要获得持久免疫力需多次重复接种。

### （2）减毒活疫苗

用人工定向变异方法，或从自然界筛选出毒力减弱或基本无毒的活微生物制成活疫苗或减毒活疫苗。常用减毒活疫苗有卡介苗（结核病）、麻疹疫苗、脊髓灰质炎疫苗（小儿麻痹症）等。接种减毒活疫苗后，疫苗在体内有生长繁殖能力，接近于自然感染，不会引起疾病的发生，但病原体可以引发机体免疫反应，刺激机体产生特异性的记忆 B 细胞和记忆 T 细胞，起到获得长期或终生保护的作用。

### （3）类毒素

细胞外毒素经甲醛处理后失去毒性，仍保留免疫原性，为类毒素。其中加适量磷酸铝和氢氧化铝即成吸附精制类毒素。体内吸收慢，能长时间刺激机体产生抗体，增强免疫效果。常用的类毒素有白喉类毒素、破伤风类毒素等。

## ❸ 常见的预防接种疫苗

不同的疫苗可以用于针对不同的疾病，目前我国进行免疫接种的有卡介苗、脊髓灰质炎疫苗、百白破三联疫苗、麻疹疫苗、甲肝疫苗、乙肝疫苗、乙脑疫苗、流脑疫苗。

### （1）卡介苗

该疫苗采用无毒牛型结核杆菌制成，安全有效。卡介苗自从1921年应用至今已有70多年的历史，无数经验证明，卡介苗接种后可降低结核病的患病率和死亡率，如接种质量高，一次接种的保护力可达10～15年。卡介苗在一般婴儿出生后即可

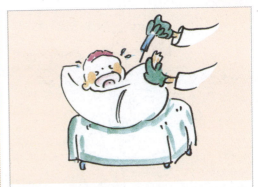

● 卡介苗一般在婴儿出生后即可接种，如果出生时没接种，可在2个月内接种。

接种，如果出生时没接种，可在2个月内接种。2个月以上的婴儿，在接种前要做结核菌素试验，检查一下是否感染过结核，如试验阳性即可接种卡介苗。在3岁、7岁及12岁时，如结核试验阴性，应进行复种。

### （2）百白破三联疫苗

百白破三联疫苗即百白破制剂，该制剂是将百日咳菌苗，精制白喉类毒素及精制破伤风类毒素混合制成，注射该制剂可同时预防百日咳、白喉和破伤风。这三种疾病可严重威胁小儿的健康与生命，接种百白破三联疫苗，能提高婴幼儿对这几种疾病的抵抗能力。接种一般是在婴儿出生满3个月时进行，初种必须注射3针，每次间隔4～6周，孩子1岁半到2岁时再复种1次。

### （3）脊髓灰质炎疫苗

脊髓灰质炎疫苗又称"脊灰糖丸"，是一种口服疫苗制剂，白色颗粒状糖丸，接种安全。婴儿出生后按计划服用糖丸，可有效地预防脊髓灰质炎，也就是我们常说的小儿麻痹症。现在服用的均是白色三价混合疫苗，出生后满2月初服，以后每隔1月服两次，连服两次，4岁加强1次。

值得注意的是，"脊灰糖丸"是一种活病毒，切忌用热开水融化或混入其他饮料中服用，应用温开水化开或吞服，以免将糖丸中的活病毒烫死而失去作用，同时，

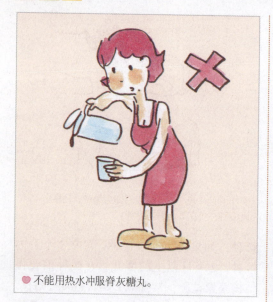
● 不能用热水冲服脊灰糖丸。

糖丸在发放后要立即服用,不要放置太久,以免失效。

### (4) 麻疹疫苗

麻疹疫苗是一种减毒活疫苗,接种反应较轻微,免疫持久性良好,婴儿出生后按期接种,可以预防麻疹。由于6个月以内婴儿有从母体获得的抗体,所以6个月内婴儿一般不会得麻疹。如6个月以内注射麻疹疫苗,反而会中和婴儿体内的抗体,达不到预期效果,所以第一次接种应在婴儿满8个月时,当宝宝到2岁、7岁、12岁时再进行复种。

### (5) 甲肝疫苗

甲肝疫苗用于预防甲型肝炎。将对人无害,具有良好免疫原性的甲型肝炎病毒减毒株接种于人二倍体细胞,培养后经抽提和纯化溶于含氨基酸的盐平衡溶液,用于预防甲型病毒性肝炎。我国生产的减毒活疫苗免疫效果良好,接种后至少可获得4年以上的持续保护。1岁以上的易感者均可接种。

### (6) 乙肝疫苗

婴幼儿接种乙肝疫苗时为避免局部肿痛,可改成肌肉注射。

乙肝疫苗用以预防乙型肝炎。目前我国使用的主要有乙型肝炎血源疫苗和乙肝基因工程疫苗两种,适用于所有可能感染乙肝者。乙型肝炎血源疫苗系由无症状乙型肝炎表面抗原(HBsAg)携带者血浆提取的 HBsAg 经纯化灭活及加佐剂吸附后制成,这种新一代乙肝疫苗具有安全、高效等优点。由于我国是乙肝的高发国家,人群中乙肝病毒表面抗原阳性率达10%以上,这是一个严重的公共卫生问题,注射乙肝疫苗是控制该病的最有效措施之一,所以我国近来已开始将此疫苗纳入计划免疫中,新生儿均应在出生后24小时内接种乙肝疫苗,有条件的健康成人也应尽可能注射该疫苗。目前乙肝疫苗已纳入免疫接种程序,0、1、6个月各注射1次,每3~5年加强注射1次。乙肝疫苗已在某些地区开始接种,能有效地防止乙肝的发生及流行。

值得注意的是,在给婴幼儿接种乙肝疫苗时,为了避免局部的肿痛,此时可将疫苗改成肌肉注射,以减轻婴幼儿接种乙肝疫苗时的肿痛,当然,疫苗的效果也就要比普通的皮下注射效果相对减弱。

### (7) 乙脑疫苗

乙脑疫苗用于预防流行性乙型脑炎(简称乙脑)。将流行性乙型脑炎病毒感染地鼠肾细胞,培育后收获病毒液冻干制成减毒活疫苗,用于预防流行性乙型脑炎。其中灭活乙脑疫苗的接种对象为乙脑流行地区6个月以上到10岁以下儿童,以及由非疫区进入疫区者,而减毒活疫苗则用于1岁以上儿童。由于流行性乙型脑炎在我国流行较广,因此目前我国已将此疫苗纳入了计划免疫程序之中,对所有健康儿童均予以接种。

### (8) 流脑疫苗

国内目前应用的是用 A 群脑膜炎球菌荚膜多糖制成的疫苗,用于预防 A 群脑膜炎球菌引起的流行性脑脊髓膜炎,接种对象为6个月至15周岁的儿童和少年。

婴幼儿接种流脑疫苗后，大多都会出现不同的身体反应，有些宝宝一般会出现针头注射处红肿、疼痛并伴有轻微发热的症状，这属于正常反应。偶有短暂低热，局部稍有压痛感，一般可自行缓解。偶有皮疹，血管性水肿和过敏性休克发生率随接种次数增多而增加。一般发生在注射后10～30分钟，很少有超过24小时者。流脑疫苗不是对每个婴幼儿都有不良反应，如果有，一般都是低热，极少数为高热。如果宝宝是低热，爸爸妈妈们不必担心，只能用物理降温，如用冰块敷或用冷毛巾降温，千万不能用药，反应过了就没事了。

### （9）其他常见的疫苗

值得注意的是，除了上诉这些疫苗外，常见的疫苗还有腮腺炎疫苗、流感疫苗、肺炎疫苗、狂犬疫苗、出血热疫苗等，这些疫苗要根据婴幼儿的家庭状况、环境等因素，针对不同的情况进行接种，而且这些都需要在医院接受预防接种。

**腮腺炎疫苗**：腮腺炎疫苗用于预防由腮腺炎病毒引起的流行性腮腺炎，即"痄腮"。我国生产的腮腺炎疫苗是减毒活疫苗，可用于8个月以上的儿童。

**流感疫苗**：流感疫苗用于预防流行性感冒。接种对象主要是2岁以上的所有人群，尤其是65岁以上的老人，慢性心、肺、支气管疾病患者，慢性肾功能不全者，糖尿病患者，免疫功能低下者，镰状细胞贫血症患者等。

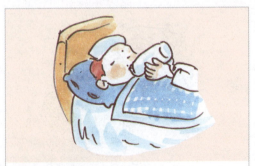

● 对于接种流脑疫苗后出现发热的婴幼儿，可以物理降温，并多给宝宝喂些水。

**肺炎疫苗**：肺炎疫苗用于预防肺炎球菌性疾病，如肺炎等。目前国内应用的均为进口疫苗，其效果十分肯定。应当接种此类疫苗的人有老年人、2岁以上的儿童、慢性病患者、有免疫缺陷者、艾滋病感染者以及酗酒和长期吸烟者等。

**狂犬疫苗**：狂犬疫苗用于狂犬病的预防。狂犬病是致死率达100%的烈性传染病，及时、全程接种疫苗是预防此病的重要措施之一。与任何可疑动物或狂犬病人有过密切接触史的人，如被动物（包括外表健康动物）咬伤、抓伤、破损皮肤或黏膜被动物舔过等，都应该尽可能早地接种狂犬疫苗。另外，被动物咬伤机会较大或其他有可能接触到狂犬病毒的人则应提前进行预防接种。

**出血热疫苗**：出血热疫苗用于预防流行性出血热。分为单价疫苗和双价疫苗两种，前者可分别预防家鼠型出血热或野鼠型出血热，后者则对此两型出血热均有预防作用。出血热疫区10～70岁的人都应接种此疫苗。疫区的林业工人、水利工地民工、野外宿营人员等人员则更应接种。

## ❹ 八种常规疫苗的接种禁忌

疫苗的接种是有一定的前提的，若是有些宝宝身体出现了一些特殊情况，此时就表示不适合接种这些疫苗了，每种疫苗所含抗原不同，接种的禁忌也有所不同。

### （1）卡介苗禁忌

早产的宝宝、低出生体重的宝宝（出生体重小于2500克）、难产的宝宝应该慎种。正在患发热、腹泻、严重皮肤病的宝宝应缓种。有结核病，急性传染病，心、肾疾患，免疫功能不全的宝宝禁种。

### （2）脊髓灰质炎三价混合疫苗禁忌

服苗前一周有腹泻症状的宝宝，或一天腹泻超过4次者，发热、患急性病的宝宝，应该暂缓接种。有免疫缺陷症的宝宝，正在使用免疫抑制剂（如激素）的宝宝禁用。

对牛奶过敏的宝宝可服液体疫苗。

### （3）百白破疫苗禁忌

患发热、急性病或慢性病急性发作期的宝宝应缓种。患中枢神经系统疾病（如癫痫），有抽风史的宝宝，属严重过敏体质的宝宝禁用。

### （4）麻疹疫苗禁忌

患过麻疹的宝宝不必接种。正在发热或有活动性结核的宝宝，有过敏史（特别是对鸡蛋过敏）的宝宝禁用。注射丙种球蛋白的宝宝，间隔一个月后才可接种。

### （5）甲肝疫苗禁忌

患发热、正在急性病或慢性病发作期的宝宝应缓种。有免疫缺陷，正在接受免疫抑制剂治疗的宝宝，属过敏体质的宝宝禁用。

### （6）乙肝疫苗禁忌

患有肝炎、发热、急性感染、慢性严重疾病和属于过敏体质的宝宝禁用。

### （7）乙型脑炎疫苗禁忌

患发热，处于急性病或慢性病发作期的宝宝应缓种。有脑或神经系统疾患，属于过敏体质的宝宝禁种。

### （8）流行性脑脊髓膜炎疫苗禁忌

有脑及神经系统疾患（癫痫、癔症、脑炎后遗症、抽搐等），属过敏体质，患严重心、肾疾病，活动性结核病的宝宝禁用。患发热、急性疾病的宝宝可缓种。

## ❺ 预防接种后的注意事项

疫苗作为生物制品，对人体来说是异性物质，婴幼儿在接种后往往会出现一些生理或病理反应，家长对此类反应应正确掌握，妥善处理，保证疫苗产生最佳的免疫效果。

预防接种会有两种反应。一种是一般接种反应，这是由于制品本身所引起的反应，有可能是局部反应，也有可能是全身反应。一般来说，由于生物制品引起的接种反应轻微，时间也比较短，大概在一到两天就会消失，因此父母不必太担心，也不需要做任何处理。另一种是异常反应，异常反应发生的原因跟个人的体质有很大的关系，一般表现为晕厥、过敏性休克、过敏性皮疹、接种疫苗后全身感染等。属过敏体质的宝宝容易发生异常反应，父母应该多加注意，在注射之前和医生说明。

接种完疫苗，一定要留在医院观察20分钟，以防出现严重的过敏反应；注射疫苗后的三天内洗澡时要避免注射部位被污染，以防止继发感染；防止受凉和剧烈活动；脊髓灰质炎减毒活疫苗应用凉开水溶解后服下或直接吞服，服药前后1小时内避免过热饮食摄入，保证减毒活疫苗发生效应。

接种卡介苗后2～3周，局部可逐渐出现红肿、脓疱或溃疡，3周后结痂，形成小疤痕。如果反应较重，可形成脓肿，则应速去医院处理，但忌切开排脓，否则切口不易愈合。

注射疫苗后，个别孩子在24小时内体温会有所升高，可给孩子多喝些开水，以促进体内代谢产物的排泄与降温，切莫随意使用抗生素类药物，若有高热或其他异常反应，则应及时请医生诊治；注射完流感疫苗后，很多孩子会出现低热、头痛、乏力等症状，个别的还会伴有皮疹、恶心、呕吐、腹泻等。但这些都属于正常现象，家长不用担心，1～2天后反应就会自然消失。

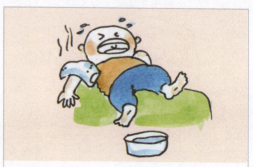

● 婴幼儿接种后应注意护理，局部反应较重时可用干净毛巾热敷。

当局部反应较重时，可用干净毛巾做热敷，每天4～5次，每次10～15分钟；对较重的全身反应则可以在医生指导下用一点儿药。如果接种后出现的局部反应不能在短时间内消退，就应尽快去医院诊治，否则很可能危及生命。

## 婴幼儿健康体检

宝宝的健康直接影响到整个家庭的幸福，在养育宝宝的过程中，除了预防接种外，检查婴幼儿的成长是否顺利、是否健康是非常重要的。

### ❶ 婴幼儿常规体检三要素

对于1个月到3岁的婴幼儿，常规体检的项目包括体重、身长、头围，这三项被视为婴儿发育的重要指标，也是婴幼儿体检时必不可少的内容，父母可通过这些指标来大致判断宝宝的健康状况。

#### （1）体重

新出生的孩子的正常体重为2.5～4.0千克。出生后头3个月婴儿体重增加最快，每月增750～900克；头6个月平均每月增重600克左右；7～12个月平均每月增重500克，1岁时体重约为出生时体重的3倍。健康婴儿的体重无论增长或减少均不应超过正常体重的10%，超过20%就是肥胖症，低于平均指标15%以上，应考虑营养不良或其他原因，须尽早去医院检查。

#### （2）身长

婴儿在出生后头3个月身长每月平均长3.0～3.5厘米，4～6个月每月平均长2厘米，7～12个月每月平均长1.0～1.5厘米。在1岁时约增加半个身长。小儿在1岁内生长最快，如喂养不当，耽误了生长，就不容易赶上同龄儿了。

#### （3）头围

1岁以内是一生中头颅发育最快的时期。测量头围的方法是用塑料软尺从头后部后脑勺突出的部位绕到前额眼眉上边。小儿生后头6个月头围增加6～10厘米，1岁时共增加10～12厘米。头围的增长，标志着脑和颅骨的发育程度。

下面用具体的数字，以表格的形式来直观地展现出男孩和女孩在0～3岁的体重、身长、头围三项常规指标，方便爸爸妈妈们对照查看。

**男孩0～3岁成长表**

| 月（年龄） | 体重（千克）（平均值） | 身长（厘米）（平均值） | 头围（厘米）（平均值） |
| --- | --- | --- | --- |
| 初生 | 2.5～4.2（3.3） | 46.2～54.8（50.5） | 31.9～36.7（34.3） |
| 1月 | 3.0～5.6（4.3） | 49.9～59.2（54.6） | 35.5～40.7（38.1） |
| 2月 | 3.6～6.7（5.2） | 53.2～62.9（58.1） | 37.1～42.3（39.7） |
| 3月 | 4.2～7.6（6.0） | 56.1～66.1（61.1） | 38.4～43.6（41.0） |
| 4月 | 4.8～8.4（6.7） | 58.6～68.7（63.7） | 39.7～44.5（42.1） |
| 5月 | 5.4～9.1（7.3） | 60.8～71.0（65.9） | 40.6～45.4（43.0） |
| 6月 | 6.0～9.7（7.8） | 62.8～72.9（67.8） | 41.5～46.7（44.1） |
| 7月 | 6.5～10.2（8.3） | 64.5～74.5（69.5） | 42.0～47.0（44.5） |

| 月（年龄） | 体重（千克）（平均值） | 身长（厘米）（平均值） | 头围（厘米）（平均值） |
|---|---|---|---|
| 8月 | 7.0 ~ 10.7（8.8） | 66.0 ~ 76.0（71.0） | 42.5 ~ 47.7（45.1） |
| 9月 | 7.4 ~ 11.1（9.2） | 67.4 ~ 77.3（72.3） | 42.7 ~ 48.1（45.4） |
| 10月 | 7.7 ~ 11.5（9.5） | 68.7 ~ 78.6（73.6） | 43.0 ~ 48.6（45.8） |
| 11月 | 8.0 ~ 11.9（9.9） | 69.9 ~ 79.9（74.9） | 43.4 ~ 48.8（46.1） |
| 12月 | 8.2 ~ 12.2（10.2） | 71.0 ~ 81.2（76.1） | 43.9 ~ 49.1（46.5） |
| 15月 | 8.8 ~ 13.1（10.9） | 74.1 ~ 84.8（79.4） | 44.5 ~ 49.7（47.1） |
| 18月 | 9.3 ~ 13.8（11.5） | 76.7 ~ 88.1（82.4） | 45.2 ~ 50.0（47.6） |
| 21月 | 9.7 ~ 14.4（12.0） | 79.1 ~ 91.2（85.1） | 45.5 ~ 50.7（48.1） |
| 24月 | 10.1 ~ 15.0（12.6） | 81.3 ~ 94.0（87.6） | 46.0 ~ 50.8（48.4） |
| 2.5岁 | 10.9 ~ 16.2（13.7） | 85.8 ~ 98.7（92.3） | 46.6 ~ 51.4（49.0） |
| 3岁 | 11.8 ~ 17.5（14.7） | 89.9 ~ 103.2（96.5） | 47.0 ~ 51.8（49.4） |

## 女孩0~3岁成长表

| 月（年龄） | 体重（千克）（平均值） | 身长（厘米）（平均值） | 头围（厘米）（平均值） |
|---|---|---|---|
| 初生 | 2.3 ~ 3.9（3.2） | 45.8 ~ 53.9（49.9） | 31.5 ~ 36.3（33.9） |
| 1月 | 2.9 ~ 5.0（4.0） | 49.2 ~ 57.9（53.5） | 35.0 ~ 39.8（37.4） |
| 2月 | 3.4 ~ 6.0（4.7） | 52.2 ~ 61.3（56.8） | 36.5 ~ 41.3（38.9） |
| 3月 | 4.0 ~ 6.9（5.4） | 54.9 ~ 64.2（59.5） | 37.7 ~ 42.5（40.1） |
| 4月 | 4.6 ~ 7.6（6.0） | 57.2 ~ 66.8（62.0） | 38.8 ~ 43.6（41.2） |
| 5月 | 5.1 ~ 8.3（6.7） | 59.2 ~ 69.0（64.1） | 39.7 ~ 44.5（42.1） |
| 6月 | 5.6 ~ 8.9（7.2） | 61.0 ~ 70.9（65.9） | 40.4 ~ 45.6（43.0） |
| 7月 | 6.0 ~ 9.5（7.7） | 62.5 ~ 72.6（67.6） | 41.0 ~ 46.1（43.5） |
| 8月 | 6.4 ~ 10.0（8.2） | 64.0 ~ 74.2（69.1） | 41.5 ~ 46.7（44.1） |
| 9月 | 6.7 ~ 10.4（8.6） | 65.3 ~ 75.6（70.4） | 42.0 ~ 47.0（44.5） |
| 10月 | 7.0 ~ 10.8（8.9） | 66.6 ~ 77.0（71.8） | 42.4 ~ 47.2（44.8） |
| 11月 | 7.3 ~ 11.2（9.2） | 67.8 ~ 78.3（73.1） | 42.7 ~ 47.5（45.1） |
| 12月 | 7.6 ~ 11.5（9.5） | 69.0 ~ 79.6（74.3） | 43.0 ~ 47.8（45.4） |
| 15月 | 8.1 ~ 12.3（10.2） | 72.2 ~ 83.3（77.8） | 43.6 ~ 48.4（46.0） |
| 18月 | 8.6 ~ 13.0（10.8） | 75.1 ~ 86.7（80.9） | 44.1 ~ 48.9（46.5） |
| 21月 | 9.1 ~ 13.6（11.4） | 77.8 ~ 89.8（83.8） | 44.5 ~ 49.3（46.9） |
| 24月 | 9.6 ~ 14.3（11.9） | 80.3 ~ 92.6（86.5） | 45.0 ~ 49.8（47.4） |
| 2.5岁 | 10.5 ~ 15.7（12.9） | 84.9 ~ 97.7（91.3） | 45.6 ~ 50.4（48.0） |
| 3岁 | 11.3 ~ 17.0（13.9） | 88.8 ~ 102.3（95.6） | 46.2 ~ 50.6（48.4） |

## ❷ 婴幼儿定期健康检查

除了体重、身长、头围这些标准外，婴幼儿在不同时期应进行多次体检，以确保宝宝的成长状态是健康的。现在城市已经普遍设立了儿童保健卡，在0～3岁需要进行8次体检。如果在养育宝宝的过程中你有些什么疑惑或担心时，还可拨打社区儿童体检科的电话，请儿童保健医生做专业的分析和判断，这样不仅能对孩子的营养保健有个及时的指导，还能及早发现病症，予以治疗。

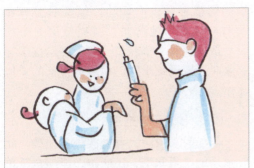

● 父母要带着婴幼儿定时进行体检，积极预防各种疾病，确保孩子的健康成长。

### （1）第一次体检

当婴儿出生第42天时，可进行第一次体检。此时要检查宝宝的视力是否能注视较大的物体，双眼是否很容易追随手电筒光单方向运动。肢体方面，宝宝的小胳膊、小腿是否喜呈屈曲状态，两只小手握着拳。

此外需注意，宝宝从出生后第15天就可以开始服用鱼肝油和钙片，易溶于水的钙剂吸收效果较好，要注意选择，并在医生指导下服用。宝宝满月后可以抱出去晒太阳，让皮肤内的维生素D源转变成维生素D，促进钙的吸收。

### （2）第二次体检

当宝宝4个月大时，可进行第二次体检。此时要检查宝宝能否支撑住自己的头部；俯卧时，能否把头抬起和肩胛成90度；扶立时两腿能否支撑身体。双眼能否追随运动的笔杆，而且头部亦能随之转动。听到声音时，这个时期的宝宝会表现出注意倾听的表情，人们跟他谈话时会试图转向谈话者。由于宝宝的唾液腺正在发育，所以经常有口水流出嘴外。

4个月的孩子从母体带来的微量元素铁已经消耗掉，如果日常食物不注意铁的摄入，就容易出现贫血，要给孩子多吃蛋黄、猪肝汤、肝泥等含铁丰富的食品。但不能服用铁剂药物，这时的孩子要继续补钙和维生素D，而且要添加新鲜菜汁、果泥等补充容易缺乏的维生素C。他们的食物要尽量少加盐，以免增加孩子肝、肾的负担。

### （3）第三次体检

当宝宝6个月时，可进行第三次体检。此时要检查宝宝的动作发育。这个时期宝宝会翻身，已经会坐，但还坐不太稳。会伸手拿自己想要的东西，并塞入自己口中。视力方法，身体能随头和眼转动，对鲜艳的目标和玩具，可注视约半分钟。听力方面，检查是否能注意并环视寻找新的声音来源，并能转向发出声音的地方。同时，6个月的孩子有些可能长了两颗牙，有些还没长牙，要多给孩子一些稍硬的固体食物，如面包干、饼干等练练习咀嚼能力，磨磨牙床，促进牙齿生长。由于出牙的刺激，唾液分泌增多，流口水的现象会继续并加重，有些孩子还会出现咬奶头现象。

6个月之后，由母体得来的造血物质基本用尽，若补充不及时，就易发生贫血。须分析贫血的原因，是饮食原因还是疾病造成的，尽早纠正。在家时，注意观察孩子面色、口唇、皮肤黏膜是否苍白，如是，应考虑到贫血，并到医院作进一步检查。同时，6个月以后的孩子，钙的需要量越来越大，缺钙会形成夜间睡眠不稳，多汗，枕秃等症状。较严重的还会出现方颅，肋骨外翻。应让孩子每天都有户外活动的时间，同时继续服用钙片和维生素 AD 滴丸。

### （4）第四次体检

当宝宝 9 个月时，可进行第四次体检。此时可观察宝宝能否坐得很稳，能由卧位坐起而后再躺下，能够灵活地前后爬，扶着栏杆能站立。双手会灵活地敲积木。拇指和示指能协调地拿起小东西。视力方法，能注视画面上单一的线条。视力约 0.1。小儿乳牙的萌出时间，大部分在 6~8 个月，小儿乳牙数量的计算公式为：月龄减去 4~6，此时要注意保护牙齿。而骨骼方法，每天让孩子外出坚持户外活动，接受紫外线照射，促使皮肤制造维生素 D，同时还应继续服用钙片和维生素 AD 滴丸。最好检查一下体内的微量元素，此时孩子易缺钙、缺锌。缺锌的孩子一般食欲不好，免疫力低下，易生病。

### （5）第五次体检

当宝宝 1 周岁时，可进行第五次体检。此时孩子能自己站起来，能扶着东西行走，能手足并用爬台阶；能用蜡笔在纸上戳出点或道道。视力方法，可拿着父母的手指指鼻、头发或眼睛，大多会抚弄玩具或注视近物。喊他时能转身或抬头。牙齿方面，按照公式计算，应出 6~8 颗牙齿。乳牙萌出时间最晚不应超过一周岁。如果孩子出牙过晚或出牙顺序颠倒，就要寻找原因，它可能是由缺钙引起的，也可能是甲状腺功能低下所致。

### （6）第六次体检

孩子在 1~2 岁，体检变为每半年一次，到第六次体检的时候，孩子已经 18 个月了。此时可观察孩子是否能够控制自己的大便，在白天也能控制小便。如果尿湿了裤子孩子会主动示意。动作发育方面：能够独立行走，会倒退走，会跑，但有时还会摔倒；能扶着栏杆一级一级上台阶，下台阶时，会往后爬或用臀部着地坐着下。此时应注意保护孩子的视力，尽量不让孩子看电视，避免斜视。会听懂简单的话，并按你的要求做。这时，孩子还须检查血红蛋白，看是否存在贫血情况。

这时候的孩子会有一些特殊的问题引起医生的关注，医生可能会在这次体检的时候提醒你。同时还要预防蛔虫症，1 岁半的孩子，自己能够吃东西、喝水，但还没有养成良好的卫生习惯，很容易感染蛔虫症。应查一下大便，看是否有虫卵。还要观察孩子的肘部是否有脱位，因为 1 岁半的孩子活泼而好动，但其肘关节囊及肘部韧带松弛薄弱，在突然用力牵拉时易造成桡骨头半脱位。家长在给孩子穿衣服时，教训孩子时，应避免过猛的牵拉动作。

### （7）第七次体检

孩子两周岁时，可再次进行体检，此时孩子能走得很稳，还能跑，能够自己单独上下楼梯。能把珠子串起来，会用蜡笔在纸上画圆圈和直线。大小便完全能够控制。乳牙 20 颗已出齐，此时要注意保护牙齿。大约掌握了 300 个左右的词汇，会说简单的句子。如果孩子到 2 岁仍不能流利地说话，要到医院去做听力筛查。

### （8）第八次体检

孩子三周岁时，要能随意控制身体的平衡，完成蹦跳，踢球、越障碍、走 S 线等动作，能用剪刀、筷子、勺子，会折纸、捏彩泥。此时视力达到 0.5，已达到与成人近似的精确程度。此时应给宝宝进行一次视力检查，我国大约 3% 的儿童有弱视现象，孩子和家长一般难以发现。在 3 岁时如能发现，4 岁以前治疗效果最好，5~6 岁仍能治疗，12 岁以上就不可能治疗了。这些体检医生还会检查是否有龋齿，牙龈是否有炎症。

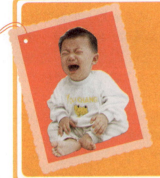

# 婴幼儿常见疾病与不适

◎在面对婴幼儿在成长过程中出现的,如营养性的、呼吸道的、消化道的、泌尿系统的、皮肤方面的、眼睛方面的、心理与行为方面的各种常见的不适与疾病,都需要爸爸妈妈们有所掌握和了解,避免真的遇到这些问题时由于慌乱导致严重的后果。

## 婴幼儿常见的 10 种问题与应对方法

不管是婴儿还是幼儿,在日常生活中多多少少会出现一些问题,如哭闹、多汗、腹泻、眼屎多、耳朵渗液、鼻塞、呕吐、打嗝、厌食、红屁股、不良习惯等,这些都是常见的问题,爸爸妈妈们都需要知道应对方法。

### ❶ 哭闹

宝宝哭闹是一种正常现象,即使是身体完全健康的新生儿每天哭闹的时间也会有1~3个小时。因为这么小的宝宝什么也干不了,完全依赖别人给他们提供食物、温暖和安抚,哭是宝宝表达自己需要的一种方式。随着宝宝逐渐长大,当他慢慢学会用其他方式(比如用眼神、微笑或发出声音)和大人交流后,用哭闹来表达需求的次数自然就会减少。不过在此之前,要想知道宝宝哭闹的原因,的确需要经过一段时间的不断摸索和尝试。以下是宝宝哭闹的六种常见原因和应对方法,若是遇到宝宝哭闹的情况,不妨按照下面的方法来解决宝宝哭闹的问题。

#### (1)宝宝饿了

饥饿是新生儿哭闹最常见的原因。宝宝越小,哭闹的原因越有可能是因为肚子饿。不过宝宝出生后的头一两天是例外,因为那时候有些宝宝确实是吃得少。而且,宝宝的胃很小,吃不了太多。如果宝宝哭闹,就试试给他喂奶,因为他很可能是饿了。他也许不会马上不哭,但只要他想吃,就让他一直吃,等他吃饱了,就不会再闹了。如果宝宝吃饱了还是哭,那有可能是因为他还有别的要求。

#### (2)宝宝需要换衣服或换尿布

如果宝宝的衣服太紧或尿布脏了,他们一般都会非常敏感地闹起来。有的宝宝如果需要换尿布,他会马上让你知道,特别是当他的皮肤已经受刺激时。但也有宝宝尿布脏了好像也不在乎,还觉得挺暖和、挺舒服的。不管你的宝宝属于哪一种类型,

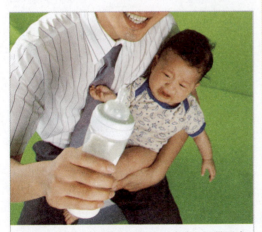

● 婴幼儿大部分的情况不是由于疾病,而是因为弄湿尿布或肚子饿了才哭闹。

尿布脏不脏很容易检查出来，你也可能趁机发现尿布包是否得太紧或者是不是宝宝的衣服让他感觉不舒服了。

### （3）宝宝感到太热或太冷

有些宝宝换完尿布或者洗完澡后，不习惯皮肤光光的感觉，而愿意被暖暖和和地包起来。如果你的宝宝也是如此，你很快就能掌握该怎么给他快速换好尿布，好让他安静下来了。不过，也要注意别给他穿多了，以免宝宝过热。原则上，宝宝需要比你多穿一件。宝宝的手脚通常都会稍微凉一些，所以要知道宝宝是冷是热，你应该摸他的肚子。宝宝的房间温度最好保持在18℃。

### （4）宝宝想要你抱

有些宝宝就是想让大人多抱抱。大一点儿的孩子可能只要看到你在房间或听到你的声音就觉得很安心，但小一点儿的宝宝一般都得抱着才满足。如果宝宝已经吃饱了，也换了尿布了，他再哭可能只是想让你抱抱他。也许你会担心总是抱宝宝会把他惯坏，但在最初几个月里，这是不可能的。不同的宝宝对抱的需求也不一样。有的宝宝可能总是需要你的关注，有的宝宝却能很长时间自己安静地待着。如果你的宝宝想让你抱，那就抱抱他吧。把他放在前置式婴儿背包里，你就能腾出手干其他事情了。

### （5）宝宝想睡觉

刚出生的宝宝不能一下子接受太多刺激，比如光线、声音、被人抱来抱去等。很多父母都发现，家里来人后，宝宝哭闹的时间就比平常多。如果你发现宝宝哭闹并没有什么特别的理由，那可能就是他想通过哭来表达"我受够了！"。如果你能把他带到安静的地方，慢慢减少对他的刺激，他可能会先哭一会儿，但最终会睡着的。

### （6）宝宝身体不舒服

如果你刚喂完宝宝，也没有发现什么让他不舒服的地方（宝宝可能会因为一些很细小的东西而不舒服，比如一根头发缠在他的脚趾上了，或者衣服上的标签扎他了等），但是他还是哭时，你可以量一量他的体温，看他是不是病了。

宝宝生病后的哭声跟饿了或者烦了时的哭声不一样，可能更急或更尖。同样地，如果一个平常总哭的宝宝突然变得异常安静，那也说明他可能有问题，此时也需要带宝宝去医院就医。很多宝宝都会一阵阵地烦躁不安，很难安抚，这种情况可能会持续几分钟，也可能会持续几个小时，变成肠绞痛那种大闹。患肠绞痛时宝宝每周至少3天，每天至少要哭闹3个小时。很多家长都觉得有肠绞痛的宝宝很难安抚。不过虽然没有什么特效方法，但肠绞痛的持续时间一般不超过3个月。

## ❷ 腹泻

由于小宝宝生长发育特别迅速，身体需要的营养及热能较多，但脾胃却虚弱，因此腹泻是比较常见的问题。以下几种情况多是轻度非细菌感染性腹泻的表现，妈妈们不要过于担心，只要根据宝宝的实际情况找到原因，合理调整饮食，恰当护理，好好调整，宝宝在2~3周内自然会恢复。

偏食淀粉或糖类食物过多时，可使肠腔中食物增加发酵，产生的大便呈深棕色的水样便，并带有泡沫。父母可适当调整宝宝的饮食，减少淀粉或糖类食物的摄入。

一旦出现水样的便便，应提防轮状病毒性腹泻，又称秋季腹泻，是一种好发于秋季的感染性肠炎，绝大多数患儿是因为感染了轮状病毒后才发病的。此病是一种自限疾病，病程3~8天，主要治疗方法是补液和抗病毒以及对症治疗。

注意气候变化，及时增减衣服，注意腹部的保暖。每次便便后，都要用温水清洗宝宝的肛周，勤换尿布，及时处理粪便并洗手消毒，以免重复感染。同时加强体格锻炼，预防感冒、肺炎、中耳炎等疾病。

如果是在母乳转换配方奶粉的过程中出现情况，应注意观察喂食配方奶粉婴儿的大便，通常呈糊状或条状软便，颜色有黄色，也有绿色。一般来说，每一个宝宝便便的情况都不太一样，只要宝宝的饮食、生活起居正常，生长发育一直很好，父母不必为宝宝排便的次数、形状及颜色太过于操心。

转奶的过程应该循序渐进，切忌速战速决。一般转奶需要2周的时间，第一次转奶应从每天的中间餐数开始，然后每隔几天增加一次转奶的餐数，直到完全转为新的奶粉。考虑到宝宝的体质各不相同，转奶的步骤也可因人而异，酌情调整。

喂养应定时、定量。按时逐步增添辅食，但不宜过早、过多添加淀粉类或脂肪类食物，也不宜突然改变辅食的种类。可以给宝宝加喂些苹果汁和胡萝卜水，以达到收敛肠道内过多水分的目的。

### ❸ 多汗

一般来说，宝宝比大人爱出汗，小儿时期由于新陈代谢旺盛，平时活动量大，尤其是婴幼儿皮肤含水量较大，皮肤表层微血管分布较多，所以由皮肤蒸发的水分也多。引起宝宝多汗的原因主要有两方面，一是生理性多汗，另一种是病理性多汗。

#### （1）生理性多汗

宝宝多汗大多是正常的，医学上称为"生理性多汗"。如夏季气候炎热而致小儿多汗；婴幼儿刚入睡时，头颈部出汗，熟睡后汗就减少；宝宝游戏、跑跳后出汗多，一般情况很好；有的宝宝出汗仅限于头部、额部，俗称"蒸笼头"，亦是生理性出汗，父母不必担心。只要排出外界导致宝宝多汗的因素就可以了。炎热夏季需经常开窗，有条件者用电扇或开空调，要注意风不要直接对着宝宝吹，尤其在宝宝睡着后，皮肤毛孔开放，身上有汗，风直接吹容易受凉。注意宝宝的衣着及盖被，宝宝比大人多穿

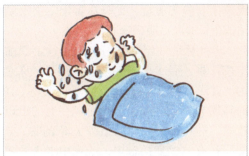

● 如果婴幼儿出汗多，还伴有睡眠不安、惊醒等症状，就需去医院就诊了。

一件衣服即可，要从小锻炼宝宝的抵抗力。父母还需要及时给宝宝补充水分，最好喂淡盐水，因为宝宝出汗与成人一样，除了失去水分外，同时失去一定量的钠、氯、钾等电解质。给宝宝喂淡盐水可以补充水分及钠、氯等盐分，维持体内电解质平衡，避免脱水而导致虚脱。同时，宝宝皮肤娇嫩，过多的汗液积聚在皮肤皱折处如颈部、腋窝、腹股沟等处，可导致皮肤溃烂并引发皮肤感染，有条件的家庭，应给宝宝擦浴或洗澡，及时更换内衣、内裤。

#### （2）病理性多汗

父母还需要注意的是，宝宝也会由于某些疾病引起出汗过多，此时表现为安静时或晚上一入睡后就出很多汗，汗多可弄湿枕头、衣服，称之为"病理性多汗"。如婴幼儿活动性佝偻病、小儿活动性结核病、小儿低血糖、吃退热药过量及精神因素（过度兴奋、恐惧等）均可能引起"病理性出汗"。每种疾病除了出汗多以外，还有多种其他疾病表现，此时就需要父母带宝宝去医院就医，进行进一步的检查了。

**活动性佝偻病**：一岁以下的婴儿多汗，若缺少户外活动不晒太阳，没有及时添加鱼肝油、钙粉，父母则应观察宝宝除了多汗外，是否伴有佝偻病其他表现，如夜间哭闹、睡在枕头上边哭边摇头而导致后脑勺枕部出现脱发圈（又见枕秃）、乒乓头（枕骨处骨质变软，扣之似摸乒乓球的感觉）、方颅（前额部突起头型呈方盒状）、前囟门

大且闭合晚等表现，父母应带宝宝去医院请医生检验，以明确诊断。

**小儿活动性结核病**：宝宝往往不仅前半夜汗多，后半夜天亮之前也多汗，称之为"盗汗"，同时有胃纳欠佳，午后低热（有的高热），面孔潮红，消瘦症状，有的出现咳嗽、肝脾肿大、淋巴结肿大等表现。宝宝往往有结核病接触史，或家中老人、父母或保姆患有结核病等情况。

**低血糖**：低血糖往往见于夏季天热，宝宝出汗多，夜间不肯吃饭，清晨醒来精神萎靡。患儿表现为难过不安，面色苍白，出冷汗，甚至大汗淋漓，四肢发冷等。此时可在家先喂糖水，再立即去医院进一步诊治。

## ❹ 眼屎多

婴幼儿的眼屎多一般因为婴幼儿鼻泪管阻塞，眼泪流不到鼻腔，引发细菌感染所致，大多数会自然痊愈，因此妈妈们不必过于担心，只需给宝宝把眼屎清理掉即可。此时，妈妈需先用流动的清水将手洗净，将消毒棉球在温开水或淡盐水中浸湿，并将多余的水分挤掉（以不往下滴水为宜）。如果睫毛上黏着较多分泌物时，可用消毒棉球先湿敷一会儿，再换湿棉球从眼内侧向眼外侧轻轻擦拭。一次用一个棉球，用过的就不能再用，直到擦干净为止。

需要注意的是，婴幼儿眼屎过多也有可能是由一些疾病引起的，如果发现宝宝不哭而眼泪很多，而且还喜欢用手揉眼睛的话，就有可能是患了结膜炎，最好是带孩子去医院检查一下。

## ❺ 呕吐

宝宝呕吐的原因有很多，根据宝宝呕吐原因采取相应的措施，能更有效地缓解和防止宝宝呕吐，下面是几种最常见的引起宝宝呕吐的原因和能够采取的相应措施。

### （1）喂食问题引起宝宝呕吐

如果是在出生后的前几个月里，宝宝

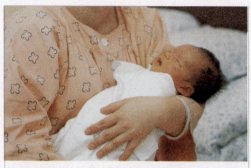

● 喂奶后多给宝宝拍嗝，这样可以预防宝宝吐奶。

出现呕吐的情况，很可能是由于不很严重的喂食问题造成的，如喂食过量、不消化，或对母乳或配方奶里的蛋白质过敏等。要判断宝宝是呕吐还是吐奶（宝宝吐奶也是常发生的情况），只要记住宝宝吐奶时，只会有极少量的奶顺着宝宝的下巴流出来，而宝宝呕吐时吐出来的液体要多很多就可辨别。同时，宝宝也可能会被呕吐吓住，多半会哭起来。

此时就需要爸爸妈妈们注意了：喂奶后多给宝宝拍嗝，每次喂的量少一点儿。另外，在宝宝进食后半小时内，不要让他剧烈活动，帮助他保持身体竖直，以帮助消化。此时可以将宝宝竖着抱，如果家里有婴儿汽车座椅或后背式婴儿背包，也可以让宝宝坐在里面，这些方法都能缓解和预防宝宝呕吐。

### （2）胃食管反流引起宝宝呕吐

如果宝宝在其他方面都很健康，但是吃过东西后会马上呕吐，或找不出原因地发生呕吐，那么这很可能是胃食管反流造成的。如果宝宝的食管和胃之间的肌肉没有正常发挥作用，就会使胃里的食物向上返涌到咽喉处，造成胃食管反流。虽然宝宝不会表达，但是他也可能会感到腹部难受，或咽喉和胸部有烧灼感或不适感。胃食管反流这个问题很可能到宝宝周岁时，就会自动消失，因为那时候宝宝胃食管部位的肌肉已经发育得强壮有力，宝宝呕吐的现象就不容易发生了。

对于很小的宝宝,你可以试着在宝宝进食后30分钟内,让他保持半直立的姿势。可以竖抱着宝宝,也可以把他放在婴儿汽车座椅或后背式婴儿背包里。如果家里有婴儿汽车座椅,宝宝也可以在里面半躺着睡觉。但要记住,让宝宝保持完全直立会给他的胃造成压力,使他再次呕吐。也不要在宝宝吃过东西后,立刻把他放在腿上颠,或让宝宝太活跃,那样也容易造成宝宝呕吐。有些宝宝趴着(俯卧)或面向左侧躺在抬起30度的床上时,胃食管反流呕吐就会减少,但是尝试这个方法之前,请先征求医生的意见,因为俯卧的睡姿会增加婴儿猝死综合征(简称SIDS)的风险,所以你一定要先认真考虑这个方法的利弊,然后再决定是否可以用来解决宝宝呕吐的问题。

如果宝宝满1岁以后,胃食管反流现象还没有消退,就应该带宝宝去看儿科医生。持续的反流呕吐会导致宝宝体重减轻、脱水和其他健康问题,所以儿科医生可能会建议施行手术治疗。

### (3) 胃肠病菌引起宝宝呕吐

宝宝到几个月大的时候,胃肠病菌就是最有可能引起宝宝呕吐的原因了,尤其是如果宝宝白天去托婴机构,或家里有大孩子会把新病菌带到家里时,那就更容易出现这种情况。你一定要坚持让家里所有人在上厕所后,或给宝宝换尿布之后,把手彻底洗干净,以防止病菌的扩散传播。同时,也要尽量保证宝宝双手的清洁卫生。宝宝感染胃肠病菌后,除了呕吐以外,还可能会出现腹泻、食欲下降和发热等症状。

宝宝大量呕吐会失去对身体至关重要的水分,所以一定要及时为宝宝补充液体,以防脱水给婴儿造成严重问题。宝宝呕吐停止2~3小时以后,可以开始每半小时到一小时给宝宝喝28~57毫升适合宝宝的电解质溶液。可以到药店购买0.9%的生理盐水,并用水稀释一倍成为0.45%的淡盐水溶液。对于婴儿来说,电解质溶液通常要比母乳或配方奶更容易接受,不容易造成宝宝呕吐(可请医生推荐一种电解质液)。如果宝宝还在纯母乳喂养阶段,那么可以用滴管式喂药器或小杯子喂宝宝喝电解质液,以防造成宝宝出现乳头混淆现象。

如果宝宝连续4次喝下电解质液而没有呕吐,那么可以再给他喂一次(30~60毫升)。30分钟后,给宝宝喂30毫升母乳(或配方奶)和30毫升电解质溶液的混合液。如果宝宝两次喝下电解质和奶的混合液都没有呕吐,就可以给宝宝喂纯母乳或配方奶了,每3~4小时喂一次,渐渐加量,一直增加到每次85~113毫升。一旦宝宝连续12个小时以上不呕吐,就可以尝试让宝宝恢复正常的喂食规律。

睡觉可能也会有助于缓解宝宝呕吐的情况,因为胃里的食物经常会在宝宝睡眠时腾空进入肠道,这能减轻宝宝想呕吐的感觉。如果宝宝能在小床上翻身或通常喜欢趴着睡觉,那么宝宝可能会觉得趴着比仰卧更舒服。如果宝宝还不会翻身,那么你应该让宝宝仰卧睡,因为这样能降低婴儿猝死的风险。如果每隔几小时喂宝宝一次,但宝宝每次都会呕吐,那么应该带宝宝去医院,他可能需要通过输液来防止脱水。

### (4) 感冒或其他呼吸道感染引起宝宝呕吐

因呼吸道感染导致鼻塞也可能引起宝宝呕吐,因为宝宝容易被鼻涕堵塞产生恶心的感觉。此时就需要爸爸妈妈们用吸鼻器清除宝宝的鼻涕,尽量不要让宝宝鼻腔里积存黏液。你还可以问问医生是不是能够用治疗鼻塞的药物来减少宝宝分泌的鼻涕。

### (5) 过度哭泣或咳嗽引起宝宝呕吐

时间过长的哭泣或咳嗽也可能会让宝宝作呕,造成宝宝呕吐。虽然因长时间哭泣而引起宝宝呕吐的情况,会让你和宝宝都不好受,但事实上这对宝宝的身体并不会造成什么伤害。如果宝宝呕吐确实是这样引起的，只要尽快把宝宝的呕吐物清理干净，放回床上去就可以了。注意不要小题大做，因为如果你在宝宝呕吐后过多地安抚他，这会让宝宝觉得他可以通过这个方法来让你对他百依百顺。只要宝宝在其他方面都健康，爸爸妈妈们就不用为哭泣引起的宝宝呕吐而担心。

## 6 打嗝

一般打嗝多为良性自限性打嗝，没有成人那种难受感，一会儿就会好，当然，对婴幼儿打嗝也应该以预防为主。婴幼儿在啼哭气郁之时不宜进食，吃奶时要有正确的姿势体位。吃母乳的新生儿，如母乳很充足，进食时，应避免使乳汁流得过快；人工喂养的小儿，进食时也要避免急、快、冰、烫，吮吸时要少吞慢咽。新生儿在打嗝时可用玩具引逗或放送轻柔的音乐以转移其情致，减少打嗝的频率。

婴幼儿打嗝多由三方面原因引起。一是由于护理不当，外感风寒，寒热之气逆而不顺；二是由于乳食不当，若乳食不节制，或过食生冷奶水或过服寒凉药物则气滞不行，脾胃功能减弱、气机升降失常而使胃气上逆动膈而诱发打嗝；三是由于进食过急或惊哭之后进食，一时哽噎也可诱发打嗝。

平素若无其他疾病而突然打嗝，嗝声高亢有力而连续，一般是受寒凉所致，可给其喝点儿热水，同时胸腹部覆盖棉暖衣被，冬季还可在衣被外置一热水袋保温，有时即可不治而愈。若发作时间较长或发作频繁，亦可在开水中泡少量橘皮（橘皮有舒畅气机、化胃浊、理脾气的作用），待水温适宜时饮用，寒凉适宜则嗝自止。若由于乳食停滞不化或不思乳食，打嗝时可闻到不消化的酸腐异味，可用消食导滞的方法，如轻柔按摩胸腹部以引气下行或饮服山楂水通气通便（山楂味酸，消食健胃，增加消化酶的分泌），食消气顺，则嗝自止。

## 7 厌食

厌食、偏食是小儿时期的一种常见病症，如果不及时调整，会导致宝宝发育迟缓，体质下降，影响宝宝的生长发育。导致宝宝厌食挑食的原因主要有以下几点。

宝宝的味觉、嗅觉在6个月到1岁这一阶段最灵敏，因此这段时间是添加辅助食品的最佳时机。如果错过则会影响宝宝味觉和嗅觉的形成和发育，造成断奶困难，使宝宝丧失从流食—半流食—固体食物的适应过程，导致典型的厌食症。所以父母应在这段时期内适当给宝宝添加辅助食品。

宝宝偏食、厌食，往往受家人尤其妈妈的影响。家人对待食物的态度很容易使宝宝先入为主地排斥某些食物，如果给宝宝制作的食物缺乏调剂，也会让宝宝倒胃口，以后再也不吃这种食物。所以在给宝宝准备食物的时候，需要注意调剂和搭配，可以多花心思在菜色变化上。在饮食均衡的条件下，父母可以多种类的食物取代平日所吃的单纯的米饭、面条。如有时以马铃薯当成主菜，再配上一些蔬菜，也能让宝宝进食一顿既营养又丰盛的餐点。而对于大一点儿的幼儿，可选购他喜爱的餐具。孩子都喜欢拥有属于自己的东西，替孩子买一些图案可爱的餐具，可提高孩子用餐的欲望；如能与孩子一起选购更能达到好效果。

当宝宝不爱吃某种东西时，如果家人

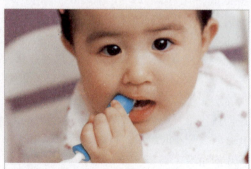

● 厌食、偏食是小儿时期的一种常见病症，会导致宝宝发育迟缓，应及时调整。

因为担心宝宝缺乏营养而软硬兼施，给宝宝施加压力，硬往宝宝肚子里塞，这种喂食方式就会让宝宝对这种食物产生不好的联想，最终形成条件反射，一见这种食物就恶心。妈妈这种过于急切的做法不仅无法纠正宝宝挑食偏食的饮食习惯，反而会使他的这种习惯更趋恶化。此时可试着想办法促进孩子的食欲。如增加他的活动量，他的肚子真正感到饿了，自然不会抗拒进食。同时还可在喂孩子吃饭时，加入一些轻松、活泼的语气，让吃饭的过程变得不再那么枯燥，让吃饭充满趣味性，将吃饭时刻与方式变成有趣的事情。

## ❽ 红屁股

宝宝的臀部长有一种鲜红的红斑，医学上称为"尿布皮炎"。其特点是红斑的边缘与正常皮肤分界清楚，多长在与尿布接触的部位，重者可发生丘疹、水疱、糜烂，如感染了细菌，还可有脓疱、脓苔。这种情况，民间则称之为"红屁股"。

产生"红屁股"的原因有很多种，如尿布上的肥皂没有漂洗干净，刺激皮肤引起反应；尿布脏了未及时更换，大便或尿液中的细菌分解尿素，产生氨，这是一种碱性物质，对皮肤有很大的刺激性，婴儿腹泻时，大便中含有的酸质对皮肤刺激也可引致尿布皮炎；同时还要注意，霉菌也可能引起的霉菌性皮炎，从而形成"红屁股"。

预防宝宝"红屁股"，需要注意勤换尿布，尿布的材料应用一些细软、无色、吸湿力强的棉布。而且，清洗尿布时一定要将肥皂或洗衣粉洗净，最好能将洗过的尿布用开水烫一下，然后在太阳下晒干，这样可以消毒。如果是冬天或阴雨天，则可用火烤干。在垫尿布时不要用塑料布包，以免透气不好引发尿布皮炎。塑料布垫只可铺在床上或棉垫下。同时孩子大便后要用清水洗净臀部，轻轻揩干，扑粉，保持干燥。天气温暖而孩子又无病时，可适当

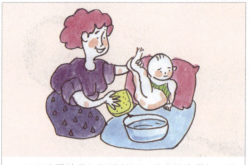

● 要预防婴幼儿红屁股就要用清水洗净臀部，揩干并保持干燥。

将其臀部暴露在空气中，每天1～2小时，这样，即保持了臀部的干燥，又能防止尿布皮炎的发生。

## ❾ 耳朵渗液

耳孔入口处是皮肤，里面是黏膜。此部位常有分泌物，分泌物较多时称为"湿耳"，用棉花棒擦拭时常粘有黄色黏液状物，经常患湿疹的孩子这一现象更明显。可用湿疹膏涂在外耳道，湿疹痊愈，渗液自然减少。如流出脓性分泌物，并且伴有发热、烦躁、耳朵疼痛，应立即去医院。还需要父母注意的是，在给宝宝洗澡、洗头时不要让水流进耳孔，要保持清洁，不要乱挖耳孔。

## ❿ 不良习惯

### （1）吮吸手指

吮吸手指是婴幼儿最常见的不良习惯，在宝宝未满周岁的时候是比较正常的现象，但不要让这种现象延续到周岁以后。要让宝宝养成良好的习惯，关键还是在预防上，吮吸手指最好的预防方法是在婴儿时期，从吃奶的时候开始注意。

当婴儿睡醒后，不要让他单独留在床上太久，以免孩子感到无聊而把手放进嘴里，因而养成吮吸手指的习惯。若是婴儿有吮吸手指的倾向时，尽量把宝宝的手指轻轻拿开，并用玩具或其他东西吸引他的

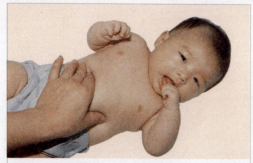

● 吮吸手指是婴幼儿最常见的不良习惯，关键在预防上，要从吃奶的时候开始注意。

注意力，父母还应利用空闲时间和他谈话、唱儿歌、玩积木或看图书等，让幼儿在游戏活动中忘记吮手指。若是有些宝宝的吮吸欲特别强烈，父母不妨借助假奶嘴，一般也能避免宝宝养成吮手指的习惯。不过，假奶嘴绝不能代替父母的爱和照顾，当婴儿一哭闹，就把奶嘴塞进口里，而不去探究孩子的需要，反而会促使孩子凡事更依赖奶嘴来自我安慰，有碍孩子的成长。

### （2）撕咬东西

宝宝在7~8个月时会长牙，第一颗乳牙开始萌出的时候，牙龈可能有点儿痒，孩子遇到什么东西都想咬，特别爱咬硬一点儿的东西，有时拿着玩具也放在嘴里啃。对于孩子爱咬东西的习惯，家长也不要大惊小怪的，这是生理现象，不久就会消失。如果爸爸妈妈们越是当一回事，孩子就会越得意。要知道他咬人，是为了解除牙龈的痒感，而不是恨你，只是要满足自己生理上的需要，去尝试一种新的触觉经验。这时家长可以给孩子一些硬的食物吃，如烤馒头片、饼干等。尽量把孩子的情绪调整好，使他精神愉快，过一段时间，咬人的习惯就会忘记。

### （3）睡前抱奶瓶

一些宝宝睡前要喝一瓶奶，或抱着奶瓶就睡着了，也不刷牙或漱口。殊不知，细菌最喜欢牛奶，最喜欢在隐蔽的咽喉部繁殖，于是，宝宝就会反复发生呼吸道感染。此时就需要爸爸妈妈们注意了，如果宝宝睡前喝奶的习惯改不掉，就提前一小时让他喝奶吧。喝完后让宝宝喝几口温水漱漱口。对呼吸道易反复感染的宝宝，不仅要睡前刷牙，还要每顿饭后立即漱口。

### （4）睡眠太少

睡眠充足是健康发育的先决条件。一些宝宝非常贪玩，不爱睡觉，加上大人爱熬夜，对宝宝关心不够，没有培养宝宝早睡早起的习惯，久而久之，宝宝因疲乏过度就生病了。还有许多妈妈，不顾宝宝的体质，喜欢给宝宝报很多兴趣班，让宝宝根本没有休息的日子，这样的宝宝就容易生病。此时就需要爸爸妈妈们注意了：首先让宝宝养成良好的生活习惯，对宝宝的教育也要量力而行，不要总期望把宝宝教育成天才。

### （5）胆小

现在的宝宝大多住高楼，与人交往的机会很少，而妈妈又不注意给宝宝提前进行社交训练，让孩子有点儿心理准备，所以，猛然间让宝宝上幼儿园会让孩子产生明显的恐惧感和不适应。因为心理作用，宝宝可能出现恶心、呕吐甚至咳嗽等现象，可是如果去医院检查，却发现不了太多的阳性体征。在这种情况下，应多抱宝宝去户外活动，并鼓励宝宝与人交流。

### （6）异食癖

异食癖是指婴儿和幼儿在摄取食物的过程中逐渐出现的一种特殊的嗜好。他们通常喜欢对不宜取食的异物进行难以控制的咀嚼和吞食。出现这种情况较多的是在幼儿时期，病儿喜欢食煤渣、墙皮、砂石、火柴、纽扣、土块、纸张、毛发以及金属物等，对于较小的物体他们能吞食下去，较大的物品则舔食或放在嘴里咀嚼。

小儿异食癖可能是由于不良习惯、小儿体内缺铁、缺锌或者有肠道寄生虫等因素造成的。因此，如果婴幼儿有此现象，不妨给他们服食点儿铁剂或硫酸锌。同时还要注意，异食癖现象是一种心理失常的强迫行为，往往与家庭忽视和环境不正常有关，病儿初期可因无人照顾，擅自拿取异物，日久成为习惯，渐渐变成不易解除的条件反射。因此，可多给孩子些关心，切忌简单粗暴，更不可对小儿责罚和捆缚孩子的手足，这样不但不能解除嗜异习惯，反而促使他们暗中偷吃此类不洁之物。

# 婴幼儿常见营养性疾病

婴幼儿常见的营养性疾病有营养不良、贫血、肥胖症、幼儿锌缺乏症、维生素缺乏症等，下面分别对这些疾病的临床表现和相应的治疗、护理方面的知识进行详细的介绍，让爸爸妈妈们对这些疾病有所认识，以便能及时地应对。

## ❶ 营养不良

婴幼儿营养不良是指摄食不足或食物不能充分吸收利用，以致能量缺乏，不能维持正常代谢，迫使机体消耗，出现体重减轻或不增，生长发育停滞，肌肉萎缩的病症，又称蛋白能量不足性营养不良，多见于3岁以下的幼儿。

### （1）婴幼儿营养不良的临床表现

婴幼儿营养不良，体重不增是最先出现的症状，继之体重下降，皮下脂肪减少，逐渐出现消瘦症状，病久者皮肤干燥、苍白、烦躁不安、肌肉松弛，身高也低于正常。

按轻重可分三度：Ⅰ度为轻型，Ⅱ、Ⅲ度为重型。

**Ⅰ度营养不良**：精神状态正常，体重低于正常15%～25%，腹壁皮下脂肪厚度为0.4～0.8厘米，皮肤干燥，身高不受影响。

**Ⅱ度营养不良**：精神不振，烦躁不安，肌张力减弱，肌肉松弛，体重低于正常25%～40%，腹壁皮下脂肪厚度小于0.4厘米，皮肤苍白、干燥，毛发无光泽，身高较正常为低。

**Ⅲ度营养不良**：精神萎靡，嗜睡与烦躁不安交替出现，智力发育落后，肌肉萎缩，肌张力低下，体重低于正常体重40%以上，腹壁皮下脂肪消失，额部出现皱纹，呈老人样面容。皮肤苍白、干燥、无弹性，毛发干枯，身高明显低于正常，常有低体温、脉搏缓慢、食欲不振、便秘症状，严重者会出现营养不良性水肿。

### （2）婴幼儿营养不良的治疗

婴幼儿营养不良属中医"疳症"范畴，"疳症"主要是喂养不当或挑食、偏食引起的，所以减少疳症的发生主要靠家庭预防。爸爸妈妈们应做到以下几点：

**定期健康检测**：定期检查孩子各项生长发育指标，如身高、体重、乳牙数目等，早期发现小儿在生长发育上偏离正常的现象，尽早加以矫治。

**合理喂养**：提倡母乳喂养，尤其对早产和低体重儿更为必要。不能采取母乳喂养的，要尽量采用牛奶及乳制品喂养，以保证宝宝能摄入足够的热能、优质蛋白质及脂肪。不要单独依靠淀粉类为主食，因为它们缺乏优质蛋白质和必需的氨基酸。按时给宝宝添加辅食，保证孩子必需的维生素、矿物质和热能的摄入。

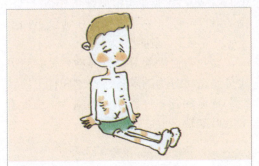

● 婴幼儿营养不良，体重不增是最先出现的症状，按轻重可分三度：Ⅰ度为轻型，Ⅱ、Ⅲ度为重型。

**积极防治疾病**：积极预防、治疗各种传染病及感染性疾病，特别是肺炎、腹泻，保证胃肠道正常的消化吸收功能，腹泻时不应该过分禁食或减少进食。腹泻好转即逐渐恢复正常饮食。

**坚持合理的生活制度**：保证睡眠充足，培养良好的饮食习惯，防止挑食、偏食，不要过多地让孩子吃零食。经常带小儿到屋外，利用天然条件，呼吸新鲜空气，多晒太阳，常开展户外活动及体育锻炼，增强体质。

**家庭护理**：保证居室空气流通新鲜，湿度、温度适宜。改变不合理的饮食习惯，哺乳定时定量，饮食应易于消化，营养丰富，添加辅食掌握先稀后干，先素后荤，先少后多的原则，合理喂养。定时测量（每周测量2次）并记录体重和身高，以检验治疗效果。

## ❷ 肥胖症

婴幼儿肥胖症是由于食欲旺盛，日常进食的营养超过了生长发育所需，致使多余的营养转变成脂肪组织贮藏在体内，形成肥胖。3岁以下的宝宝的考察指标为：体重（千克）/身高（厘米）×10，此时若计算出的数字超过22，则为肥胖。婴儿期肥胖，约在1岁后即可矫正。

### （1）婴幼儿肥胖症的原因

这样的宝宝大多自婴儿期就食欲很好，容易接受添加的辅食，长大了，爱吃荤菜、甜食及油腻的食物，另外，三餐之外，还吃较多的零食，如糕饼、点心、巧克力。在幼儿时，这样的小儿长得比同年的孩子高、胖。但也由于较胖，孩子行动不够灵活，往往避开有竞争性的游戏或体育活动。他们平时活动也较少，减少了运动的消耗，相对地也增加了营养的积累，使肥胖加重。所以多吃与少动是引起肥胖的原因，而二者又是相辅相成的。现代医学认为成年人的血管硬化、冠心病等疾病与脂肪代谢障碍有关，而肥胖者的发病率则明显较高，所以早期预防及控制肥胖症可降低成年后的心血管疾病的发病率，很有必要。

### （2）婴幼儿肥胖症的防治

控制小儿体重超常应从饮食调整及增加活动着手。肥胖的小儿一向食欲旺盛，故应从改变食物种类入手，避免多吃高营养、高热量的食物，即含脂肪、淀粉类丰富的食物，如肥肉、甜食、糕饼、土豆、山芋、油炸的食物、巧克力等。而多吃些含热量较低，富含蛋白质的食物如瘦肉、鱼、豆制品、粗粮。多吃些蔬菜和水果，使孩子每餐食后仍有饱足感。并要鼓励孩子多参加各种活动，以增加体力消耗。但也不要一下子剧烈运动，因为往往大量运动后，小儿反而肚子很饿，吃得更多，结果适得其反。

小儿肥胖绝大多数是良性的。但如在较短时间内出现肥胖症状，而且脂肪的分布不均匀呈"向心性"，即面部及颈背、胸、腹肥胖，而四肢却相对较瘦，并伴有多毛、高血压等，或表现为性征不发育，则应疑有肾上腺或脑下垂体等内分泌功能疾病，必须去医院确诊。

## ❸ 贫血

贫血是指人的血液中单位细胞容积内血红细胞数和血红蛋白量，或其中一项明显低于正常。根据世界卫生组织的标准，6个月到6岁小儿血液中血红蛋白低于110克/升，6~14岁小儿血液中血红蛋白低于120克/升，则判定为贫血。

婴儿贫血大部分是营养性贫血，营养性贫血又可分为营养性小红细胞性（缺铁性）贫血和营养性巨幼红细胞性（维生素$B_{12}$、叶酸缺乏）贫血。

### （1）婴幼儿贫血的临床表现

婴儿贫血是婴幼儿时期比较常见的一种症状，长期贫血可影响心脏功能及智力

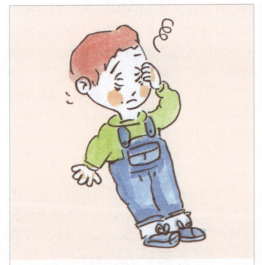

● 缺铁性贫血是婴幼儿贫血中最常见的，患儿会出现精神萎靡、头痛、头晕、智能下降等症状。

发育。贫血患儿会出现面色苍白或萎黄、食欲下降，容易疲劳，抵抗力低，注意力不集中，情绪易激动等症状。年长患儿还会出现头痛、头晕、眼前有黑点等现象，患病时间长的患儿常常会出现容易疲劳、毛发干枯、生长发育落后等症状。

### (2) 营养性小红细胞性（缺铁性）贫血

营养性小红细胞性（缺铁性）贫血表现为，除了皮肤黏膜逐渐苍白（嘴唇、指甲颜色表现最明显）、食欲降低、呕吐或腹泻以外，有的孩子还会出现异食癖，如喜欢吃泥土、墙皮等，精神萎靡或烦躁不安、注意力不集中、智能下降等。这种贫血是由体内缺铁影响血红素的合成所引起，是目前世界上比较普遍的问题，尤见于婴幼儿及生育年龄妇女。

缺铁的主要原因有两点，一是由于人体内铁的需求量增加而摄入量相对不足。婴幼儿生长速度很快，正常婴幼儿出生后5个月体重增加1倍，1岁时增加2倍。婴幼儿在4～6个月后，体内储存的铁已经消耗殆尽，如仅以含铁量少的母乳喂养，可导致缺铁性贫血。育龄妇女由于妊娠、哺乳，需铁量增加，加之妊娠期消化功能紊乱，铁的摄入和吸收不佳，也极易导致贫血。二是铁吸收性障碍慢性贫血，动物性食品中的血红色素铁可以直接以卟啉铁的形式被人体吸收，对于吸收率较高非血红色素铁，其吸收的好坏取决于胃肠道的溶解度等因素，若是这些因素存在一定的问题，就有可能阻碍铁的吸收。

### (3) 营养性巨幼红细胞性贫血

营养性巨幼红细胞性（维生素 $B_{12}$、叶酸缺乏）贫血是由于各种因素影响维生素 $B_{12}$ 及叶酸的摄入与吸收造成的。维生素 $B_{12}$ 和叶酸都在核酸代谢中起辅酶的作用，若缺乏则导致代谢障碍，从而影响原始红细胞的成熟。常发生于未加或者少加辅助食品、单纯以母乳喂养或淀粉喂养的婴儿，或反复感染及消化功能紊乱的小儿。维生素 $B_{12}$ 缺乏可引起巨幼性红细胞性贫血和神经系统的损害，还会引发舌炎、口炎性腹泻等病。

### (4) 贫血的防治

补充含铁食物，如加铁的婴儿配方奶粉、含铁的米片或含铁的维生素滴剂等。同时，还要补充富含维生素C的食物，比如西红柿汁、菜泥等，以增进铁质吸收。此外，当宝宝开始吃固体食物后，也要多喂食含大量铁质的食物，如鸡蛋黄、米粥、菜粥等，但应避免喂食糖，因食糖会阻碍铁质的吸收。

随时注意观察宝宝的身体状况，必要时要给宝宝做血红蛋白成分的检测试验，因为患有轻微贫血的宝宝在外表上是看不出来的。如果宝宝血红蛋白过低，就表示患有贫血，就应当及时补充铁质，吃含铁量高的食物。

加用能强化铁的饮食，足月儿从4～6个月开始（不晚于6个月），早产儿及低体重儿从3个月开始。最简单的方法即在奶方中或辅食中加硫酸亚铁。对母乳喂养婴儿每日加1~2次含铁的谷类食物。尚可交替使用硫酸亚铁滴剂，足月儿纯铁用量不超过1mg/（kg·d）[2.5%FeSO4 0.2mg/（kg·d）]，早产儿不超过2mg/（kg·d）。每日最大总剂量为15毫克，在家庭中使用最多不超声1个月，以免发生铁中毒。

人工喂养儿在6个月以后，若喂不加铁的牛奶，总量不可超过750毫升，否则就挤掉了含铁饮食的摄入量。

### （5）母乳喂养也会导致贫血

母乳是婴幼儿最好的食物，世界卫生组织提倡在4~6个月以前实施纯母乳喂养。但是一项对儿童铁缺乏症流行病学的调查报告显示，在婴儿期进行人工喂养的儿童贫血发生率为22.58%，实行混合喂养的儿童贫血发生率为31.20%，实行纯母乳喂养的儿童贫血发生率为43.93%；纯母乳喂养时间不到4个月的儿童贫血发生率为27.74%，超过4个月的儿童贫血发生率为43.59%；如果在婴儿4个月前就添加牛奶（粉），贫血发生率为26.32%，在4个月后添加牛奶（粉），贫血发生率为41.36%；如果在婴儿8个月前就添加肉类，贫血发生率为32.34%，超过8个月才添加肉类，贫血发生率为37.21%。

分析母乳喂养的婴儿反而缺铁性贫血发生的概率高的原因，发现主要有以下几个方面：

母亲本身就贫血，由于自身身体状况的原因，造成孩子贫血。

孩子到了该添加辅食的时候（一般是4~6个月）却仍然只吃母乳，或添加辅食量较少，或添加不得当都会造成缺铁性贫血。母乳的消化吸收率虽然很高，远远高于各种配方强化奶粉产品，但是母乳中的含铁量很低，100克母乳含铁量一般不超过0.5毫克，而100克配方牛奶（粉）含铁量可达到5~11毫克。婴幼儿生长速度很快，正常婴幼儿出生后5个月体重增加1倍，1岁增加2倍。婴幼儿在4~6个月后，体内储存的铁已经消耗渐尽，如仅以含铁量少的母乳喂养，或者给婴幼儿食用非婴幼儿配方的奶粉或辅助食品（比如只给孩子喝粥），可导致缺铁性贫血。

由于妈妈很难判断宝宝每次进食量的多少，如果宝宝长期没有吃饱，也可能造成贫血。

某些因素会影响铁吸收，比如补钙过多。

因此，妈妈们一定要根据自己的身体状况对宝宝进行喂养。千万不要认为母乳好就不给孩子添加辅食，也不要认为母乳会导致孩子贫血而及早断奶。

## ❹ 幼儿锌缺乏症

锌是人体重要的营养素，参与体内数十种酶的合成，能调节能量、蛋白质、核酸和激素等合成代谢，促进细胞分裂、生长和再生。故锌对体格生长、智力发育和生殖功能影响很大。幼儿锌含量的正常值为血浆含锌80~110微克/克；发锌为110~200微克/克。锌缺乏症是人体长期缺乏微量元素锌所引起的营养缺乏病，首先，摄入不足，挑食偏食的坏习惯是主要原因，其次，需要量增加，生长迅速的幼儿易出现锌缺乏，因为新陈代谢旺盛使锌消耗增加。吸收利用障碍又是另一原因，慢性消化道疾病影响锌的吸收利用，如脂肪泻使锌与脂肪、碳酸盐结合成不溶解的复合物影响锌的吸收。开始时孩子出现厌食，味觉减退异常，甚至发生异食癖，常伴有复发性口腔溃疡，影响进食。继而出现生长迟滞，身材矮小，生殖器官发育落后，免疫力下降，伤口愈合较慢等情况。

此时家长应随年龄增长按时给孩子添加辅食，如蛋黄、瘦肉、鱼、动物内脏、豆类及坚果类含锌较丰富的食物，要每日适当安排孩子进食。现在市面上有多种含有强化锌的食品出售，但要注意其锌含量，长期食用该类食品，锌入量过多可致中毒及呕吐、腹泻等胃肠道症状。

## 5 维生素缺乏症

维生素缺乏症是宝宝常见的病症。维生素对于宝宝的生长发育作用很大，因此在宝宝喂养中一定要多加注意。以下介绍几种常见的维生素缺乏症，给爸爸妈妈们提个醒，以便及早发现宝宝缺乏某种维生素的症状。

### （1）维生素A缺乏症

维生素A缺乏症是因体内缺乏维生素A而引起的以眼和皮肤病变为主的全身性疾病，多见于1～4岁宝宝，缺乏维生素A会引起多种疾病，统称维生素A缺乏症。维生素A是一种重要的营养物质，有多种生理功能，最主要的是：维护黑暗中视物能力，维护上皮细胞组织的健康，促进宝宝生长、发育。若维生素A供应不足，会出现以下各种疾病：

**视物不清**：傍晚光线黯淡时视物模糊。

**干眼症**：眼睛干涩，多泪畏光，患者常常有意识地眨眼。

**鸡皮症**：皮肤由于缺乏维生素A的营养，可发生鸡皮样变化。

**消化道和呼吸道感染**：维生素A可维护上皮组织细胞的健康，维生素A缺乏可使上皮细胞组织的功能下降，导致身体抵抗力下降，因此，缺乏维生素A易患消化道和呼吸道感染等症。

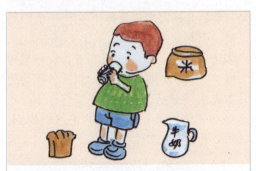

● 防治婴幼儿维生素A缺乏症的重要手段就是加强营养，特别是及时补充富含维生素A的食品，如牛奶。

防治维生素A缺乏症的重要手段就是加强营养，特别是及时补充富含维生素A的食品，如牛奶、乳制品、蛋类、动物肝类、胡萝卜、西红柿、绿色蔬菜。在日常烹饪中，可根据儿童口味调制些富含维生素A的菜。

### （2）维生素B缺乏症

维生素B缺乏症会引起脚气病，婴幼儿则出现吐奶、腹泻、声音沙哑、心脏肥大、神情淡漠、嗜睡等现象。B族维生素的种类相当多，若缺乏维生素$B_2$会引起口角炎、皮炎；缺乏维生素$B_6$会发生痉挛；缺乏维生素$B_{12}$则产生贫血。维生素$B_1$为体内重要的生物催化剂，以辅酶形式参与多种酶系统活动，尤其是糖的氧化过程，体内储存不多，易发生缺乏现象。

婴幼儿维生素B缺乏症与成人症状不同，可表现为增长迟缓，大便一日3～4次，粪便为黄绿色，也有的有呕吐症状。治疗维生素$B_1$缺乏症除了口服维生素$B_1$制剂，还要注意多进食含维生素$B_1$的食物。宝宝需要补充的维生素$B_1$的量应咨询医生。维生素$B_1$在瘦肉和肝脏中含量最多，糙米、小米、玉米等的食物中维生素$B_1$的含量较丰富，在日常膳食中可多给宝宝增加些肉末、肝末、排骨、小米红枣粥、玉米糙粥等。

### （3）维生素C缺乏症

维生素C是胶原蛋白形成所必需的物质，它有助于保持间质物质的完整，如结缔组织、骨样组织以及牙本质等，严重缺乏者可引起坏血病。成人维生素C缺乏症表现为齿龈肿胀、出血，皮下瘀点，关节及肌肉疼痛，毛囊角化等症状，幼儿维生素C缺乏症主要表现为骨发育障碍，肢体肿痛，假性瘫痪，皮下出血等症状。

要改善维生素C缺乏症，可以选择下面的方法：

选择含维生素C丰富的食物，改进烹调方法，减少维生素C在烹调中的损失。

有感染、外伤、曾做过手术的婴儿，

应增加维生素C的供给。

鼓励母乳喂养，改善乳母营养，保证乳液中含有丰富的维生素C。及时添加含维生素C的辅助食品，特别是对人工喂养儿，应及早添加菜汤、果汁等食品。

### （4）维生素D缺乏症

现在经常可以发现婴儿患有轻微的维生素D缺乏症，必须特别注意。缺乏维生素D会影响骨端软骨发育与钙质沉淀，阻碍正常骨骼的形成。宝宝的皮肤中的一种成分，受到阳光中紫外线照射就会转化为维生素D，而婴幼儿接受日光浴或维生素D不足，就会发生佝偻病。

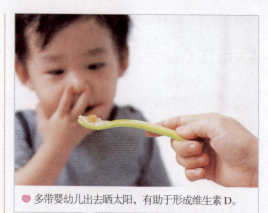
● 多带婴幼儿出去晒太阳，有助于形成维生素D。

治疗方法是使用维生素D，预防方法是进行日光浴和补给维生素D。猪肝、奶油、蛋黄，都含有大量的维生素D。

## 婴幼儿呼吸道常见疾病

婴幼儿常见的呼吸道疾病有感冒、咳嗽、支气管炎、肺炎、哮喘等，下面分别对这些疾病的临床表现和相应的治疗、护理方面的知识进行详细的介绍，让爸爸妈妈们对这些疾病有所认识，以便能及时地应对。

### 1 感冒

感冒虽然只是简单的呼吸道感染，却可能引起身体每个器官严重的并发症。研究发现，超过90%的感冒是由病毒感染引起的，而病毒种类有150种以上（也有少数的感冒是由细菌所致）；正因为感冒的病毒种类如此之多，所以人在一生中才会不断地感冒，因为每次感冒都可能是由不同的病毒引起。

#### （1）婴幼儿感冒的临床表现

当感冒病毒进入鼻腔和咽部，会引起局部发炎，造成鼻子干燥、鼻痒、喉咙刺痛；数小时后，宝宝便会发生打喷嚏、流鼻涕、咳嗽甚至发热、畏寒、头痛、肌肉酸痛、全身无力、胃口变差等症状。病程中，在感染后1~3天时喉咙最痛，且此时鼻涕会变浓、变黄；婴儿感冒时，发热的比率较高，而较大的孩子虽然较不易发热，却容易在感冒时伴有腹痛、呕吐、腹泻等肠胃炎症状。

#### （2）婴幼儿感冒的治疗

一般的感冒并无特效药，但宝宝感冒时，最好还是带去看医生。此时带宝宝看医生的目的有：正确诊断、缓解症状、预防并发症发生。感冒时，必须让宝宝多休息、多喝水，并让宝宝服用能使症状缓解的药——一定是医生所开的药。值得一提的是，婴幼儿感冒应尽量避免使用阿司匹林，以避免引起雷氏综合征。最后要补充的是，许多爸爸妈妈总觉得打点滴或打针效果较为显著，其实这是不正确的想法，因为感冒本就无特效药，真的勉强要打，不过也是打些葡萄糖而已，聪明的爸爸妈妈们，又何必要让宝宝多挨一针呢。

#### （3）婴幼儿感冒的预防

对于婴幼儿感冒，长远来看，"防"应该大于"治"。下面给出几条预防感冒的方法，只要遵守这些规则，就能让宝宝少感冒。

带宝宝打流感疫苗。在感冒流行期，要尽量避免带宝宝外出，尤其是人多的公共场合，尤须避免。

宝宝的好奇心强，喜欢东摸摸、西摸摸，无形中手上便染上了许多病菌，而大人的生活圈子更广，手所碰触的事物更多，手上的病菌当然也就更可观；所以，全家都要养成常洗手的习惯，才能减少宝宝感染的概率。

多喝水，可以加强身体的新陈代谢，对身体有益。因此在感冒流行时，让宝宝多喝水，可以有预防的效果；此外，假如宝宝真的感冒了，多让宝宝喝水，可以补充体液，让宝宝更快地恢复健康。

密闭的空气，反而会降低宝宝的抵抗力，因此即使是冬天，也别将门窗关死，要保持室内通风，才能让宝宝更健康，更不易受病毒感染。

### （4）缓解婴幼儿感冒的方法

缓解宝宝感冒的家庭小妙方：蜂蜜。蜂蜜有保护、滋润嗓子的功效，有助于减轻咳嗽。美国宾州州立大学医学院对105名2～18岁的孩子家长做了调查，结果发现在治疗孩子夜间咳嗽的时候，蜂蜜比止咳糖浆的作用更好、更有效。

此时，爸爸妈妈们需要准备的就是蜂蜜。由于蜂蜜通常会在室温下变硬，所以如果购买的蜂蜜发硬，可以挖出一些来放在一个耐高温的容器里，然后放进微波炉短暂加热，或者把蜂蜜瓶子放在热水里泡5～10分钟。因为1岁以下的孩子不能吃蜂蜜，所以只有1岁以上的宝宝才可以采用这个方法。给宝宝吃蜂蜜时需要注意，1～5岁的宝宝，可以每次吃小半勺。6～11岁的孩子，每次吃1小勺。因为蜂蜜又粘又甜，所以给宝宝吃完后，一定要让他刷牙，特别是如果他是在睡前吃的话。另外，可以把蜂蜜和热水混在一起，然后加一点儿柠檬汁，这能为宝宝同时提供一些维生素C。

缓解宝宝感冒的家庭小妙方：用盐水漱口。用盐水漱口来减轻嗓子疼，是一种非常经典的缓解宝宝感冒症状的家庭小妙方。这种方法也有助于清理口腔内的痰液。虽然科学家还没有完全搞清楚为什么会这样，但研究显示，盐水漱口的确有效。此时，爸爸妈妈们可以自己配置温盐水—只要把小半勺盐放进一杯温水中搅拌即可。如果宝宝不在意味道的话，还可以在盐水中加一两滴新鲜的柠檬汁，这能增强效果。宝宝感冒后，每天要做到漱三四次口。爸爸妈妈们还可以教宝宝学漱口，让宝宝用淡水练习漱口，教他喝完水后先把头向上抬，尽量让水停在喉咙那里，不要咽下去。一旦宝宝知道怎么做后，让他努力从嗓子里发出声音，给他做个示范，告诉他怎么做以及怎么发声。

缓解宝宝感冒症状的家庭小妙方：擤鼻涕。擤鼻涕有助于宝宝呼吸，能让他睡得更踏实，通常也能让他感觉更舒服。此外，擤过鼻涕后，宝宝看起来也比流鼻涕那时干净。爸爸妈妈在教孩子擤鼻涕时，需要使用柔软的纸巾，有些孩子只要看见你擤鼻涕，就知道该怎么做了。同时还要告诉宝宝，擤鼻涕是从里向外呼气。还可以让宝宝把一个鼻孔堵住，然后教他练习用另一个鼻孔向外慢慢呼气。让他站在镜子前，或者在他鼻子下面放张纸巾，他就能看出自己是不是把气呼出来了。在教宝宝擤鼻涕时，要让他慢慢擤，太用力可能会耳朵疼，还要教他把用过的纸巾扔进垃圾筒，擤完鼻涕后，让他马上洗手。如果宝宝的鼻子因为擤鼻涕而疼痛，你可以在他的鼻孔周围抹一点儿凡士林或其他儿童使用的油膏。

### ❷ 咳嗽

宝宝咳嗽并不少见，尤其是在秋冬季节。宝宝咳嗽的原因可能有很多，一定要根据不同的原因采取相应的疗法。

如果在宝宝咳嗽起病初期，咳嗽轻、不频繁、痰少，可以给他吃非处方药的止咳药，或中成药。如果宝宝咳嗽频繁、剧烈及痰较多、咳嗽持续时间长，或者他除了咳嗽外还伴有呼吸比平常更急促或者看起来呼吸比较困难，气喘，咳出来的痰里有血丝，发热至少39.0℃，有心脏病或肺病等慢性病等情况，就要带宝宝去看医生了。

### 3 支气管炎

支气管炎是指肺部较大的气道（即支气管）出现感染或发炎。当宝宝出现感冒、嗓子疼、流感或鼻窦感染症状时，引起这些症状的病原体（病毒或细菌等）可能会扩散到支气管。一旦这些病原体进入支气管，呼吸道就会肿胀发炎，有些地方还可能充塞黏液。虽然细菌感染和香烟、烟雾、灰尘等刺激物也会引起支气管炎，但病毒是导致儿童患支气管炎最常见的原因。

#### （1）婴幼儿支气管炎的临床表现

一开始宝宝可能表现出感冒的症状，诸如嗓子疼、疲倦、流鼻涕、发冷、疼痛、低热（37.8～38.3℃）等，接着会发展为咳嗽，起初只是干咳无痰，但之后会加重，咳出发绿或发黄的痰。宝宝咳嗽的时候，还可能会作呕或呕吐。

宝宝也许还会有胸痛、气短、气喘的症状。如果支气管炎严重，他可能会发几天热，而且大概要咳上几周的时间后，才能完全康复。

有些人（包括几乎所有吸烟的成年人

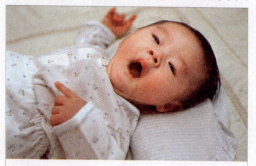
● 婴幼儿如果患上支气管炎，会出现呼吸不均匀的状态。

或长期吸二手烟的孩子）得一次支气管炎症状要持续几个月，这被称为慢性支气管炎（相对于传染性或急性支气管炎来说）。因此，一定不要在家里抽烟。

#### （2）婴幼儿支气管炎的防治

由于这种病几乎都是病毒感染的，所以，当宝宝患了支气管炎时，医生也确实做不了太多的事情。但是如果爸爸妈妈想为宝宝确诊一下，或者希望更安心一些，就要带他去医院看一下。如果在最初的几天过后宝宝的咳嗽加重了，或连续好几天发热，或者高热到39.4°，一定要告诉医生。如果宝宝除了咳嗽外还气喘，或者有咯血情况，也要去医院就诊。当然，如果宝宝出现呼吸困难症状，就要马上拨打120急救电话或送宝宝去看急诊。

### 4 肺炎

肺炎是对肺部感染的一个统称，很多不同的病原体都可能导致宝宝得肺炎。如果发现宝宝咳嗽得很厉害，还发热，也许就该考虑宝宝是不是得了肺炎，因为咳嗽和发热是得肺炎后的两个主要症状。

#### （1）婴幼儿肺炎的临床表现

宝宝肺炎的其他症状还包括头疼、肌肉疼、虚弱、疲倦、呕吐、腹泻、发热、食欲不振和呼吸节律与频率改变等。肺炎可能在任何时间发病，但通常在冬、春两季，在得了感冒或其他上呼吸道感染后出现。

#### （2）婴幼儿肺炎的种类

宝宝最常见的肺炎大体可以分为两类：病毒性肺炎和细菌性肺炎。此外，还有其他微生物致肺炎和其他原因致肺炎、慢性肺炎等。

如果宝宝得的是细菌性肺炎，很可能会突然出现高热、呼吸急促、咳嗽等症状。宝宝会不想吃饭，好像病得很厉害；也许还会出现呼吸困难（吸气时鼻孔扩张，胸廓下部在吸气时向内凹陷）或呼吸急促，脉搏可能也会加快，嘴唇或指甲发青等情况。这种宝宝肺炎可能还会有虚弱、呕吐或拉肚子的症状。链球菌是宝宝肺炎的常见病因，但其他细菌也可能引起宝宝肺炎，比如金黄色葡萄球菌或衣原体（这种衣原体与传播性病的衣原体不一样）。

病毒性肺炎通常开始的时候就像感冒，但症状会慢慢地逐步加重。宝宝可能发热到38.6℃以上，并且咳嗽加重，伴有气喘、呼吸急促症状。此外，这种宝宝肺炎也会出现虚弱、呕吐或腹泻等症状。病毒性肺炎通常没有细菌性肺炎那么严重，也不会发展成细菌性肺炎，但会让宝宝更容易得上细菌性肺炎。引起这种肺炎的病毒包括呼吸道合胞病毒（RSV）、副流感病毒、腺病毒和流感病毒。

### （3）婴幼儿肺炎的预防

从以下几个方面着手，可以有效地减少宝宝肺炎的发病概率。

**按时注射疫苗。**流感嗜血杆菌疫苗（Hib）、百白破（DtaP）疫苗、麻风腮（MMR）疫苗、流感疫苗、水痘疫苗和肺炎球菌疫苗都有助于预防宝宝肺炎。如果宝宝错过了常规的疫苗注射，可以问问医生看有没有补救的方法。上述疫苗中有些是在0~1岁注射，另一些要到1岁以后才能打。具体注射时间，一定要咨询医生。

**养成良好的个人卫生习惯。**教你的孩子正确的洗手方法，教他在饭前便后和其他可能接触过细菌的时候都要洗手，你自己也是一样。这对预防宝宝肺炎十分重要。不要让孩子和朋友或家人共用杯子和用具。定期擦洗所有带菌身体部位可能接触的地方，比如电话、玩具、门把手、冰箱把手等。

**不要在家里抽烟。**如果爸爸或其他男性喜欢抽烟，则一定不要在房间里抽，请你们的客人也要这样做。当然，抽烟的父母要预防宝宝肺炎，最好还是找一个有效的方法戒烟。据研究结果显示，生活在烟雾缭绕环境中的孩子，哪怕只是短期内这

此，也会更容易得肺炎、上呼吸道感染、哮喘和耳部感染等病。

### （4）婴幼儿肺炎的治疗

宝宝肺炎的治疗方法取决于感染的类型和生病的严重程度。如果是细菌性肺炎，医生会开抗生素。病毒性肺炎用抗生素没有什么作用，所以，治疗方法可能也就仅限于休息和补充水分。事实上，补充充足的水分对治疗宝宝肺炎至关重要，这样能够防止肺炎的常见副作用，如因呼吸急促和发热等所导致的脱水现象。

为缓解宝宝肺炎的症状，爸爸妈妈们还可以考虑在他的房间里用喷雾加湿器。如果宝宝发热了，可以给他服用对乙酰氨基酚。要是宝宝肺炎发作期间总是咳得睡不着觉，医生还可能会建议给他吃咳嗽药。

如果宝宝得的肺炎是细菌性的，需要住院治疗，可能需要打点滴来输入水分和抗生素，并取血来检测血氧水平。如果有必要，也许护士还会给他鼻子里插一根氧气管或戴一个氧气罩，让他更容易呼吸。大部分不严重的肺炎患儿在1周内就症状会好转，不过，咳嗽会持续几周。

## ❺ 哮喘

婴幼儿哮喘是指3岁以下孩子的哮喘，在儿童哮喘发病中占有较大的比例，由于婴幼儿哮喘与一般儿童哮喘相比，临床表现多不典型，容易被误诊或漏诊，从而影响了有针对性的治疗，导致哮喘反复发作。应根据疾病特点尽早确诊并规范治疗，否则随着孩子年龄增该病所具有的一些特性。

### （1）婴幼儿哮喘的特征

多有上呼吸道感染诱使哮喘发作的前驱症状，即1~2天的感冒症状，如发热、流鼻涕、打喷嚏、咽喉疼痛及咳嗽，症状以晨起时及活动后较重。随后即出现喘息。随年龄增长发作次数也增加，多不伴发热症状。

婴幼儿哮喘发作时多有发绀及鼻翼翕动症状,呼气延长不像年长儿童那么明显,听诊肺部可闻及哮鸣音,但其喘鸣多较粗短、低调,常同时有水泡音。

患儿病情轻重不一,部分患儿虽有喘息,但一般情况仍较好,食欲及生长发育不受影响。但有的患儿反复咳嗽、喘息,每年发作5~8次以上,往往被误诊为支气管炎或肺炎,需静脉输液或住院治疗。有时喘息持续较长时间,可达2~4周,喘息难以控制。

常用平喘药对婴幼儿哮喘的治疗效果不很好,常需应用吸入性皮质激素治疗。

在诊断婴幼儿哮喘时应特别注意家族及个人的特殊性病史。如果家族中有哮喘、过敏性鼻炎病史或患儿有湿疹、荨麻疹、食物及药物过敏史,则患儿发生哮喘的概率明显增加。

若能早期诊断婴幼儿哮喘,及时给予正规合理治疗,患儿的病情可获良好控制,随年龄增长,免疫力提高,呼吸道感染次数逐渐减少,多数患儿到3~5岁后可停止发作哮喘。因为小儿免疫系统尚未完全发育成熟,具有可塑性,支气管哮喘部分患儿可达到"临床治愈"。相反,如果进行不规范治疗,随着孩子年龄增长,免疫系统发育逐渐完善,治愈的机会就越来越小。

### (2) 婴幼儿哮喘的护理

哮喘婴儿的家庭护理是一门很深的学问。护理得法,患儿就恢复得快,并能防止该病再次发作;护理不当,就会促使此病复发或导致病情加重。所以,在护理哮喘病儿时,以下几个方面需要爸爸妈妈们注意。

家长首先要为孩子建立一份"病案"。通过细致观察,把孩子每次哮喘发作的时间、地点、轻重程度和发病当天的天气变化、周围环境等记录下来。注意孩子当时的情绪,有无接触化学物品,有无疲劳或剧烈活动,以及其他特殊事件,从而逐步

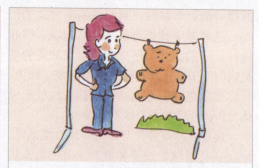

● 护理具有哮喘的婴幼儿,需要保持室内清洁、通风,不要在孩子面前抖面袋、拍打灰尘等,还应经常清洁或晒晒孩子的毛绒玩具。

积累经验,以便找出与哮喘发作有关的因素,采取措施加以避免。

要为孩子创造良好的生活环境,尽可能避免接触过敏源。因为属于特异性体质的婴儿接触过敏源越早、时间越长,其发病就可能既早又重。室内要清洁、通风,严禁吸烟;尽量不用皮毛、丝棉、羽绒等制成的被褥;桌上、床下等处的灰尘要经常打扫;家里不要养猫、狗、兔子等动物;在花粉飞扬的季节,要减少户外活动;不要在孩子的生活场所摆放油漆、化学药品、汽油、有浓烈气味的化妆品等;不要在孩子面前抖面袋、拍打灰尘等,还应经常清洁或晒晒孩子的毛绒玩具。

要注意生活习惯。牛奶、鸡蛋、大豆是容易引起婴幼儿过敏性哮喘的食物,一旦发现某种食物能引起哮喘,就要立即停止食用,其他易引起过敏反应的食品还有鱼、虾、螃蟹、葱、韭菜等,也要少吃或不吃。但高蛋白食物长期禁食不利于儿童的生长发育。由于大多数食物的过敏症状都可在2~3年逐渐消失,所以发现孩子对某种食品过敏时,停食6~12个月后,还可以试着再次进食,如不过敏就不必禁食了。要养成按时睡觉、吃饭、排便的习惯。不嗜食过甜、过咸的食物。

要加强幼儿身体锻炼,每天都应让他们到户外活动,多呼吸新鲜空气。婴幼儿可做被动体操,稍大一点儿的儿童可自己

做操、散步或慢跑，这样可以锻炼肺的功能。

要注意孩子的冷暖，特别是季节变换与寒冷交替时，要及时增减衣服，尽量避免孩子患上呼吸道感染病。

# 婴幼儿消化道常见疾病

婴幼儿常见的消化道疾病有口角炎、鹅口疮、地图舌、肠套叠、小儿疝气、先天性肥厚性幽门狭窄、脱肛、胆道闭锁等，下面分别对这些疾病的临床表现和相应的治疗、护理方面的知识进行详细的介绍，让爸爸妈妈们对这些疾病有所认识，以便能及时地应对。

## ❶ 口角炎

儿童口唇干裂、嘴角裂口、出血、疼痛，医学上称为"口角炎"。口角发炎是由于秋天气候干燥，婴幼儿皮脂腺分泌减少，口唇黏膜比较柔嫩，口唇及周围皮肤易裂口所致。

婴幼儿患口角炎后，嘴角周围发红、发痒，接着出现糜烂、裂口、干疼，有些孩子常用舌头去舔，舔过之后感觉很"舒服"，可唾液很快就挥发干了，就又去舔，由于口唇的血管丰富，利于微生物的繁殖，这就加重了口角炎的症状，说话和吃食物时嘴角会特别疼。

治疗口角炎首先要纠正宝宝的偏食、挑食的不良习惯，让孩子多吃蔬菜和水果，多吃奶类、动物的内脏及豆制品等富含维生素 $B_2$ 的食物，嘴角涂擦紫药水可促使局部结痂，也可在嘴角涂红霉素软膏或防裂油，症状较重的可口服维生素 C 和维生素 $B_2$。

## ❷ 地图舌

地图舌是指因舌面的黏膜上舌苔分布很不均匀，有的地方没有舌苔，能直接看到发红的舌黏膜，而其周围的舌黏膜不规则隆起呈白色，使舌面看起来像一张地图，故称为"地图舌"。宝宝出现地图舌后，一般常伴有进食不好、面黄肌瘦、盗汗夜惊、便溏或便秘等症状。地图舌通常与遗传、胃肠道疾病、过敏、炎症因素、维生素和微量元素缺乏等有关，其中 B 族维生素缺乏、锌缺乏、消化不良、反复呼吸道感染、肠道寄生虫等是常见的关联因素。

婴幼儿出现地图舌后，除请医生进行对症治疗外，还应注意保持口腔清洁，坚持饭后漱口，晚上睡前刷牙或漱口。同时还要选择适当的食物：脾胃阴虚的宝宝应该多吃一些具有养阴生津功能的食物，如小米、麦粉、各种杂粮、豆类及豆制品；多摄入牛奶、鸡蛋、瘦肉、鱼肉，这些食物蛋白质含量高，微量元素丰富，脂肪含量少，营养丰富而不生内热。对于生病时间较长的孩子，应详细了解其发病史，并注意观察其黏膜的受损情况，可服用复合维生素 B 或硫酸锌制剂。有缺铁性贫血的孩子应补充铁剂。胃酸过少的孩子可口服稀盐酸。有白色念珠菌感染的孩子可用制霉菌素来治疗。

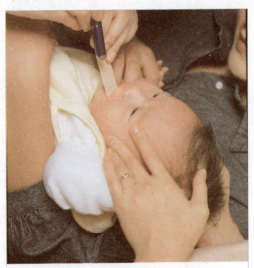

● 检查宝宝的口腔，查看是否患有地图舌。

### ③ 肠套叠

婴幼儿肠套叠是一段肠管套入其相连的肠管腔内，是婴儿急性肠梗阻中最常见的一种。好发部位多由回肠末端套入宽大的盲肠腔内。发病与肠管口径不同、肠壁肿瘤、憩室病变、肠蠕动节律失调等因素有关。

婴幼儿肠套叠在临床上有四大表现：腹痛、呕吐、血样便、腹部肿物。有的病儿并不一定完全具备上述四种表现，所以往往被忽略。特别是在患肠套叠的早期，如果病儿营养状况良好，体温也正常，小儿也不会述说腹痛，所以最容易被忽略。但是，小儿的面容苍白比较明显，精神不振也比较突出。

对于婴幼儿肠套叠，关键是要提高警惕，在夏秋季千万不可当成一般的痢疾，否则会使病情加重，给治疗带来巨大困难。痢疾在发病前都伴有高热，以后出现脓血、黏液样大便，患痢疾的小儿多在12个月以上。肠套叠患儿以6个月左右为多见，只要细心观察，完全可以鉴别。

治疗婴幼儿肠套叠可以采用用空气灌肠法。发病1～2天之内，一般状况较好的患儿，用空气灌肠既是诊断，又是治疗。早期病例可将套入的肠管推回，复位后患儿会安静入睡，症状消失，排出大量粪便及气体，这时给患儿口服肠内不吸收的活性炭1克，炭末一般6～12小时会由粪便排出，这时即可证实肠道彻底贯通了。晚期就诊患儿，如发病超过1～2天，患儿可有高热、脱水、精神萎靡、腹胀、休克等症状，或虽属早期病例，但空气复位失败，则要用手术治疗。

要预防婴幼儿肠套叠，需要保持宝宝的肠道正常功能，不要突然改变小儿的饮食，辅助食物要逐渐添加，使小儿娇嫩的肠道有适应的过程，防止肠管蠕动异常。平时要避免小儿腹部着凉，适时增添衣被，以预防因气候变化引起肠功能失调。同时还需要防止肠道发生感染，讲究哺乳卫生，严防病从口入。

### ④ 小儿疝气

小儿疝气也就是小儿腹股沟疝气，也就是平时所谓的"脱肠"，是小儿普通外科手术中最为常见的一种疾病。小儿疝气在婴幼儿期发生得比较多，男婴得小儿疝气的概率是女婴的十倍。这是由于男婴的睾丸最初是在腹内，在宝宝快要出生的时候才降入阴囊。

宝宝到了2～3个月大的时候，由于剧烈哭闹或便秘等原因，当腹腔压力增高时，腹腔内的肠管就会顺着这个闭锁不全的通道，穿过腹股沟降入阴囊中，这就是腹股沟疝。女婴也会患小儿疝气，肠管及卵巢会从腹股沟降至大阴唇。倘若是卵巢降下，就会出现肿得像枇杷树种子一样大的硬块。肠管从通道降下是不会感觉到疼痛的，也不会有任何障碍。即使阴囊肿起或卵巢下降，只要治疗及时也不会影响宝宝的正常发育。

不管是男婴还是女婴，宝宝患小儿疝气还是很危险的，因为有时肠管在通道中会出现拧绞在一起的情况，这就是医学上所说的"嵌顿性小儿疝气"。出现嵌顿性腹股沟疝时肠腔会梗阻，此时宝宝虽然不发热，但常因疼痛而突然大哭起来，怎么哄也不管用。因此，当发生这种情况时，家长们应该立即打开尿布看一看，倘若跟平

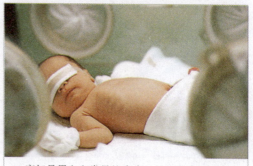

● 疝气是男宝宝常见的病症，只要治疗及时就不会影响宝宝的正常发育。

时有所不同，患病部位肿得非常厉害，而且不能复位，就应该马上去医院就诊。倘若嵌顿发生时间短，可以用手慢慢推着复位。可是如果持续在2~3个小时以上，且出现呕吐，这种情况就只能进行手术治疗了。

治疗小儿疝气最好的方法就是手术。一般情况下，需要给宝宝施以全身麻醉，采用高位结扎方法，这样会保证手术安全而且时间不会过长。如果你的宝宝出现小儿疝气，就应该及早接受治疗，以免疝气囊内的容物发生箝闭，增加手术的困难，增加危险。至于阴囊水肿，可以观察到宝宝1岁，如果没有消失，再考虑是否进行手术治疗。需要小心追踪检查，警惕宝宝小儿疝气形成的可能性。

## 婴幼儿泌尿系统常见疾病

婴幼儿常见的泌尿系统疾病包括泌尿系感染、急性肾炎、肾病综合征等，下面分别对这些疾病的临床表现和相应的治疗护理方面的知识进行详细的介绍，让爸爸妈妈们对这些疾病有所认识，以便能及时地应对。

### ❶ 泌尿系感染

泌尿系感染是指泌尿系统包括肾盂、膀胱或尿道发炎，是小儿常见的疾病。女孩比男孩更容易患病。新生儿发生泌尿系感染时多以表现淡漠、拒奶、啼哭、体重不增为主要表现。多在有败血症、脑膜炎及全身中毒等情况下发生。婴儿发病时以全身中毒症状为突出表现：骤然高热，食欲不振，面黄肌瘦，呕吐，腹泻，有的患儿出现精神萎靡，嗜睡，烦躁不安，重者发生惊厥等症状。而尿急、尿频、尿痛等尿路刺激症状不明显。7~12周岁的小儿发病时出现尿急、尿频、尿痛、下腹坠痛，腰部及肾区有叩击痛，并有发热，全身不适等症状。

#### （1）婴幼儿泌尿系统感染的护理

急性期应卧床休息，多饮水，以增加尿量，以便排出细菌及毒素。

每日用温开水或1：5000高锰酸钾温水冲洗外阴1~2次。

若有外阴部皮肤感染时，应尽早处理。可用野菊花30克、金银花30克、黄柏15克、车前草30克，煎汤，冷却后温洗患处，每日3次。若皮肤有溃烂，洗后可用黄柏、枯矾各等分，加适量冰片，研细末擦敷；或用冰硼散或锡类散涂敷亦可。

急性尿路感染选择的药物应为在尿中浓度高，对细菌敏感，对肾脏无害的药物。家长不宜给婴儿胡乱用药，应由正规医院小儿科医生严格掌握，绝不可听信江湖医生随便指挥，滥用抗生素。急性尿路感染经合理抗菌治疗，多能迅速恢复，但半数病人可有复发或再感染，慢性病例仅四分之一可完全治愈。

认真做好婴幼儿外阴部护理，每次大便后应清洁臀部，尿布要常清洗，最好不穿开裆裤，勤换内裤；多饮水，少喝糖水，多喝含碱性的饮料，可碱化小便，以减轻尿路刺激症状；如果男孩的包皮过长，应注意清洗，尽量避免使用尿路器械，必要时应严格无菌操作。

如发现病儿的尿路结构异常，医生会给予适当的矫治，如男孩包茎应做手术，此时，父母不应拒绝。因为畸形不除，感染则难以控制和根除。

泌尿系感染的主要原因是由解剖生理特点而决定，如女孩尿道较短，为1~2厘米；尿道口距肛门颇近，小儿又喜欢坐在地面上玩耍，再加上此期间穿开裆裤，细菌容易从尿道口侵入尿路而致感染；同时，婴幼儿的输尿管长而弯曲，其管壁发育尚不完善，容易造成尿潴留，从而有利于细菌在输尿管内生长、存留及繁衍。

### （2）预防泌尿感染的注意事项

注意尿布清洁，脏尿布不要乱扔，应放在专用的盆内。尿布洗干净后，最好用沸水烫过再晾，应选择阳光充足的地方悬挂晾晒。有条件的最好使用一次性尿布。婴儿不需垫尿布时，也不宜穿开裆裤，同时要勤换内裤。

保持外阴部的清洁。由于女孩阴道靠近肛门，大便后应用干净卫生纸从前向后擦拭，或用热水清洗（也是从前向后方向），以免脏物或脏水污染尿道口。洗涤时所用的盆要专人专用。

当小婴儿出现不明原因的发热时，家长应细心观察孩子有无精神萎靡、胃口欠佳、面色灰白、烦躁不安，特别是排尿时哭闹等不正常现象，给医生提供诊断时做参考；同时不要急于给孩子服药，等医生做了尿常规检查及培养以后，再根据尿培养的细菌对哪种药物敏感选择疗效最好的药物。

如果男孩反复发生泌尿道感染，或感染后很不容易治好，还应进一步检查，看看有没有泌尿道各部位的先天畸形。已知患有泌尿道畸形的孩子，要警惕泌尿系感染的发生，如果已经发生需要积极彻底地进行治疗。

### ❷ 急性肾炎

急性肾炎患者一般都有浮肿、尿少、血尿及高血压四大症状。浮肿从眼睑开始，1～2日内渐及全身。浮肿时尿量明显减少，甚至无尿。几乎每个病人都有血尿，多数为镜下血尿。尿色为洗肉水色或浓茶色。血压常在130～150/80～110（毫米汞柱）之间。尿常规检查有蛋白质、红细胞、颗粒管型。严重者可引起心力衰竭、高血压脑病、急性肾功能不全等病症，必须立即送往医院进行抢救治疗。

急性肾炎是由感染后免疫反应引起的弥漫性肾小球病变，是3～8岁儿童的常见病。发病前的1～4周，往往上呼吸道或皮肤先出现乙型溶血性链球菌感染，如扁桃体炎、咽炎、脓疱疮等，或者是葡萄球菌、病毒引起的感染，但比较少见。这些细菌或病毒的抗原进入机体后，刺激人体的免疫系统，经过一定的时间，产生相应的抗体。如果抗原多于抗体，形成抗原、抗体复合物，沉积于肾小球基底膜上，就会产生病变。

目前对急性肾炎尚缺乏特效药，早期采取中西医综合措施，可减轻病情，促进痊愈。

## 婴幼儿常见皮肤病

婴幼儿常见的皮肤病有痱子、湿疹等，下面分别对这些疾病的临床表现和相应的治疗、护理方面的知识进行详细的介绍，让爸爸妈妈们对这些疾病有所认识，以便能及时地应对。

### ❶ 痱子

痱子也叫"汗疹""热疹"，就是在宝宝过热的时候皮肤上起很多小包（有时候还有小水疱）的现象。这些小包可能看上去发红，尤其是肤色较白的宝宝。尽管各年龄段的孩子都可能会长痱子，但在婴儿身上最常见。两三岁的宝宝长痱子的常见部位是皮肤褶皱以及身体与衣服紧密接触的部位，如胸部、腹部、脖子、胯部（大腿根部）以及屁股。如果宝宝戴帽子，头皮或额头上也可能长痱子。

### (1) 婴幼儿长痱子的原因

婴幼儿主要通过出汗来降低体温，如果出汗过多，毛孔堵塞使汗液无法排出体外，就会长痱子。小婴儿尤其容易长痱子，因为他们的毛孔比成年人的小。炎热、潮湿的天气容易引发痱子，但冬天也可能会长。比如宝宝捂了太多层衣服或正在发热时，都会导致宝宝大量出汗、长痱子。不过不用担心，宝宝长痱子，并不是说他得了严重的疾病，长痱子只是表明宝宝太热了。如果不采取措施降温，宝宝会出现中暑虚脱（指轻度中暑）或中暑症状。另外，宝宝长了痱子，通常也没有疼痛感，但可能会痒得难受，有些包可能碰了会疼。如果爸爸妈妈们拿不准宝宝长的到底是不是痱子，不妨咨询医生。如果宝宝的痱子长了好多天仍不见消退，而且似乎变得更严重了，或者宝宝的体温达到38℃以上，最好也带宝宝去医院看医生。

### (2) 痱子的分类

临床上，痱子分为三种类型：

**红痱（红色粟粒疹）**：是因汗液在表皮内稍深处溢出而成。临床上最常见，任何年龄均可发生。好发于手背、肘窝、颈、胸、背、腹部、妇女乳房下以及小儿头面部、臀部，为圆而尖形的针头大小密集的丘疹或丘疱疹，有轻度红晕。皮疹常成批出现，自觉有轻微烧灼感及刺痒感。皮疹消退后

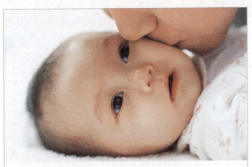
● 给孩子洗完澡后，在宝宝的皮肤褶皱处抹上爽身粉，可预防痱子。

有轻度脱屑。

**白痱（晶形粟粒疹）**：是汗液在角质层内或角质层下溢出而成。常见于高温环境中大量出汗、长期卧床、过度衰弱的患者。在颈、躯干部发生多数针尖至针头大浅表性小水疱，壁极薄，微亮，内容清，无红晕。无自觉症状，轻擦之后易破，干后有极薄的细小鳞屑。

**脓痱（脓疱性粟粒疹）**：痱子顶端有针头大浅表性小脓疱。临床上较为少见，常发生于皱襞部位，如四肢屈侧和阴部，小儿头颈部也常见。脓疱内常无菌，或为非致病性球菌，但溃破后可继发感染。

### (3) 婴幼儿长痱子后的护理

如果宝宝长痱子了，就更需要爸爸妈妈们的精心护理了。首先，要给宝宝降温。解开或脱掉宝宝的衣服，把他带到通风的房间或阴凉的地方。还可以把他放在棉质毛巾上，这有助于吸汗。用凉的湿毛巾冷敷生痱子的地方。给宝宝用微温水盆浴加一点儿碳酸氢钠（食用小苏打、食用碱），每10升水加4～4.5茶匙，也可以缓解痱子。给宝宝洗完澡后，让宝宝的身体自然风干，不要用毛巾擦。不要在痱子上抹药膏或油霜，这样会妨碍水汽蒸发，从而使痱子更严重。在炎热的夜晚，宝宝的房间里可以开空调或电扇。电扇吹风的方向要靠近宝宝，但不要直接吹到他。或者把电扇放远一些，只要有一点儿柔和的风吹到宝宝身上就可以了，主要是让孩子感觉舒服。还要注意修剪宝宝的指甲，以免痱子发痒时，宝宝用手挠抓破皮肤。

### (4) 预防婴幼儿长痱子的措施

给宝宝穿宽松、轻巧的衣服，让他感到凉爽舒适，尤其是在温暖、潮湿的天气里。天然纤维的服装，例如棉质，比合成纤维材料的衣服吸汗，可以让宝宝出汗后，更不容易长痱子。

给宝宝轻轻抹一层玉米淀粉做的爽身

粉，可以预防宝宝皮肤皱褶里出痱子。如果使用滑石粉做的爽身粉，要注意轻轻擦在宝宝身上，不要拍打，以免滑石粉末伤害他的呼吸系统。天气炎热时，让宝宝待在屋子里或给他找个凉快、荫蔽、有微风的地方休息和玩耍。保证你的宝宝饮水充足，避免发生脱水。

要经常检查一下你的宝宝有没有过热，如果拿不准，那么摸摸宝宝的皮肤，如果皮肤潮湿发热，那就是太热了。

## ❷ 湿疹

婴幼儿湿疹中医称"奶癣"，发生此病主要与婴儿体质有关，加上喂养不当内生湿毒，外受风邪，脾失健运所致，所以，湿疹的出现常常是小儿消化不良的反应，是小儿常见的皮肤病。多发生在乳儿时期，一般在出生后1～2个月发病，也有在出生后3～4周即发病，一般至2岁左右自动缓解。皮疹好发部位是前额、头皮、脸部、腮窝、肘窝以及颈、腕等处，有时遍及周身。开始皮肤发红，继之出现红色细小点状丘疹及疱疹，而后融合成片，渗出浆液，干燥后形成树胶状痂盖，由于痒感剧烈，患儿常烦躁啼哭。

### （1）婴幼儿湿疹的分类

因为引起湿疹的发病原因比较复杂，所以孩子的年龄不同、皮损的部位不同、生活的环境季节不同，湿疹的表现也是多样性的，主要可分成三型，同时值得注意的是，湿疹的分型并不是那么绝对，下面的三种类型可以同时存在。

**脂溢型**：三个月以内的小婴儿，前额、颊部、眉间皮肤潮红，覆有黄色油腻的痂，头顶是厚厚的黄浆液性痂。以后，颏下、后颈、腋及腹股沟可有擦烂、潮红及渗出，我们称为脂溢性湿疹。患儿一般在6个月后改善饮食时可以自愈。

**渗出型**：多见于3～6个月肥胖的婴儿，两颊可见对称性米粒大小红色丘疹，伴有小水疱及红斑连成片状，有破溃、渗出、结痂，特别痒以致搔抓出带血迹的抓痕及鲜红色湿烂面。如果治疗不及时，可泛发到全身，还可引起继发感染。

**干燥型**：多见于6个月至1岁的小儿，表现为面部、四肢、躯干外侧斑片状密集小丘疹、红肿，硬性糠皮样脱屑及鳞屑结痂，无渗出，我们又称为干性湿疹。

### （2）婴幼儿湿疹发病过程的临床表现

除了婴幼儿湿疹的这种分类，我们还按临床上的发病过程分为三期：

急性期起病急，皮肤表现为多数群集的小红丘疹及红斑，基底水肿，很快变成丘疱疹及小水疱，疱破后糜烂，有明显的黄色渗液或覆以黄白色浆液性痂，厚薄不一，逐渐向四周蔓延，外围可见散在小丘疹，也称卫星疹。面部皮肤可有潮红及肿胀。间擦部位如腋下、鼠蹊部、肛门周围等处可以受累并合并擦烂。如护理不当常有继发感染可泛发全身。此期病儿夜不能眠，烦躁不安，合并感染者可有低热。

亚急性期急性湿疹的渗出、红肿、结痂逐渐减轻，皮肤以小丘疹为主，时有白色鳞屑或残留少许丘疱疹及糜烂面。此时痒感稍见轻，可持续时间很长。可由急性期演变或治疗不当而来。

慢性期反复发作，多见于1岁以上的婴幼儿。皮疹为色素沉着，皮肤变粗稍厚，极少数可发生苔癣样化。分布在四肢，尤其四窝处较多。若发生在掌跖或关节部位则发生皲裂而疼痛。如果治疗不当，或在一定诱因下，随时可以急性复发，自觉剧烈瘙痒。

### （3）婴幼儿湿疹的治疗

局部以外用药物治疗，应以消炎、止痒、预防感染为主。亚急性期如红肿减轻，渗出减少，可选用皮炎平霜或氟轻松等。对慢性湿疹应用皮质类固醇激素霜剂，如氢化可的松霜等，但激素类少用或不用。也可以内用药治疗，最常用的有抗组胺药，同时给予钙剂及维生素 C 或 B 族维生素。具体如何治疗须由医生确定。

#### （4）婴幼儿湿疹的预防

婴幼儿湿疹预防很重要，平时小儿内衣应穿松软宽大的棉织品或细软布料，不要穿化纤织物。内、外衣均忌羊毛织物以及绒线衣衫，最好穿棉料的夹袄、棉袄、绒布衫等。

要密切注意患儿的消化状态，观察其是否对牛奶、鸡蛋、鱼、虾等食物过敏。

以母乳喂养的，母亲应避免进食这类容易引起过敏的食物。

患儿要避免碱性肥皂、化妆品或者香水等物的刺激。发病期间不要做卡介苗或其他预防接种。要避免与单纯疱疹的患者接触，以免发生疱疹性湿疹。

## 婴幼儿常见眼睛疾病

婴幼儿常见的眼睛疾病有倒睫毛、睑腺炎、沙眼、结膜炎等，下面分别对这些疾病的临床表现和相应的治疗护理方面的知识进行详细的介绍，让爸爸妈妈们对这些疾病有所认识，以便能及时地应对。

### ❶ 倒睫毛

"倒睫毛"是指睫毛改变了生长方向，朝着眼球的方向生长，在睁眼或闭眼时，睫毛摩擦角膜或结膜，患儿会感到眼球不适、流泪，有异物感。最严重的倒眼毛像"毛刷"，不断摩擦透明而娇嫩的角膜，时间久了，容易使患儿黑眼珠逐渐变混浊，影响视力。此外，其他原因像各种热烫伤、化学烧伤、结膜天疱疮、白喉性结膜炎等病，都可使眼睑发生瘢痕性内翻倒睫现象。

婴幼儿的倒睫主要是由于脸庞短胖，鼻梁骨尚未发育，眼睑（俗称眼皮）脂肪较多，睑缘较厚，容易使睫毛向内倒卷造成的。婴幼儿睫毛多数纤细柔软，加之小儿泪液分泌较多，泪液也较黏稠，纤细柔软的睫毛便会蘸着泪液在眼睛表面来回刷扫，但多数不会造成对眼睛的损伤。由于宝宝不时地眨眼，睫毛移动会带着泪液移动到角膜（黑眼珠）的各个部位，而角膜是无血管的，它的营养供应主要靠泪液供给，所以一般的小儿倒睫是无害的。随着宝宝年龄的增大，脸形变长，鼻骨发育，绝大多数的倒睫是可以恢复正位的，爸爸妈妈们完全不必为此担忧。如果婴幼儿倒睫的睫毛又粗又短，则可造成对眼的损伤，其损伤表现为眼红（结膜充血）、怕光、流泪、喜揉眼，检查时可发现角膜上皮点状脱落、灶性浸润等。

一般说来，倒睫如引起角膜上皮点状脱落，应予治疗，轻者可滴涂抗生素眼液、眼膏（如金霉素眼膏、林可霉素眼液等），同时，也可将小儿下眼皮经常往下拉一拉，以减少倒睫对角膜的刺激。如果睫毛又粗又短，戳刺眼睛，刺伤角膜，造成灶性浸润，患儿怕光流泪明显，这时往往需要手术矫治。

值得注意的是，发现孩子倒睫，爸爸妈妈们切忌为其自行拔除或剪去，因为拔除睫毛往往会损伤毛囊和睑缘皮肤，造成睫毛乱生倒长和眼睑内翻，而经过剪切的睫毛会越长越粗，即使手术矫正也不会长出排列整齐的睫毛和自然的眼睑。

### ❷ 结膜炎

婴幼儿眼病多为春季卡他性结膜炎或泡性角结膜炎，这两种结膜炎每年好发于春夏两季，尤其是夏季，由于天气炎热，婴幼儿的发病率更高。

卡他性结膜炎是一种过敏性眼病，多是因为灰尘、花粉、阳光等刺激婴幼儿眼睛，

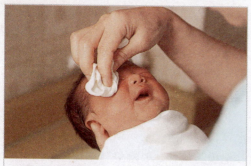

● 婴幼儿的眼睛里流出黄色的分泌物，需要拭擦干净。

引起过敏反应所致。一旦患上此病，常会每年季节性复发。患者普遍症状为眼部瘙痒，而且天气越热，症状越重。家长如果注意观察会发现，孩子总是不停地揉眼睛，孩子眼部有充血、发红症状。预防此病的最好办法是，避免孩子眼睛接触花粉等易引起过敏的物质。

泡性角结膜炎也是一种过敏性眼病，但它不是眼部对灰尘、花粉等的过敏，而是对各种细菌中的蛋白质产生的一种过敏反应。多发生在营养失调、过敏性体质的婴幼儿身上，卫生习惯不好或住所潮湿等也会诱发本病。此病没有瘙痒感，眼部只是有轻度不适或轻微异物感，家长可观察到孩子眼睛局部发红，有的孩子眼睛可能出现疱疹。普遍采用的预防方法是：口服鱼肝油、钙剂及各种维生素，加强营养，锻炼身体，让孩子经常呼吸新鲜空气、晒太阳。

虽然这两种眼病治疗简单，不会影响孩子的视力，但如果家长不能让孩子及时到医院就诊，常常会延误病情，增加孩子的病痛。而有些家长常私自给孩子乱点眼药水，往往由于用药不对症，反而延长病程，加重症状。况且，如果治疗不当，还会引起其他并发症。所以，一旦发现孩子眼部异常，最好及时就医。特别是在用药时，一定要在医生指导下进行，因为孩子眼部发育还不完全，用药应特别小心谨慎，以免对眼睛造成伤害。

## ❸ 睑腺炎

人的眼睑分为上睑和下睑，中间有睑板等，是保护眼球的屏障，上下睑缘有睑板腺开口。睑腺炎又称为"麦粒肿"，大多是由于金黄色葡萄球菌引起的眼睑腺体急性化脓炎症。

患了睑腺炎后要及时治疗，因早期症状轻微，通过局部治疗往往就能控制其发展，炎症可很快消退而治愈。治疗时一般白天滴消炎眼药水，如利福平、托白士、泰力必妥等，每3～4小时1次。晚上入睡前涂消炎眼膏，如金霉素、红霉素眼膏等。

如果宝宝能很好地配合，还可辅以温水热敷治疗，因为热敷能扩张血管，改善局部的血液循环，对促进炎症吸收、缩短病程很有帮助。具体的做法是，用清洁毛巾浸热水后稍拧干直接敷在患眼皮肤上，每天2～3次，每次20～30分钟。热毛巾的温度约45°，爸爸妈妈们可先用手背或自己的眼睑皮肤试温，以患儿能接受为度。

如治疗不及时，除局部出现红肿外，还伴有发热、怠倦等全身症状时，应该加用抗生素，如阿莫西林、红霉素，或肌肉注射青霉素等。对已经出现脓头的睑腺炎，可待脓肿成熟后，进行切开排脓治疗。

由于睑腺炎是由细菌感染引起的疾病，所以，首先要注意眼部卫生，告诉孩子不可用脏手揉眼；其次要加强体育锻炼，增强身体抵抗力；还要注意休息，保证足够的睡眠，避免患儿过度疲劳。最后，值得提醒的是，如果反复发生或出现多发性睑腺炎，也就是一只眼睛上长2～3个睑腺炎，应当给患儿全面检查身体，查明病因。要知道因眼部的慢性炎症，如结膜炎、睑缘炎或屈光石正面造成的眼疲劳都可成为睑腺炎的重要诱因。此外，患糖尿病或消化道疾病时，因血糖升高或身体抵抗力弱，细菌在人体内容易繁殖，这也是易引起眼部化脓性感染的因素。

# 婴幼儿心理与行为障碍

## ❶ 遗尿症

正常情况下，10～18个月的婴幼儿即可开始训练其自觉地控制排尿，但有些幼儿到2～2.5岁时夜间仍会无意识地排尿，这是一种生理现象。但如在3岁以后白天还不能控制排尿或不能从睡眠中醒来而自觉地排尿，这种病症称为原发性遗尿症或夜尿症。有些小儿在2～3岁时已能控制排尿，至4～5岁以后又出现夜间遗尿现象，则称继发性遗尿症。此症多见于10岁以下儿童，偶可延长到12～18岁。

绝大部分小儿遗尿是功能性的，是由于大脑皮质及皮质下中枢的功能失调所致。引起功能性遗尿的常见原因是精神因素，如突然受惊、过度疲劳、骤换新环境、失去父母照顾及不正确的教养习惯等。遗尿症大多见于易兴奋、胆小、被动、过于敏感或睡眠过熟的儿童。个别病儿有家庭性倾向。少数患儿是由于器质性病变所致，如蛲虫病、脊柱裂（隐性或伴有脊髓膨出）、脊髓炎、脊髓损伤、癫痫、大脑发育不全以及膀胱容积较小等。

遗尿症的临床表现为，患儿常在夜间熟睡时梦中排尿，尿后不觉醒，轻则一夜一次，重则一夜多次，有时消失后再出现，时好时坏，有的甚至持续至青春期。患儿常感羞愧、恐惧，精神负担加重，以致产生恶性循环，增加遗尿的顽固性。西医治疗遗尿症，可用甲氯芬酯、盐酸丙咪嗪、安钠咖等。

预防和治疗遗尿症，自幼要用良好的方法培养、训练小儿的排尿习惯，避免不良刺激。同时要训练膀胱正规排尿，傍晚以后不用流质饮食，少喝水，临睡前排尿，在患儿经常排尿的钟点前唤醒其排尿。对患儿着重教育，消除其紧张、恐惧及不安等情绪，建立合理的生活制度，避免过度疲劳，鼓励患儿树立信心。

## ❷ 孤独症

主要表现为患儿精神活动与环境脱离，行为离奇、孤僻离群，易沉湎于自己的病态体验中，别人无法了解其内心的喜怒哀乐。其特征是：

**极度孤独**：患儿平时不愿其他孩子一起玩耍，老是待在家里，对周围事物漠不关心，无论发生什么事都不闻不问，整天沉浸在个人的小天地里。

**情感冷淡**：患儿对人缺乏相应的情感体验，常避开别人的目光，缺乏与人眼对眼的注视，很少向远处张望，面部常无表情。

**语言障碍**：患儿语言发育迟缓，主动说话少，时常缄默不语。有的患儿不用语言表达自己的需要，而喜欢拉着别人的手去拿他想要的东西。有的患儿不理解别人的语言，不能与人交流。

**适应困难**：有些患儿往往强烈要求保持现状，不肯改变其所在环境、生活习惯

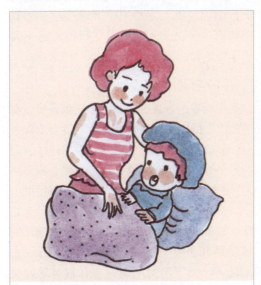

● 在患儿经常排尿的钟点前唤醒其排尿，可有助于训练孩子的排尿习惯。

和行为方式。如反复不断要吃同样的食物，穿同样的衣服，做同样的游戏。在吃饭或做游戏时，其用具或玩具的位置要固定不变，如有变动，即出现明显的焦虑反应或大哭大闹现象。

**特殊依恋**：患儿突然对人反应冷淡，但对某些无生命物体或小动物（如杯子、小鸡等）表示出特殊的兴趣，并产生依恋。如果夺走其依恋物，便显得焦虑不安或哭闹不休。

另外，有些患儿有不同程度的智力障碍，有的出现恐惧、多动或少动、哭闹不止以及情绪波动、睡眠障碍等现象。

一般来说，在2岁半左右，可以发现并确诊儿童孤独症。如果家长发现自己的孩子0~1岁时很少哭，或一直不哭，到别的孩子都能说话的时候，他还不说话，或者有文中所述的一些典型症状的话，应该带孩子到专门的医院去检查鉴定。

家长如果发现孩子患了孤独症，也不要过分担忧。无论孩子患有哪种程度的孤独症，只要及时采取针对性的教育措施，科学地改变孩子目前的生活及生活环境，便可以相对减少孩子孤独症的表现，使其得到健康的发展。

近年来，儿童孤独症的治疗矫治方法可以说是层出不穷。对于儿童孤独症的干预矫治方法，首先谈对症治疗或药物治疗，并不是因为这种治疗能改变孤独症的病程、结局，也不是说它对孤独症患儿一定是必需的，而是在某种程度上它可以控制严重的行为和语言障碍，对孤独症来讲疗效更佳的行为矫治和教育训练的实施起到保证作用。也就是说，对症治疗可能是对一些有行为问题儿童治疗的基础。对有行为紊乱、刻板行为、模仿言语、情绪不稳定、尖叫等症状的患儿，可以使用抗精神病药物中的氟哌啶醇、奋乃静、氯丙嗪等。对有严重攻击行为、冲动、活动量较多、自伤行为的患儿，可使用卡马西平、纳屈酮等治疗，前者对伴有癫痫发作的患儿效果更好。对存在注意力不集中、活动一刻不停的患儿，可试用中枢神经兴奋剂，如哌甲酯（利他林）和苯异妥因（匹莫林）等药物。

其次是教育训练。教育训练是治疗孤独症患儿最主要、最有效的方法。

教育训练操作者多为家长和特教老师，训练成功与否，首先取决于家长和老师是否对患儿有爱心、耐心和热心，能否常与孤独症患儿交往，使患儿先对训练者感兴趣，双方能相互沟通，这一阶段往往是最困难的阶段。然后，把要学的技能分成若干个细小步骤来完成，而不是一下子就全部教给他们。孤独症患儿很容易因失败而烦躁或放弃学习，所以，在训练中要边教边做边鼓励。

### ❸ 多动症

多动症是一个较长时间的心理问题，幼儿什么时候开始患有多动症，不像其他疾病那样能够说出确切的发病日期，但多动症的实际发病时间多半是在幼儿时期，有的甚至早在婴儿时期，但其求医就诊的年龄多数为6~12岁，此时孩子已经进入学校学习，由于课堂纪律要求严格，使其症状更为突出，从而引起父母的焦虑不安和学校老师的关注。

#### （1）多动症的表现

多动症的表现因年龄段不同而各异。有半数以上的患儿早在新生儿时期就会出现兴奋、多动和睡眠障碍；到幼儿时期往往表现得异乎寻常地活跃，整天动个不停，但多半无目的性，而且情绪不稳定，常常带有冲动性。

多动症的核心问题是注意障碍，患儿常常表现出缺乏自我控制能力。无意义的多动是其最常见的表现，动作属无目的、无规定、无定向的乱动，有时带有暴发性或突击性冲动。

学习困难也是多动症的一个突出症状，

50%～60%的多动症儿童有不同程度的学习困难，有的表现在语文上，有的表现在数学上，有的表现在运动协调功能方面，如写不好字，画不成画，不会做手工，经常受伤等。

不服从管理、不遵守规则是多动症患儿的另一个严重问题。有的多动症儿童从小就不听话，不服管教，不遵守规则，自行其是，存在社会适应功能障碍，人际关系紧张，日后可能会发生说谎、偷窃、逃学、斗殴、自伤、伤人以及犯罪等不良行为。

### （2）多动症的判定标准及排除标准

到目前为止，尚无明确的病理变化作为诊断多动症的依据，所以仍主要是以患儿的家长和老师提供的病史、临床表现特征、体格检查（包括神经系统检查）、精神检查为主要依据。

症状标准：与同龄的大多数儿童相比，多动症患儿下列症状更常见（具备下列行为中的八条即可认为有此病症）。

常常手或脚动个不停或在座位上不停地扭动（年长儿或少年仅限于主观上感到坐立不安）。

要其静坐时难以做到。

容易受外界刺激而分散注意力。

在游戏或集体活动中不能耐心地排队，等待轮换上场。

常常别人问话未完即抢着回答。

难以按别人的指示去做事（不是由于违抗行为或未能理解所致），如不按要求做完家务事。

在做作业或游戏中难以保持注意力集中。

常常一件事未做完又换另一件事去做。

难以安静地玩耍，经常话多。

常打断或干扰、扰乱别人的活动，如干扰其他儿童的游戏。

别人和他／她说话时常常顾左右而言他。

常常在学校或家中将学习和活动要用的物品（如玩具、铅笔、书和作业本）丢失。

常常参与对身体有危险的活动，而不考虑可能导致的后果（不是为了寻求刺激）。

排除标准：不是由于广泛性发育障碍、精神发育迟滞、儿童期精神障碍、器质性精神障碍、神经精神系统疾病和药物反应等引起。

### （3）多动症的治疗方法

多动症的主要诱因是由于孩子体内血铅含量过高，而补锌硒，可以降低体内铅的含量，因为微量元素锌硒可以拮抗重金属元素。平时多吃含锌、硒丰富的食品，如鱼、瘦肉、花生、芝麻、奶制品、蘑菇、鸡蛋、大蒜等可以达到有效补锌排铅，治疗多动症的目的。

与此同时，家庭和学校是儿童成长的两个关键场所，对多动症的治疗也起重要的作用。整个家庭所有成员都应关心多动症儿童的问题和成长，要对他们表示理解、同情，为他们分忧，不要歧视或责怪他们。父母是儿童的第一任老师，要把自己的经验、知识、感受、技巧都传授给儿童，为儿童树立好榜样。学习好处理事情的技巧，父母的正确认识和积极心态在辅导干预过程中起关键作用。学校、老师和同学对多动症儿童的问题也应有足够的认识，要关心和爱护他们，帮助他们克服困难，树立信心，有条件时可为多动症儿童建立个别化教育。家庭和学校要听取医生的建议、指导，配合好治疗工作。同时，鼓励患儿要对治疗有决心、有信心，多动症治疗才可以取得满意的效果或使危害后果减小到最低限度。

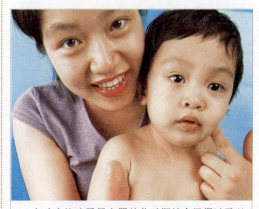

● 多动症的孩子早在婴幼儿时期就会显得过于兴奋，父母要及时发现诊治。